临床基础护理管理实训

褚祥梅 等◎主编

长江出版传媒 湖北科学技术出版社

图书在版编目（CIP）数据

临床基础护理管理实训／褚祥梅等主编． -- 武汉：
湖北科学技术出版社，2022.7
ISBN 978-7-5706-2118-7

Ⅰ．①临… Ⅱ．①褚… Ⅲ．①护理学 Ⅳ.①R47

中国版本图书馆CIP数据核字（2022）第123001号

责任编辑：许可　　　　　　　　　　　　　　　　　封面设计：胡博

出版发行:湖北科学技术出版社　　　　　　　　　　电话:027-87679426
地　　　址:武汉市雄楚大街268号　　　　　　　　邮编:430070
　　　　　（湖北出版文化城B座13-14层）
网．　　址:http://www.hbstp.com.cn

印　　刷:山东道克图文快印有限公司　　　　　　　邮编:250000

787mm×1092mm　　1/16　　　　　　　24.25印张　　573千字
2022年7月第1版　　　　　　　　　　　2022年7月第1次印刷
　　　　　　　　　　　　　　　　　　　　定价：88.00元

《临床基础护理管理实训》
编委会

主　编

褚祥梅	日照市人民医院
王振颖	枣庄市立医院
赵明芳	昌乐县人民医院
王春红	日照市岚山区人民医院
隋建玮	烟台市莱州荣军医院
范春荣	菏泽市第三人民医院

副主编

王　希	山东中医药大学第二附属医院
王瑞婷	聊城市东昌府人民医院
李　冉	聊城市东昌府人民医院
邱　荣	聊城市东昌府人民医院
张焕玲	聊城市东昌府人民医院
韩红丽	聊城市东昌府人民医院

前　言

护理工作在我国医疗卫生事业的发展中发挥着重要作用,广大护理工作者在协助临床诊疗、救治生命、促进康复、减轻病痛及增进医患和谐等方面担负着大量工作。现代临床医学的发展对护理人员的知识结构和临床技能提出了更高要求。为适应医学科学理论和临床研究迅速发展的形势,护理教育也进行了相应的改革。为了满足各专科护师的要求,我们编写了本书。

本书从临床护理的实际出发,内容涵盖临床呼吸内科、消化内科、产科、重症医学科等多个学科的护理,兼顾科学性、指导性、可操作性,充分吸收了近几年的护理新理论、新知识和新技术,紧密联系医院实际,结合长期护理实践行之有效的经验,对各专科疾病的专科护理、特殊症状护理、常用诊疗技术护理配合等进行了总结提炼,对临床护理工作和护理教学活动有着很强的指导性、针对性。

本书的编排深浅有度、详略得当,以认识疾病为前提,以研究"患者的护理为主体",编者希望通过采用国际认可的标准和指标不断提高护理质量,力求既适应当前医院护理技术水平的发展,又适合今后一定时期内的需要。

限于编者水平,书中难免存在不足之处,欢迎专家和读者批评指正。

编　者

目　录

第一章 呼吸内科护理

第一节 呼吸科常见症状

一、发热

发热是指致热原直接作用于体温调节中枢,体温中枢功能紊乱或各种原因引起的产热过多、散热减少,导致体温升高超过正常范围的情形。正常成年人清晨安静状态下的口腔温度在36.3～37.2℃;肛门内温度36.5～37.7℃;腋窝温度36～37℃。

按体温状况,发热分为:低热,37.4～38℃;中等度热,38.1～39℃;高热,39.1～41℃;超高热,41℃以上。

(一)常见原因及临床表现

发热本身不是疾病,而是一种症状。其实,它是体内抵抗感染的机制之一。当机体受到外来病原微生物(外致热原)的侵袭,或体内某些物质(内致热原)释放增加,产生发热效应,体温调节中枢将体温调定点上移,引起心搏加快,骨骼肌收缩等,使产热增加;末端血管收缩,汗毛孔关闭等,散热减少,体温上升。

(二)护理

(1)应注意对高热患者体温的监测。每4小时测量体温1次,待体温恢复正常3天后可减至每天测体温2次;同时密切观察其他生命体征,如有异常情况,应立即通知医师。

(2)用冰袋冷敷头部,体温≥39.5℃时进行酒精擦浴或药物降温,降温半小时后测体温并记录。

(3)补充营养和水分。高热时,由于迷走神经兴奋降低,使胃肠活动及消化吸收降低;而另一面,分解代谢增加,营养物质大量消耗,引起消瘦、衰弱和营养不良。因此,应供给高热量,高蛋白质的流质或半流质饮食;并鼓励患者进食,对不能进食者,必要时用鼻饲补充营养,以弥补代谢之消耗。高热可使其机体丧失大量水分,应鼓励患者多饮水,必要时,由静脉补充液体、营养物质和电解质等。

(4)加强口腔护理。长期发热患者,唾液分泌减少,口腔内食物残渣易于发酵,促进细菌繁殖,同时由于机体抵抗力低下及维生素缺乏,易于引起口腔溃疡,应加强口腔护理,减少并发症的发生。

(5)高热患者由于新陈代谢率增快,消耗大而进食少,体质虚弱,应卧床休息减少活动。在退热过程中往往大量出汗,应加强皮肤护理,及时擦干汗液并更换衣物及床单以防感冒。

(6)高热患者体温骤降时,常伴有大量出汗,以致造成体液大量丢失,年老体弱及心血管患者极易出现血压下降、脉搏细速,四肢冰冷等虚脱或休克表现,应密切观察。一旦出现上述情况,应立即配合医师及时处理,不恰当地使用退热药,可出现类似情况,应慎用。

（7）饮食护理。

①发热期间选用营养高易消化的流质，如豆浆、藕粉、果泥和菜汤等。②体温下降病情好转，可改为半流质，如面条、粥，配以高蛋白质、高热量菜肴，如豆制品、蛋黄等以及各种新鲜蔬菜。

（8）药物降温护理。

①根据医嘱使用降温药物，了解降温药物作用和不良反应及注意事项等，避免不良反应及过敏反应的发生。②患者使用药物降温后，要密切观察降温的效果及其他不良反应，如体温、脉搏、血压的变化，出汗的情况以及有无不适主诉，有无脱水症状，有无皮疹等。防止体温突然下降，出汗过多而导致虚脱，尤其要注意年老体弱、婴幼儿患者。③药物降温后，应在 30 分钟后复测体温，若体温逐渐下降，说明降温效果好，同时应注意观察有无体温骤降，大量出汗、体弱无力等现象。如有以上虚脱表现应及时通知医师并给予保温，饮热开水，严重者遵医嘱给予静脉输液。④药物降温后应鼓励患者多饮水，如出汗较多者及时更换衣物及床单，保持皮肤清洁干燥，注意保暖。

二、咳嗽

咳嗽是呼吸系统疾病最常见症状，是一种保护性反射动作，呈突然，爆发性的呼气运动，以清除呼吸道分泌物及气道内异物。

（一）常见原因

1.呼吸系统的感染

多见于呼吸道及肺内感染性疾病，如急，慢性支气管炎，气管炎、支气管扩张，肺结核等。

2.物理和环境因素

如吸入刺激性气体，过热或过冷的空气，吸烟或呼吸道有异物等，工作环境中有灰尘。

3.过敏因素

呼吸道黏膜接触变应原后可引起咳嗽。

4.其他

支气管肺癌、气胸、二尖瓣狭窄所致肺淤血或肺水肿、膈下脓肿、胸膜炎或胸膜受到刺激等。

（二）临床表现

1.干性咳嗽

即刺激性咳嗽，指咳嗽而无痰或痰量甚少。

2.湿性咳嗽

常由肺部炎症，过敏，肺水肿，肿瘤，理化刺激等引起，咳嗽伴有较多痰液。痰量常提示病变程度，痰的不同性状可提示不同的病原体感染。

（三）护理

（1）注意咳嗽的性质、出现时间及音色，因为这与疾病有密切关系。急性发作的刺激性干咳多是由上呼吸道炎症引起；长期晨间咳嗽多见于慢性咽炎或吸烟者；带金属音的咳嗽，常见于支气管管腔狭窄或受压所致，应警惕肺癌的可能；变换体位时的咳嗽，常见于支气管扩张、肺脓肿等，故注意细节，并准确地向医生表达，可以使医师对疾病进行准确的判断。

（2）注意有无伴随症状：有无发热、胸痛、呼吸困难、烦躁不安等表现。

（3）保持室内空气新鲜，温湿度适宜，避免灰尘和烟雾刺激。

（4）咳嗽伴有脓痰者，应注意漱口，随时清除口腔异味，保持口腔清洁。

（5）痰液黏稠不易咳出时，要多饮水，并遵从医嘱做雾化吸入或口服化痰药。

（6）注意休息，频繁咳嗽时往往会消耗体力，患者会感到疲乏，应注意休息。

（7）注意饮食，避免进食辛辣食物，以免刺激引起咳嗽。应给予高营养，高维生素食物。

三、咳痰

咳痰是气管、支气管的分泌物或肺泡内的渗出液，借助咳嗽将其排出的过程。

（一）常见原因

1.呼吸道疾病

上呼吸道感染，慢性支气管炎，肺炎，肺结核、支气管肺癌、支气管扩张、肺脓肿，职业性肺疾病、肺过敏性疾病等。

2.心脏疾病

主要由左心功能不全引起的肺淤血，肺水肿所致。

（二）临床表现

咳痰的临床表现多种多样，应注意痰液的颜色、气味、黏稠度及有无分层。铁锈色痰多见于大叶性肺炎；白色泡沫痰或黏液样痰多见于慢性支气管炎；黄脓性痰多见于呼吸道细菌感染性疾病；脓痰量多且臭，静止后呈分层状，多见于支气管扩张、肺脓肿；粉红色泡沫状痰多见于肺水肿。

（三）护理

1.深呼吸和有效咳嗽

适用于神志清醒，一般状况良好、能够配合的患者，有利于气道远端分泌物的排除。指导患者掌握有效咳嗽的正确方法。

（1）患者尽可能采用坐位，先进行深而慢的呼吸5～6次，其后深吸气至膈肌完全下降，屏气3～5秒，继而缩唇，缓慢地通过口腔将肺内气体呼出，再深吸一口气后屏气3～5秒，身体前倾，从胸腔进行2～3次短促有力的咳嗽，同时收缩腹肌，或用手按压上腹部，帮助痰液排出。也可让患者取俯卧屈膝位，借助膈肌、腹肌收缩，增加腹压，咳出痰液。

（2）经常变换体位，有利于痰液的咳出。

（3）对胸痛不敢咳嗽的患者，应避免因咳嗽加重疼痛。如胸部有伤口可用双手或枕头轻压伤口两侧，可避免咳嗽时胸廓扩展牵拉伤口而引起疼痛。

2.吸入疗法

适用于痰液黏稠和排痰困难者。通常是在湿化的同时加入药物以雾化方式吸入，可在雾化液中加入痰溶解剂、抗生素，平喘药等，达到祛痰、止咳、平喘的作用。

3.胸部叩击

适用于久病体弱，长期卧床，排痰无力者。禁用于未经引流的气胸，肋骨骨折、有病理性骨折史，咯血、低血压及肺水肿的患者。方法：患者取侧卧位或在他人协助下取坐位；叩击者双手手指弯曲并拢，使掌侧成杯状，以手腕力量从肺底自下而上由外向内，迅速而有规律地叩击胸壁,每分钟120~180次,或运用振肺排痰仪进行排痰治疗。

4.机械吸痰

适用于无力咳出黏稠痰液、意识不清或排痰困难者。可经患者的口、鼻、气管插管或气管切开处进行负压吸痰。注意事项:①每次吸引时间小于15秒钟,两次吸痰间隔大于3分钟;②吸痰动作要迅速、轻柔,将不适感降至最低;③在吸痰前中后适当提高吸入氧的浓度,避免吸痰引起低氧血症;④严格无菌操作,避免呼吸道交叉感染。

四、咯血

咯血是指喉部以下的呼吸器官出血经咳嗽动作从口腔排出。咯血可分痰中带血、少量咯血(每天咯血量≥100mL),中等量咯血(每天咯血量100~300mL)和大咯血(>300mL/次或>600mL/24h)。

(一)常见原因及临床表现

1.情绪方面

情绪急剧变化可加快心脏搏动和血液循环,血压和肺内压升高,致使受损伤血管破裂而出现咯血。

2.运动方面

大量运动或剧烈咳嗽,可造成肺活量及肺内动脉压上升,使血管破裂、引起咯血。

3.气候方面

当气候出现过冷,过热,忽冷,忽热时咯血的患者也相应增多。这可能与血管张力的变化以及血管脆性的增加有关。

4.疾病方面

(1)呼吸系统疾病:肺结核、支气管扩张、肺癌,肺脓肿、慢性支气管炎肺炎,肺真菌病、尘肺等,其临床表现主要有胸痛、呼吸困难、咳嗽、咳痰偶有血痰或咯血。

(2)心血管系统疾病:风湿性心脏病、二尖瓣狭窄,肺栓塞,肺动静脉瘘。

(3)全身性疾病及其他原因:血液病和其他急性传染病。

(二)护理

咯血发生时应积极采取有效措施配合抢救,保持呼吸道通畅,嘱其采用患侧卧位,有利于健侧通气;向患者说明屏气无助于止血,且对机体不利,应尽量将血咳出,以防窒息;充分做好吸痰、气管插管、气管切开等抢救工作;同时遵医嘱给予止血药。

1.一般护理

咯血患者的居室应保持安静,清洁,舒适、空气新鲜、阳光充足。咯血尤以初春为多。生活上如果注意预防,可以把诱发咯血的因素降低到最低限度。其注意要点是:①注意气候与咯血的关系;②注意生活规律;③注意稳定情绪;④饮食。

2.对症护理

注意咯血的先兆观察,约60%的肺结核咯血患者都有咯血先兆。咯血先兆常表现为胸闷、气急、咽痒、咳嗽,心窝部灼热、口感甜或咸等症状,其中大咯血好发时间多在夜间或清晨。根据咯血发生的规律,严格交接班制度,密切观察其病情变化,加强夜班巡视,尤其是咯血高发时间,特别注意倾听患者的诉说及观察情绪变化,同时及时报告医师,给予有效的处理。

3.心理护理

多数患者都对大咯血有明显的恐惧心理,医护人员应耐心解释,解除顾虑。在大咯血的抢救过程中,患者容易产生埋怨心理,应耐心地做好解释工作,告诉患者止血有一过程,而且还取决于原发病的治疗情况。绝望心理常见于大咯血和多次咯血治疗无效,及少量咯血并伴有全身衰竭的重症患者,对这类患者的心理护理仍是难题,给他们讲述严重大咯血抢救成功的病例有一定的积极作用。在大咯血时,患者显得紧张并求救心切,有时因咯血不能说话,常用手势向医护人员表示求救,要多进行鼓励,同时也要告诉患者不必过于担忧,只有放松自己,消除紧张,安静休息,对疾病的恢复才会更有利。

五、胸痛

胸痛主要由胸部疾病,少数由其他部位的病变累及壁层胸膜时所致。

(一)常见原因

1.肺及胸膜病变

如胸膜炎,脓胸、气胸、血胸或胸膜肿瘤;或累及胸膜的肺部疾病,如肺炎,肺栓塞、晚期肺癌等。

2.胸壁疾病

如皮下蜂窝织炎,带状疱疹,肋间神经炎,流行性胸痛,肌炎和皮肌炎,肋骨骨折,强直性脊柱炎等这些疾病,累及或刺激肋间神经和脊髓后根传入神经引起疼痛。

3.胸腔脏器疾病

主要通过刺激支配心脏和血管的感觉神经、支配气管,支气管和食管迷走神经感觉纤维引起胸痛,累及胸膜的病变则主要通过壁层胸膜的痛觉神经。

(1)心血管疾病;如心绞痛、急性心肌梗死、心肌炎、急性心包炎,夹层动脉瘤、肺栓塞、肺梗死。

(2)呼吸系统疾病:如胸膜炎、气胸、肺炎、肺癌等。

(3)纵隔疾病;如纵隔炎、纵隔气肿、纵隔肿瘤,反流性气管炎、食管裂孔疝、食管癌等。

4.其他相邻部位疾病

肝脓肿、膈下脓肿、脾梗死等可引起牵涉性胸痛。

(二)临床表现

胸痛的表现多种多样。如带状疱疹呈刀割样或灼热样剧痛;食管炎多呈烧灼痛;肋间神经痛为阵发性灼痛或刺痛;心绞痛呈绞榨样痛并有重压窒息感,心肌梗死则疼痛更为剧烈并有恐惧,濒死感;气胸在发病初期有撕裂样疼痛;胸膜炎呈隐痛、钝痛和刺痛;夹层动脉瘤常突然发生胸背部撕裂样剧痛或锥痛;肺梗死亦可突然发生胸部剧痛或绞痛,常伴有呼吸困难与发绀。

(三)护理

1.休息与体位

一般胸痛患者可适当活动;如有发热、咯血、气胸,则应卧床休息并采用舒适的半坐卧位或坐位;胸膜炎,肺炎患者可取患侧卧位以减轻疼痛。

2.缓解疼痛

(1)适当使用镇痛药物或镇静药。

（2）疼痛局部肋间神经封闭治疗。

（3）用分散注意力的方法减轻疼痛,如听音乐,看杂志。

（4）胸膜炎、肺炎患者可在呼气末用1.5cm的胶布粘贴患侧胸部,使患侧胸部固定,以减低呼吸幅度而减轻疼痛。

六、呼吸困难

呼吸困难是一种觉得空气不足,呼吸费力和胸部窒息的主观感觉,或者患者主观感觉需要增加呼吸活动,客观表现为呼吸频率,深度及呼吸节律的改变。

（一）常见原因及临床表现

1.呼吸系统疾病引起的肺源性呼吸困难

（1）吸气性呼吸困难:特点为吸气困难,伴有干咳,重者可出现吸气时胸骨上窝、锁骨上窝和肋间隙明显凹陷,即"三凹征"。主要见于急性喉炎、喉头水肿、喉癌、喉与气管异物、气管肿瘤、气管外压性狭窄等。

（2）呼气性呼吸困难:主要见于慢性阻塞性肺疾病（COPD）、支气管哮喘等。特点为呼气费力,呼气时间延长,常伴有干啰音或哮鸣音。

（3）混合性呼吸困难:吸气,呼气都有困难。主要见于重症肺炎,肺结核,肺不张,急性呼吸窘迫综合征;肺栓塞,肺动脉高压;各种类型的肺间质疾病;气胸,大量胸腔积液等。

2.心血管系统疾病引起的心源性呼吸困难

（1）左侧心力衰竭:冠状动脉粥样硬化性心脏病、高血压性心脏病,风湿性心脏病、心肌炎、心肌病等。活动或仰卧位明显,休息或坐位时减轻,严重者可咳出粉红色泡沫痰、大汗。

（2）右侧心力衰竭:肺源性心脏病、心包积液和缩窄性心包炎等。

（3）先天性发绀型心脏病:法洛四联症等。

3.中毒性呼吸困难

（1）各种原因引起的酸中毒多为深大呼吸,如急、慢性肾衰竭,糖尿病酮症酸中毒。

（2）药物和化学物质中毒,表现为呼吸浅表、缓慢,可有节律异常。如吗啡类、巴比妥类药物、有机磷中毒、一氧化碳、亚硝酸盐中毒等。

（3）血液病性呼吸困难:重度贫血、高铁血红蛋白症等。

4.神经精神性呼吸困难

（1）器质性颅脑疾病:表现为呼吸浅慢或呼吸过快和过慢交替,呼吸暂停,比如潮式呼吸、间歇呼吸等。主要见于颅脑外伤,脑血管病、颅内感染和肿瘤等。

（2）精神或心理疾病:焦虑症、癔症等。常表现为呼吸浅表,常因过度通气出现呼吸性碱中毒表现。

（二）护理

（1）提供安静舒适、空气洁净的环境,适宜的温,湿度。重度呼吸困难时患者宜取半坐卧位或端坐卧位,尽量减少活动,避免不必要的谈话,以减少耗氧量。动态观察患者的呼吸状况,判断呼吸困难的类型,必要时监测患者血氧饱和度、动脉血气的变化,及时发现和解决患者的病情变化。

（2）保持有利的换气姿势,改善患者呼吸困难。①借助坐姿,向前倾伏于桌上,半坐卧位等；②指导患者利用放置枕头或靠背架等方法，帮助患者用力呼吸，保持舒适，减少疲劳。

（3）教会患者有效的呼吸技巧，改善呼吸困难，如缩唇呼吸运动。呼吸困难使患者消耗体能，同时增加耗氧量。有效的呼吸技巧可助其减慢呼气的速度，改善呼吸的深度，有效地防止呼吸道发生凹陷。腹式呼吸和缩唇呼气训练，均能增加呼吸运动力量和效率，调动通气的潜力。

（4）指导患者活动时勿屏住呼吸。患者在活动过程中不可屏住呼吸，而应继续维持呼吸状态。在开始活动时正常吸气（不是深吸气），然后在开始执行某一动作时开始呼气，以免发生气喘甚至气胸。

（5）保持呼吸道通畅。

（6）氧疗和机械通气的护理。根据呼吸困难类型、严重程度，进行合理氧疗和机械通气，以缓解症状。

（7）指导患者弯腰时应呼气。肺气肿患者应在弯腰之前正常吸气，弯腰系鞋带或捡东西时则进行呼气，以免发生气喘。

（8）指导患者进行全身锻炼。合理安排休息和活动量，调整日常生活方式，在病情许可的情况下，有计划的逐渐增加运动量和改变运动方式，病情好转后，可让患者下床活动。

第二节　急性呼吸道感染的护理

急性上呼吸道感染是指鼻腔，咽或喉部的急性炎症，是呼吸道最常见的传染病。本病全年均可发病，多为散发，以冬、春季多见。本病大多数由病毒引起，常见的有流感病毒（甲、乙，丙），副流感病毒、鼻病毒、腺病毒，呼吸道合胞病毒等；细菌可继发于病毒感染或直接感染，常见溶血性链球菌，其次为流感嗜血杆菌、肺炎链球菌和葡萄球菌等。病原体常通过飞沫或被污染的用具传播。

（一）病因与诱因

1.病因

急性上呼吸道感染有 $70\%\sim80\%$ 的由病毒引起。其中主要包括流感病毒，副流感病毒、呼吸道合胞病毒、腺病毒、鼻病毒、埃克病毒，柯萨奇病毒，麻疹病毒、风疹病毒等。细菌感染占 $20\%\sim30\%$ ，可直接或继发于病毒感染之后发生，以溶血性链球菌最为多见，其次为流感嗜血杆菌、肺炎链球菌和葡萄球菌等，偶见革兰阴性杆菌。

2.诱因

各种可导致全身或呼吸道局部防御功能降低的原因，如受凉，淋雨，过度紧张或疲劳等均可诱发本病。

（二）发病机制

当机体或呼吸道局部防御功能降低时，原先存在于上呼吸道或外界侵入的病毒和细菌迅速繁殖，引起本病。年老体弱者、儿童和有慢性呼吸道疾病者易患本病。

（三）临床表现

1.症状与体征

根据病因和临床表现不同,分为不同的类型。

（1）普通感冒:又称上呼吸道卡他,俗称伤风或上感。以鼻咽部卡他症状为主。起病急,初期出现咽痒、咽干或咽痛,或伴有鼻塞,喷嚏,流清水样鼻涕,2～3 天后变稠。可有流泪,声嘶、干咳或少量黏液痰。全身症状较轻或无,可仅有低热,轻度畏寒,头痛,食欲差等。可见鼻腔黏膜充血,水肿、有分泌物、咽部轻度充血等体征。如无并发症,经 5～7 天痊愈。

（2）咽炎和喉炎:常由病毒引起。急性咽炎表现为咽部发痒和有灼热感,有轻而短暂的咽痛,当有吞咽疼痛时,常提示有链球菌感染,咳嗽少见。急性喉炎表现为声嘶、说话困难,咳嗽时疼痛,常伴有发热或咽炎,可见喉部充血,水肿,局部淋巴结肿大伴触痛,可闻及喘息声。

（3）疱疹性咽峡炎:主要由柯萨奇病毒 A 所致。好发于夏季,多见于儿童。表现为咽痛明显,常伴有发热,可见咽充血,软腭、腭垂、咽和扁桃体表面有灰白色疱疹及浅表溃疡,周围有红晕。病程约 1 周。

（4）细菌性咽-扁桃体炎:多由溶血性链球菌引起。起病急,咽痛明显,伴畏寒,发热,体温可达 39℃。可见咽部明显充血,扁桃体肿大、充血,表面有黄色点状渗出物,颌下淋巴结肿大、有压痛。

2.并发症

本病如不及时治疗,可并发急性鼻窦炎,中耳炎、气管-支气管炎。部分患者可继发心肌炎、肾炎、风湿性疾病等。

（四）实验室和其他检查

1.血常规

病毒感染者,白细胞计数正常或偏低,淋巴细胞比例升高。细菌感染者,可见白细胞计数和中性粒细胞增多,并有核左移现象。

2.病原学检查

病毒分离,病毒抗原的血清学检查等,有利于判断病毒类型。细菌培养可判断细菌类型和药物敏感试验。

（五）诊断要点

根据咽部的症状,体征和流行情况,血常规以及胸部 X 线检查无异常表现,可做出临床诊断。通过病毒分离、血清学检查和细菌培养等,可明确病因诊断。

（六）治疗要点

1.对症治疗

重点是减轻症状,缩短病程和预防并发症。

2.抗感染治疗

目前尚无特异性抗病毒药物。由于常并发细菌感染,临床可根据病原菌和药敏试验选用抗生素。常用青霉素、头孢菌素、氨基糖苷类抗生素,也可口服大环内酯类或喹诺酮类及磺胺类抗菌药物。

3.中医治疗

常用中成药有板蓝根冲剂,感冒清热冲剂,银翘解毒片等。

(七)常用护理诊断及问题

1.舒适的改变

与鼻塞,流涕、咽痛,与病毒和(或)细菌感染有关。

2.体温升高

与感染有关。

(八)护理措施

1.一般护理

保持室内适宜的温度、湿度和空气流通;患者应注意休息,减少消耗;给予高热量、丰富维生素,易消化的食物,鼓励患者每天保持足够的饮水量,避免刺激性食物,限烟酒。

2.病情观察

观察鼻塞是双侧还是单侧,是清涕还是脓涕,咽痛是否伴声嘶;注意观察体温变化,有无咳嗽、咳痰及痰液的特点等。监测体温,体温超过 38.5℃时给予物理降温,或按医嘱给予解热药,预防高热惊厥,并观察记录用药效果。

3.对症护理

进食后漱口或口腔护理,防止口腔感染;高热时可行物理降温或遵医嘱选用解热镇痛药物;咽痛、声嘶时给予雾化吸入。出汗后及时给患者用温水擦净汗液,更换衣服。加强口腔护理。

4.观察并发症的早期表现

如高热持续不退或退而复升,淋巴结肿大,耳痛或外耳道流脓、咳嗽加重,呼吸困难等。

(九)健康教育

1.避免诱发因素

帮助患者及家属掌握上呼吸道感染的常见诱因,避免受凉、过度疲劳,注意保暖;保持室内空气新鲜、阳光充足;在高发季节少去人群密集的公共场所;戒烟;防止交叉感染。

2.增强免疫力

注意劳逸结合,加强体育活动,提高机体抵抗力及抗寒能力。必要时注射疫苗预防,如流感疫苗。

3.识别并发症并及时就诊

药物治疗后,症状不缓解,或出现耳鸣、耳痛、外耳道流脓等中耳炎症状,或恢复期出现胸闷、心悸,眼睑水肿、腰酸或关节痛者,应及时就诊。

第三节　肺炎的护理

肺炎是指终末气道,肺泡和肺间质的炎症,可由病原微生物、理化因素,免疫损伤,过敏及药物所致。

(一)常见病因

以感染为最常见病因,如细菌、病毒、真菌、寄生虫等,还有理化因素、免疫损伤、过敏及药物等。

正常的呼吸道免疫防御机制使气管隆突以下的呼吸道保持无菌。是否发生肺炎决定于两个因素:病原体和宿主因素。如果病原体数量多,毒力强和(或)宿主呼吸道局部和全身免疫防御系统损害,即可发生肺炎。

病原体可通过下列途径引起肺炎:①空气吸入;②血行播散;③邻近感染部位蔓延。当病原体直接抵达下呼吸道后,滋生繁殖,引起肺泡毛细血管充血,水肿,肺泡内纤维蛋白渗出及细胞浸润。

(二)临床表现

1.症状

细菌性肺炎的常见症状为咳嗽、咳痰,或原有呼吸道症状加重,并出现脓性痰或血痰,伴或不伴痛。肺炎病变范围大者可有呼吸困难、呼吸窘迫。大多数患者有发热。

2.体征

早期肺部体征无明显异常,重症者可有呼吸频率增快,鼻翼扇动,发绀。肺实变时有典型的体征,如叩诊浊音,语颤增强和支气管呼吸音等,也可闻及湿啰音。并发胸腔积液者,患侧胸部叩诊浊音、语颤减弱、呼吸音减弱。

(三)辅助检查

1.胸部 X 线

以肺泡浸润为主。呈肺叶、段分布的炎性浸润影,或呈片状或条索状影,密度不均匀,沿支气管分布。

2.血液检查

细菌性肺炎可见白细胞计数和中性粒细胞增高,核左移,或细胞内见中毒颗粒。年老体弱、酗酒、免疫功能低下者白细胞计数可不增高,但中性粒细胞比例仍高。

3.病原学检查

痰涂片革兰染色有助于诊断,但易受咽喉部寄殖菌污染。为避免上呼吸道污染,应在漱口后取深部咳出的痰液送检,或经纤维支气管镜取标本送检,结合细菌培养,诊断敏感性较高。必要时做血液、胸腔积液细菌培养,以明确诊断。

4.血清学检查

补体结合试验适用于衣原体感染。间接免疫荧光抗体检查多用于军团菌肺炎等。

(四)治疗原则

给予对症和支持治疗,选用抗生素应遵循抗菌药物治疗原则,即对病原体给予针对性治疗。

(五)护理

1.评估

(1)病史。①患病及治疗经过:询问本病的有关病因,如有无着凉,淋雨劳累等诱因,有无上呼吸道感染史;有无 COPD,糖尿病等慢性病史;是否使用过抗生素,激素,免疫抑制药等;是否吸烟,吸烟量有多少。②目前病情与一般情况:日常活动与休息、饮食,排便是否规律,如是否有食欲缺乏、恶心、呕吐,腹泻等表现。

(2)身体评估。①一般状态:意识是否清楚,有无烦躁,嗜睡,反复惊厥、表情淡漠等;有无急性病容、鼻翼扇动。有无生命体征异常,有无血压下降、体温升高或下降等。②皮肤,淋巴结:有无面颊绯红、口唇发绀,皮肤黏膜出血,浅表淋巴结肿大。③胸部:有无三凹征;有无呼吸频率、节律异常;有无胸部压痛,叩诊实音或浊音;有无肺泡呼吸音减弱或消失,异常支气管呼吸音、干湿啰音,胸膜摩擦音等。

(3)实验室检查。①血常规:有无白细胞计数升高、中性粒细胞核左移、淋巴细胞升高;②X 线检查:有无肺纹理增粗,炎性浸润影等;③痰培养:有无细菌生长,药敏试验结果如何;④血气分析:是否有 PaO_2 减低和(或) $PaCO_2$ 升高。

2.护理要点及措施

(1)休息与生活护理:发热患者应卧床休息,以减少氧耗量,缓解头痛,肌肉酸痛等症状。病房安静,环境适宜,室温 18～20℃,湿度 50%～60%,定时通风。

(2)口腔护理:高热及咳痰的患者应加强口腔护理,保持口腔清洁,预防口舌炎、口腔溃疡的发生。每天 2 次口腔护理,饭前、饭后漱口,口唇干燥者涂液状石蜡。

(3)饮食与补充水分:给予能提供足够热量,蛋白质和维生素的流质或半流质,以补充高热引起的营养物质消耗。鼓励患者多饮水,每天 1～2L。轻症者无须静脉补液,失水明显者可遵医嘱给予静脉补液,保持血钠浓度<145mmol/L,尿比重<1.020,补充因发热而丢失较多的水和盐,加快毒素排泄和热量散发,尤其是食欲差或不能进食者。心脏病或老年人应注意补液速度,避免过快导致急性肺水肿。

(4)降温护理:高热时可采用酒精擦浴,冰袋,冰帽等物理降温措施,以逐渐降温为宜,防止虚脱。儿童要预防惊厥,不宜用阿司匹林或其他解热药,以免大汗和干扰热型观察。患者出汗时,及时协助擦汗,更换衣服,避免受凉,使患者感觉舒适。

(5)病情观察:监测并记录生命体征,以便观察热型,协助医生明确诊断。重症肺炎不一定有高热,重点观察儿童,老年人、久病体弱者的病情变化。

(6)用药护理:遵医嘱使用抗生素,观察疗效和不良反应。应用头孢唑啉钠可出现发热,皮疹、胃肠道不适等不良反应,偶见白细胞减少和丙氨酸氨基转移酶增高,喹诺酮类药偶见皮疹、恶心等;氨基糖苷类抗生素有肾,耳毒性,老年人和肾功能减退者,应特别注意观察是否有耳鸣,头晕、唇舌发麻等不良反应的出现。

(7)呼吸困难、咳嗽、咳痰护理:①抬高床头取舒适的平卧位,根据病情及血气分析结果选择给氧方式,重症肺炎或伴有低氧血症的患者出现明显呼吸困难,发绀者,要给予鼻导管或面罩吸氧。②实施胸部物理疗法指导并鼓励患者进行有效的咳嗽,咳痰,以利于排痰;对无力咳嗽或痰液干燥不易咳出时,给予雾化吸入,变换体位,翻身叩背等,使其保持呼吸道通畅。

(8)感染性休克的护理包含以下八个方面。

病情监测。①生命体征:有无心率加快,脉搏细速、血压下降、脉压变小,体温不升或高热、呼吸困难等,必要时进行心电监护;②精神和意识状态:有无精神萎靡,表情淡漠,烦躁不安,神志模糊等;③皮肤、黏膜:有无发绀,肢端湿冷;④出入量:有无尿量减少,疑有休克者每小时应测尿量及尿比重;⑤实验室检查:有无血气分析等指标的改变。

感染性休克的抢救配合:发现异常情况,立即通知医师,并备好物品,积极配合抢救。①体位:患者取仰卧中凹位,头胸部抬高 20°,下肢抬高约 30°,有利于呼吸和静脉血回流。②吸氧:给予高流量吸氧,维持 $PaO_2 > 60mmHg$,改善缺氧症状。③补充血容量:快速建立两条静脉通路,遵医嘱给予右旋糖酐或平衡液以维持有效血容量,降低血液黏稠度,防止弥散性血管内凝血;有明显酸中毒可应用 5%碳酸氢钠静脉滴注,因其配伍禁忌较多,宜单独输入。随时监测患者一般情况、血压、尿量,尿比重、血细胞比容等;监测中心静脉压,作为调整补液速度的指标,中心静脉压≤5cmH$_2$O 可加快输液速度,达到 10cmH$_2$O 应慎重,输液不宜过快,以免诱发急性心力衰竭。下列证据提示血容量已补足:口唇红润,肢端温暖、收缩压>90mmHg,每小时尿量>30mL 以上。如血容量已补足,每小时尿量<400mL,比重<1.018,应及时报告医师,注意有无急性肾衰竭。④用药护理:遵医嘱输入多巴胺、间羟胺等血管活性药物。根据血压调整滴速,以维持收缩压在 90~100mmHg 为宜,保持重要器官的血液供应,改善微循环。输注过程中注意防止液体溢出血管外,以引起局部组织坏死和影响疗效。联合使用广谱抗菌药物控制感染时,应注意药物疗效和不良反应。

(9)心理护理:评估患者的心理状态,有无焦虑等不良情绪,疾病是否影响了患者的日常生活和睡眠。对于病情危重者,医护人员应该陪在患者身边,安慰患者,使其保持情绪稳定,增强战胜疾病的信心。

(六)健康教育

(1)患者及家属了解肺炎的病因及诱因,避免受凉,淋雨、吸烟、酗酒,防止过度劳累。有皮肤痈、疖、伤口感染,毛囊炎、蜂窝织炎时应及时治疗,尤其是免疫功能低下者(糖尿病,血液病、艾滋病,肝病、营养不良等)和慢性支气管炎、支气管扩张者。

(2)保证饮食均衡、营养充足,多饮水,并适当活动锻炼,以增强体质。

(3)室内常通风换气,在天气晴朗时,到室外呼吸新鲜空气,晒太阳。在感冒流行季节,应尽量避免去人多拥挤的场所。必要时佩戴口罩。

(4)指导患者遵医嘱按时服药,了解肺炎治疗药物的疗效,用法、疗程、不良反应,防止患者自行停药或减量,定时随访。

(5)特殊患者的康复护理,慢性病、长期卧床、年老体弱者,应注意经常改变体位,翻身、拍背,咳出气道痰液,有感染征象及时就诊。

(6)根据气温变化合理增减衣服。衣着宽松,保持呼吸通畅。

(7)积极治疗原有的慢性疾病,定期随访。

第四节　急性气管-支气管炎的护理

急性气管-支气管炎是指感染,物理、化学、过敏等因素引起的气管-支气管黏膜的急性炎症。临床主要表现为咳嗽和咳痰,多见于寒冷季节或气候突变时。

一、病因

(一)感染

由病毒,细菌直接感染或上感迁延而来。病原体常为流感嗜血杆菌,肺炎链球菌、腺病毒、流感病毒等,奴卡菌感染有所上升。

(二)理化因素

寒冷空气,粉尘,刺激性气体或烟雾(氨气、氯气、二氧化硫、二氧化碳等)可刺激气管,支气管黏膜而引起本病。

(三)变态反应

花粉,有机粉尘,真菌孢子等的吸入以及对细菌蛋白质过敏等,均可引起气管-支气管的变态反应。寄生虫(如钩虫、蛔虫的幼虫)移行至肺,也可致病。

二、临床表现

(一)症状

起病较急,常先有鼻塞,流涕、咽痛、声嘶等上感症状,继之出现咳嗽、咳痰,先为干咳,胸骨下有闷痛感,2天后咳少量黏液性痰,以后转为黏液脓性痰,痰量增多,咳嗽加剧,偶可见痰中带血;气管受累时,可在深呼吸和咳嗽时感到胸骨后疼痛;伴支气管痉挛时,可有气促,胸部紧缩感。全身症状较轻,可伴低热,乏力等,一般 3～5 天消退。咳嗽、咳痰可持续 2～3 周,吸烟者则更长。

(二)体征

胸部听诊呼吸音正常或增粗,并有散在干,湿啰音。咳嗽后,啰音部位,性质改变或消失。支气管痉挛时可闻及哮鸣音。

三、实验室及其他检查

病毒感染时,血常规白细胞计数多正常;细菌感染较重时,白细胞计数和中性粒细胞增高。痰涂片或培养发现致病菌。胸部 X 线检查多无异常改变,或仅有肺纹理增粗。

四、诊断要点

根据病史咳嗽、咳痰等呼吸道症状,肺部啰音随咳嗽改变等体征,以及血常规和胸部 X 线检查,可做出临床诊断。痰涂片和培养有助于病因诊断。

五、治疗要点

主要是控制感染和止咳、化痰、平喘等对症治疗。

1.对症治疗

(1)止咳:剧烈干咳者,可选用喷托维林,氢溴酸右美沙芬等止咳药;对于有痰患者,不宜给予可待因等强力镇咳药;兼有镇咳和祛痰作用的复方制剂,如复方甘草合剂在临床中应用较广泛。

(2)祛痰:咳嗽伴痰难咳出者,可用溴己新(必嗽平),复方氯化铵合剂或盐酸氨溴索等祛咳药,也可用雾化吸入法祛痰,也可行超声雾化吸入。一般不用镇咳剂或镇静剂,以免抑制咳嗽反射,影响痰液咳出。

(3)平喘:如有支气管痉挛,可选用支气管舒张药,如茶碱类、β受体激动剂等。

2.抗菌治疗

及时应用抗菌药物控制气管、支气管内炎症,一般选用青霉素、头孢菌素,大环内酯类、喹诺酮类抗菌药物,或根据细菌培养和药敏试验结果选择药物。以口服为主,必要时可静脉滴注。

六、常用护理诊断及问题

1.清理呼吸道无效

与呼吸道感染痰液黏稠有关。

2.气体交换受损

与过敏引起支气管痉挛有关。

七、护理措施

1.一般护理

(1)病室环境要保持舒适、洁净,室温维持在18～20℃,湿度在50%～60%为宜。保持空气新鲜,冬季注意保暖,防止受凉。

(2)给予高蛋白,高维生素,足够热量,易消化饮食;少量多餐,避免油腻,刺激性强、易于产气的食物,防止便秘,腹胀影响呼吸。张口呼吸,痰液黏稠者,应补充足够水分,一般每天饮水1500mL以上,以保证呼吸道黏膜的湿润和病变黏膜的修复。做好口腔护理。

(3)要适当多休息,体位要保持舒适。

2.病情观察

密切观察患者咳、痰,喘的发作,痰液的性质和量,详细记录痰液的颜色、量和性质,正确收集痰标本并及时送检。

3.对症护理

主要为指导,协助患者有效排痰。详细内容见本章咳嗽、咳痰护理措施。

4.老年人群

高度重视老年人群患病者,因为随着年龄的增长,老年人各器官的生理功能逐渐发生衰老和变化。其肺泡数量减少,且胞壁变薄,泡腔增大,弹性降低,呼吸功能也不断下降,对缺氧和呼吸系统的调节功能也随之减低,咳嗽反射减弱,免疫力低下,使老年人容易出现呼吸道感染,加之老年人常患有其他慢性病变,如脑血管病等,一旦卧床,并发并发症,常可危及生命。其护理要点如下。

(1)保持呼吸道通畅;鼓励咳嗽,咳痰,多应用化痰药物治疗以稀释痰液,便于咳出,禁用或慎用镇咳药,以防抑制呼吸中枢,引起呼吸抑制甚至昏迷。加强体位护理,勤翻身、叩背或使用其他物理排痰法。当出现症状时,应尽量取侧卧位。一般健侧卧位利于引痰,可左右交替卧位。

(2)观察生命体征:注意呼吸、脉搏及节律的改变,注意痰的颜色,性质和量的变化,如发现患者精神不振或嗜睡、懒言、不喜活动或呼吸困难及发绀等出现,应高度重视,急查血气分析。

(3)正确指导老年人用药;按时服药,正确使用吸入药物或雾化吸入器,定时留取痰标本,及时检查痰细菌培养,及时调整抗生素的应用。

八、健康指导

1.增强体质

积极参加体育锻炼,根据患者情况选择合适的体育活动,如健身操、太极拳,慢跑等;可增加耐寒训练,如凉水洗脸、冬泳等。

2.避免复发

患者咳嗽、咳痰明显时注意休息,避免劳累;多饮水,进食清淡、富有营养的饮食;保持适当的温、湿度;改善劳动生活环境,防止有害气体污染,避免烟雾、化学物质等有害理化因素的刺激,避免吸入环境中的变应原。

第五节　支气管哮喘的护理

支气管哮喘,简称哮喘,是由嗜酸性粒细胞,肥大细胞和 T 淋巴细胞等多种炎性细胞及细胞组分参与的气道慢性炎症性疾病。

这种慢性炎症导致气道反应性增加,通常出现广泛多变的可逆性气流受限,并引起反复发作的喘息、气急、胸闷或咳嗽等症状,常在夜间或清晨发作,加剧,可经治疗缓解或自行缓解。

一、疾病概述

1.病因

病因还不十分清楚,大多认为哮喘是与多基因遗传有关的疾病,同时受遗传因素和环境因素的双重影响。

资料显示,哮喘的亲属患病率高于群体患病率,并且亲缘关系越近,患病率越高。哮喘患儿双亲大多存在不同程度气道高反应性。而研究显示与气道高反应性、IgE 调节和特异性反应相关的基因,在哮喘的发病中起着重要的作用。

环境因素中引起哮喘的激发因素,包括吸入物,如尘螨,花粉,动物毛屑等各种特异和非特异吸入物;感染,如细菌、病毒、原虫、寄生虫等;食物,如鱼、虾蟹、蛋类、牛奶等;药物,如阿司匹林等;气候变化,运动、妊娠等。

2.发病机制

发病机制尚不完全清楚,大多认为哮喘与变态反应、气道炎症、气道高反应及神经机制等因素相互作用有关。

(1)变态反应:当变应原进入具有特应性体质的机体后,可刺激机体通过 T 淋巴细胞的传递,由 B 淋巴细胞合成特异性 IgE,并结合于肥大细胞和嗜碱性粒细胞表面的高亲和性的 IgE 受体。当变应原再次进入机体内,可与结合在这些受体上的 IgE 交联,使该细胞合成并释放多种活性介质导致平滑肌收缩,黏液分泌增加、血管通透性增高和炎症细胞浸润等,产生哮喘的临床症状。

根据变应原吸入后哮喘发生的时间,可分为速发型哮喘反应(IAR),迟发型哮喘反应(LAR)和双相型哮喘反应(OAR)。速发型哮喘反应几乎在吸入变应原的同时立即发生反应,15~30 分钟达到高峰,2 小时后逐渐恢复正常。迟发型哮喘反应 6 小时左右发病,持续时间长,可达数天,而且临床症状重,常呈持续性哮喘发作状态。

(2)气道炎症:气道慢性炎症被认为是哮喘的本质。表现为多种炎症细胞特别是肥大细胞、嗜酸性粒细胞等在气道聚集和浸润,这些细胞相互作用可以分泌出多种炎症介质和细胞因子,使气道反应性增高,气道收缩,黏液分泌增加,血管渗出增多。

(3)气道高反应性:表现为气道对各种刺激因子出现过强或过早的收缩反应,是哮喘患者发生和发展的另外一个重要因素。普遍认为气道炎症是导致气道高反应性的重要机制之一。

(4)神经机制:支气管受复杂的自主神经支配,与某些神经功能低下和亢进有关。

3.病理

显微镜下可见气道黏膜下组织水肿、微血管通透性增加,杯状细胞增生及支气管分泌物增加、支气管平滑肌痉挛等病理改变。若哮喘长期反复发作,表现为支气管平滑肌肌层增厚、气道上皮细胞下纤维化、黏液腺增生和新生血管形成等,导致气道重构。

二、临床表现

1.症状

(1)前驱症状:在变应原引起的急性哮喘发作前往往有打喷嚏、流鼻涕、眼痒,流泪、干咳或胸闷等前驱症状。

(2)喘息和呼吸困难:反复发作性喘息或伴有哮鸣音的呼气性呼吸困难,是哮喘的典型症状。

(3)咳嗽、咳痰:咳嗽是哮喘的常见症状,由气道的炎症和支气管痉挛引起。干咳是哮喘前驱症状,哮喘发作时,咳嗽、咳痰症状反而减轻。哮喘发作接近尾声时,大量分泌物排出,咳嗽、咳痰可能加重。

(4)胸闷和胸痛:哮喘发作时可有胸闷和胸部发紧感。

2.体征

支气管哮喘具有季节性,急性发作时,两肺闻及弥散性哮鸣音,以呼气期为主,可自行缓解或使用支气管扩张药后缓解。

胸部呈过度充气状态,有广泛的哮鸣音,呼气时延长,辅助呼吸肌和胸锁乳突肌收缩加强。心率增快,奇脉,胸腹反常运动,发绀,意识障碍等提示病情严重。

3.分期

根据临床表现分为急性发作期慢性持续期和临床缓解期。

急性发作指气促、咳嗽、胸闷等症状突然发生,常伴呼吸困难;慢性持续期指每周均不同频度和(或)不同程度的出现症状;临床缓解期是指经过治疗或未经治疗症状,体征消失,肺功能恢复到急性发作前水平,并维持3个月以上。

三、辅助检查

1.肺功能检查

第1秒钟用力呼气量(FEV_1)、FEV_1/FVC,呼气流量峰值(PEF)等有关呼气流速的指标,在哮喘发作时全部下降,经有效的支气管扩张药治疗后好转,缓解期逐渐恢复。哮喘发作时还可以有肺活量(VC)降低,残气量、功能残气量,肺总量增加,残气与肺总量比值增高。

2.动脉血气分析

哮喘严重发作时可有不同程度的低氧血症,低碳酸血症、呼吸性碱中毒。病情进一步加剧,可表现呼吸性酸中毒。

3.胸部 X 线检查

哮喘发作时两肺透亮度增加,呈过度充气状态。并发感染时,可见肺纹理增加和炎症浸润阴影。

4.血液检查

发作时可有嗜酸性粒细胞增多,并发感染时白细胞和中性粒细胞增多,外源性哮喘者血清总 IgE 增高。

5.痰液检查

涂片可见较多的嗜酸性粒细胞及其退化形成的夏科-莱登结晶、黏液栓等。

6.支气管激发试验

测定气道反应性,吸入激发剂后,FEV_1 或 PEF 下降≥20%,即可确定为支气管激发试验阳性。可作为辅助诊断和评估哮喘严重程度和预后。

7.支气管舒张试验

测定气流受限的可逆性。吸入支气管舒张药后 FEV_1 或 PEF 改善率≥15%,可诊断支气管舒张试验阳性,可辅助诊断和指导用药。

8.特异性变应原检测

缓解期检测有利于判断变应原,了解导致个体哮喘发作的危险因素。

四、护理评估

1.健康史

(1)询问患者发作时的症状,持续时间、诱发或缓解因素,了解既往治疗经过和检查。

(2)了解患者对哮喘知识的掌握程度,询问患者是否熟悉哮喘急性发作的先兆和处理方法,发作时有无按医嘱治疗。

(3)评估患者呼吸困难对日常生活、工作的影响程度,了解患者的家族史。

(4)评估与患者哮喘发生的各种病因和诱因,如有无接触变应原、吸烟等。

2.心理-社会评估

哮喘急性和反复发作,可影响患者的睡眠、体力活动,应评估患者有无烦躁,焦虑、恐惧等心理反应,并注意给予心里安慰;因哮喘需要终身防治,评估患者的家庭,社会支持系统,及对疾病治疗的信心,应加强与患者的沟通,增加患者的信心和对疾病的了解。

五、护理问题

1.气体交换受损

与支气管痉挛,气道炎症、黏液分泌增加、气道阻塞有关。

2.清理呼吸道无效

与气道平滑肌痉挛痰液黏稠,排痰不畅、疲乏有关。

3.知识缺乏

缺乏正确使用吸入药物治疗的相关知识。

4.焦虑

与哮喘反复发作或症状不缓解,患者容易出现焦虑有关。

5.潜在并发症

呼吸衰竭、气胸或纵隔气肿。

六、护理目标

（1）患者呼吸困难缓解，能平卧。

（2）能进行有效咳嗽，痰液能咳出。

（3）能正确使用吸入药物治疗。

（4）尽快使患者胸闷，呼吸困难得到缓解，增加舒适感，心理护理缓解焦虑恐惧情绪。

（5）护士严密监测和管理患者，及时发现并发症并配合医师抢救。

七、护理措施

1.生活护理

①发现和避免诱发因素。询问患者导致发作的因素，如能发现和避免诱发因素，有助于哮喘症状的控制，并保持环境清洁，空气新鲜。②饮食护理。根据需要供给热量，必要时可静脉补充营养。禁食可能诱发哮喘的食物，如鱼、虾蟹、牛奶及蛋类。

2.心理护理

哮喘反复发作可以导致心理障碍，而心理障碍也会影响哮喘的临床表现和治疗效果。正确认识和处理这些心理问题，有利于提高哮喘的治疗成功率。护士应关心，体贴患者。通过暗示、说服、示范、解释、训练患者逐渐学会放松技巧及转移自己的注意力。

3.治疗配合

（1）病情观察。密切观察患者症状体征的变化，了解其呼吸困难的程度，辅助呼吸肌的活动情况，测量和记录体温，脉搏和呼吸及哮喘发作的持续时间。配合医生监测肺功能指标（FEV_1 或 PEF），进行动脉血气分析，防止出现并及时处理危及生命的严重哮喘发作。当 $PaO_2 < 60mmHg$，$PaCO_2 > 50mmHg$ 时，说明患者已经进入呼吸衰竭状态。发现上述情况及时通知医生，并做相应的护理。

（2）对症护理。①体位：让患者取坐位，将其前臂放在小桌上，背部靠着枕头，注意保暖，防止肩部着凉。②氧疗：患者哮喘发作严重，遵医嘱给予鼻导管或面罩吸氧，改善呼吸功能。③保持呼吸道通畅：遵医嘱给予祛痰药和雾化吸入，以湿化气道，稀释痰液，利于排痰。在气雾湿化后，护士应注意帮助患者翻身拍背，引流排痰。④重度哮喘发作有可能导致呼吸衰竭，有窒息等危险，可行气管切开或气管内插管进行机械通气。因此，应备好气管插管和所需物品及各种抢救物品，配合医生抢救。

4.用药护理

（1）糖皮质激素（简称激素）：当前治疗哮喘最有效的药物。可采取吸入，口服和静脉用药。指导患者吸入药物后用清水充分漱口，使口咽部无药物残留，减轻局部反应。长期用药可引起骨质疏松等全身反应，指导患者联合用药，减少激素的用量。口服用药时指导患者不可自行停药或减量。

（2）色甘酸钠：一种非皮质激素抗感染药物。能预防变应原引起速发和迟发反应，以及运动和过度通气引起的气道收缩。少数病例可有咽喉不适、胸闷，偶见皮疹，孕妇慎用。

（3）β_2 受体激动药（如沙丁胺醇）：可舒张气道平滑肌，解除气道痉挛和增加黏液纤毛清除功能等。吸入后 5～10 分钟即可起效，药效可维持 4～6 小时，多用于治疗轻度哮喘急性发作的患者，用药方法应严格遵医嘱间隔给药。用药期间应注意观察不良反应，如心悸、低血钾和骨骼肌震颤等。但一般反应较轻,停药后症状即可消失,应宽慰患者不必担心。

(4)茶碱:具有松弛支气管平滑肌、兴奋呼吸中枢等作用。主要不良反应为胃肠道症状(恶心,呕吐),心血管症状(心动过速、心律失常、血压下降)。用药过程最好监测血浆氨茶碱浓度。发热、妊娠、小儿或老年人,患有肝、心,肾功能障碍及甲状腺功能亢进者尤须慎用。

(5)其他药物:半胱氨酰白三烯受体拮抗药主要的不良反应是胃肠道症状,通常较轻微,少数有皮疹,血管性水肿,转氨酶升高,停药后可恢复正常。吸入抗胆碱药物不良反应少,少数患者有口苦或口干感。

5.健康指导

(1)指导患者注意哮喘发作的前驱症状,自我处理并及时就医,鼓励并指导患者坚持每天定时测量峰流速值(PEF)、监视病情变化、记录哮喘日记。指导患者各种雾化吸入器的正确使用方法。

(2)积极参加锻炼,尽可能改善肺功能,最大程度恢复劳动能力,预防疾病向不可逆性发展,预防发生猝死。

(3)指导患者了解目前使用的每一种药物的主要作用,用药的时间,频率和方法及各种药物的不良反应。

(4)指导峰流速仪的使用:

①站立水平位握峰流速仪,不要阻挡游标移动。游标放在刻度的最基底位"0"处。②深吸气,嘴唇包住口器,尽可能快的用力呼气。③记录结果,将游标拨回"0"位,再重复2次,取其最佳值。④当峰流速值用诊断时,首先用患者峰流速值与预计值比较。儿童一般根据性别、身高而调整确定其正常范围,亦可通过2～3周的正规治疗及连续观察,取无症状日的下午所测PEF为患儿个人最佳值。若该值低于一般统计正常值的80%,则考虑为中度发作,应调整原有治疗。

(5)指导患者识别和避免变应原或诱因,并采取相应措施:①在花粉和真菌最高季节应尽量减少外出。②保持居住环境干净、无尘,无烟,窗帘,床单,枕头应及时清洗。③避免香水、香的化妆品及发胶等可能的变应原。④回避宠物,不用皮毛制成的衣物或被褥。如必须拜访有宠物家庭,应提前吸入气雾剂。⑤运动性哮喘患者在运动前应使用气雾剂。⑥充分休息、合理饮食、定期运动、情绪放松、预防感冒。

(6)推荐患者家属参与哮喘的管理,起到监督管理的作用。

八、护理评价

患者呼吸频率、节律平稳、无奇脉、三凹征;正确运用有效咳嗽、咳痰方法,咳嗽、咳痰程度减轻;能正确掌握雾化吸入器的使用方法和注意事项;掌握哮喘发作先兆及相应自我处理方法;消除焦虑情绪。

第六节　支气管扩张的护理

支气管扩张症是由于不同病因引起气道及其周围肺组织的慢性炎症,造成气道壁损伤,继之管腔扩张和变形。临床表现为慢性咳嗽,咳痰,间断咯血和反复肺部感染。

一、疾病概述

1.流行病学

支气管扩张症的发病率并不清楚,其起病多在儿童或青少年时期,由于抗生素和疫苗的应用,发病率有减少的趋势。

2.病因

支气管扩张症的病因有很多种。

(1)感染:细菌、真菌,病毒,结核分枝杆菌及非结核分枝杆菌。

(2)遗传性或先天性缺隔:囊性纤维化,肺隔离症、支气管软骨缺损等。

(3)免疫缺陷:原发性低球蛋白血症、HIV 感染,肺移植等。

(4)物理化学因素:放射性肺炎,毒气吸入,吸入性肺炎等。

(5)全身相关疾病:类风湿关节炎等。

3.发病机制

不同原因所致支气管和周围组织慢性炎症,使管壁弹性纤维、平滑肌和软骨受到破坏,管壁变形和扩张,而炎症引起支气管黏膜充血,肿胀,黏液分泌增多,造成支气管堵塞。支气管肺组织反复感染和支气管堵塞,两者相互作用、互为因果,促使支气管扩张的发生和进展。

二、临床表现

因病情轻重不一,临床表现各异,病变早期临床可无症状,随着病情进展可出现以下临床常见症状。

1.症状

(1)慢性咳嗽,大量黏液脓痰:咳嗽和咳痰与体位改变有关,卧床或晨起时咳嗽痰量增多。呼吸道感染急性发作时,黄绿色脓痰明显增加。

(2)间断咯血:因病变部位支气管壁毛细血管扩张形成血管瘤,而反复咯血,咯血程度可分为小量咯血至大量咯血,与病情无相关性。有些患者仅有反复咯血,而无咳嗽、脓痰等症状,或仅有少许黏液痰,临床上称为干性支气管扩张。

(3)全身症状:若支气管引流不畅,痰不易咳出,反复继发感染,可出现畏寒、发热,食欲缺乏,消瘦,贫血等症状。有的患者存在副鼻窦炎,尤其先天性原因引起的支气管扩张。

2.体征

轻症或干性支气管扩张体征不明显。病变典型者可于下胸部、背部的病变部位闻及固定性,局限性湿性啰音,呼吸音减低,严重者可伴哮鸣音。慢性患者可伴有杵状指(趾)。

三、辅助检查

1.胸部 X 线

可见一侧或双侧下肺纹理增多或增粗,典型者可见多个不规则的蜂窝状透亮阴影或沿支气管的卷发状阴影。

2.CT 检查

外周肺野出现囊状,柱状及不规则形状的支气管扩张,囊状支气管扩张其直径比伴行的血管粗大,形成印戒征。

3.纤维支气管镜检查

敏感性可达 97%,是主要的诊断方法。可直接观察气道黏膜病变,可做支气管肺泡灌洗液检查,能进行细菌、细胞病理学、免疫学检查,可进一步明确病因,指导诊断和治疗。

4.痰微生物检查

包括痰涂片、痰细菌培养、抗生素敏感试验等,以指导用药。

5.血清免疫球蛋白和补体检查

有助于发现免疫缺陷病引起呼吸道反复感染所致的支气管扩张。

四、护理评估

1.健康史

(1)了解患者有无儿童时期诱发支气管扩张的呼吸道感染史或其他先天因素。

(2)了解患者患病的年龄,发生时间,诱因,主要症状的性质、严重程度和持续时间,加剧因素等。

(3)询问患者咳嗽的时间,节律,观察患者痰液的颜色、性质、量和气味及有无肉眼可见的异常物质等。

(4)详细询问患者有无咯血,评估患者咯血的量。

(5)了解患者有关的检查和治疗经过,是否按医嘱进行治疗,是否掌握有关的治疗方法。

2.心理-社会评估

支气管扩张的患者多数为幼年,青年期发病,其病程之长,反复发作,使患者产生焦虑,悲观的心理,呼吸困难,反复咯血等症状又使患者感到恐惧,因此应了解患者的心理状态及应对方式;了解患者是否知道疾病的过程、性质以及防治和预后的认知程度;评估患者的家庭成员的文化背景、经济收入及对患者的关心、支持程度。

五、护理问题

1.清理呼吸道无效

与痰液黏稠、量多,无效咳嗽引起痰液不易排出有关。

2.有窒息的危险

与痰多、黏稠、大咯血而不能及时排出有关。

3.营养失调——低于机体需要量

与慢性感染导致机体消耗增加、咯血有关。

4.焦虑

与疾病迁延不愈,不能正常生活工作有关。

六、护理目标

(1)患者能正确进行有效咳嗽,使用胸部叩击等措施,达到有效的咳嗽、咳痰。

(2)患者能保持呼吸道通畅,及时排出痰液和气道内的血液,不发生窒息的危险。

(3)患者能认识到增加营养物质摄入的重要性并能接受医务人员对饮食的合理化建议。

(4)患者能表达其焦虑情绪,焦虑减轻,能配合治疗和康复。

七、护理措施

1.生活护理

患者居室应经常通风换气,换气时注意保护患者避免受凉。室内温湿度适宜,温度保持在22～24℃,湿度保持在50％～60％,保持气道湿润,利于纤毛运动,维护气道正常的廓清功能。因患者慢性长期咳嗽和咳大量脓性痰,机体消耗大,故应进食营养丰富的饮食,特别是供给优质蛋白,如蛋、奶、鱼、虾、瘦肉等。加强口腔护理,大量咳痰的患者,口腔内残有痰液,易发生口腔感染及口腔异味,因此,应嘱患者随时漱口,保持口腔清洁。

2.心理护理

支气管扩张症的患者多数为幼年、青年期发病,其病程之长,反复发作,使患者产生焦虑,悲观的心理,呼吸困难,反复咯血等症状又使患者感到恐惧。因此应提供一个良好的休息环境,多巡视、关心患者,建立良好的护患关系,取得患者的信任,告知患者通过避免诱因,合理用药可以控制病情继续进展,缓解症状,相反,焦虑会加重病情。并教育家属尽可能地陪伴患者,给予患者积极有效地安慰,支持和鼓励。

3.治疗配合

(1)病情观察:慢性咳嗽、咳大量脓性痰,反复咯血,反复肺部感染是支气管扩张症的主要临床表现,痰量在体位改变时,如起床时或就寝后最多每天可达400mL,痰液经放置数小时后可分三层,上层为泡沫,中层为黏液、下层为脓性物和坏死组织,当伴有厌氧菌感染时,可有恶臭味。50％～70％的支气管扩张症患者有咯血症状,其咯血量差异较大,可自血痰到大咯血,应注意观察,及时发现患者有无窒息的征兆。

(2)体位引流:①应根据病变的部位和解剖关系确定正确的体位。通过调整患者的体位,将患肺置于高位,引流支气管开口向下,以利于淤积在支气管内的脓液随重力作用流入大支气管和气管而排出。病变位于上叶者,取坐位或健侧卧位。病变位于中叶者,取仰卧位稍向左侧。病变位于舌叶者,取仰卧位稍向右侧。病变位于下叶尖段者,取俯卧位。②体位引流每天2～4次,每次15～20分钟,两餐之间进行。如痰液黏稠可在引流前行雾化吸入,并在引流时用手轻叩患者背部,使附于支气管壁的痰栓脱落,促进引流效果。③引流过程中注意观察患者反应,如发现面色苍白,出冷汗,头晕、脉率增快、血压下降及有大咯血等,应立即停止引流,并采取相应措施。

(3)咯血的护理:根据咯血量临床分为痰中带血、少量咯血(<100mL/d)、中等量咯血(100～500mL/d)或大量咯血(≥500mL/d,或1次300～500mL)。

咯血量少者适当卧床休息,取患侧卧位,以利于体位压迫止血。进食少量温凉流质饮食。

中等或大量咯血时应严格卧床休息,应用止血药物,必要时可经纤维支气管镜止血,或插入球囊导管压迫止血。

大量咯血时取侧卧或头低足高位,预防窒息,并暂禁食。咯血停止后进软食,忌用咖啡、浓茶等刺激性食品。备好抢救物品及各种抢救药物。

观察再咯血征象,如患者突感胸闷,气急,心慌、头晕,咽喉部发痒、口有腥味并烦躁、发绀、神色紧张,面色苍白、冷汗、突然坐起,甚至抽搐、昏迷,尿失禁等,提示再咯血的可能。应立即置患者于头低足高侧卧位,通知医师并准备抢救。

大咯血时可因血块堵塞大气管而致窒息或肺不张,故须立即将口腔血块吸出,抽吸同时辅以轻拍背部,使气管内的血液尽快进入口腔。

4.用药护理

合并严重感染时可根据细菌药敏选用抗生素,用法、用量应遵医嘱,并及时观察药物过敏反应,毒性反应。局部用药,如雾化吸入,及时协助患者排出痰液。

咯血患者常规留置套管针,建立有效的静脉通路。大咯血时遵医嘱应用止血药,如垂体后叶素,用药过程中注意观察止血效果和毒性反应,如发现患者出现心慌、面色苍白、腹痛等,除通知医师外立即减慢滴速。及时给予氧气吸入,备好抢救物品。如吸引器、简易呼吸器、气管插管、呼吸机、急救药品等。

5.健康教育

(1)患有其他慢性感染性病灶如慢性扁桃体炎、鼻窦炎,龋齿等患者,应劝其积极治疗,以防复发。

(2)指导患者进行体位排痰,可指导患者将以往确定的病变肺叶和肺段置于高位,引流支气管开口向下,使痰液顺体位流至气管,嘱患者深呼吸数次,然后用力咳嗽将痰液咳出,如此反复进行。

(3)指导患者和家属了解疾病的发生,发展和治疗,护理过程及感染,咯血等症状的监测。

(4)嘱患者戒烟,注意保暖,预防感冒,并加强体育锻炼,增强机体免疫力和抗病能力。

(5)建立良好生活习惯,养成良好的心态,防止疾病的进一步发展。

八、护理评价

(1)能有效咳痰,痰液易咳出。

(2)能正确应用体位引流、胸部叩击等方法排除痰液。

(3)及时发现患者窒息征兆,避免窒息发生。

(4)营养状态改善。

(5)能运用有效的方法缓解症状,减轻心理压力。

第七节　慢性阻塞性肺疾病的护理

慢性阻塞性肺疾病(COPD)是一种以气流受限为特征的可以预防和治疗的疾病,气流受限不完全可逆,成进行性发展。与肺部对香烟烟雾等有害气体或颗粒的异常炎症反应有关,COPD 主要累及肺,也可以引起显著的全身反应。

一、疾病概述

(一)流行病学

COPD是呼吸系统最常见的疾病之一,据世界卫生组织(WHO)的调查,1990年全球COPD病死率占各种疾病病死率的第6位,到2020年将上升至第3位,我国COPD患病率占40岁以上人群的8.2%。另有调查显示COPD患病率在吸烟者、戒烟者中比不吸烟者明显升高,男性比女性高,40岁以上者比40岁以下者高。

(二)病因

COPD的病因至今仍不十分清楚,但已知与某些危险因素有关。

1.环境因素

①吸烟。已知吸烟为COPD最主要的危险因素,吸烟数量愈大,年限愈长,则发病率愈高。被动吸烟也可以导致COPD的发生。②职业性粉尘和化学物质。包括有机或无机粉尘、化学物质和烟雾,如煤尘、棉尘、二氧化硅等。③室内空气污染。用木材、畜粪或煤炭做饭或取暖等,通风不良也可发生COPD。④室外空气污染。汽车、工厂排放的废气,如二氧化氮、二氧化硫等可引起COPD的急性加重。

2.易感性

包括易感基因和后天获得的易感性。①易感基因:比较明确的是表达先天性ay-抗胰蛋白酶缺乏的基因,是COPD的一个致病原因。②出生低体重:学龄儿童调查发现出生低体重者肺功能较差,这些儿童以后若吸烟,可能是COPD的一个易感因素。③儿童时期下呼吸道感染:儿童时期患下呼吸道感染者,若以后吸烟,则COPD的发病率显著增加。④气道高反应性是COPD的一个危险因素。气道高反应性除与基因有关外也可后天获得,继发于环境因素。

3.发病机制

发病机制至今尚不完全明确。

(1)气道炎症:香烟的烟雾与大气中的有害物质能激活气道内的肺泡巨噬细胞,它被激活后释放各种细胞因子,这些因子使气道发生慢性炎症,并损伤气道上皮细胞。气道炎症引起的分泌物增多,使气道狭窄,炎症细胞释放的介质可引起气道平滑肌的收缩,使其增生肥厚,导致阻塞性通气障碍。

(2)蛋白酶与抗蛋白酶的失衡:肺组织中的弹性蛋白酶来自巨噬细胞和中性粒细胞,能够分解弹性纤维,引起肺气肿。弹性蛋白酶抑制因子可抑制此酶的活性,避免肺气肿的发生。当蛋白酶增多和(或)抗蛋白酶减少或功能不足,引起两者失衡时,可发生肺气肿。

4.病理生理

COPD的主要病理生理改变是气流受限,肺泡过度充气和通气灌注比例(V/Q)不平衡。

(1)气流受限:支气管炎症导致黏膜水肿、增厚,分泌物增多,支气管痉挛,平滑肌肥厚和气管壁的纤维化使支气管狭窄,阻力增加,流速变慢。

肺气肿时由于肺泡壁的弹性蛋白减少,弹性压力降低,呼气时驱动压降低,流速变慢,此外细支气管壁上肺泡弹性蛋白减少,扩张作用减弱,细支气管壁萎陷,气流受限。

(2)肺泡过度通气:由于肺泡弹性压的降低和气道阻力的增加,呼气时间延长,在用力呼气末,肺泡气往往残留较多,使残气容积和功能残气量增加。由于肺容积增加,膈肌低平,在吸气开始时,膈肌的肌纤维缩短,不在原始的位置,因而收缩力减弱,容易发生呼吸肌疲劳。

（3）通气灌注比例不平衡:COPD患者各个肺区肺泡顺应性和气道阻力常有差异,造成肺泡通气不均,高V/Q区有部分气体是无效通气,低V/Q区则流经肺泡的血液得不到充分的氧合即进入左心,产生低氧血症。慢性低氧血症会引起肺血管收缩,血管内皮、平滑肌增生和管壁重塑与继发性红细胞增多,产生肺动脉高压和肺心病。

二、临床表现

1.症状

早期患者,即使肺功能持续下降,可毫无症状,及至中晚期,出现咳嗽、咳痰、气短等症状,痰量因人而异,为白色黏液痰,合并细菌感染后则变为黏液脓性。在长期患病过程中,反复急性发作和缓解是本病的特点,病毒或细菌感染常常是急性发作的重要诱因,常发生于冬季。咯血不常见,但痰中可带少量血丝。晚期患者即使是轻微的活动,都不能耐受。合并肺心病时可出现肺、心力衰竭及其他脏器的功能损坏表现。

2.体征

早期无明显体征。随着病情发展可见桶状胸,呼吸活动减弱,辅助呼吸肌活动增强;触诊语颤减弱或消失;叩诊呈过清音,心浊音界缩小,肝浊音界下移;听诊呼吸音减弱,呼气延长,心音遥远等。

晚期患者因呼吸困难,颈、肩部辅助呼吸肌常参与呼吸运动,可表现为身体前倾。呼吸时常呈缩唇呼吸,可有口唇发绀右侧心力衰竭体征。

3.分型

COPD可分两型,即慢性支气管炎型和肺气肿型。慢性支气管炎型因缺氧发绀较重,常常合并肺心病,水肿明显;肺气肿型因缺氧较轻,发绀不明显,而呼吸困难、气喘较重。大多数患者兼具这两型,但临床上以某型的表现为主。

三、辅助检查

1.胸部X线检查与CT

胸廓前后径增大,肋骨水平,肋间隙增宽,膈肌低平,两肺野透明度增高,肺纹理变细、减少。CT上可见低密度的肺泡腔,肺大疱与肺血管减少。

2.肺功能检查

最常用的指标是第1秒用力呼气量（FEV_1）占其预计值的百分比（$FEV_1\%$）和FEV_1占用力肺活量（FVC）之比。在诊断COPD时,必须以已使用支气管舒张药后测定的FEV_1为准,$FEV<80\%$预计值,和（或）$FEV_1/FVC<70\%$可认为存在气流受限。

3.动脉血气分析

早期无变化,随病情发展,动脉血氧分压降低,二氧化碳分压增高,并可出现代偿性呼吸性酸中毒,pH降低。

四、护理评估

1.健康史

（1）了解患者患病的年龄,发生时间,诱因,主要症状的性质,严重程度和持续时间,加剧因素等。

（2）有无接触变应原，是否长期在污染的空气，自动或被动吸烟环境或拥挤的环境中生活、工作。

（3）详细询问吸烟史和过敏史，包括吸烟的种类、年限，每天的数量，或已停止吸烟的时间。

（4）询问患者日常的活动量和活动耐力，有无运动后胸闷，气急。

（5）了解患者有关的检查和治疗经过，是否按医嘱进行治疗，是否掌握有关的治疗方法。

2.心理-社会评估

COPD是慢性过程，病情反复发作，对日常生活、工作造成很大的影响，应了解患者的心理状态及应对方式；是否对疾病的发生发展有所认识，对吸烟的危害性和采取有效戒烟措施的态度；评估患者家庭成员对患者病情的了解和关心、支持程度。

五、护理问题

1.气体交换受损

与呼吸道阻塞、呼吸面积减少引起的通气换气功能障碍有关。

2.清理呼吸道无效

与呼吸道炎症、阻塞，痰液过多而黏稠有关。

3.营养失调

与呼吸困难、疲乏等引起患者食欲下降、摄入不足、能量需求增加有关。

4.焦虑

与呼吸困难影响生活、工作和害怕窒息有关。

5.活动无耐力

与日常活动时供氧不足，疲乏有关。

6.睡眠形态紊乱

与呼吸困难、不能平卧有关。

六、护理目标

（1）患者的呼吸频率、节律和形态正常，呼吸困难得以缓解。

（2）患者能正确进行有效咳嗽，使用胸部叩击等措施，达到有效的咳嗽、咳痰。

（3）患者能认识到增加营养物质摄入的重要性。

（4）患者焦虑减轻，表现为平静、合作。

（5）患者能增加活动量，完成日常生活自理。

（6）患者能得到充足的睡眠。

七、护理措施

1.生活护理

（1）急性发作期有发热、喘息时应卧床休息取舒适坐位或半卧位，衣服要宽松，被褥要松软、暖和，以减轻对呼吸运动的限制。保持室内空气的新鲜与流通，室内禁止吸烟。

（2）饮食护理。对心，肝、肾功能正常的患者，应给予充足的水分和热量。每天饮水量应在1500mL以上。充足的水分有利于维持呼吸道黏膜湿润，使痰的黏稠度降低，易于咳出。适当增加蛋白质，热量和维生素的摄入。COPD患者在饮食方面需采用低糖类，高蛋白，高纤维食物，同时避免产气食物。少食多餐，每餐不要吃得过饱，少食可以避免腹胀和呼吸短促。

2.心理护理

COPD患者因长期患病,影响工作和日常生活,出现焦虑,抑郁、紧张,恐惧,悲观失望等不良心理。针对患者病情及心理特征及时给予精神安慰、心理疏导,做好家人及亲友工作,鼓励他们在任何情况下,都要给予患者精神安慰,调动各种社会支持系统给予精神及物质关怀,介绍类似疾病治疗成功的病例,强调坚持康复锻炼的重要性,以取得主动配合,树立战胜疾病的信心。

3.治疗配合

(1)病情观察:患者急性发作期常有明显咳嗽、咳痰及痰量增多,合并感染时痰的颜色由白色黏痰变为黄色脓性痰。发绀加重常为原发病加重的表现。重症发绀患者应注意观察神志、呼吸,心率、血压及心肺体征的变化,应用心电监护仪,定时监测心率,心律,血氧饱和度、呼吸频率、节律及血压变化,发现异常及时通知医师处理。

(2)对症护理:主要为咳嗽、咳痰的护理,发作期的患者呼吸道分泌物增多、黏稠,咳痰困难,严重时可因痰堵引起窒息。因此,护士应通过为患者实施胸部物理疗法,帮助患者清除积痰,控制感染,提高治疗效果。胸部物理疗法包括深呼吸和有效咳嗽,胸部叩击,体位引流,吸入疗法。

深呼吸和有效咳嗽:鼓励和指导病患者行有效咳嗽,这是一项重要的护理。通过深呼吸和有效咳嗽,可及时排出呼吸道内分泌物。指导病患者每2～4小时定时进行数次随意的深呼吸,在吸气末屏气片刻后爆发性咳嗽,促使分泌物从远端气道随气流移向大气道。

胸部叩击:通过叩击振动背部,间接地使附在肺泡周围及支气管壁的痰液松动脱落。方法为五指并拢,向掌心微弯曲,呈空心掌,腕部放松,迅速而规律地叩击胸部。叩击顺序从肺底到肺尖,从肺外侧到内侧,每一肺叶叩击1～3分钟。叩击同时鼓励患者深呼吸和咳嗽、咳痰。叩击时间15～20分钟为宜,每天2～3次,餐前进行。叩击时应询问患者感受,观察面色、呼吸、咳嗽、排痰情况,检查肺部呼吸音及啰音的变化。

体位引流:按病灶部位,协助患者取适当体位,使病灶部位开口向下,利用重力,及有效咳嗽或胸部叩击将分泌物排出体外。引流多在早餐前1小时,晚餐前及睡前进行,每次10～15分钟,引流期间防止头晕或意外危险,观察引流效果,注意神志、呼吸及有无发绀。

吸入疗法:利用雾化器将祛痰平喘药加入湿化液中,使液体分散成极细的颗粒,吸入呼吸道以增强吸入气体的湿度,达到湿润气道黏膜,稀释气道痰液的作用,常用的祛痰平喘药:氨溴索(沐舒坦),异丙托溴铵(爱喘乐)。在湿化过程中气道内黏稠的痰液和分泌物可因湿化而膨胀,如不及时吸出,有可能导致或加重气道狭窄甚至气道阻塞。在吸入疗法过程中,应密切观察病情,协助患者翻身、拍背,以促进痰液排出。

(3)氧疗过程中的护理:COPD急性发作期,大多伴有呼吸衰竭,低氧血症及二氧化碳潴留。Ⅰ型呼吸衰竭患者按需吸氧,根据缺氧程度适当调节氧流量,但应避免长时间、高浓度吸氧,以防氧中毒。Ⅱ型呼吸衰竭患者给予低流量吸氧,以免抑制呼吸。用氧前应向患者家属做好解释工作,讲明用氧目的,注意事项,嘱患者不可擅自调节氧流量或停止吸氧,以免加重病情。在吸氧治疗中应监测患者的心率,血压,呼吸频率及血气指标的变化,了解氧疗效果。注意勿使吸氧管打折,鼻腔干燥时可用棉签蘸水湿润鼻黏膜。

(4)呼吸功能锻炼：COPD 患者急性症状控制后应尽早进行呼吸功能锻炼，教会患者及家属呼吸功能锻炼技术，督促实施并提供有关咨询材料。可以选用下述呼吸方法，一种或两种交替进行。

腹式呼吸锻炼：由于气流受限，肺过度充气，膈肌下降，活动减弱，使呼吸类型改变。通过呼吸肌锻炼，使浅快呼吸变为深慢有效呼吸，利用腹肌帮助膈肌运动，调整呼吸频率，呼气时间延长，以提高潮气容积，减少无效腔，增加肺泡通气量，改变气体分布，降低呼吸功耗，缓解气促症状。方法：患者取立位，体弱者也可取坐位或仰卧位，上身肌群放松做深呼吸，一手放于腹部一手放于胸前，吸气时尽力挺腹，也可用手加压腹部，呼气时腹部内陷，尽量将气呼出，一般吸气 2 秒，呼气 4～6 秒。吸气与呼气时间比为 1：2 或 1：3。用鼻吸气，用口呼气要求缓呼深吸，不可用力，每分钟呼吸速度保持在 7～8 次，开始每天 2 次，每次 10～15 分钟，熟练后可增加次数和时间，使之成为自然的呼吸习惯。

缩唇呼吸法：通过缩唇徐徐呼气，可延缓吸气气流压力的下降，提高气道内压，避免胸膜腔内压增加对气道的动态压迫，使等压点移向中央气道，防止小气道的过早闭合，使肺内残气更易于排出，有助于下一吸气进入更多新鲜的空气，增强肺泡换气，改善缺氧。方法为：用鼻吸气，缩唇做吹口哨样缓慢呼气，在不感到费力的情况下，自动调节呼吸频率，呼吸深度和缩唇程度，以能使距离口唇 30cm 处与唇等高点水平的蜡烛火焰随气流倾斜又不致熄灭为宜。每天 3 次，每次 30 分钟。

4.用药护理

按医嘱用抗生素，止咳、祛痰药物，掌握药物的疗效和不良反应，不滥用药物。

(1)祛痰止咳药物应用护理。常用的祛痰类药物如下。①祛痰药：通过促进气道黏膜纤毛上皮运动，加速痰液的排出；能增加呼吸道腺体分泌，稀释痰液，使痰液黏稠度降低，以利于咳出。②黏液溶解药：通过降低痰液黏稠度，使痰液易于排出。③镇咳药：直接作用于咳嗽中枢。④其他还有中药化痰制剂。用药观察：观察用药后痰液是否变稀、容易咳出。及时协助患者排痰。注意事项：对呼吸储备功能减弱的老年人或痰量较多者，应以祛痰为主，协助排痰，不应选用强烈镇咳药物，以免抑制呼吸中枢及加重呼吸道阻塞和炎症，导致病情恶化。

(2)解痉平喘药物应用护理。解痉平喘药物可解除支气管痉挛，使通气功能有所改善，也有利于痰液排出。常用有：①M-胆碱受体阻滞药；②β_2肾上腺素能受体激活药；③茶碱类。用药观察：用药后注意患者咳嗽是否减轻，气喘是否消失。β_2受体兴奋药常同时有心悸、心率加快、肌肉震颤等不良反应，用药一段时间后症状可减轻，如症状明显应酌情减量。茶碱引起的不良反应与其血药浓度水平密切相关，个体差异较大，常有恶心，呕吐，头痛，失眠，严重者心动过速，精神失常、昏迷等，应严格掌握用药浓度及滴速。

八、健康教育

(1)告诉患者及家属应避免烟尘吸入，气候骤变时注意预防感冒，避免受凉以及与上呼吸道感染患者接触。

(2)加强体育锻炼，要根据每个人的病情，体质及年龄等情况量力而行、循序渐进，天气良好时到户外活动，如散步，慢跑、打太极拳、练气功等，以不感到疲劳为宜，增加患者呼吸道对外界的抵抗能力。

（3）教会患者学会自我监测病情变化,尽早治疗呼吸道感染,可在家中配备常用药物及掌握其使用方法。

（4）重视营养的摄入,改善全身营养状况,提高机体抵抗力。

（5）严重低氧血症患者坚持长期家庭氧疗,可明显提高生活质量和劳动能力,改善生命质量。每天吸氧 10～15 小时,氧流量 1～2L/min。并告知家属及患者氧疗的目的及注意事项。

九、护理评价

（1）患者发绀减轻,呼吸频率、深度和节律趋于正常。

（2）能有效咳痰,痰液易咳出。

（3）能正确应用体位引流、胸部叩击等方法排出痰液。

（4）营养状态改善;能运用有效的方法缓解症状,减轻心理压力。

（5）参与日常活动不感到疲劳,活动耐力提高。

第八节　肺脓肿的护理

肺脓肿是肺部的局限性化脓性病变,早期为化脓性肺炎,继而组织坏死,液化,形成脓肿。主要临床特征为急骤起病的高热、咳嗽、咳大量脓臭痰,X 线显示一个或数个含气液平的空洞。多为混合感染,其中厌氧菌感染占重要地位。多发生于壮年,男多于女。自抗生素广泛应用以来,本病的发生率已大为减少。

一、病因与发病机制

病原体常为上呼吸道、口腔的定植菌,包括需氧,厌氧和兼性厌氧菌。90%的肺脓肿患者合并有厌氧菌感染,毒力较强的厌氧菌在部分患者可单独致病。常见的其他病原体包括金黄色葡萄球菌,化脓性链球菌,肺炎克雷伯菌和铜绿假单胞菌。大肠埃希菌和流感嗜血杆菌也可引起坏死性肺炎。根据感染途径,肺脓肿可分为以下类型。

（一）吸入性肺脓肿

这是最常见的一种肺脓肿,又称原发性肺脓肿。因口鼻咽腔寄居菌经口咽吸入致病,是急性肺脓肿的最主要原因。病原体多为厌氧菌。正常情况下,吸入物经气道黏液-纤毛运载系统、咳嗽反射和肺巨噬细胞可迅速清除。但当有意识障碍如麻醉、醉酒、药物过量、癫痫、脑血管意外时,或存在受寒,极度疲劳等诱因,全身免疫力与气道防御清除功能降低,由于扁桃体炎、鼻窦炎,牙槽脓肿等脓性分泌物、口鼻咽部手术后的血块,齿垢或呕吐物等被吸入肺内,造成细支气管阻塞,病原菌在局部繁殖致病。病灶常为单发性,其部位与支气管解剖和体位有关,右肺居多,仰卧位时,好发于上叶后段或下叶背段;坐位时好发于下叶后基底段,右侧卧位时,则好发于右上叶前段或后段。

（二）继发性肺脓肿

多继发于其他肺部疾病。支气管扩张,支气管囊肿、支气管肺癌、空洞型肺结核等继发感染,可导致肺脓肿。肺部邻近器官化脓性病变,如膈下脓肿、肾周围脓肿,脊柱脓肿或食管穿孔等波及肺也可引起肺脓肿。阿米巴肝脓肿好发于右肝顶部,易穿破膈肌至右肺下叶,形成阿米巴肺脓肿。支气管异物阻塞,也是导致肺脓肿特别是小儿肺脓肿的重要因素。

(三)血源性肺脓肿

皮肤外伤感染,疖痈、中耳炎或骨髓炎,腹腔感染、盆腔感染,右心细菌性心内膜炎等所致的菌血症,菌栓经血行播散到肺,引起小血管栓塞,进而肺组织出现炎症、坏死,形成脓肿。此型病变常为多发性,叶段分布无一定规律,但常为两肺边缘部的多发性中小脓肿。致病菌以金黄色葡萄球菌和链球菌常见。

二、病理

肺脓肿发生的必备条件是有细支气管阻塞及足够量的致病菌。早期吸入部位细支气管阻塞,细菌在局部快速繁殖,肺组织发生炎症,小血管炎性栓塞,肺组织化脓、坏死,约1周后液化成脓肿,脓肿破溃到支气管内,出现咳大量脓痰。若空气进入脓腔,则形成气液平面。炎症病变可向周围肺组织扩展,形成一个至数个脓腔。若脓肿靠近胸膜,可发生局限性纤维蛋白性胸膜炎,发生胸膜粘连;如为张力性脓肿,破溃到胸膜腔,则可形成脓胸、脓气胸或支气管胸膜瘘。在急性期如引流通畅,脓顺利排出,加上药物治疗,病变可完全吸收或仅剩少量纤维瘢痕。若支气管引流不畅,导致大量坏死组织残留在脓腔内,炎症持续存在3个月以上,则转为慢性肺脓肿。此时脓腔周围纤维组织增生,脓腔壁增厚,周围细支气管受累而致变形或扩张。

三、临床表现

1.症状

急性吸入性肺脓肿以高热,胸痛、咳大量脓臭痰为突出表现。起病急骤,患者畏寒,高热,体温为39～40℃,伴有咳嗽、咳黏液痰或黏液脓性痰。炎症累及胸膜可引起胸痛,且与呼吸有关。病变范围大时可出现气促。此外还有精神不振、全身乏力,食欲减退等全身中毒症状。10～14天,咳嗽加剧,脓肿破溃于支气管,咳出大量脓痰,每天为300～500mL,痰静置后分为3层,由上而下为泡沫,黏液及脓渣。由于病原菌多为厌氧菌,故痰带腥臭味。有时痰中带血或中等量咯血。脓排出后,全身症状好转,体温下降,如能及时应用有效抗生素,则病变可在数周内渐好转,体温趋于正常,痰量减少,一般情况恢复正常。血源性肺脓肿多先有原发病灶引起的畏寒,高热等感染中毒症的表现,数日或数周后才出现咳嗽、咳痰,通常痰量不多,极少咯血。慢性肺脓肿患者有慢性咳嗽、咳脓痰,反复咯血、继发感染和不规则发热等,常有贫血、消瘦等消耗状态。

2.体征

肺部体征与肺脓肿的大小和部位有关。早期病灶较小或位于肺脏深部,常无异常体征;脓肿形成后病变部位叩诊浊音或实音,听诊呼吸音减低,数天后可闻及支气管呼吸音,湿啰音;随着肺脓肿增大,可出现空瓮音;病变累及胸膜可闻及胸膜摩擦音或呈现胸腔积液体征。血源性肺脓肿肺部多无阳性体征。慢性肺脓肿因肺组织纤维化而收缩,患侧胸廓略塌陷,叩诊浊音,呼吸音减低,常有杵状指(趾)。

四、辅助检查

1.血常规

急性肺脓肿血白细胞总数为(20～30)×10⁹/L,中性粒细胞在90%以上。核明显左移,常有中毒颗粒。慢性患者的血白细胞可稍升高或正常,红细胞和血红蛋白减少。

2.病原学检查

对病情的诊断和治疗极有意义。由于口腔内存在大量厌氧菌,因此普通痰培养的可靠性差,较理想的方法是避开上呼吸道直接在肺脓肿部位或引流支气管内采样。怀疑血源性肺脓肿者血培养可发现病原菌。伴有脓胸或胸腔积液时进行胸腔积液检查可有效确定病原体。

3.胸部 X 线检查

早期炎症表现为大片浓密模糊浸润阴影,边缘不清,或为团片状浓密阴影,分布在一个或数个肺段。肺脓肿形成后,大量脓痰经支气管排出,胸片上可见带有含气液平面的圆形空洞,内壁光滑或略有不规则。痊愈后可残留纤维条索影。慢性肺脓肿,空洞壁厚,脓腔不规则,大小不一,可呈蜂窝状,周围有纤维组织增生及邻近胸膜增厚。血源性肺脓肿表现为肺周边有散在小片状阴影,或呈边缘较整齐的球形病灶,其中可见空腔及平面或液化灶。

4.胸部 CT 检查

对于临床上不易明确诊断的患者应进一步做此项检查。可用于区别肺脓肿和有气液平的局限性脓胸、发现体积较小的脓肿和葡萄球菌肺炎引起的肺气囊腔。

5.纤维支气管镜检查

有助于明确病因和病原学诊断,并可用于治疗。如有气道内异物,可取出异物使气道引流通畅。如疑为肿瘤阻塞,则可取病理标本。

五、诊断要点

根据典型临床表现,如起病急骤,恶寒高热,胸痛和咳大量脓臭痰。结合血常规白细胞和中性粒细胞显著增高、胸部 X 线含有液平的空腔以及有相关诱因,如吸入性肺脓肿常有意识障碍史,血源性者易有疖痈,创伤感染史。可确立临床诊断。

六、治疗要点

抗菌药物治疗和脓液引流是主要的治疗原则。

1.抗菌药物治疗

(1)吸入性肺脓肿:多为厌氧菌感染,治疗可选用青霉素、克林霉素和甲硝唑。青霉素 G 最常用,可根据病情严重程度每天 640 万~1000 万 U 静脉滴注,分 4 次给予。有效治疗下体温3~10 天可下降至正常,此时可将静脉给药转为口服。如青霉素疗效不佳,可予林可霉素或克林霉素治疗。

(2)血源性肺脓肿:多为葡萄球菌和链球菌感染,可选用青霉素或头孢菌素。如为耐甲氧西林的葡萄球菌,应选用万古霉素,替考拉宁或利奈唑胺。

(3)其他:如为阿米巴原虫感染,则用甲硝唑治疗。如为革兰阴性杆菌,则可选用第二代或第三代头孢菌素、氟喹诺酮类(如莫西沙星),可联用氨基糖苷类抗菌药物。

抗菌药物疗程 8~12 周,直至 X 线胸片示脓腔和炎症消失,或仅有少量的残留纤维化。

2.脓液引流

脓液引流为提高疗效的有效措施。患者一般情况较好且热度不高时应采取体位引流排痰。痰液稠不易咳出者可用祛痰药或雾化吸入生理盐水,祛痰药或支气管舒张剂以利痰液引流。但对脓液甚多而身体虚弱者则应慎用体位引流,以免大量脓痰涌出而来不及咳出,造成窒息。有明显痰液阻塞征象时可经纤维支气管镜冲洗及吸引。合并脓胸时尽早胸腔抽液、引流。

3.手术治疗

广泛应用抗生素后,肺脓肿绝大多数可在内科治愈。手术指征为肺脓肿病程超过3个月,经内科治疗脓腔不缩小,或脓腔过大(5cm以上)估计不易闭合者。或存在大咯血,恶性肿瘤、脓胸伴支气管胸膜瘘及不愿经胸腔引流者。

七、护理要点

1.一般护理

急性期高热等毒血症状明显者应安静卧床休息,以减少体力和能力消耗,当毒血症状消退后,可适当下床活动,以利于炎症吸收和组织修复。注意室内温湿度的调节,保持室内空气流通,祛除痰液臭味。做好口腔护理,协助患者使用碳酸氢钠溶液和生理盐水漱口,清洁口腔,减轻口臭。加强营养,提高机体免疫力,宜给予高热量、高蛋白,多维生素饮食,以流质或半流质为主,鼓励患者多饮水。

2.病情观察

细心观察痰液的颜色,性质、量及气味,准确记录24小时排痰量并了解痰液静置后有无分层。出现血痰应立即告知医生,若痰中血量增多且新鲜时则提示大咯血即至,要特别加强监护,床旁准备纤维支气管镜,以便气道被血块阻塞时及时进行插管抽吸血液,防止窒息。

3.促进排痰

鼓励患者有效咳嗽,经常翻身,变换体位,以利于痰液咳出。痰液黏稠者可遵医嘱予以雾化吸入稀释痰液治疗。对支气管通畅,咳痰顺利者,可根据脓肿位置采取适当体位进行脓液引流,但对脓液甚多且身体虚弱者应加强监护,有大咯血,明显呼吸困难、高热和极度衰弱者则不宜进行体位引流,以免造成窒息。

4.用药护理

早期充分、敏感抗菌药物治疗是肺脓肿痊愈的关键。护士应严格遵医嘱按时按量予以静脉抗菌药物治疗,并观察药物疗效及不良反应。告知患者坚持抗菌治疗的重要性,使患者遵从治疗计划,避免病情反复转为慢性肺脓肿。

5.预防护理

凡因各种病因导致意识障碍,如有神志恍惚或昏迷患者,应防止胃内容物误吸入气管。对口腔和胸腹手术病例,要认真细致做好术前准备,术中注意麻醉深度,及时清除口腔、呼吸道血块和分泌物。加强术后口腔呼吸道护理,如慎用镇静、镇痛止咳药物,重视呼吸道湿化,稀释分泌物、鼓励患者咳嗽,保持呼吸道的引流通畅,从而有效防止呼吸道吸入性感染。

八、健康教育

向患者及家属讲解本病的发病原因及感染途径,预防疾病的发生。有口腔、上呼吸道感染灶及早治疗,平素注意口腔卫生,以杜绝污染分泌物误吸入下呼吸道的机会。积极治疗皮肤痈疖或肺外化脓性病灶,不挤压痈疖,可以防止血源性肺脓肿的发病。加强营养,养成良好的生活习惯,不酗酒,防止过度疲劳。

第九节　肺结核的护理

肺结核是结核分枝杆菌引起的肺部慢性传染性疾病。结核分枝杆菌可侵及全身几乎所有器官,但以肺部最为常见,在 20 世纪仍然是严重危害人类健康的主要传染病。WHO 于 1993 年宣布结核病处于"全球紧急状态",动员和要求各国政府大力加强结核病的控制工作,并把每年 3 月 24 日定为"世界结核病防治日"。

在我国,结核病是成年人十大死亡病因之一,属于重点控制的重大疾病之一。2000 年统计显示,曾受到结核分枝杆菌感染的人数达到 5.5 亿,城市人群的感染率高于农村。现有结核病患者 500 万人,占全球患者的 1/4,其中传染性结核病患者达到 200 万人;每年约有 13 万人死于结核病;耐药结核病比例高达 46%。目前,我国将 WHO 制定和启动的全程督导短程化学治疗策略(DOTS)作为国家结核病规划的核心内容。

一、病原学

结核分枝杆菌分为人型、牛型、非洲型和鼠型四类,其中引起人类结核病的主要为人型结核分枝杆菌,少数为牛型和非洲型分枝杆菌。结核分枝杆菌的生物学特性有以下几点。

1.多形性

典型的结核分枝杆菌是细长稍弯曲,两端圆形的杆菌,痰标本中的结核分枝杆菌可呈现为"T""V""Y"字形以及丝状、球状、棒状等多种形态。

2.抗酸性

结核分枝杆菌耐酸染色呈红色,可抵抗盐酸酒精的脱色作用,故又称抗酸杆菌。一般细菌无抗酸性,因此,抗酸染色是鉴别分枝杆菌和其他细菌的方法之一。

3.菌体成分

结核菌菌体成分复杂,主要是类脂质、蛋白质和多糖类。类脂质与结核病的组织坏死、干酪液化、空洞发生以及结核变态反应有关。菌体蛋白诱发皮肤变态反应,多糖类与血清反应等免疫应答有关。

4.生长缓慢

结核分枝杆菌的增代时间为 14～20 小时,培养时间一般为 2～8 周。结核分枝杆菌为需氧菌,适宜温度为 37℃ 左右,合适酸碱度 pH 为 6.8～7.2,5%～10% CO_2 的环境能刺激其生长。

5.抵抗力强

结核分枝杆菌对干燥,酸,碱,冷的抵抗力较强。在干燥环境中存活数月或数年,在室内阴暗潮湿处,结核分枝杆菌能数月不死,低温条件下 −40℃ 仍能存活数年。

6.耐药性

这是结核菌极为重要的生物学特性,与治疗成败关系极大。目前认为结核菌耐药是药物作用的靶位点突变所致。

二、灭菌方法

结核分枝杆菌对紫外线比较敏感,阳光下曝晒2～7小时,病房内10W紫外线灯距照射物0.5～1m,照射30分钟具有明显杀菌作用。湿热对结核分枝杆菌杀伤力强,80℃5分钟,95℃1分钟或煮沸100℃5分钟即可杀死。常用杀菌剂中,70%酒精最佳,接触2分钟即可杀菌。5%石碳酸(苯酚)或1.5%煤酚皂(来苏儿液)可以杀死痰中结核分枝杆菌,但需时间较长,如5%石碳酸(苯酚)需24小时。将痰吐在纸上直接焚烧是最简单的灭菌方法。除污剂或合成洗涤剂对结核分枝杆菌完全不起作用。

三、流行病学

1.流行过程

(1)传染源:开放性肺结核患者的排菌是结核传播的主要来源。由于结核菌主要是随着痰液排出体外而播散,因而痰里查出结核分枝杆菌的患者具有传染性,才是传染源。传染性的大小取决于痰内菌量的多少。直接涂片法查出结核分枝杆菌者属于大量排菌,直接涂片法检查阴性而仅培养出结核分枝杆菌者属于微量排菌。积极化学治疗是减少结核病传染性的关键。接受化学治疗后,痰内结核分枝杆菌不但数量减少,活力也减弱或丧失。结核病传染源中危害最严重的是那些未发现和未给予治疗管理或治疗不合理的涂片阳性患者

(2)传播途径:以呼吸道传播为主。飞沫传播是肺结核最重要的传播途径。患者通过咳嗽、喷嚏、大笑、大声谈话等方式把含有结核分枝杆菌的微滴排到空气中,形成飞沫,小于$10\mu m$的痰滴可以较长时间漂浮于空气中,吸入后可进入肺泡腔;或带菌痰飘落于地面或滴在其他物品上,干燥后随尘埃被吸入呼吸道引起感染。次要的传播途径是经消化道感染,如频繁地咽下含菌痰液,或饮用消毒不彻底的牛奶,因牛型结核分枝杆菌污染而发生感染,与患者共餐或食用带菌食物也可引起肠道感染。其他经泌尿生殖系统和皮肤等其他途径传播现已罕见。

(3)易感人群:人群普遍易感。婴幼儿细胞免疫系统不完善,老年人、HIV感染者、免疫抑制剂使用者、慢性疾病患者等免疫力低下的,都是结核病的高危人群。

2.影响传染性的因素

传染性的大小取决于患者排出结核分枝杆菌量的多少,空间含结核分枝杆菌微滴的密度及通风情况、接触的密切程度和时间长短以及个体免疫力的状况。通风换气减少空间微滴的密度是减少肺结核传播的有效措施。当然,减少空间微滴数量最根本的方法是治愈结核病患者。

四、发病机制

在结核病的发病机制中细菌在细胞内的存在和长期存活引发的宿主免疫反应是影响发病、疾病过程和转归的决定性因素。

1.免疫力

人体对结核菌的免疫力,有非特异性免疫力(先天或自然免疫力)和特异性免疫力(后天获得性免疫力)两种。后者是通过接种卡介苗或感染结核菌后获得的免疫力,其免疫力强于自然免疫。T细胞介导的细胞免疫(CMI)是宿主获得性结核免疫力的最主要免疫反应。它包括巨噬细胞吞噬结核菌以及处理与呈递抗原、T细胞对抗原的特异性识别与结合,然后增生与分

化，释放细胞因子及杀菌等步骤。免疫力对防止结核病的保护作用是相对的。机体免疫力强可防止发病或使病情轻微，而营养不良者、婴幼儿、老年人、糖尿病患者、艾滋病患者及使用糖皮质激素、免疫抑制剂等使人体免疫功能低下时，容易受结核菌感染而发病，或使原已稳定的病灶重新活动。

2.迟发型变态反应（DTH）

结核菌侵入人体后4～8周，身体组织对结核菌及其代谢产物所发生的敏感反应称为变态反应，为第Ⅳ型（迟发型）变态反应，可通过结核菌素试验来测定。

3.初感染与再感染

在1890年Koch观察到，将结核菌皮下注射到未感染的豚鼠，10～14日后注射局部红肿、溃烂，形成深的溃疡乃至局部淋巴结肿大，最后豚鼠因结核菌播散到全身而死亡。结核菌素试验呈阴性反应。但对3～6周前受少量结核菌感染、结核菌素试验阳性的豚鼠注射同等量的结核菌，2～3日后局部出现红肿，形成表浅溃烂，继之较快愈合，无淋巴结肿大，无全身散播和死亡。此即Koch现象，解释了机体对结核菌初感染和再感染所表现的不同反应。前者为初次感染，机体无DTH和CMI。后者由于事先致敏，出现剧烈的局部反应，是DTH的表现，而病灶趋于局限化无散播，则是获得CMI的证据。

五、病理

结核病的基本病理变化有：①炎性渗出为主的病变，表现为充血、水肿和白细胞浸润；②增生为主的病变，表现为结核结节形成，为结核病的特征性病变；③干酪样坏死，为病变恶化的表现，常发生在渗出或增生性病变的基础上，是一种彻底的组织凝固性坏死，可多年不变，既不吸收也不液化，若局部组织变态反应剧烈，干酪样坏死组织液化，经支气管壁排出即形成空洞，其内壁含有大量代谢活跃、生长旺盛的结核菌，成为支气管播散的来源。上述三种病理变化多同时存在，也可以某一种变化为主，且可相互转化。这主要取决于结核分枝杆菌的感染量、毒力大小以及机体的抵抗力和变态反应状态。

六、临床表现

轻症结核患者可无任何表现而仅在X线检查时发现。各型肺结核临床表现不尽相同，但有共同之处。

（一）症状

1.全身症状

发热最常见，多为长期午后低热，即体温在下午或傍晚开始升高，翌晨降至正常，可伴有乏力、食欲减退盗汗和体重减轻等，育龄女性可有月经失调或闭经。有的患者表现为体温不稳定，于轻微劳动后体温略见升高，休息半小时以上体温仍难平复。妇女于月经期前体温升高，月经期后体温仍不能迅速恢复正常。若病灶急剧进展播散时，可有高热，呈稽留热或弛张热。患者虽有持续发热但精神状态相对良好，有别于其他感染如败血症发热患者的极度衰弱或委顿。

2.呼吸系统症状

（1）咳嗽、咳痰：肺结核最常见症状。浸润性病灶咳嗽较轻，干咳或少量白色黏液痰。有空洞形成时，痰量增多，若合并其他细菌感染，痰呈脓性；并发厌氧菌感染时有大量脓臭痰；合并支气管结核,则咳嗽剧烈,表现为刺激性呛咳,伴局限性哮鸣或喘鸣。

(2)咯血:1/3～1/2的患者有不同程度咯血,多为小量咯血,少数为大咯血。咯血易引起结核播散,特别是中大量咯血时,患者往往出现咯血后持续高热。

(3)胸痛:病变累及壁层胸膜时胸壁有固定性针刺样痛,并随呼吸和咳嗽加重而患侧卧位减轻,为胸膜性胸痛。膈胸膜受累时,疼痛可放射至肩部或上腹部。

(4)呼吸困难:多见于干酪样肺炎和大量胸腔积液患者。

(二)体征

体征取决于病变的性质范围,病变范围较小者多无异常体征;渗出性病变范围较大或干酪样坏死时可有肺实变体征,如触觉语颤增强、叩诊浊音,听诊闻及支气管呼吸音和细湿啰音。当有较大范围的纤维条索形成时,气管向患侧移位,患侧胸廓塌陷、叩诊浊音、听诊呼吸音减弱并可闻及湿啰音。结核性胸膜炎有胸腔积液体征。支气管结核可有局限性哮鸣音。

(三)发病过程和临床类型

1.原发性肺结核

指初次感染即发病的肺结核病,含原发复合征和支气管淋巴结结核。多见于儿童,或边远山区,农村初进城市的未受感染的成年人。多有结核病密切接触史,结核菌素试验多呈强阳性。

首次入侵呼吸道的结核菌被肺泡巨噬细胞吞噬并在其内繁殖,达到一定数量后结核菌便从中释放出来并在肺泡内繁殖,这部分肺组织即可出现结核性炎症,称为原发病灶。原发病灶中的结核菌沿着肺内引流淋巴管到达肺门淋巴结,引起淋巴结肿大。原发病灶和肿大的气管支气管淋巴结合称为原发复合征,X线胸片表现为哑铃型阴影。若X线仅显示肺门或纵隔淋巴结肿大,则又称为支气管淋巴结结核。此时机体尚未形成特异性免疫力,病菌沿所属淋巴管到肺门淋巴结,进而入血,可形成早期菌血症。4～6周免疫力形成,上述病变可迅速被控制,原发灶和肺门淋巴结炎症自行吸收消退或仅遗留钙化灶,播散到身体各脏器的病灶也逐渐愈合。大多数原发性肺结核症状多轻微而短暂,类似感冒,如低热、轻咳、食欲减退等,数周好转。病灶好发于通气良好的肺区如肺上叶下部和下叶上部,很少排菌。但少数原发性肺结核体内仍有少量结核菌未被消灭,可长期处于休眠,成为继发性结核的潜在来源。

若原发感染机体不能建立足够的免疫力或变态反应强烈,则发展为原发性肺结核病。少数严重者肺内原发病灶可发展为干酪样肺炎;淋巴结干酪样坏死破入支气管引起支气管结核和沿支气管的播散;早期菌血症或干酪样病变侵及血管可引起血行播散型肺结核。

2.血行播散型肺结核

该型结核多发生在免疫力极度低下者,特别是营养不良、患传染病和长期应用免疫抑制剂导致抵抗力明显下降时。急性血行播散型肺结核多由原发性肺结核发展而来,以儿童多见,因一次性或短期内大量结核菌侵入血循环,侵犯肺实质,形成典型的粟粒大小的结节(急性粟粒型肺结核)。起病急,全身毒血症状重,如持续高热、盗汗、气急、发绀等。临床表现复杂多变,常并发结核性脑膜炎和其他脏器结核。若人体抵抗力较强,少量结核菌分批经血流进入肺部,则形成亚急性、慢性血行播散型肺结核,病变局限于肺的一部分,临床可无明显中毒症状,病情发展也较缓慢。急性血行播散型肺结核X线胸片显示双肺满布粟粒状阴影,大小、密度和分布均匀,结节直径 2mm 左右。X 线胸片显示双上、中肺野对称性分布,大小不均匀,新旧不等病灶,则为亚急性或慢性血行播散型肺结核。

3.继发型肺结核

这是由于原发性结核感染后的潜伏病灶内结核菌重新活动、繁殖和释放而发生的结核病(内源性感染),极少数可以是外源性结核菌的再感染(外源性感染)。可发生于原发感染后的任何年龄,多发生在青春期女性、营养不良、抵抗力弱的群体以及免疫功能受损的患者。此时人体对结核菌有一定的免疫力,病灶多局限于肺内,好发于上叶尖后段和下叶背段。结核菌一般不播散至淋巴结,也很少引起血行播散,但肺内局限病灶处炎症反应剧烈,容易发生干酪样坏死及空洞,排菌较多,有传染性,是防治工作的重点。由于免疫和变态反应的相互关系及治疗措施等因素的影响,继发型肺结核病在病理和 X 线形态上有多形性,分述如下。

(1)浸润性肺结核:在继发型肺结核中最多见。病变多发生在肺尖和锁骨下。X 线胸片显示为小片状或斑点状阴影,可融合形成空洞。渗出性病变易吸收,纤维干酪增生病变吸收很慢,可长期无变化。

(2)空洞性肺结核:空洞形态不一,多呈虫蚀样空洞。空洞型肺结核多有支气管散播病变,临床表现为发热、咳嗽、咳痰和咯血等,患者痰中经常排菌。应用有效的化学治疗后,出现空洞不闭合,但长期多次查痰阴性,空洞壁由纤维组织或上皮细胞覆盖,诊断为"净化空洞"。但有些患者的空洞还残留一些干酪组织,长期多次查痰阴性,临床上诊断为"开放菌阴综合征",仍须随访。

(3)结核球:多由干酪样病变吸收和周边纤维膜包裹或干酪空洞阻塞性愈合而形成。结核球内有钙化灶或液化坏死形成空洞,同时 80% 以上的结核球有卫星灶,直径在 2～4cm,多小于 3cm,可作为诊断和鉴别诊断的参考。

(4)干酪样肺炎:发生在机体免疫力低下,体质衰弱,大量结核分枝杆菌感染的患者,或有淋巴结支气管瘘,淋巴结内大量干酪样物质经支气管进入肺内而发生。大叶性干酪样肺炎症状体征明显,可有高热、盗汗、咳嗽、发绀、气急等。X 线呈大叶性密度均匀的磨玻璃状阴影,逐渐出现溶解区,呈虫蚀样空洞,可有播散病灶,痰中能查出结核菌。小叶性干酪样肺炎的症状和体征都比大叶性干酪样肺炎轻,X 线呈小斑片播散病灶,多发生在双肺中下部。

(5)纤维空洞性肺结核:肺结核未及时发现或治疗不当,使空洞长期不愈,出现空洞壁增厚和广泛纤维化,随机体免疫力的高低,病灶吸收、修复与恶化交替发生,形成纤维空洞。特点是病程长,反复进展恶化,肺组织破坏重,肺功能严重受损,由于肺组织广泛纤维增生,造成肺门抬高,肺纹理呈垂柳样,纵隔向患侧移位,健侧呈代偿性肺气肿。X 线胸片可见一侧或两侧有单个或多个纤维厚壁空洞,多伴有支气管散播病灶和明显的胸膜肥厚。结核菌检查长期阳性且常耐药。常并发慢性支气管炎,肺气肿,支气管扩张,继发肺部感染和肺源性心脏病。若肺组织广泛破坏,纤维组织大量增生,可导致肺叶全肺收缩,称"毁损肺"。初治时给予合理化学治疗,可预防纤维空洞的发生。

(四)其他表现

少数患者可以有类似风湿热样表现,称为结核性风湿症。多见于青少年女性,常累及四肢大关节,在受累关节附近可见结节性红斑或环形红斑,间歇出现。重症或血行播散型肺结核可有贫血、白细胞数减少,甚至三系同时降低,属于骨髓抑制,被称为"骨髓旁"。

七、辅助检查

1.痰结核菌检查

这是确诊肺结核、制订化学治疗方案和考核治疗效果的主要依据。每一个有肺结核可疑症状或肺部有异常阴影的患者都必须查痰。有痰涂片和痰培养。痰菌阳性肯定属活动性肺结核且患者具有传染性。肺结核患者的排菌具有间断性和不均匀性的特点,所以要多次查痰。通常初诊患者要送 3 份痰标本,包括清晨痰、夜间痰和即时痰,如夜间无痰,宜在留清晨痰后 2～3 小时再留 1 份痰标本。复诊患者每次送 2 份痰标本。

2.影像学检查

(1)胸部 X 线检查:肺结核的必备检查,可以早期发现肺结核,判断病变的部位、范围、性质、有无空洞或空洞大小、洞壁厚薄等。胸片上表现为边缘模糊不清的斑片状阴影,可有中心溶解和空洞(除净化空洞外),或出现散播病灶均为活动性病灶。胸片表现为钙化、硬结或纤维化,痰检查不排菌,无任何症状,为无活动性肺结核。

(2)肺部 CT:可发现微小或隐蔽性病灶,于诊断困难病例有重要参考价值。

3.结核菌素皮肤试验(TST)

该试验用于检查结核菌感染,不能检出结核病。试验方法是我国推广国际通用的皮内注射法(Mantoux 法),将纯蛋白衍化物(PPD)0.1mK(5IU)PPD 原液注入左前臂屈侧上中 1/3 交界处,使局部形成皮丘,48～96 小时(一般为 72 小时)观察和记录结果,手指轻摸硬结边缘,测量皮肤硬结的横径和纵径,得出平均直径＝(横径＋纵径)/2,而不是测量红晕的直径。硬结是特异性变态反应,红晕是非特异性变态反应。硬结直径≤4mm 为阴性,5～9mm 为弱阳性,10～19mm 为阳性,≥20mm 或不足 20mm 但局部有水疱和淋巴管炎为强阳性。

结核菌素试验反应愈强,对结核病的诊断,特别是对婴幼儿的结核病诊断愈重要。TST 阳性仅表示曾有结核菌感染,并不一定是现症患者,但在 3 岁以下婴幼儿按活动性结核病论,应进行治疗。成人强阳性反应提示活动性肺结核病可能,应进一步检查。如果 2 年内结核菌素反应从＜10mm 增加至 10mm 以上,可认为有新近感染。

阴性反应结果的儿童,一般来说,表明没有受过结核菌的感染,可以除外结核病。阴性还可见于:①结核感染后 4～8 周,处于变态反应前期。②免疫力下降或免疫受抑制,如应用糖皮质激素或免疫抑制剂、淋巴细胞免疫系统缺陷、麻疹、百日咳、严重结核病和危重患者。

4.其他检查

活动性肺结核可有血沉增快,血常规白细胞计数可在正常范围或轻度增高。急性粟粒型肺结核时白细胞计数降低或出现类白血病反应。严重病例常有继发性贫血。纤维支气管镜检查对支气管结核的诊断有重要价值。对疑有肺结核而痰标本不易获取的儿童或痰涂阴性的肺结核患者可进行抗原抗体检测。

八、诊断要点

根据结核病的症状和体征、肺结核接触史,结核结核菌素试验,影像学检查,痰结核菌检查和纤维支气管镜检,多可做出诊断。凡咳嗽持续 2 周以上,咯血、午后低热、乏力、盗汗、女性月经不调或闭经,有开放性肺结核密切接触史,或看结核病的诱因尤其是糖尿病、免疫抑制性疾病、长期接受激素或免疫抑制剂治疗者,应考虑肺结核的可能性,需进行痰结核菌和胸部 X 线检查。如诊断为肺结核,应进一步明确有无活动性,活动性病变必须给予治疗。明确是否排菌,及时给予隔离治疗。

(一)肺结核病分类标准

按 2004 年我国实施的结核病分类标准,肺结核病可分为:原发性肺结核病(Ⅰ型),血行播散型肺结核病(Ⅱ型),继发型肺结核病(Ⅲ型),结核性胸膜炎(Ⅳ型)、其他肺外结核病(Ⅴ型)。肺结核对肺功能的损害,与病变的类型有关。原发型肺结核,血行播散型肺结核,浸润性肺结核,经治疗后对肺功能的影响不大;干酪性肺炎,纤维空洞性肺结核则可导致不同程度的肺功能损害。

(二)菌阴肺结核病

菌阴肺结核为 3 次痰涂片及 1 次培养阴性的肺结核,诊断标准为:①典型肺结核临床症状和胸部 X 线表现;②抗结核治疗有效;③临床可排除其他非结核性肺部疾患;④PPD(5IU)强阳性,血清抗结核抗体阳性;⑤痰结核菌 PCR 和探针检查呈阳性;⑥肺外组织病理证实结核病变;⑦支气管肺泡灌洗液中检出抗酸分枝杆菌;⑧支气管或肺部组织病理证实结核病变。具备①—⑥中 3 项或⑦⑧中任何 1 项可确诊。

(三)肺结核病的记录方式

按结核病分类,病变部位,范围,痰菌情况、化学治疗史程序书写。可在化学治疗史后顺序书写并发症(如支扩),并存病(如糖尿病),手术(如肺切除术后)等。

记录举例:纤维空洞性肺结核双上涂(＋),复治,肺不张糖尿病肺切除术后。

有下列情况之一者为初治:①未开始抗结核治疗的患者;②正进行标准化疗治疗方案用药而未满疗程的患者;③不规则化学治疗未满 1 个月的患者。

有下列情况之一者为复治:①初治失败的患者;②规则用药满疗程后痰菌又复阳的患者;③不规律化学治疗超过 1 个月的患者;④慢性排菌患者。

九、治疗要点

(一)化学药物治疗

目标是杀菌、防止耐药菌产生,最终灭菌,杜绝复发。

1.原则

早期、联合、适量、规律和全程。整个治疗方案分强化和巩固两个阶段。

(1)早期:一旦发现和确诊结核后均应立即给予化学治疗。早期化学治疗有利于迅速发挥化学药的杀菌作用,使病变吸收和减少传染性。

(2)联合:根据病情及抗结核药的作用特点,联合使用两种以上抗结核药物,以提高疗效,同时通过交叉杀菌作用减少或防止耐药菌的产生。

(3)适量:严格遵照适当的药物剂量用药,药物剂量过低不能达到有效血浓度,剂量过大易发生药物毒副反应。

(4)规律、全程:用药不规则,未完成疗程是化疗失败的最重要原因之一。患者必须严格遵照医嘱要求规律用药,保证完成规定的治疗期。

2.常用抗结核病药物

根据抗结核病药物抗菌作用的强弱,可分为杀菌剂和抑菌剂。血液中(包括巨噬细胞内)药物浓度在常规剂量下,达到试管内最低抑菌浓度的 10 倍以上时才能起杀菌作用,否则仅有抑菌作用。

(1)异烟肼(INH)和利福平(RFP):对巨噬细胞内外代谢活跃,持续繁殖或近乎静止的结核菌均有杀菌作用,称全杀菌剂。INH 是腓化的异烟酸,能抑制结核菌叶酸合成,可渗透入全身各组织中,为治疗肺结核的基本药物之一。RFP 属于利福霉素的衍生物,通过抑制 RNA 聚合酶,阻止 RNA 合成发挥杀菌活性。利福霉素其他衍生物利福喷汀(RFT),利福布汀(RBT)疗效与 RFP 相似。

(2)链霉素(SM)和吡嗪酰胺(PZA):SM 对巨噬细胞外碱性环境中结核分枝杆菌作用最强,对细胞内结核分枝杆菌作用较小。PZA 能杀灭巨噬细胞内酸性环境中的结核分枝杆菌。因此,链霉素和吡嗪酰胺只能作为半杀菌剂。SM 属于氨基糖苷类,通过抑制蛋白质合成来杀菌,目前已少用,仅用于怀疑 INH 初始耐药者。PZA 为类似于 INH 的烟酸衍生物,为结核短程化疗中不可缺少的主要药物。

(3)乙胺丁醇(cmB)和对氨基水杨酸钠(PAS):为抑菌剂。

为使治疗规范化,提高患者的依从性,近年来有固定剂量复合剂出现,主要有卫非特(INH十 RFP 十 PZA)和卫非宁(INH＋RFP)。

3.化学治疗的生物机制

(1)作用:结核菌根据其代谢状态分为 A,B,C,D 四群。A 菌群快速繁殖,多位于巨噬细胞外和空洞干酪液化部分,占结核分枝杆菌的绝大部分。由于细菌数量大,易产生耐药变异菌。B 菌群处于半静止状态,多位于巨噬细胞内酸性环境中和空洞壁坏死组织中。C 菌群处于半静止状态,可有突然间歇性短暂的生长繁殖。D 菌群处于休眠状态,不繁殖,数量很少。随着药物治疗作用的发挥和病变变化,各菌群之间也互相变化。通常大多数抗结核药物可以作用于 A 菌群,异烟肼和利福平具有早期杀菌作用,在治疗 48 小时内迅速杀菌,使菌群数量明显减少,传染性减少或消失,痰菌阴转。B 和 C 菌群由于处于半静止状态,抗结核药物的作用相对较差,有"顽固菌"之称。杀灭 B 和 C 菌群可以防止复发。抗结核药物对 D 菌群无作用,须依赖机体免疫机制加以消除。

(2)耐药性:耐药性分为先天耐药和继发耐药。先天耐药为结核分枝杆菌在自然繁殖中,由于染色体基因突变而出现的极少量天然耐药菌。单用一种药物可杀死大量敏感菌,但天然耐药菌却不受影响,继续生长繁殖,最终菌群中以天然耐药菌为主,使该抗结核药物治疗失败。继发耐药是药物与结核分枝杆菌接触后,有的细菌发生诱导变异,逐渐能适应在含药环境中继续生存,因此,强调在联合用药的条件下,也不能中断治疗,短程疗法最好应用全程督导化疗。

(3)间歇化学治疗:结核分枝杆菌与不同药物接触后产生不同时间的延缓生长期。如接触异烟肼和利福平 24 小时后分别可有 6～9 天和 2～3 天的延缓生长期。在结核分枝杆菌重新生长繁殖前再次投以高剂量药物,可使细菌持续受抑制直至最终被消灭。

(4)顿服:抗结核药物血中高峰浓度的杀菌作用要优于经常性维持较低药物浓度水平的情况。每天剂量 1 次顿服要比每天 2 次或 3 次服用所产生的高峰血药浓度高 3 倍。

4.化学治疗方案

在全面考虑化疗方案的疗效、不良反应、治疗费用、患者接受性和药源供应等条件下,执行全程督导短程化学治疗(DOTS)管理,有助于提高患者在治疗过程的依从性,达到最高治愈。

(二)对症治疗

1.咯血

咯血是肺结核的常见症状,在活动性和痰涂阳肺结核患者中,咯血症状分别占30%和40%。咯血处置要注意镇静、止血,患侧卧位,预防和抢救因咯血所致的窒息并防止肺结核播散。

2.毒性症状

结核病的毒性症状在合理化疗1~2周可很快减轻或消失,无须特殊处理。结核毒性症状严重者可考虑在有效抗结核药物治疗的情况下加用糖皮质激素。使用剂量依病情而定,一般用泼尼松口服每天20mg,顿服,1~2周,以后每周递减5mg,用药时间为4~8周。

(三)手术治疗

适应证是经合理化学治疗无效,多重耐药的厚壁空洞,大块干酪灶,结核性脓胸、支气管胸膜瘘和大咯血保守治疗无效者。

肺结核经积极治疗可望临床治愈。愈合的方式因病变性质、范围、类型、治疗是否合理及机体免疫功能等差异而不同,可有吸收(消散)、纤维化、钙化,形成纤维干酪灶、空洞愈合。上述各种形式的愈合使病灶稳定,并停止排菌,结核毒性症状可完全消失,但病灶内仍可能有结核分枝杆菌存活,并有再次活跃、繁殖而播散的可能。若病灶彻底消除,包括完全吸收或手术切除,或在上述愈合方式中确定病灶内已无结核分枝杆菌存活则为痊愈。

十、主要护理诊断及问题

1.体温过高

与结核分枝杆菌感染有关。

2.疲乏

与结核病毒性症状有关。

3.焦虑

与呼吸道隔离或不了解疾病的预后有关。

4.营养失调——低于机体需要量

与机体消耗增加、食欲减退有关。

5.知识缺乏

缺乏配合结核病药物治疗的知识。

6.潜在并发症

大咯血、窒息、胸腔积液、气胸。

十一、护理措施

1.休息与活动

结核病毒性症状明显或病灶处于高度活动状态时,或有咯血、大量胸腔积液等,应卧床休息。恢复期可适当增加户外活动,如散步、打太极拳、做保健操等,加强体质锻炼,充分调动人体内在的自身康复能力,增加机体免疫力。轻症患者在坚持化学治疗的同时,可进行正常工作,但应避免劳累和重体力劳动,保证充足的睡眠,做到劳逸结合。

2.饮食护理

肺结核病是慢性消耗性疾病,需指导患者采取高热量、高蛋白(1.5～2.0g/kg)、富含维生素饮食。患者每天应补充鱼、肉、蛋、牛奶、豆制品等含蛋白质食物,以增加机体的抗病能力及修复能力。每天摄入一定量的新鲜蔬菜和水果,以补充维生素。维生素C有减轻血管渗透性的作用,可以促进渗出病灶的吸收;B族维生素对神经系统及胃肠神经有调节作用,可促进食欲。鼓励患者多饮水,以弥补发热、盗汗造成的水分丢失。

3.用药护理

结核病化疗的成功取决于遵循正确的化疗原则和合理的选用药物。护士应帮助患者及家属系统了解有关抗结核药物治疗的知识,督促患者遵医嘱规律全程服药。不漏服、不随意停药或自行更改方案,以免产生耐药性造成化疗失败。遵医嘱在用药前及用药疗程中定期检查肝功能和听力、视力情况,观察抗结核药物不良反应。不良反应常在治疗初2个月内发生,如出现巩膜黄染、肝区疼痛、胃肠不适、眩晕、耳鸣等不良反应要及时与医生联系,不要自行停药,大部分不良反应经相应处理可以完全消失。

4.心理护理

肺结核病患者常有自卑、焦虑、悲观等负性心理。护士应加强对患者及家属的心理咨询和卫生宣教,告之肺结核的病因明确,有成熟的预防和治疗手段,只要切实执行,本病大部分可获临床治愈或痊愈。消除患者的负性情绪,使其保持良好心态,积极配合治疗。一般来说,痰涂阴性和经有效抗结核治疗4周以上的患者,没有传染性或只有极低的传染性,应鼓励患者过正常的家庭和社会生活,有助于减轻肺结核患者的社会隔离感和因患病引起的焦虑情绪。

5.消毒与隔离

①涂阳肺结核患者住院治疗时需进行呼吸道隔离,室内保持良好通风,阳光充足,每天用紫外线消毒。②对患者进行治疗护理时要戴口罩,收集痰液时戴手套,接触痰液后用流水清洗双手。留置于容器中的痰液须经灭菌处理再丢弃。③告诫患者注意个人卫生,严禁随地吐痰,不可面对他人打喷嚏或咳嗽,以防飞沫传播。在咳嗽或打喷嚏时,用双层纸巾遮住口鼻,纸巾焚烧处理。外出时戴口罩。④餐具煮沸消毒或用消毒液浸泡消毒,同桌共餐时使用公筷,以预防传染。⑤被褥、书籍在烈日下暴晒6小时以上。

十二、健康教育

肺结核病程长,易复发和具有传染性,必须长期随访,掌握患者从发病、治疗到治愈的全过程。早期发现患者并登记管理,及时给予合理化学治疗和良好护理,是预防结核病疫情的关键。

1.疾病知识指导

应对患者和家属进行结核病知识的宣传和教育。一旦有肺结核可疑征象时及早就医,以早期发现结核病、早治疗。教会患者和家属有关消毒和隔离的知识,使患者养成不随地吐痰的卫生习惯,饮食采取分餐制,避免传染他人。居住环境注意保持通风、干燥,有条件尽可能与家人分室、分床就寝,若无条件可分头睡,单独有一套用物。密切接触者应定期到医院进行有关检查,必要时给予预防性治疗。对受结核分枝杆菌感染易发病的高危人群,如 HIV 感染者、硅肺、糖尿病等,可应用预防性化学治疗。儿童及青少年接种卡介苗(活的无毒力牛型结核分枝杆菌疫苗),使人体产生对结核分枝杆菌的获得性免疫力。卡介苗不能预防感染,但可减轻感染后的发病与病情。

2.日常生活调理

嘱患者戒烟,戒酒。保证营养的补充。合理安排休息,避免劳累;避免情绪波动及呼吸道感染。以促进身体的康复,增加抵抗疾病的能力。

3.用药指导

强调坚持规律、全程、合理用药的重要性,取得患者与家属的主动配合,使 DOTS 能得到顺利完成。定期复查胸片、痰结核菌和肝、肾功能,了解治疗效果和病情变化。

第十节　肺癌的护理

肺癌是世界上最常见且发病率呈持续增高的少数几种恶性肿瘤之一。世界范围内,其发病构成比占据全部恶性肿瘤的 16％,占全部癌死亡原因的 28％。在大城市及工业污染重的地区,肺癌已占恶性肿瘤发病率首位,严重威胁着人类健康。

一、流行病学

1.发病率、病死率及流行趋势

(1)发病率和病死率:20 世纪初,肺癌尚为少见病种,随着吸烟的普及和工业文明的发展,肺癌的发病水平从 20 世纪 30 年代开始明显增加。世界卫生组织国际癌症研究中心的研究报告指出,目前肺癌是全世界发病率最高的癌症,每年新增患者人数为 120 万人;根据目前癌症的发病趋势,全球每年新增癌症患者人数将达到 1500 万人。根据 2009 年我国卫生部编的《2009 中国卫生统计年鉴》,2004－2005 年我国肺癌病死率达 30.83/10 万,居恶性肿瘤病死率首位,其中男性病死率为 41.34/10 万,女性病死率为19.84/10万。

(2)流行趋势:近年来,肺癌的流行趋势有两个重要特征。一是组织细胞学类型的变化。20 多年前,鳞状细胞癌一直是肺癌的主要组织学类型,而目前最常见的是腺癌。另一个重要特征是女性肺癌发病率在上升,Cornere 等在新西兰进行的一项对照研究显示,45 岁以下肺癌中 67％为女性,而且腺癌是最主要的细胞学类型,占48％。

2.人群分布

(1)年龄:近年来肺癌年龄发病曲线出现前移,提前了 5～10 岁,并且其发病率和病死率随年龄增长而上升。

(2)性别:几乎所有的国家和地区,肺癌的发病率和病死率皆是男性高于女性。近年来的研究表明,欧美等发达国家女性肺癌的发病率和病死率增长速度较男性快,男女发病性别比值不断下降。

(3)职业:肺癌是职业癌中最重要的一种,较为肯定的职业性肺癌包括石棉、砷和砷化合物、铬及铬化合物、镍及镍化合物、氯甲醚所致肺癌和焦炉工人肺癌等。

3.地理分布

肺癌分布的一般规律是工业发达国家比发展中国家高,且存在城乡差别,大城市高于小城市,城市高于农村,近郊高于远郊。世界范围内,以北美和欧洲发病水平高,非洲最低,但各国家地区内部亦存在差异。我国肺癌分布不如食管癌、肝癌集中,东北、沿海及大工业城市相对高发,有由东北向南、由东向西逐步下降的趋势。

二、分子生物学

肺癌起源的生物学行为基于以下两个理论:①癌化,即由于外在或内在的因素影响,所有呼吸道上皮都处于发展成癌的危险中;②多步骤瘤变,肿瘤通过多次基因改变的积累,导致显性改变和癌。

发展中的化学预防策略需要对肿瘤发生过程的理解和能够反映高危状态及治疗效果的生物标记,以下即为可能成为化学预防中生物学的标志:①核视黄醛受体;②肿瘤抑制基因(p53);③原癌基因;④遗传标记,即染色体损伤产生的微核、染色体的多体性,染色体缺失(3p,5q,9p11q,13q17p)。

三、病因学

关于肺癌的确切致病因素尚不清楚,但经过长期的流行病学调查研究认为,常见的以下因素与肺癌的发生有一定的关系。

1.吸烟

研究表明吸烟是肺癌最主要的危险因素,吸烟明显增加肺癌的发病危险,重度吸烟者的肺癌发病危险增加达 10 倍甚至 20 倍以上,两者存在明显的量效关系。统计文献报道,美国85%~90%的肺癌和吸烟有关。国内统计证明 80%~90%的男性,19.3%~40%的女性肺癌患者与吸烟有关。非吸烟肺癌患者有 17%可归因于青少年时期的重度被动吸烟。大量证据表明,每天吸烟量越大,吸烟年限越长,开始吸烟年龄越早,吸入程度越深,烟草中焦油含量越高和吸无过滤嘴香烟等,均可使患肺癌危险性增高。

2.职业暴露

工作场所致癌物的暴露对肺癌发病率的增加亦有重要作用,据统计职业性接触所引起的肺癌占肺癌总数的 5%~20%。目前研究较多的是石棉,石棉致癌存在两个特点:①存在量效关系,且与吸烟有明显协同作用;②短时高强度暴露于石棉中也可能是致肺癌的危险因素。所有职业因子是肺癌的独立致病因素,与吸烟无关;但是这些职业因子与吸烟并存时,致肺癌的可能性进一步加大。

3.大气污染和环境污染

全球范围内肺癌发病率均呈上升趋势,除吸烟外,大气和环境污染也是重要原因之一。现代工业和汽车尾气每年排放到大气中的多环芳烃估计为 20000~50000t,其中苯并芘达5000t,后者为一种很强的致肺癌物质,而香烟中致肺癌的主要因子即为多环芳烃。环境污染一方面指大环境的污染,如加工业生产和交通运输不合理排放废气、废渣、废水;另一方面,家庭小环境的污染也不容忽视,取暖、烹调所造成的多环芳烃和油烟雾也可能与肺癌发病相关。

4.饮食营养

越来越多的研究报道认为,饮食营养因素与肺癌的发病相关。Pillow 等认为高脂、低蔬菜水果饮食增加了肺癌发病的危险性。有报道,饱和脂肪的摄入量与肺腺癌有较强的关系,食物胆固醇的摄入量与小细胞肺癌危险性有关。Ziegler 等认为,增加蔬菜和水果的摄取,无论对吸烟者、被动吸烟者和非吸烟者来说都有可能降低肺癌发病的危险性。

5.遗传因素

肺癌是一系列复杂的基因突变的后果,同一暴露条件下不同人群肺癌发病率不尽相同,即使在重度吸烟者中亦仅约 8％的人发生肺癌,说明肺癌易感性存在个体差异。个体基因的差异或缺陷决定了不同个体对致癌物的易感性不同。对肺癌的家族聚集性研究表明,肺癌患者的非吸烟直系亲属比非吸烟人群患肺癌的危险度要增加 2～4 倍。

四、病理学

肺癌绝大多数起源于支气管黏膜上皮,极少来自肺泡上皮,因而肺癌主要为支气管肺癌。肺癌的分布情况为右肺多于左肺,上叶多于下叶。

1.肉眼分型

依据解剖学位置和形态常可分为中央型、周围型和弥散型三种。

2.组织学分型

临床上较常见的肺癌类型为鳞状细胞癌、腺癌、大细胞癌和小细胞癌四种。

(1)鳞状细胞癌:占肺癌 40％以上,是最常见的类型。大多由近肺门处较大支气管黏膜上皮细胞经鳞状化生癌变而成。最常发生的部位是段支气管,其次为肺叶支气管,肉眼观多呈中央型。

(2)腺癌:占肺癌的 25％～30％。大多数腺癌是周围型,肿块直径多在 4cm 以上。腺癌可分为腺泡癌、乳头状癌、细支气管肺泡癌和有黏液形成的实体癌四种亚型,其中绝大多数是乳头状腺癌。

(3)大细胞癌:大细胞癌由多形性,胞质丰富的大细胞组成,约占肺癌的 15％。此癌好发于肺的周围部分或肺膜下,与支气管无关。部分大细胞肺癌具有神经内分泌功能。

(4)小细胞癌:小细胞肺癌来源于支气管黏膜的基底细胞或储备细胞,其特点是生长迅速和早期转移。小细胞肺癌是肺癌中恶性程度最高的一种,占肺癌的 10％～20％。WHO 将小细胞肺癌分为燕麦细胞型、中间型和混合型三种亚型。

五、扩散和转移

1.直接扩散

中心型肺癌穿过支气管壁后,可直接向肺内组织浸润与生长,亦可浸润支气管周围淋巴结,以及心包、心脏、大血管、食管、膈肌、喉返神经等。周围型肺癌常沿支气管或肺泡增生,容易侵犯胸膜、胸壁、肋骨及膈肌。

2.淋巴转移

肺癌转移的重要途径,最常见锁骨上淋巴结的转移,此外包括肺门、纵隔、腋窝及腹腔淋巴结,多无特异性临床症状,淋巴结活检可确定组织类型。淋巴结大小不一定反映病程早晚。

3.血行转移

当癌细胞侵入小静脉、毛细血管或胸导管时,即可进入血管发生远处脏器转移。

不同组织学类型的肺癌,播散的途径也不同。鳞癌以淋巴转移为主;腺癌可侵犯,压迫局部肺组织,经支气管黏膜下淋巴播散,常累及胸膜出现胸腔积液,易发生肺门淋巴结转移,骨、肝、脑是其易转移的器官;大细胞癌易血行转移;小细胞癌早期可有血行和淋巴转移。

六、临床表现

1.由原发灶引起的症状

(1)咳嗽:最常见的临床症状,主要是由于肿瘤侵蚀支气管黏膜而引起的刺激性咳嗽,为一种保护性非自主反射,目的是为了清除呼吸道异物和分泌物。60%的患者以咳嗽为首发症状,80%患者有咳嗽症状。晚期由于支气管狭窄引起咳嗽加重,可带有金属音调。

(2)咯血或痰中带血:肺癌第2常见症状,以此为首发症状者占30%左右。常表现为间断性或持续性,反复少量的痰中带血或少量咯血。持续时间不一,一般较短,仅数日,但也有达数月者。中央型肺癌咯血较常见,周围型肺癌在肿瘤较小时很少见咯血,但当肿瘤增大到一定程度后,由于肿瘤中心缺血坏死引起出血,也会出现咯血症状。

(3)胸痛:为肿瘤侵犯胸膜、肋骨、胸壁及其他组织所致。肺癌早期可有不定时的胸闷、胸部不规则的隐痛和钝痛,当用力、体位改变、咳嗽和深呼吸时患侧胸痛症状将愈加明显。据统计,周围型肺癌中以胸痛、背痛、肩痛、上肢痛和肋间神经痛为首发症状而前来就诊者占25%左右。

(4)呼吸困难:文献报道,肺癌中50%~60%的患者存在呼吸困难,约10%的患者以呼吸困难为首发症状。多见于中央型肺癌,尤其是肺功能较差者。呼吸困难程度因病情严重程度和耐受能力不同而异。

(5)发热:①癌性发热,肿瘤坏死组织被机体吸收所致,抗感染药物治疗无效,有效的抗肿瘤治疗后可以退热;②炎性发热,某一段或叶支气管开口的阻塞或管腔受压迫,引起的相应段或叶的阻塞性肺炎或肺不张引起的发热,多在38℃左右,抗感染治疗虽有效,但常反复发作。

(6)喘鸣:常为管腔内肿瘤或异物阻塞,以及管壁被管外肿大的纵隔淋巴结或侵犯纵隔压迫引起的管腔狭窄。喘鸣一般为间歇性,不受咳嗽影响。

(7)体重下降:肺癌晚期由于感染,疼痛等影响食欲及睡眠,肿瘤生长及其所产生的各种毒素引起身体消耗增加而导致患者体重下降,最终形成恶病质。

2.肿瘤局部扩展引起的症状

(1)吞咽困难:一般由于纵隔第7、8组淋巴结(隆突下,食管旁淋巴结)转移增大时压迫食管造成吞咽困难,多为下叶肿瘤,并且淋巴结可向前浸润气管,向后浸润食管形成气管-食管瘘,可反复发生吸入性肺炎。

(2)声音嘶哑:由于肺癌纵隔淋巴结转移或癌肿直接侵犯该侧喉返神经,造成患侧声带麻痹,左侧常因主动脉弓下淋巴结转移或压迫所致,右侧常因锁骨上淋巴结转移或压迫所致。

(3)膈肌麻痹:由于癌肿侵犯或压迫膈神经造成,表现为胸闷、气促,患侧肺下界上移,呼吸时膈肌出现矛盾运动(吸气时膈肌上升,呼气时膈肌下降)。

(4)胸腔积液或心包积液:肿瘤累及胸膜或心包时所致,表现为胸部叩诊为浊音,心脏浊音界扩大,穿刺抽液行细胞学检查可确诊。

(5)上腔静脉综合征(SVCS):常因肺癌直接侵犯或压迫上腔静脉(包括转移纵隔淋巴结),造成上腔静脉及无名静脉的部分或完全堵塞导致静脉回流障碍。表现为气促、上肢和头颈部水肿,颈静脉怒张,胸壁皮肤见红色或青紫色毛细血管扩张,当阻塞发展迅速时还可以导致脑水肿而出现头痛、嗜睡、意识障碍等。

(6)Horner 综合征:颈及第 1 胸交感神经节受肿瘤侵犯或压迫所致,表现为患侧颜面无汗和发红,患侧眼球内陷、眼睑下垂、眼裂狭窄、瞳孔缩小等。

(7)Pancoast 综合征:为肺尖发生的支气管肺癌并侵犯肺上沟部,引起肩部和上胸壁疼痛等一系列临床综合征,多为低度恶性鳞癌,生长缓慢,晚期才出现转移。也可合并 SVCS。

3.远处转移引起的症状

(1)中枢神经系统转移:脑、脑膜和脊髓转移,主要表现为颅内高压症状,如剧烈疼痛、恶心、喷射性呕吐等;也可表现为脑神经受累症状,如复视、谵妄、意识障碍等。

(2)骨转移:易转移至肋骨、脊椎和骨盆,表现为局部疼痛、压痛、叩击痛,骨质破坏还可导致病理性骨折。

(3)肝转移:可有厌食,肝区疼痛,肝大,黄疸和腹腔积液等,患者多于短期内死亡。

(4)肾及肾上腺转移:肺癌胸外转移中肾转移占 16%～23%,可出现血尿;肾上腺转移也较常见,导致艾迪生病。患者多于短期死亡。

4.副癌综合征

肺癌细胞产生并释放的具有内分泌功能物质,产生一种或多种特殊肺外症状而导致的综合征。

(1)肥大性肺性骨关节病:多见于鳞癌,主要表现为杵状指,长骨远端骨膜增生,关节肿胀、疼痛和触痛。

(2)异位促肾上腺皮质激素分泌综合征:肿瘤分泌促肾上腺皮质激素样物,导致库欣综合征样症状,下肢水肿、高血压、高血糖、低血钾、向心性肥胖、精神障碍,多见于小细胞肺癌,特别是燕麦细胞癌。

(3)异位促性腺皮质激素分泌综合征:癌肿分泌黄体生成素(LH)和绒毛膜促性腺激素(HCG)刺激性腺激素产生所致,表现为男性乳房发育伴疼痛,各类型肺癌都可以发生,多见于未分化癌和小细胞肺癌。

(4)抗利尿激素分泌异常综合征(SIADH):肿瘤分泌大量抗利尿激素(ADH)或其类似物质所致,表现为稀释性低钠血症和水中毒症状,多见于燕麦细胞癌。

(5)类癌综合征:肿瘤分泌 5-HT 所致,表现为支气管痉挛性哮喘,皮肤潮红、阵发性心动过速、腹泻、腹痛、消化性溃疡、心瓣膜病变等,多见于腺癌和燕麦细胞癌。

(6)神经-肌肉综合征:小细胞未分化癌多见,病因尚不明确,可能是一种自身免疫疾病,表现为随意肌肌力减退、极易疲劳、共济失调、感觉障碍等。

(7)高钙血症:癌肿分泌甲状旁腺激素或一种溶骨物质所致,多见于鳞癌,临床表现为高钙血症,并有不同程度的代谢性酸中毒。患者常感无力、口渴、多尿,食欲缺乏,烦躁不安。

七、辅助检查

1.痰脱落细胞学检查

可用于肺癌的诊断及早期筛查,方法简便无痛苦,阳性率达 80%,可确定肿瘤的组织学类型。但由于该法假阴性率高（20％～60％），并有一定的假阳性率（约2％），且不能定位，故在临床应用中有一定局限性。

2.影像学诊断

（1）胸部X线：最基本，应用最广泛的影像学检查方法，包括透视、正侧位胸部X线片等，可发现块影或可疑肿块阴影。

（2）计算机体层摄影（CT）：目前已经作为手术和放疗前估计肿瘤大小和侵犯程度的常规方法。CT图像清晰，能发现普通X线不易发现的较隐蔽的病灶，能清楚显示病变形态和累及范围，能检查有无淋巴结及远处转移，同时可行CT引导下穿刺活检。

（3）磁共振成像（MRI）：利用生物组织对中等波长电磁波的吸收来成像，能从横断位、冠状位和矢状位等多个位置对病灶进行观察，可增加对胸部疾病诊断及对肺门区肿瘤和血管的区别能力。

（4）正电子发射断层图（PET）：目前唯一利用影像学方法进行体内组织功能、代谢和受体显像的技术，不仅能反映人体解剖结构改变，更可提供体内功能代谢信息，可从分子水平揭示疾病发病机制和治疗效应。通过PET可发现早期原发性肺癌和转移灶，并且可以判断手术是否达到根治以及术后是否有转移或者复发。在判断肿瘤分期及疗效方面，PET优于现有的任何影像学检查。

3.肺癌标志物

目前具有足够灵敏度和特异性的肺癌标志物还不多，对肺癌诊断、分期和监测有一定临床意义的肺癌标志物包括癌胚抗原（CEA）、神经元特异性烯醇化酶（NSE）、鳞状细胞癌抗原（SCC）、组织素肽抗原（TPA）、细胞角蛋白-19成分和异位激素等。

4.有创检查方法

（1）纤维支气管镜检查：其管径细，可弯曲，易插入段支气管和亚段支气管，直接观察肿块，并且能够取得病理组织进行活检，还能直接对病灶进行处理，已成为确诊肺癌最重要的手段。

（2）胸腔镜检查：适用于肺部肿块，经纤维支气管镜或经皮肺穿刺活检未能得到组织学诊断，且不能耐受开胸手术的患者。其优点在于直观、准确，并可做活检。

（3）纵隔镜检查：一种用于上纵隔探查和活检的方法，由于其具有高度的敏感性和特异性，在国外被广泛应用于肺癌的术前分期。

（4）经胸壁穿刺活检：在CT引导下，用细针穿刺肺部，采取活检组织做病理学或细胞学检查，此方法用于周围型＞1cm的肺部病灶以及不能耐受支气管镜检查或开胸活检的患者，阳性率可达80％。

（5）转移病灶活检：已有颈部、锁骨上、腋下及全身其他部位肿块或结节的患者，可行肿块切除活检，以明确病理类型及转移情况，为选择治疗方案提供依据。

八、治疗要点

1.手术治疗

（1）肺楔形及局部切除术：适用于年老体弱，肺功能低下，难以耐受肺叶切除者的肺周边结节型分化程度较高的原发性癌或转移性病灶。但有报道，无淋巴结转移的Ⅰ期肺癌患者楔形切除的复发率明显高于肺叶切除术，因此对该种术式的选择必须慎重。

（2）肺段切除术：适用于肺内良性病变及老年人，肺功能差的周围型孤立性癌肿。目前大多用楔形切除术代替。但对于接近肺段根部的肿瘤，肺段切除较为安全彻底。

（3）肺叶切除术：目前国内外均以肺叶切除作为肺癌手术的首选方式，适用于局限一个肺叶内的肿瘤，叶支气管可受累，但须有足够安全切除部分，确保残端切缘无癌浸润。

（4）全肺切除术：指一侧全肺切除，适用于肺功能良好，估计可耐受一侧全肺切除，癌肿病变较为广泛的病例。因全肺切除手术病死率明显高于肺叶切除术，因此在病灶能完全彻底切除的前提下，尽一切努力通过运用支气管成形和血管成形的办法完成肺叶切除术，而避免全肺切除。

（5）支气管袖状肺叶切除术：既可切除累及主支气管的肿瘤，又能保留健康的肺组织，对心肺功能不全或不能耐受全肺切除的患者，此术式安全并取得良好的效果。

（6）隆突切除术：指气管隆嵴或邻近区域受肿瘤侵犯时，将隆突和原发病变一并切除，行主支气管、支气管和气管吻合重建呼吸道。此术式复杂，难度大。

（7）电视辅助胸腔镜手术（VATS）：一种比较新的微创外科治疗技术，无须采用常规开胸切口即能进行复杂的胸腔手术。有资料显示电视辅助胸腔镜手术与标准开胸手术相比，对患者创伤和生理扰乱小，术后并发症和病死率低，减少了术后疼痛，降低了术后的医疗工作量，缩短了住院时间，可促进患者早日康复。通过电视辅助胸腔镜手术可行肺活检术，肺楔形切除术，肺叶切除术等。但电视辅助胸腔镜手术仍有许多不足之处，如费用高、麻醉要求高、手术适应证有限等。

2.综合治疗

第 39 届美国临床肿瘤学会（ASCO）大会上将多学科治疗列为肿瘤工作的重点。目前肺癌综合治疗手段除手术外还包括以下几个方面。

（1）术后放、化疗：传统方法，根据患者手术情况给予适当的辅助治疗，在小细胞肺癌（SCLC）已有肯定结果，在非小细胞肺癌（NSCLC）仍有争议。

（2）术前化疗或放疗（新辅助治疗）：无论小细胞肺癌和非小细胞肺癌近年来都有比较肯定的结果，非小细胞肺癌（ⅢA 期）的术前新辅助化疗目前很受重视，可使 N 分期下调（$N_2 \rightarrow N_1$），获得手术机会，减少术中肿瘤细胞播散概率，消灭微小转移灶。

（3）放化疗结合：对于局部晚期的非小细胞肺癌的治疗，有强烈证据表明放、化疗比单纯放疗好，同期放、化疗优于序贯放化疗。当然，全量的化疗和放疗同期使用的前提，是患者必须有良好的状态和脏器功能，如果达不到这样的条件的话，有循证医学研究的结果是对局部晚期的非小细胞肺癌，为了达到全量和及时的主要目的，宁可选择序贯化放疗模式，而不要一味地强调同期化、放疗模式。

（4）生物治疗包含以下几种。

局部治疗：癌性胸腔积液引流排液后注入生物反应调节药，如溶链菌制剂、白细胞介素-2、干扰素等。

免疫治疗：发挥宿主治疗的自身免疫功能，提高人体防御机制，杀伤肿瘤细胞或抑制肿瘤的转移灶形成，而无损于人体器官功能。现在较为成熟有效的免疫调节药有白细胞介素-2、干扰素、肿瘤坏死因子。文献报道，免疫调节药与化疗联合应用可提高疗效，手术后长期应用免疫调节药有减少转移的作用。

分子靶向治疗：利用肿瘤细胞可以表达特定的基因或基因的表达产物，将抗癌药物定位到靶细胞的生物大分子或小分子上，抑制肿瘤细胞的增生，最后使其死亡。分子靶向药物作用的分子，正常细胞很少表达或不表达，在最大程度杀伤肿瘤细胞的同时，对正常细胞杀伤最小。分子靶向治疗药物包括：①以表皮生长因子受体（EGFR）为靶点的药物，如吉非替尼（易瑞沙）、伊马替尼（格列卫）、HER-2 抑制药（赫赛汀）；②以血管内皮生长因子（VEGF）为靶点的药物，如贝伐单抗（阿瓦斯汀）。

基因治疗：大致可分为基因替代、基因修饰、基因添加、基因补充和基因封闭，较为推崇的是基因添加，即额外地将外源基因导入细胞使其表达。目前肺癌的基因治疗策略为将含特异性肿瘤坏死因子（TAAs）编码序列的基因导入人体内，产生免疫应答杀伤肿瘤细胞。

九、护理评估

评估患者是否出现刺激性干咳、痰中带血、间断少量咯血；有无呼吸困难、发绀、杵状指（趾）；有无肿瘤压迫、侵犯邻近器官组织引起与受累组织相关征象，如持续性剧烈胸痛等。

十、护理措施

1.呼吸道护理

（1）戒烟：因为吸烟会刺激肺、气管及支气管，使气管、支气管分泌物增加，妨碍纤毛的活动和清洁功能，易致肺部感染，故术前应指导并劝告患者戒烟。

（2）保持呼吸道的通畅：术前痰量超过 50mL/d 的患者应先行体位引流；痰多不易咳出者，可行雾化吸入每天 3～4 次，每次 20～30 分钟，必要时经支气管镜吸出分泌物。注意观察痰液的量、色、黏稠度及气味；遵医嘱给予支气管扩张药、祛痰药、抗生素等，以改善呼吸状况，控制呼吸道感染。

（3）氧气吸入：术后由于麻醉药物的抑制，手术创伤及胸带包扎等，呼吸频率和幅度受限，患者常有缺氧表现，应持续吸氧以维持有效的呼吸功能，必要时使用面罩吸氧。护士应注意监测血氧饱和度，保持其在 90% 以上，能够达到 95% 为最佳。

（4）雾化吸入：术后第 1 天起需遵医嘱给予雾化吸入治疗，以达到稀释痰液、消炎、解痉、抗感染的目的。若患者痰液黏稠，可酌情增加雾化吸入次数。

（5）有效排痰。

腹式呼吸与咳嗽训练：腹式呼吸及咳嗽是开胸术后患者必须进行的康复锻炼，以促进肺的复张。一般可先进行腹式呼吸数次，将双手置于上腹部，感觉腹肌用力状况，然后执行"咳嗽三部曲"，即第一步深吸气、第二步憋住气、第三步声门紧闭，使膈肌抬高，增加胸腔内压力，最后突然放开声门，收缩腹肌使气体快速冲出将痰液咳出。护士需鼓励并协助患者进行，每 1～2 小时进行 1 次。护士可在协助患者咳嗽时固定其胸部伤口，以减轻疼痛。

叩击排痰：护士在指导患者进行有效咳嗽的同时，可通过叩击其背部的方法，使痰液松动脱落至气道，利于患者咳出。具体方法为，协助患者取半坐卧位或侧卧位，护士手指并拢弯曲成杯状，利用腕部力量，避开胸部切口，从肺的下叶部开始，自下而上，由边缘向中央有节律地叩拍患者背部，每 4～6 小时重复 1 次。叩击不可在肋骨以下、脊柱或乳房上，以避免软组织损伤。叩击用力需适当，老年患者切勿用力过猛，以免造成肋骨骨折、肺泡破裂等意外发生。在患者呼气或咳嗽时,可用双手在胸壁上加压以加强咳嗽效果。每次叩击时间为 3～5 分钟。

胸骨上窝刺激排痰:当患者咳嗽反应弱,无法掌握有效咳嗽的方法时,可在其吸气终末,用一手指稍用力按压其环状软骨下缘与胸骨交界处,刺激其咳嗽,或稍用力按压胸骨上窝的气管,并同时行横向滑动,可重复数次,以刺激气管促使其深部的痰液咳出,每 4 小时做 1 次。在操作过程中,应注意观察患者的神态、面色、脉搏等,防止发生意外。

鼻导管刺激排痰:对于痰多且咳痰无力的患者,在叩击和振动的操作下还不能有效排痰时,可考虑鼻导管刺激法,诱导患者主动排痰。方法为:将吸痰管从鼻腔缓慢放入,在 10～15cm 长度时(接近声门处)上下轻轻移动,刺激患者产生咳嗽。操作过程中应注意避免误吸的发生。

纤维支气管镜吸痰:各种辅助咳痰方法均无效时,可由医师利用纤维支气管镜进行吸痰。纤维支气管镜可在直视状态下充分清除支气管和肺泡内痰液,避免由于盲吸造成的吸痰管内负压对支气管壁的损伤,并减少呼吸道感染。

气管插管或气管切开:对于上述任何方法都不能有效排痰,患者术后出现因咳痰不畅造成严重低氧血症、心律失常、甚至呼吸衰竭时,可行气管切开术进行急救。通过人工建立的气管切口完成吸痰,并经呼吸机治疗,纠正呼吸衰竭的症状。

2.胸腔闭式引流的护理

胸腔闭式引流的目的是排除胸腔内的积气、积血和积液,重建和保持胸腔内负压,预防纵隔移位,促进肺复张。

(1)置管位置:引流气体时,常放置在锁骨中线第 2 肋间;引流液体时,常放置于腋中线第 6～8 肋。一般来说,肺叶切除术、肺楔形切除术者常于开胸侧放置 1 根胸腔引流管以排出积血、积液;肺上叶、中叶,肺段切除术者需同时安置用于排气和排液的 2 根胸腔引流管。

(2)胸管的固定:应保证胸腔闭式引流管接水封长玻璃管置于液面下 2～3cm,并保持直立位。水封瓶液面应低于引流管胸腔出口平面 60～100cm,并放在床下固定位置,防止碰倒或打碎。患者带管下床时应注意引流瓶位置低于膝关节。

(3)胸管的挤压:术后初期每 30～60 分钟向水封瓶方向挤压引流管 1 次,促进引流,防止凝结的血块堵塞管道。方法为双手握住引流管距胸腔出口插管处 10～15cm,挤压时双手前后相接,后面的手捏闭引流管,前面的手快速挤压引流管,使管路内气体反复冲击引流管口。近年来主动挤压胸腔闭式引流管的做法受到质疑,Joanna Briggs Instiute(JBD)循证护理中心关于"胸腔引流患者的护理"进行了系统综述,推荐的做法是只在管道内出现血块阻塞时才挤压,并且只在阻塞部位局部挤压,保证产生最小的负压。

(4)胸管的观察:护士检查引流管是否通畅的最直接的方法是观察玻璃管水柱是否随呼吸波动,正常水柱上下波动为 4～6cm。若引流管水柱停止波动,有以下两种情况:①引流管阻塞,失去引流作用;②引流侧肺复张良好,无残腔。

3.体位护理

(1)手术当日,患者麻醉未清醒前取去枕平卧位,头偏向一侧,以避免舌后坠或呕吐物、分泌物误吸入呼吸道引起窒息。清醒后应给予垫枕并抬高床头 30°,可减轻疼痛,有利于呼吸及引流。

（2）术后第 1 天起，肺叶切除术或肺楔形切除术者，应避免手术侧卧位，最好坐位、半坐卧位或不完全健侧卧位，以促进患侧肺组织扩张；全肺切除术者，应避免过度侧卧，可采取 1/4 侧卧位，以预防纵隔移位导致呼吸循环功能障碍；气管、隆突重建术后，采用缝线将下颌固定于前胸壁 7~10 天，以减轻吻合口张力，防止吻合口瘘的发生。术后应避免患者采用头低仰卧位，以防膈肌上升妨碍通气。

4.疼痛护理

开胸手术创伤大，加上胸腔引流管的刺激，胸肌及神经均受到损伤，切口疼痛较剧烈，患者常常不敢深呼吸、咳嗽，引起分泌物潴留，导致肺炎、肺不张。有研究表明，良好的术后镇痛可使术后肺功能改善 10%~15%。目前用于临床的开胸术后的镇痛方法主要有以下几种。

（1）临时肌内注射和口服镇痛药，但不良反应较大，如呼吸抑制、恶心呕吐、胃肠道反应等，另外还具有用药不灵活、药物依赖、给药不及时等缺点。

（2）硬膜外置管注射麻醉药或镇痛药的方法，常发生低血压、恶心、呕吐、嗜睡、尿潴留等并发症，且操作较复杂，麻醉平面不易控制，且硬膜外置管还可能引起严重的硬膜外腔感染等并发症。

（3）患者自控镇痛（PCA）可维持药物的有效浓度，避免不同个体使用常规剂量不足或用药过量的情况，但其配方中麻醉药同样具有各种相应的不良反应，年龄过大或过小、精神异常、无法控制按钮及不愿接受者不适合使用，同时仍存在尿潴留、便秘、嗜睡、恶心、呕吐甚至呼吸抑制等并发症。

（4）肋间神经冷冻，是用高压气流使局部产生低温，使引起疼痛的肋间神经的功能暂时被阻断而处于"休眠"状态而导致无痛的方法。有研究表明，冷冻肋间神经镇痛作用持续时间长，能覆盖整个围术期，不良反应小，无嗜睡、恶心、呕吐、皮肤瘙痒、尿潴留、呼吸困难等不良反应，是一种值得推广的食管癌术后镇痛方法，但近期有研究发现，肋间神经冷冻镇痛后，慢性疼痛发生率增加，是值得注意的事件。

5.术后活动

术后第 1 天起即可进行主动活动，应注意劳逸结合，量力而行，不进行活动或活动过量均对康复不利。

（1）肩关节活动：术后第 1 天开始可指导患者进行术侧手臂上举、外展，爬墙以及肩关节向前、向后旋转，拉绳运动等肩臂的主动运动，以使肩关节活动范围恢复至术前水平，预防肩下垂。

（2）下肢活动：主要目的在于预防深静脉血栓形成（DVT）。有资料统计，行外科手术而未采取预防措施者，深静脉血栓形成的发病率为 25%。预防深静脉血栓形成的方法包括以下几个方面。

膝关节伸屈运动及足踝主、被动运动，可以增加腓肠肌泵的作用。足踝的屈伸，内外翻及环转运动能增加股静脉的血流速度，其中以主动环转运动对股静脉血流的促进作用最强，预防效果最为理想。术后第 1 天起即可开始进行，每天不少于 3 次。

据患者体质、病情，酌情鼓励患者进行术后床旁活动，活动需循序渐进，可于术后第 1~2 天开始进行。下床活动宜采取逐渐改变体位的方式进行，如坐起→双腿下垂床边→缓慢站立，这样可增加循环系统的适应时间。若患者感觉眩晕，应让其平卧，待症状缓解后，间隔几个小时再下床。床旁活动量不宜过大，以患者不感到疲倦为宜。

应用弹力袜。弹力袜可产生由下到上的压力，适度压迫浅静脉，增加静脉回流量以及维持最低限度的静脉压，可在早期离床活动时穿戴。不足之处是不同患者腿粗细不同，无法完全适合腿形，尤其是腿长型，有可能不能完全符合压力梯度；若使用不当可能引起水肿、浅表性血栓性静脉炎等并发症。

下肢间歇充气泵的应用。下肢间歇充气泵是通过间歇充气的长筒靴使小腿由远而近地顺序受压，利用机械原理促使下肢静脉血流加速，减少血流淤滞，可在手术当天使用。使用器械辅助预防深静脉血栓形成时需注意评估皮肤的情况，观察有无红、肿、痛及皮肤温度的变化，了解血液循环情况。

6.皮肤护理

(1)术前皮肤准备：有研究结果表明，术前适当的清洁手术野皮肤，其预防切口感染的效果同常规术前剃毛相类似，而剃毛则可造成肉眼看不见的表皮组织损伤，成为细菌进入体内的门户，易导致术后切口感染，同时会给患者带来不适。根据国内外学者的研究结果，结合临床实际情况，患者术前以淋浴清洁皮肤为主，只需剃去腋下及胸背部浓密部位毛即可，若手术涉及腹部切口，还应包括会阴部。有国外学者提倡使用脱毛剂脱毛，但其费用较高，对国内患者是否适用有待于进一步探讨。

(2)术后皮肤保护：有研究表明，压力是导致压疮发生的重要原因，并与受压时间密切相关，术后压疮 85% 发生于骶尾部。护士应对患者的病情及营养状况进行正确评估，对于有压疮风险的患者，可提前在受压部位贴透明敷料保护，帮助改善局部供血供养，减少摩擦力，减少受压部位的剪切力，预防压疮的发生。

7.化疗患者的护理

(1)护士应了解药物的作用与毒性反应，并对患者做详细的说明。

(2)安全用药，选择合适的静脉，注射过程中严禁药物外渗。

(3)密切观察和发现药物的毒性反应，及时给予处理。

评估患者应用化疗药物后机体是否产生毒性反应，严重程度如何。

恶心呕吐的护理：①患者出现恶心呕吐时，嘱家属不要紧张，以免增加患者的心理负担，减慢药物滴注速度，并遵医嘱给予止吐药物，以减轻药物反应；②化疗期间进食较清淡的饮食，少食多餐，避免过热、粗糙的刺激性食物，化疗前后 2 小时内避免进食；③患者感到恶心时，嘱患者做深呼吸，或饮少量略带酸性的饮料，有助于抑制恶心反射；④如化疗明显影响进食，出现口干、皮肤干燥等脱水表现，应静脉补充水、电解质及营养。

骨髓抑制的护理：①检测患者的白细胞，当白细胞总数降至 3.5×10^9/L 或以下时应及时通知医师；②当白细胞总数降至 1.0×10^9/L 时，遵医嘱使用抗生素预防感染，并嘱患者注意预防感冒，做好保护性隔离。

口腔护理：应用化疗药物后患者唾液腺分泌减少，易致牙周病和口腔真菌感染，嘱患者不要进食较硬的食物，用软毛牙刷刷牙，并用盐水漱口。

其他毒性反应：①对患者化疗后产生脱发，向患者解释，停药后毛发可以再生，消除患者的顾虑;②色素沉着等反应影响患者,做好解释和安慰工作。

8.饮食营养

术后患者意识恢复且无恶心现象时,即可少量饮水;肠蠕动恢复后可开始进食清淡流食、半流食;若患者进食后无任何不适可改为普食。术后饮食宜为高蛋白、高热量、丰富维生素、易消化,以保证营养,提高机体抵抗力,促进切口愈合。术后应鼓励患者多饮水,补充足够水分,防止气道干燥,利于痰液稀释,便于咳出,每天饮水量 2500~3000mL(水肿、心力衰竭者除外)。

9.心理护理

肺癌患者围术期常存在恐惧、焦虑、抑郁等心理,并且不能很好地去应对,常害怕手术后病情恶化和癌症疼痛的折磨,以及术后化疗、放疗过程中出现的不良反应。护士应给予患者同情与理解,熟悉患者的心理变化,深入患者内心与其进行沟通,取得患者信任和好感。学会转移和分散患者注意力,帮助患者获得家属和朋友的社会支持,充分调动患者自身内在的积极因素,主动配合手术和治疗,尽可能满足其心理和生理需求。

10.特殊护理

(1)全肺切除术的护理:一侧全肺切除后,纵隔可因两侧胸膜腔内压力的改变而移位。明显的纵隔移位能造成胸内大血管扭曲,心排出量减少并影响健侧肺的通气和换气,最终导致呼吸衰竭。为防止纵隔的摆动,在全肺切除术后早期需夹闭胸腔引流管,使患侧胸腔内保留适量的气体及液体,以维持两侧胸腔内压力平衡。

护士需密切观察患者气管位置是否居中,如发现气管明显向健侧偏移,应立即告知医生,听诊肺呼吸音,在排除肺不张后,由医师开放胸腔引流管,排出术侧胸腔内的部分气体或液体,纵隔即可恢复至中立位。一般放出 100~200mL 液体及少量气体后夹闭引流管,观察 1~2 小时后,根据患者情况重复操作。应特别注意开放胸腔引流管,一定要控制引流速度,一次过快过量地放出胸腔内气体和液体,患者可出现胸痛胸闷、呼吸困难、心动过速,甚至低血压、休克。

全肺切除术后的患者应控制静脉输液量和速度,避免发生急性心力衰竭及肺水肿。输血量不宜超过丢失的血量。输液滴速控制在每分钟 40 滴以内。术后第 1 个 24 小时的输液总量在 2000mL 左右。重力滴注的方法影响因素较多,滴速难以控制,有条件时使用输液泵控制输液速度。液体输注期间,护士应勤巡视,及时调节输液速度,防止输液过程中发生意外情况。

(2)上腔静脉压迫综合征的护理:对于出现上腔静脉压迫综合征的患者,护士需给予持续吸氧,密切观察患者的神志,注意血压、脉搏、呼吸等生命体征变化。测血压时尽量避免使用上肢,最好测量腿部血压。促进患者上身的重力引流,采取抬高床头 30°~45°卧位,以利于上腔静脉回流,减轻压迫症状。而且避免抬高下肢以增加血液回流至已充盈的躯干静脉。给予化学治疗时应避开上肢静脉,因上腔静脉压迫综合征会造成液体堆积在胸腔内,药物分布不均匀可能造成静脉炎或血栓,选择足背部容易暴露的静脉穿刺给药较为安全。饮食上需严格限制患者液体及食盐的摄入,以减少因钠盐摄入导致的血容量增高。

11.并发症的观察与护理

(1)出血:观察引流液的色、量及性质。正常情况下,手术日第 1 个 2 小时内胸腔积液量 100~300mL;第 1 个 24 小时胸腔积液量在 500mL 左右,色淡红,质稀薄。若引流液达到

100mL/h 呈血性,应高度警惕胸腔内存在活动性出血,需立即通知医师,密切观察病情变化。若胸腔积液量达到 500mL/h,胸腔积液血红蛋白检查≥50g/L 为行开胸止血术的指征。

对于可疑出血者,护士还应严密观察有无失血性休克的表现,可结合以下几方面进行综合观察并记录:①心率,血压的变化;②有无面色、口唇、甲床、眼睑苍白;③有无大汗,皮肤湿冷;④有无烦躁,意识模糊;⑤每小时记录尿量 1 次,正常情况下应在 30mL/h 以上,直至出血征象平稳。

(2)肺栓塞:肺栓塞是来自静脉系统或右心室内栓子脱落或其他异物进入肺动脉,造成肺动脉或其分支栓塞,产生急性肺性心力衰竭和低氧血症。肺栓塞典型的临床表现为呼吸困难、胸痛和咯血,多数患者是在下床活动或排便后出现。当观察到可疑肺栓塞症状时,需及时给予高流量面罩吸氧,心电监护,并及时通知医生处理,尽力做到早发现、早治疗。

将肺栓塞的预防工作前置于术前更加具有现实意义。护士应于术前告知患者及家属术后活动预防深静脉血栓的必要性,指导患者掌握床上、床旁活动原则与方法,明确告知术后勿用力排便,对于高危人群应遵医嘱预防性给予抗凝药物。

(3)肺不张:肺不张多在术后 24~48 小时开始出现症状,一般表现为发热、胸闷、气短、心电监护示心率加快、血氧饱和度降低。肺部听诊可有管状呼吸音,血气分析显示低氧血症、高碳酸血症。胸部 X 线为气管偏向患侧,可见段性不张或一叶肺不张,或仅可见局部一片密度增高的阴影。

鼓励患者深呼吸、咳嗽、雾化吸入等是清除呼吸道分泌物和解除呼吸道阻塞的首选方法,特别是对轻度肺不张者效果最佳。对重度肺不张者,如呼吸道内有大量分泌物潴留并造成呼吸道梗阻的患者,可用纤维支气管镜吸痰。

(4)支气管胸膜瘘:多发生于术后 1 周左右。常见原因有:支气管残端处理不当;术后胸腔感染侵蚀支气管残端;支气管黏膜本身有病变,影响残端愈合;一般情况差、严重贫血等。患者常出现刺激性咳嗽,发热,呼吸短促,胸闷等症状。尤其会随体位变化会出现刺激性的剧烈咳嗽,早期痰量多,陈旧血性痰液,有腥味,性质类似胸腔积液,以后则逐渐呈果酱色,当已发生脓胸时,可咳出胸腔内的浓汁痰。

在支气管胸膜瘘进行保守治疗期间,护士应协助医师做到:①及时行胸腔闭式引流术,保持引流通畅,排出脓液,控制感染;②帮助患者掌握日常管路放置位置,指导带管活动方法,嘱患者取患侧卧位,以防漏出液流向健侧;③注意观察有无张力性气胸;④当引流管间断开放时,应注意观察敷料情况,潮湿时及时更换,保护管口周围皮肤不被脓液腐蚀;⑤遵医嘱给予有效抗生素,积极控制感染;⑥加强营养,改善全身状况,促进瘘口愈合。

十一、健康教育

(1)环境:保持休养环境的安静、舒适,室内保持适宜的温湿度,每天上、下午各开窗通风至少 0.5 小时,以保持空气新鲜。根据天气变化增减衣服,不要在空气污浊的场所停留,避免吸入二手烟,尽量避免感冒。

(2)饮食:只需维持正常饮食即可,饮食宜清淡、新鲜、富于营养、易于消化。不吃或少吃辛辣刺激的食物,禁烟酒。

(3)活动:术后保持适当活动,每天坚持进行低强度的有氧锻炼,如散步、打太极等,多做深呼吸运动,锻炼心肺功能。注意保持乐观开朗的心态,充分调动身体内部的抗病机制。

(4)其他:术后切口周围可能会出现的疼痛或麻木,属于正常反应,随时间推移,症状会逐渐减轻或消失,不影响活动。出院后 3 个月复查。如有不适,随时就诊。

第十一节　呼吸衰竭的护理

呼吸衰竭指各种原因引起的肺通气和(或)换气功能严重障碍,以致在静息状态下亦不能进行维持足够的气体交换,导致低氧血症(伴或不伴)高碳酸血症,进而引起一系列的病理生理改变和相应的临床表现的一种综合征。其临床表现缺乏特异性,明确诊断有赖于动脉血气分析:在海平面、静息状态,呼吸空气条件下,动脉血氧分压(PaO_2)≤60mmHg,伴或不伴二氧化碳分压($PaCO_2$)>50mmHg,并排除心内解剖分流和原发于心排出量降低等致低氧因素,可诊断为呼吸衰竭。

一、疾病概述

1.病因

呼吸系统疾病如严重呼吸系统感染、急性呼吸道阻塞性病变、重度或危重哮喘、各种原因引起的急性肺水肿、肺血管疾病,胸廓外伤或手术损伤、自发性气胸和急剧增加的胸腔积液,导致通气和(或)换气障碍;急性颅内感染,颅脑外伤、脑血管病变(脑出血、脑梗死)等直接或间接抑制呼吸中枢;脊髓灰质炎、重症肌无力、有机磷中毒及颈椎外伤等可损伤神经-肌肉传导系统,引起通气不足。上述各种原因均可造成急性呼吸衰竭。

2.分类

(1)按动脉血气分析分类。①Ⅰ型呼吸衰竭:缺氧性呼吸衰竭,血气分析特点是PaO_2<60mmHg,$PaCO_2$降低或正常。主要见于肺换气功能障碍性疾病。②Ⅱ型呼吸衰竭:即高碳酸性呼吸衰竭,血气分析特点是 PaO_2<60mmHg 同时伴有 $PaCO_2$>50mmHg。系肺泡通气功能障碍所致。

(2)按发病急缓分为急性呼吸衰竭和慢性呼吸衰竭。①急性呼吸衰竭是指呼吸功能原来正常,由于多种突发因素的发生或迅速发展,引起通气或换气功能严重损害,短时间内发生呼吸衰竭,因机体不能很快代偿,如不及时抢救,会危及患者生命。②慢性呼吸衰竭多见于慢性呼吸系统疾病,其呼吸功能损害逐渐加重,虽有缺氧,或伴二氧化碳潴留,但通过机体代偿适应,仍能从事个人生活活动,称为代偿性慢性呼吸衰竭。一旦并发呼吸道感染,或因其他原因增加呼吸生理负担所致代偿失调,出现严重缺氧、二氧化碳潴留和酸中毒的临床表现,称为失代偿性慢性呼吸衰竭。

(3)按病理生理分为:①泵衰竭,由神经肌肉病变引起;②肺衰竭,由气道、肺或胸膜病变引起。

3.发病机制

各种病因引起的肺通气不足、弥散障碍,通气/血流比例失调,肺内动-静脉解剖分流增加和氧耗增加,使通气和(或)换气过程发生障碍,导致呼吸衰竭。

(1)肺通气不足:肺泡通气量减少,肺泡氧分压下降,二氧化碳分压上升。气道阻力增加、呼吸驱动力弱、无效腔气量增加均可导致通气不足。

(2)弥散障碍:见于呼吸膜增厚(如肺水肿、肺间质病变)和面积减少(如肺不张、肺实变),或肺毛细血管血量不足(肺气肿)及血液氧合速率减慢(贫血)等。

(3)通气/血流比例失调:①通气/血流大于正常。引起肺有效循环血量减少,造成无效通气。②通气/血流小于正常。形成无效血流或分流样血流。

(4)肺内动-静脉解剖分流增加:由于肺部病变如肺泡萎陷、肺不张、肺水肿,肺炎实变均可引起肺动脉样分流增加,使静脉血没有接触肺泡气进行气体交换,直接进入肺静脉。

(5)机体氧耗增加:氧耗量增加是加重缺氧的原因之一,发热、寒战、呼吸困难和抽搐均将增加氧耗量。

二、辅助检查

1.动脉血气分析

呼吸衰竭的诊断标准是在海平面、标准大气压、静息状态,呼吸空气条件下,动脉血氧分压(PaO_2)＜60mmHg,伴或不伴有二氧化碳分压($PaCO_2$)＞50mmHg。单纯的 PaO_2＜60mmHg 为Ⅰ型呼吸衰竭;若伴 $PaCO_2$＞50mmHg,则为Ⅱ型呼吸衰竭。

2.肺功能检测

肺功能有助于判断原发疾病的种类和严重程度。

3.肺部影像学检查

包括肺部胸部 X 线片,肺部 CT 等有助于分析呼吸衰竭的原因。

三、护理评估

1.致病因素

询问患者或家属是否有导致慢性呼吸系统疾病,如慢性阻塞性肺疾病、重症肺结核、肺间质纤维化等;是否有胸部的损伤;是否有神经或肌肉等病变。

2.身体状况

(1)呼吸困难:最早、最突出的表现,表现为呼吸浅速,出现"三凹征",合并二氧化碳麻醉时,则出现浅慢呼吸或潮式呼吸。

(2)发绀:缺氧的主要表现。当动脉血氧饱和度≤90％或氧分压＜50mmHg 时,可在口唇、指甲、舌等处出现发绀。

(3)精神、神经症状:注意力不集中,定向力障碍,烦躁,精神错乱,后期表现躁动,抽搐、昏迷。慢性缺氧多表现为智力和定向力障碍。有二氧化碳潴留时常表现出兴奋状态,二氧化碳潴留严重者可发生肺性脑病。

(4)血液循环系统:早期血压升高,心率加快;晚期血压下降,心率减慢,失常甚至心脏停搏。

(5)其他:严重呼吸衰竭对肝、肾功能和消化系统都有影响,可有消化道出血,尿少,尿素氮升高,肌酐清除率下降,肾衰竭。

3.心理-社会状况

呼吸衰竭患者常因呼吸困难产生焦虑或恐惧反应。由于治疗的需要,患者可能需要接受气管插管或气管切开,进行机械通气,患者因此加重焦虑情绪。他们可能害怕会永远依赖呼吸机。各种监测及治疗仪器也会加重患者的心理负担。

四、治疗要点

1.保持气道通畅

气道通畅是纠正缺氧和二氧化碳潴留的先决条件。①清除呼吸道分泌物。②缓解支气管痉挛:用支气管解痉药,必要时给予糖皮质激素以缓解支气管痉挛。③建立人工气道:对于病情危重者,可采用经鼻或经口气管插管,或气管切开,建立人工气道,以方便吸痰和机械通气治疗。

2.氧疗

急性呼吸衰竭患者应使动脉血氧分压维持在接近正常范围;慢性缺氧患者吸入的氧浓度应使动脉血氧分压在 60mmHg 以上或血氧饱和度(SaO_2)在 90% 以上;一般状态较差的患者应尽量使动脉血氧分压在 80mmHg 以上。常用的给氧法为鼻导管、鼻塞、面罩、气管内机械给氧。对缺氧不伴二氧化碳潴留的患者,应给予高浓度吸氧($\geqslant 35\%$),宜将吸入氧浓度控制在 50% 以内。缺氧伴明显二氧化碳潴留的氧疗原则为低浓度($\leqslant 35\%$)持续吸氧。

3.机械通气

呼吸衰竭时应用机械通气的目的是改善通气、改善换气和减少呼吸功耗,同时要尽量避免和减少发生呼吸机相关肺损伤。

4.病因治疗

对病因不明确者,应积极寻找。病因一旦明确,即应开始针对性治疗。对于病因无特效治疗方法者,可针对发病的各个环节合理采取措施。

5.一般处理

应积极预防和治疗感染、纠正酸碱失衡和电解质紊乱,加强液体管理,保持血细胞比容在一定水平、营养支持及合理预防并发症的发生。

五、护理问题

1.气体交换受损

与肺换气功能障碍有关。

2.清理呼吸道无效

与呼吸道分泌物黏稠,积聚有关。

3.有感染加重的危险

与长期使用呼吸机有关。

4.有皮肤完整性受损的危险

与长期卧床有关。

5.营养失调——低于机体需要量

与摄入不足有关。

6.语言沟通障碍

与人工气道建立影响患者说话有关。

7.恐惧

与病情危重有关。

六、护理目标

(1)患者缺氧和二氧化碳潴留症状得以改善,呼吸形态得以纠正。

(2)患者在住院期间呼吸道通畅,没有因痰液阻塞而发生窒息。

(3)患者住院期间感染未加重。

(4)卧床期间皮肤完整,无压疮。

(5)患者能认识到增加营养的重要性并能接受医务人员的合理饮食建议。

(6)护士和患者能够应用图片、文字、手势等多种方式建立有效交流。

(7)可以和患者进行沟通,患者焦虑、恐惧心理减轻。

七、护理措施

1.生活护理

(1)提供安静、整洁、舒适的环境。

(2)给予高蛋白、高热量、维生素丰富、易消化的饮食,少量多餐。

(3)控制探视人员,防止交叉感染。

(4)急性发作时,护理人员应保持镇静,减轻患者焦虑。缓解期患者进行活动,协助他们适应生活,根据身体情况,做到自我照顾和正常的社会活动。

(5)咳痰患者应加强口腔护理,保持口腔清洁。

(6)长期卧床患者预防压疮发生,及时更换体位及床单位,骨隆突部位予以按摩或以软枕垫起。

2.治疗配合

(1)呼吸困难的护理:教会有效地咳嗽、咳痰方法,鼓励患者咳痰,每天饮水在 $1500\sim 2000mL/d$,雾化吸入。对年老体弱咳痰费力的患者,采取翻身、拍背排痰的方法。对意识不清及咳痰无力的患者,可经口或经鼻吸痰。

(2)氧疗的护理:不同的呼衰类型,给予不同的吸氧方式和氧浓度。Ⅰ型呼吸衰竭者,应提高氧浓度,一般可给予高浓度的氧(>35%),使动脉血氧分压在 $60mmHg$ 以上或血氧饱和度(SaO_2)在 90%以上;Ⅰ型呼吸衰竭者,以低浓度持续给氧为原则,或以血气分析结果调节氧流量。吸氧方法可用鼻导管、鼻塞或面罩等。应严密观察吸氧效果,如果呼吸困难缓解,心率下降,发绀减轻,表示吸氧有效;如若呼吸过缓,意识障碍加重,表示二氧化碳潴留加剧,应报告医师,并准备呼吸兴奋药和辅助呼吸等抢救物品。

(3)机械通气的护理。

(4)酸碱失衡和电解质紊乱的护理:呼吸性酸中毒为呼吸衰竭最基本和最常见的酸碱紊乱类型。以改善肺泡通气量为主。包括有效控制感染,祛痰平喘、合理用氧,正确使用呼吸兴奋药及机械通气来改善通气,促进二氧化碳排出。水和电解质紊乱以低钾,低钠、低氯最为常见。慢性呼吸衰竭因低盐饮食,水潴留,应用利尿药等造成低钠,应注意预防。

3.病情观察

(1)注意观察呼吸频率、节律、深度的变化。

(2)评估意识状况及神经精神症状,观察有无肺性脑病的表现。

(3)昏迷患者应评估瞳孔、肌张力、腱反射及病理反射。

(4)准确记录每小时出入量,尤其是尿量变化。合理安排输液速度。

4.心理护理

呼吸衰竭的患者由于病情的严重及经济上的困难往往容易产生焦虑、恐惧等消极心理,因此从护理上应该重视患者心理情绪的变化,积极采用语言及非语言的方式跟患者进行沟通,了解患者的心理及需求,提供必要的帮助。同时加强与患者家属之间的沟通,使家属能适应患者疾病带来的压力,能理解和支持患者,从而减轻患者的消极情绪,提高生命质量,延长生命时间。

八、护理评价

(1)呼吸平稳,血气分析结果正常。

(2)患者住院期间感染得到有效控制。

(3)患者住院期间皮肤完好。

(4)患者及家属无焦虑情绪存在,能配合各种治疗。

九、健康教育

(1)讲解疾病的康复知识。

(2)鼓励进行呼吸运动锻炼,教会患者有效咳嗽、咳痰技术,如缩唇呼吸、腹式呼吸、体位引流、拍背等方法。

(3)遵医嘱正确用药,熟悉药物的用法、剂量和注意事项等。(4)教会家庭氧疗的方法,告之注意事项。

(5)指导患者制订合理的活动与休息计划,教会其减少氧耗量的活动与休息方法。

(6)增强体质,避免各种引起呼吸衰竭的诱因:①鼓励患者进行耐寒锻炼和呼吸功能锻炼,如用冷水洗脸等,以提高呼吸道抗感染的能力;②指导患者合理安排膳食,加强营养,达到改善体质的目的;③避免吸入刺激性气体,劝告吸烟患者戒烟;④避免劳累,情绪激动等不良因素刺激;⑤嘱患者减少去人群拥挤的地方,尽量避免与呼吸道感染者接触,减少感染的机会。

第十二节　自发性气胸的护理

胸膜腔为脏层胸膜与壁层胸膜之间不含空气的密闭潜在性腔隙。气体进入胸膜腔,造成积气状态,称气胸。气胸可为自发性,亦可由疾病,外伤、手术、诊断或治疗性操作不当等引起。在无外伤或人为的因素下,因肺部疾病使肺组织及脏层胸膜突然自发破裂,或因靠近肺表面的肺大疱、细小肺泡自发破裂,肺及支气管内气体进入胸膜腔所致的气胸,称为自发性气胸。

一、病因与发病机制

自发性气胸以继发于慢性阻塞性肺疾病及肺结核最为常见,其次是特发性气胸。

1.继发性气胸

继发性气胸为继发于肺部基础疾病,如肺结核、慢性阻塞性肺疾病,肺癌,肺脓肿等,由于形成的肺大疱破裂或病变直接损伤胸膜所致。偶因胸膜上有异位子宫内膜,在经期可以破裂而发生气胸,称为月经性气胸。

2.特发性气胸

特发性气胸又称原发性气胸。常规 X 线检查,肺部无显著病变,但在胸膜下(多在肺尖部)可有肺大疱,一旦破裂所形成的气胸称为特发性气胸。多见于瘦高体形的男性青壮年,其肺大疱可能与非特异性炎症瘢痕或先天性弹力纤维发育不良有关。

二、分类

根据胸膜破口的情况及发生气胸后对胸膜腔内压力的影响,自发性气胸分为以下 3 种类型。

1.闭合性(单纯性)气胸

胸膜破裂口较小,随着肺萎陷及浆液渗出物的作用,胸膜破口自行关闭,空气不再继续进入胸膜腔。胸腔内压视气体量多少可为正压亦可为负压。抽气后,压力下降,不再复升,说明破口已闭合。胸膜腔内残余气体将自行吸收,维持负压,肺随之逐渐复张。

2.交通性(开放性)气胸

胸膜破裂口较大或两层胸膜间有粘连或牵拉,使破口持续开放,吸气与呼气时,空气自由进出胸膜腔。患侧胸膜腔内压测定在 0 上下波动,抽气后可恢复负压,但数分钟后压力又复升至抽气前水平。

3.张力性(高压性)气胸

胸膜破裂口呈单向活瓣或活塞作用,吸气时胸廓扩大,胸膜腔内压变小而开启,空气进入胸膜腔;呼气时胸膜腔内压升高,压迫活瓣使之关闭,吸入气体不能排出,致使胸膜腔内气体不断积聚,胸膜腔内压持续升高,常 $\geqslant 0.1kPa(10cmH_2O)$,甚至高达 $0.2kPa(20cmH_2O)$,抽气后胸膜腔内压可下降,但又迅速复升,肺脏受压,明显萎陷,纵隔向健侧移位,心脏与血管受压,静脉血回流受阻,心脏充盈减慢,回心血量减少,心排出量降低。此型常可造成严重呼吸循环障碍而危及生命,需急救处理。有时胸膜腔内的高压空气被挤入纵隔,扩散至皮下组织,形成颈部、面部、胸部等处皮下气肿。

三、临床表现

气胸对呼吸和循环功能的影响与基础疾病及肺功能、气胸发生速度、胸膜腔内积气量及压力三个因素有关。发病前部分患者有抬举重物用力过猛、潜水作业、剧咳、屏气、用力排便,甚至大笑等诱发因素。但 50%～60% 的病例找不到明确病因,而是在正常活动或安静休息状态下发病。

1.症状

(1)胸痛:患侧胸痛,呈突发性,如刀割样或针刺样,持续时间较短,继之伴胸闷、气促。

(2)咳嗽:可有轻到中度刺激性咳嗽,因气体刺激胸膜所致。

（3）呼吸困难：若气胸发生前肺功能良好，肺萎陷小于 20%，患者可无明显呼吸困难。若发生在严重肺气肿患者，虽肺仅被压缩 10%，却可引起严重呼吸困难与发绀，患者不能平卧，如果侧卧，则被迫使气胸患侧在上，以减轻呼吸困难。大量气胸，尤其是张力性气胸时，患者可表现出烦躁不安、表情紧张、端坐呼吸、窒息感、发绀、冷汗、脉速、血压下降、心律失常，甚至休克、意识丧失、呼吸衰竭。

2.体征

取决于积气量，少量气胸时体征不明显，气胸量在 30% 以上者，可见呼吸增快，发绀，气管向健侧移位；患侧胸部膨隆，肋间隙增宽，呼吸运动和语颤减弱；叩诊呈过清音或鼓音；右侧气胸可使肝浊音界下降。并发纵隔气肿时可听到与心脏搏动相一致的嘎吱音或哪啪声。有液气胸时，可闻及胸内振水声。

3.并发症

常见脓气胸、血气胸、纵隔气肿、皮下气肿及呼吸衰竭等。

四、辅助检查

1.X 线检查

X 线是诊断气胸最可靠的方法。X 线胸片可见患侧透光度增强，内无肺纹理，肺被压向肺门，呈高密度影，外缘呈弧形或分叶状，如胸腔有积液或积血，可见液平面。肺被压缩面积的大小可根据气胸侧气带的宽度粗略估计，如气带宽度为该侧胸部宽度的 1/4、1/3、1/2，则肺被压缩程度分别为 35%、50%、65%。

2.胸部 CT

表现为胸膜腔内出现极低密度的气体影，伴有肺组织不同程度的压缩萎陷改变。

五、诊断要点

根据突发性胸痛、刺激性干咳或伴呼吸困难及相应的临床体征，可初步诊断，经 X 线检查有气胸征象可确诊。

六、治疗要点

1.一般治疗

（1）休息：绝对卧床休息，尽量少讲话，使肺活动减少，有利于气体吸收。

（2）吸氧：持续吸入高浓度氧疗法（面罩呼吸，氧流量 3L/min）可使气胸患者气体吸收率提高达 4.2%，肺完全复张时间缩短至平均 5 天。

（3）去除诱因。

（4）对症处理：酌情给予镇静、镇痛药物；支气管痉挛者使用氨茶碱等支气管扩张剂；剧烈刺激性干咳可给予可待因。

2.排气治疗

排气适用于积气量较多，肺压缩＞20%，症状明显者，或张力性气胸时，需要进行排气治疗。

（1）紧急排气：张力性气胸患者的病情危急，紧急情况下，可迅速将无菌针头经患侧肋间插入胸膜腔，使胸腔内高压气体得以排出，缓解呼吸困难等症状。亦可在大号针头尾部绑扎一橡皮指套，在指套顶端剪一裂口后将针刺入胸膜腔，高压气体从小裂缝排出，待胸腔内压减至负压时,套囊塌陷,裂缝关闭,外界空气不能进入胸腔。还可用 50mL 或 100mL 注射器进行抽气,注射器以胶管与针头相连,以便抽气后钳夹,防止空气进入。穿刺部位常在患侧锁骨中线外侧第 2 肋间隙处或腋前线第 4～5 肋。

(2)人工气胸箱排气:此装置可同时测定胸腔内压和进行抽气。穿刺针刺入胸膜腔后接人工气胸箱,先测压,根据压力变化,判断气胸类型,再抽气。一般 1 次抽气量不超过 1L,以使胸膜腔内压力降至 0～2cmH_2O。压力下降后观察 5 分钟,如压力无回升可拔针,如有回升应行胸腔闭式引流排气。

(3)胸腔闭式引流:可确保有效持续排气,适用于各类型气胸、液气胸及血气胸。于锁骨中线外侧第 2 肋间隙处或腋前线第 4～5 肋经套管针将引流导管插入胸膜腔或行手术切开后置入引流导管,一般导管外端接单瓶水封瓶引流,使胸膜腔内压力保持在 1～2cmH_2O。肺复张不满意时可采用负压吸引闭式引流装置,压力维持在 $-12～-8cmH_2O$ 为宜。目前,一次性使用的胸腔引流调压水封贮液瓶已在临床广泛使用。

3.胸膜粘连术

适用于气胸反复发生,肺功能欠佳,不宜手术者。可经胸腔镜窥察后做粘连烙断术,促使破口关闭。或选用粘连剂,如 50％葡萄糖、无菌精制滑石粉、四环素粉针剂、纤维蛋白原加凝血酶等,注入胸膜腔,通过生物、理化刺激,产生无菌性变态反应性胸膜炎症,使两层胸膜粘连,胸膜腔闭锁,达到防治气胸复发的目的。

4.外科手术

手术适用于多次复发性气胸、长期排气治疗的肺不张、大量血气胸或双侧自发性气胸、支气管胸膜瘘者,既可以团合破裂口,又可对原发病灶进行根治。

5.原发病及并发症处理

积极治疗原发病及诱因,如肺结核应抗结核治疗。同时应注意预防和处理继发细菌感染(如脓气胸)、血气胸、皮下气肿及纵隔气肿。

七、护理要点

1.低效性呼吸

低效性呼吸与肺扩张能力下降、疼痛、缺氧、焦虑有关。

(1)休息:急性自发性气胸患者应绝对卧床休息。如肺被压缩＜20％,且为闭合性,症状较轻,PaO_2＞70mmHg 时,可仅卧床休息,避免用力、屏气、咳嗽等可增加胸腔内压的活动。血压平稳者取半坐位,有利于呼吸、咳嗽排痰及胸腔引流。卧床期间,协助患者每 2 小时翻身 1 次。如有胸腔引流管,患者翻身时,应注意防止引流管脱落。

(2)吸氧:给予鼻导管或鼻塞,必要时面罩吸氧。氧流量控制在 2～5L/min。吸氧可加快胸腔内气体的吸收,减少肺活动度,促使胸膜裂口愈合。若有纵隔气肿,可给予高浓度吸氧,增加纵隔内氧浓度,有利于气肿消散。

(3)严密观察病情变化:经常巡视患者,及时听取患者的主诉,严密观察呼吸频率、深度及呼吸困难的表现和血氧饱和度变化,必要时监测动脉血气。大量气胸,尤其是张力性气胸时,可迅速出现严重呼吸循环障碍,如患者表现心率加快、血压下降、发绀、冷汗、心律失常,甚至休克,要及时通知医生并配合处理。

（4）心理支持：呼叫器放在患者易取之处，听到呼叫立即应答。患者在严重呼吸困难期间护士应尽量在床旁陪伴，允许患者提问和表达恐惧心理。做各项检查、操作前向患者做好解释，告诉患者采取的治疗措施将是有效的，如抽气后呼吸困难可缓解，气胸可治愈；解释疼痛、呼吸困难等不适的原因，从而消除患者对疾病及治疗紧张、担心的心理，帮助患者树立信心，配合治疗。必要时，按医嘱给予镇静剂，减轻焦虑，促进有效通气。

（5）排气疗法的护理：协助医生做好胸腔抽气或胸腔闭式引流的准备和配合工作，使肺尽早复张，减轻呼吸困难症状。

术前向患者简要说明排气疗法的目的、意义、过程及注意事项，以取得患者的理解与配合。

如行胸腔闭式引流术，术前需要严格检查引流管是否通畅和整套胸腔闭式引流装置是否密闭。引流瓶内需要注入适量无菌蒸馏水或生理盐水；标记液面水平。将连接胸腔引流管的玻璃管一端置于水面下 1.5～2cm，以确保患者的胸腔和引流装置之间为一个密封系统。引流瓶塞上的另一短玻璃管为排气管，其下端应距离液面 5cm 以上。必要时按医嘱连接好负压引流装置，注意保持压力在 $-0.12～-0.08$ kPa（$-12～-8$ cmH$_2$O），避免过大的负压吸引对肺的损伤。

保证有效的引流：①引流瓶应放在低于患者胸部的地方，其液平面应低于引流管胸腔出口平面 60cm，以防瓶内的液体反流进入胸腔。妥善放置引流瓶，防止被踢倒或打破。②保持引流管通畅，密切观察引流管内的水柱是否随呼吸上下波动及有无气体自液面逸出。必要时，可请患者做深呼吸或咳嗽。如有波动，表明引流通畅。若水柱波动不明显，液面无气体逸出，患者无胸闷，呼吸困难，可能患者的肺组织已复张；若患者呼吸困难加重，出现发绀、大汗、胸闷、气管偏向健侧等症状，应立即通知医生紧急处理。③为防止胸腔积液或渗出物堵塞引流管，必要时，应根据病情定期捏挤引流管（由胸腔端向引流瓶端的方向挤压）。④妥善固定引流管于床旁，留出适宜长度的引流管，既要便于患者翻身活动，又要避免过长扭曲受压。

注意观察引流液的量、色、性状和水柱波动范围，并准确记录。

在插管、引流排气和伤口护理时，要严格执行无菌操作，引流瓶上的排气管外端应用 1～2 层纱布包扎好，避免空气中尘埃或脏物进入引流瓶内。每天更换引流瓶，更换时应注意连接管和接头处的消毒。伤口敷料每 1～2 日更换 1 次，如敷料有分泌物渗湿或污染，应及时更换。

搬动患者时需要用 2 把血管钳将引流管双重夹紧，防止在搬动过程中发生引流管滑脱、漏气或引流液反流等意外情况。更换引流瓶时应先将近心端的引流管用双钳夹住，更换完毕检查无误后再放开，以防止气体进入胸腔。若胸腔引流管不慎滑出胸腔时，应嘱患者呼气，同时迅速用凡士林纱布及胶布封闭引流口，并立即通知医生进行处理。

鼓励患者每 2 小时进行 1 次深呼吸和咳嗽练习，或吹气球，以促进受压萎陷的肺组织扩张，加速胸腔内气体排出，促进肺尽早复张。应尽量避免用力咳嗽。

引流管无气体逸出 1～2 天后，再夹闭管 1 天，患者无气急，呼吸困难，透视或摄片见肺已全部复张时，应做好拔管的准备。拔管后注意观察有无胸闷、呼吸困难、切口处漏气、渗出、出血、皮下气肿等情况，如发现异常应及时处理。

2.疼痛

胸痛与胸膜腔压力变化、引流管置入有关。

（1）环境与卧位：保持病房安静，保证患者有充足的休息时间。协助患者采取舒适的卧位。半卧位时可在胸腔引流管下方垫1条毛巾，减轻患者的不适，同时防止引流管受压。

（2）活动：与患者共同分析胸痛发生的诱因，教会患者床上活动的方法，如体位改变或活动时，用手固定好胸腔引流管，避免其移动而刺激胸膜，引起疼痛。亦可用枕头或手护住胸部及引流管，减少因深呼吸、咳嗽或活动所引起的胸廓扩张、胸膜受牵拉，导致胸痛。

（3）放松疗法：教会患者自我放松技巧，如缓慢深呼吸、全身肌肉放松，听音乐、广播或看书、看报，以分散注意力，减轻疼痛。

（4）用药护理：患者疼痛剧烈时，按医嘱给予止痛药，及时评价止痛效果并观察可能出现的不良反应，及时与医生联系并有效地处理。置入胸腔引流管的患者，肺完全复张后可引起胸痛，向患者做好解释，以消除患者紧张心理，必要时使用镇静剂，使患者放松，提高痛阈，增强对疼痛的耐受性。刺激性咳嗽较剧烈时，遵医嘱给予适当的止咳药物，但痰液稠多者或慢性呼吸衰竭伴二氧化碳潴留者，禁用可待因等中枢性镇咳剂，防止咳嗽反射受抑制，排痰不畅，造成感染，甚至呼吸抑制，发生窒息。

（5）预防上呼吸道感染：嘱患者注意保暖，预防受凉而引起上呼吸道感染。

（6）排便护理：保持大便通畅，防止排便用力引起的胸痛或伤口疼痛，并防止气胸复发。

第十三节　肺血栓栓塞症的护理

肺栓塞（PE）是以各种栓子阻塞肺动脉系统为其发病原因的一组疾病或临床综合征的总称，常见的栓子为血栓，少数为脂肪、羊水、空气等。肺血栓栓塞症（PTE）为来自静脉系统或右心的血栓阻塞肺动脉或其分支所致的疾病，主要临床特征为肺循环和呼吸功能障碍。PTE 为 PE 最常见的类型，通常所称的 PE 即指 PTE。引起 PTE 的血栓主要来源于深静脉血栓形成（DVT）。

国外 PTE 发病率较高，病死率亦高，未经治疗的 PTE 的病死率为 25%～30%，大面积 PTE1 小时内病死率高达 95%，是仅次于肿瘤和心血管病，威胁人类生命的第三大杀手。PTE-DVT 发病和临床表现隐匿、复杂，对 PTE-DVT 的漏诊率和误诊率普遍较高。虽然我国目前尚无准确的流行病学资料，但随着诊断意识和检查技术的提高，诊断例数已有显著增加。

一、病因与发病机制

1.深静脉血栓形成引起肺栓塞

引起 PTE 的血栓可以来源于下腔静脉径路、上腔静脉径路或右心腔，其中大部分来源于下肢近端的深静脉，即腘静脉、股静脉、髂静脉。腓静脉血栓一般较细小，即使脱落也较少引起 PTE。只有当血栓发展到近端血管并脱落后，才易引起肺栓塞。任何可以导致静脉血液淤滞、静脉系统内皮损伤和血液高凝状态的因素均可引起深静脉血栓形成。深静脉血栓形成的高危因素有：①获得性高危因素：高龄，肥胖，大于4天的长期卧床，制动，心脏疾病，如房颤合并心力衰竭，动脉硬化等，手术，特别是膝关节、髋关节、恶性肿瘤手术，妊娠和分娩。②遗传性高危因素:凝血因子Ⅴ因子突变引起的蛋白C缺乏、蛋白S缺乏和抗凝血酶缺乏等造成血液的高凝状态。患者年龄一般在40岁以下,常以无明显诱因反复发生DVT和PTE为主要临床表现。

2.非深静脉血栓形成引起肺栓塞

全身静脉血回流至肺,故肺血管床极易暴露于各种阻塞和有害因素中,除上述深静脉血栓形成外,其他栓子也可引起肺栓塞,包括:脂肪栓塞,如下肢长骨骨折、羊水栓塞、空气栓塞、寄生虫栓塞、感染病灶、肿瘤的癌栓、毒品引起血管炎或继发血栓形成。

二、病理生理

肺动脉的血栓栓塞既可以是单一部位的,也可以是多部位的。病理检查发现多部位或双侧性的血栓栓塞更为常见。一般认为栓塞更易发生于右侧和下肺叶。发生栓塞后有可能在栓塞局部继发血栓形成,参与发病过程。PTE所致病情的严重程度取决于栓子的性质及受累血管的大小和肺血管床阻塞的范围;栓子阻塞肺血管后释放的5-羟色胺、组胺等介质引起的反应及患者原来的心肺功能状态。栓塞部位的肺血流减少,肺泡无效腔量增大,故PTE对呼吸的即刻影响是通气/血流比值增大。右心房压升高可引起功能性闭合的卵圆孔开放,产生心内右向左分流;神经体液因素可引起支气管痉挛;毛细血管通透性增高,间质和肺泡内液体增多或出血;栓塞部位肺泡表面活性物质分泌减少,肺泡萎陷,呼吸面积减小;肺顺应性下降,肺体积缩小并可出现肺不张;如累及胸膜,则可出现胸腔积液。以上因素导致通气/血流比例失调,出现低氧血症。

急性PTE造成肺动脉较广泛阻塞时,可引起肺动脉高压,出现急性肺源性心脏病,致右心功能不全,回心血量减少,静脉系统淤血;右心扩大致室间隔左移,使左心室功能受损,导致心排出量下降,进而可引起体循环低血压或休克;主动脉内低血压和右心房压升高,使冠状动脉灌注压下降,心肌血流减少,特别是心室内膜下心肌处于低灌注状态,加之PTE时心肌耗氧增加,可致心肌缺血,诱发心绞痛。

肺动脉发生栓塞后,若其支配区的肺组织因血流受阻或中断而发生坏死,称为肺梗死(PI)。由于肺组织接受肺动脉、支气管动脉和肺泡内气体弥散等多重氧供,PTE中仅约不足15%发生PI。

若急性PTE后肺动脉内血栓未完全溶解,或反复发生PTE,则可能形成慢性血栓栓塞性肺动脉高压,继而出现慢性肺源性心脏病,右心代偿性肥厚和右心衰竭。

三、临床表现

(一)PTE表现

1.症状

常见症状有:①不明原因的呼吸困难及气促,尤以活动后明显,为PTE最多见的症状;②胸痛,包括胸膜炎性胸痛或心绞痛样疼痛;③晕厥,可为PTE的唯一或首发症状;④烦躁不安,惊恐甚至濒死感;⑤咯血,常为小量咯血,大咯血少见;⑥咳嗽、心悸等。各病例可出现以上症状的不同组合,具有多样性和非特异性。临床上若同时出现呼吸困难、胸痛及咯血,称为PTE"三联征",但仅见于约20%的患者。大面积肺栓塞时可发生休克,甚至猝死。

2.体征

(1)呼吸系统:呼吸急促最常见,发绀,肺部有时可闻及哮鸣音和(或)细湿啰音,肺野偶可闻及血管杂音;合并肺不张和胸腔积液时出现相应的体征。

(2)循环系统体征:心率快,肺动脉瓣区第二心音(P_2)亢进及收缩期杂音;三尖瓣反流性杂音;心包摩擦音或胸膜心包摩擦音;可有右心力衰竭体征如颈静脉充盈,搏动,肝大伴压痛、肝颈反流征(＋)等。血压变化,严重时可出现血压下降甚至休克。

(3)其他可伴发热:多为低热,少数患者有38℃以上的发热。

(二)DVT 表现

主要表现为患肢肿胀、周径增粗,疼痛或压痛、皮肤色素沉着,行走后患肢易疲劳或肿胀加重。但需注意,半数以上的下肢 DVT 患者无自觉症状和明显体征。应测量双侧下肢的周径来评价其差别。进行大、小腿周径的测量点分别为髌骨上缘以上 15cm 处,髌骨下缘以下 10cm 处。双侧相差≥1cm 即考虑有临床意义。

最有意义的体征是反映右心负荷增加的颈静脉充盈、搏动及 DVT 所致的肿胀、压痛、僵硬、色素沉着及浅静脉曲张等,一侧大腿或小腿周径较对侧大 1cm 即有诊断价值。

四、治疗要点

1.急救措施

(1)一般处理:对高度疑诊或确诊 PTE 的患者,应进行重症监护,绝对卧床 1～2 周。剧烈胸痛者给予适当镇静、止痛对症治疗。

(2)呼吸循环支持,防治休克。

氧疗:采用经鼻导管或面罩吸氧,必要时气管插管机械通气,以纠正低氧血症。避免做气管切开,以免溶栓或抗凝治疗引发局部大出血。

循环支持:对于出现右心功能不全但血压正常者,可使用多巴酚丁胺和多巴胺;若出现血压下降,可增大剂量或使用其他血管加压药物,如去甲肾上腺素等。扩容治疗会加重右室扩大,减低心排出量,不建议使用。液体负荷量控制在 500mL 以内。

2.溶栓治疗

溶栓指征:大面积 PTE 有明显呼吸困难、胸痛、低氧血症等。对于次大面积 PTE,若无禁忌证,可考虑溶栓,但存在争议。对于血压和右心室运动功能均正常的病例,不宜溶栓。溶栓的时间窗一般定为急性肺栓塞发病或复发 14 天以内。症状出现 48 小时内溶栓获益最大,溶栓治疗开始越早,治疗效果越好。

绝对禁忌证:有活动性内出血和近期自发性颅内出血。

相对禁忌证:2 周内的大手术、分娩、器官活检或不能压迫止血部位的血管穿刺;2 个月内的缺血性脑卒中;10 天内的胃肠道出血;15 天内的严重创伤;1 个月内的神经外科或眼科手术;难以控制的重度高血压(收缩压≥180mmHg,舒张压>110mmHg);近期曾行心肺复苏;血小板计数<$100×10^9$/L;妊娠;细菌性心内膜炎;严重肝,肾功能不全;糖尿病出血性视网膜病变等。对于致命性大面积 PTE,上述绝对禁忌证亦应被视为相对禁忌证,文献提示低血压和缺氧即是 PTE 立即溶栓的指征。

常用的溶栓药物:尿激酶(UK),链激酶(SK)和重组组织型纤溶酶原激活剂(rtPA)。三者溶栓效果相仿,临床可根据条件选用。

溶栓方案与剂量:

(1)尿激酶:负荷量 4400IU/kg,静脉注射 10 分钟,随后以 2200IU/(kg·h)持续静脉滴注 12 小时;快速给药:按 2 万 IU/kg 剂量,持续静脉滴注 2 小时。

(2)链激酶:负荷量 25 万 IU,静脉注射 30 分钟,随后以 10 万 IU/h 持续静脉滴注 24 小时。快速给药;150 万 IU,持续静脉滴注 2 小时。链激酶具有抗原性,用药前需肌内注射苯海拉明或地塞米松,以防止过敏反应。链激酶 6 个月内不宜再次使用。

(3)rtPA:推荐 rtPA50mg 持续静脉注射 2 小时为国人标准治疗方案。

使用尿激酶、链激酶溶栓时无须同时使用肝素治疗;但以 rtPA 溶栓,当 rtPA 注射结束后,应继续使用肝素。

3.抗凝治疗

抗凝为 PTE 和 DVT 的基本治疗方法,可以有效防止血栓再形成和复发,为机体发挥自身的纤溶机制溶解血栓创造条件。抗凝药物主要有非口服抗凝剂普通肝素(UFH)、低分子肝素(LMWH),口服抗凝剂华法林。抗血小板药物阿司匹林或氯吡格雷的抗凝作用不能满足 PTE 或 DVT 的抗凝要求,不推荐使用。

临床疑诊 PTE 时,即可开始使用 UFH 或 LMWH 进行有效的抗凝治疗。用尿激酶或链激酶溶栓治疗后,应每 2～4 小时测定 1 次凝血酶原时间(PT)或活化部分凝血活酶时间(APTT),当其水平降至正常值的 2 倍时,即给予抗凝治疗。

UFH 给药时需根据 APTT 调整剂量,尽快使 APTT 达到并维持于正常值的 1.5～2.5 倍。LMWH 具有与 UFH 相同的抗凝效果。可根据体重给药,且无须监测 APTT 和调整剂量。UFH 或 LMWH 一般连用 5～10 天,直到临床情况平稳。使用肝素 1～3 天后加用口服抗凝剂华法林,初始剂量为 3.0～5.0mg。当连续 2 天测定的国际标准化比率(INR)达到 2.5(2.0～3.0)时,或 P 延长至正常值的 1.5～2.5 倍时,停止使用肝素,单独口服华法林治疗。根据 INR 或 PT 调节华法林的剂量。一般口服华法林的疗程至少为 3～6 个月。对复发性 VTE,并发肺心病或危险因素长期存在者,抗凝治疗的时间应延长至 12 个月或以上,甚至终生抗凝。

4.其他治疗

如肺动脉血栓摘除术,肺动脉导管碎解和抽吸血栓,仅适用于经积极的内科治疗无效的紧急情况或存在溶栓和抗凝治疗绝对禁忌证。为防止下肢深静脉大块血栓再次脱落阻塞肺动脉,可考虑放置下腔静脉滤器。若阻塞部位处于手术可及的肺动脉近端,可考虑行肺动脉血栓内膜剥脱术。

五、护理要点

1.一般护理

安置患者于监护室,监测呼吸、心率、血压、静脉压、心电图及动脉血气的变化。患者应绝对卧床休息。避免大幅度的动作及用手按揉下肢深静脉血栓形成处,翻身时动作要轻柔,以防止血栓脱落,栓塞其他部位。做好各项基础护理,预防并发症。进食清淡、易消化的高维生素类食物。保持大便通畅,避免用力,以免促进深静脉血栓脱落。大便干燥时可酌情给予通便药或做结肠灌洗。

2.镇静、止痛、给氧

患者胸痛剧烈时遵医嘱给予镇静、止痛药,以减轻患者的痛苦症状,缓解患者的紧张程度。保持呼吸道通畅,根据血气分析和临床情况合理给氧,改善缺氧症状。床旁备用气管插管用物及呼吸机,便于患者出现呼吸衰竭时立即进行机械通气治疗。

3.病情观察

密切观察患者的神志、血压、呼吸、脉搏、体温、尿量和皮肤色泽等,有无胸痛、昏厥、咯血及休克等现象。正确留取各项标本,观察动脉血气分析和各项实验室检查结果如血小板计数、凝血酶原时间(PT)或活化部分凝血活酶时间(APTT)、血浆纤维蛋白含量,3P实验等。

4.心理护理

PTE患者多有紧张、焦虑、悲观的情绪,应减少不必要的刺激,给予相应的护理措施,如护理人员守护在患者床旁,允许家属陪伴,解释病情,满足患者所需等。鼓励患者配合治疗,树立战胜疾病的信心和勇气。

5.溶栓及抗凝护理

用药前:①溶栓前宜留置外周静脉套管针,以方便溶栓中取血监测,避免反复穿刺血管。②测定基础APTT、PT及血常规(含血小板计数,血红蛋白)等。③评估是否存在禁忌证,如活动性出血,凝血功能障碍,未予控制的严重高血压等。必要时应配血,做好输血准备。

用药期间:

(1)注意观察出血倾向:①溶栓治疗的主要并发症为出血,包括皮肤、黏膜及脏器的出血。最严重的是颅内出血,发生率为1‰～2‰。在用药过程中,观察患者有无头痛、呕吐、意识障碍等情况;观察皮肤黏膜有无紫癜及穿刺点有无渗血;观察大小便的颜色,及时留取标本进行潜血检查。②肝素在使用的第1周每1～2天,第2周起每3～4天必须复查血小板计数1次,以发现肝素诱导的血小板减少症。若出现血小板迅速或持续降低为30%,或血小板计数$<100×10^9$/L,应停用UFH。③华法林在治疗的前几周,有可能引起血管性紫癜,导致皮肤坏死。华法林所致出血可以用维生素K拮抗。

(2)评估疗效:溶栓及抗凝后,根据医嘱定时采集血标本,对临床及相关辅助检查情况进行动态观察。

六、健康教育

PTE的预防和早期识别极为重要,应做好本病的有关预防和发病表现的宣教。老年、体弱、久病卧床的患者,应注意加强腿部的活动,经常更换体位,抬高下肢,以减轻下肢血液的淤滞,预防下肢深静脉血栓形成。长途空中旅行、久坐或久站,或孕妇妊娠期内引起的下肢和脚部水肿、下肢静脉曲张,可采取非药物预防方法,如穿充气加压袜,使用间歇充气加压泵,以促进下肢静脉回流。已经开始抗凝药物治疗的患者应坚持长期应用抗凝药物并告诉患者注意观察出血倾向。当出现不明原因的气急、胸痛、咯血等表现时,应及时到医院诊治。

第十四节　胸腔积液的护理

正常人胸膜腔内有 3～15mL 液体,在呼吸运动时起润滑作用,以避免脏层胸膜和壁层胸膜在呼吸时相互摩擦受损。胸膜腔中的液体不断地由壁层胸膜生成,又不断地以相等速度被脏层胸膜吸收,它的产生与吸收常处于动态平衡。若任何全身或局部病变致使胸膜腔内液体生成过快和(或)吸收过缓时,临床产生胸腔积液,简称胸腔积液。

一、病因与发病机制

胸膜毛细血管静水压增高、血浆胶体渗透压降低,胸膜腔负压和胸液的胶体渗透压增加,均可引起胸腔积液。胸腔积液通常分为漏出液和渗出液两大类。

1.漏出液

胸膜毛细血管静水压增高,如充血性心力衰竭、上腔静脉或奇静脉受阻等,胸膜毛细血管内胶体渗透压降低,如低蛋白血症、肝硬化、肾病综合征、急性肾小球肾炎、黏液性水肿等,均可产生胸腔漏出液。

2.渗出液

胸膜炎症(结核病、肺炎),肿瘤累及胸膜(恶性肿瘤转移,间皮瘤),肺栓塞,膈下炎症(膈下脓肿、肝脓肿、急性胰腺炎),结缔组织病等,可使胸膜毛细血管通透性增加,或淋巴引流受阻,产生胸腔渗出液。

最常见的漏出性胸腔积液病因为心功能不全和肝硬化,90% 的渗出性胸膜积液则依次为感染性疾病、恶性肿瘤、肺栓塞和胃肠道疾病。中青年者渗出性胸膜积液以结核病尤为常见。中老年胸腔积液,尤其是血性胸液,很可能为恶性病变。偶因胸导管受阻,形成乳糜胸。

二、临床表现

1.症状

临床症状的轻重取决于积液量和原发疾病。

(1)胸痛和呼吸困难:最常见。早期纤维素性渗出,呼吸时两层胸膜摩擦引起胸痛,在深吸气、咳嗽时加重,胸腔积液逐渐增多后,胸痛会有所缓解。少量胸腔积液时常无呼吸困难,当胸腔积液量超过 500mL 时,由于胸腔积液可使胸廓顺应性下降、膈肌受压、纵隔移位和肺容量下降,可出现胸闷和呼吸困难,并随积液量的增多而加重。

(2)伴随症状:结核性胸膜炎多见于青年人,常有发热;中年以上患者可为肺癌所致胸膜转移。炎性积液多为渗出性,常伴有胸痛及发热。由心力衰竭所致胸腔积液为漏出液。肝脓肿所伴右侧胸腔积液可为反应性胸膜炎,亦可为脓胸。积液量少于 300mL 时症状多不明显;若超过 500mL,患者渐感胸闷。大量积液时,邻近肺组织和纵隔脏器受压,患者可有心悸、呼吸困难。

2.体征

少量积液时,体征不明显或可闻及胸膜摩擦音。范围较小的包裹性胸腔积液以及叶间胸膜积液在体检时也常常难以发现。中等量或以上的胸腔积液可有以下典型体征:①视诊:患侧胸廓饱满,肋间隙增宽、呼吸运动受限,心尖冲动向健侧移位。②触诊:气管移向健侧,患侧呼吸运动减弱,语音震颤减弱或消失。③叩诊:积液区为浊音或实音,左侧胸腔积液时心界叩不出,右侧胸腔积液时,心界向左侧移位。④听诊:积液区呼吸音减弱或消失。

三、辅助检查

1.X 线检查

胸腔积液量 300～500mL 时,患侧肋膈角变钝或消失;典型胸腔积液的表现为下胸部见外高内低上缘呈下凹的均匀致密阴影。大量积液时整个患侧全为致密阴影,纵隔推向健侧,患侧膈肌下降。积液时常遮盖肺内原发病灶。CT 检查胸膜病变有较高的敏感性与密度分辨率,可以发现隐蔽性病灶,判断渗出液、血性或脓性胸液。

2.B 超声检查

灵敏度高,定位准确。可明确有无胸腔积液、积液部位和积液量,协助胸腔穿刺定位。

3.胸液检查

胸腔穿刺抽液检查有助于确定胸液的性质和病因,对诊断和治疗有重要意义。

(1)外观:漏出液呈淡黄色,透明清亮,静置不凝固,比重<1.016～1.018。渗出液则色较深,呈草黄色,稍混浊,比重>1.018。血性胸液呈程度不等的洗肉水样或静脉血样。

(2)细胞:正常胸液中有少量间皮细胞或淋巴细胞。漏出液细胞数常<100×10^6/L,以淋巴细胞与间皮细胞为主。渗出液的白细胞常≥500×10^6/L。中性粒细胞增多时,提示为急性炎症;淋巴细胞为主则多为结核性或恶性。胸液中红细胞>5×10^9/L 时,可呈淡红色,多由恶性肿瘤或结核所致。应注意与胸腔穿刺损伤血管引起的血性胸液相鉴别。恶性胸液中约有60%可查到恶性肿瘤细胞。

(3)pH:结核性胸液常为 pH<7.30;漏出液常为 pH>7.30,若 pH>7.40,应考虑恶性胸液。

(4)蛋白质:渗出液的蛋白含量高于 30g/L,胸液/血清比值大于 0.5,黏蛋白试验(Rivalta试验)阳性。漏出液蛋白含量较低(<30g/L),以清蛋白为主,Rivalta 试验阴性。若胸液癌胚抗原(CEA)值>10～15μg/L,或胸液/血清 CEA>1,铁蛋白含量增高,常提示为恶性胸液。

(5)葡萄糖:漏出液与大多数渗出液的葡萄糖含量正常;结核性、恶性、类风湿关节炎及化脓性胸腔积液中葡萄糖含量可<3.35mmol/L。若胸膜病变范围较广,如肿瘤广泛浸润,可使葡萄糖含量较低。

(6)酶:胸液乳酸脱氢酶(LDH)含量增高,大于 200U/L,且胸液 LDH/血清 LDH 比值大于 0.6,提示渗出液。胸液 LDH 活性可反映胸膜炎症的程度,其值越高,表明炎症越明显。LDH>500U/L 常提示为恶性肿瘤或胸液已并发细菌感染。胸液淀粉酶升高可见于胰腺炎、恶性肿瘤等。结核性胸膜炎时,胸液中腺苷脱氨酶(ADA)可高于 100U/L。

(7)病原体:胸液涂片查找细菌及培养,有助于病原诊断。

4.胸膜活检

当胸腔积液原因不明时,应考虑做皮胸膜活检。必要时可行胸腔镜活检。恶性肿瘤侵犯胸膜引起的胸腔积液,称为恶性胸液。胸膜活检,胸腔镜检查对恶性胸腔积液的病因诊断率较高。

5.免疫学检查

结核性与恶性胸腔积液时,T 淋巴细胞增高;系统性红斑狼疮及类风湿性关节炎引起的胸腔积液中补体 C3、C。成分降低,免疫复合物的含量增高。

四、诊断要点

根据临床表现和相关辅助检查,可明确有无胸腔积液和积液量的多少。胸液检查大致可确定积液性质。

五、治疗要点

胸腔积液为胸部或全身疾病的一部分,病因治疗尤为重要。漏出液常在纠正病因后可吸收。渗出性胸膜炎的常见病因为结核病、恶性肿瘤和肺炎,为本部分重点介绍内容。

1.结核性胸膜炎

(1)凡有明显全身中毒症状或胸腔积液在中等量以上者应住院治疗,卧床休息,予以营养支持和规范的抗结核药物治疗。

(2)胸腔抽液:不仅是诊断需要,也是治疗结核性胸膜炎的必要手段。胸腔抽液有助于减少纤维蛋白的沉着和胸膜增厚,避免肺功能受损。大量胸液者每周抽液 2～3 次,直至胸液完全吸收。每次抽液量不应超过 1000mL,抽液过多、过快易使胸腔压力骤降,发生肺水肿或循环障碍。一般情况下无须做胸腔内药物注入。伴有结核性脓胸者须反复穿刺抽脓(一般每周抽脓 2～3 次),或置管冲洗,冲洗液为生理盐水或 2% 碳酸氢钠,然后注入抗生素。

(3)糖皮质激素治疗:急性结核性渗出性胸膜炎全身毒性症状严重,胸液较多者,在抗结核药物治疗的同时,加用糖皮质激素,可减轻机体的变态反应和炎症反应,使胸液迅速吸收,减少胸膜粘连增厚。通常用泼尼松或泼尼松龙 25～30mg/d,分 3 次日服。待体温正常,全身毒性症状消退、胸液明显减少时,逐渐减量以至停用,疗程为 4～6 周。

2.恶性胸腔积液

这是晚期恶性肿瘤的常见并发症,故应积极治疗原发肿瘤。全身化疗对于部分小细胞肺癌所致胸腔积液有一定疗效。纵隔淋巴结有转移者,可行局部放射治疗。因胸腔积液压迫引起严重呼吸困难时,可间断抽液减轻压迫症状。抽液后,胸腔内注入阿霉素、顺铂、氟尿嘧啶等抗肿瘤药物,亦可注入生物免疫调节剂。

3.类肺炎性胸腔积液

肺炎住院患者 40% 有胸腔积液,大多数为胸膜反应性渗出,液量较少,随肺炎好转而吸收,积液量较多,pH<7.2 时应尽早胸腔闭式引流。

六、护理要点

1.休息与活动

大量胸腔积液致呼吸困难或发热者,应卧床休息。待体温恢复正常及胸液抽吸或吸收后,鼓励患者逐渐下床活动,增加肺活量,以防肺失去功能。胸液消失后继续休养 2～3 个月,避免疲劳。

2.胸腔抽液的护理

大量胸腔积液者,应做好抽液准备和患者的护理。

3.病情观察

注意观察患者胸痛及呼吸困难的程度、体温的变化。监测血氧饱和度或动脉血气分析值的改变。对胸腔穿刺抽液后患者,应密切观察其呼吸、脉搏、血压的变化,注意穿刺处有无渗血或液体渗出。

4.胸痛的护理

可嘱患者患侧卧位,必要时用宽胶布固定胸壁,以减少胸部活动幅度,减轻疼痛。或遵医嘱给予止痛药。

5.呼吸锻炼

胸膜炎患者在恢复期,要经常进行呼吸锻炼以减少胸膜粘连的发生,提高通气量。每天督导患者进行缓慢的腹式呼吸。

6.保持呼吸道通畅

如有痰液,鼓励患者积极排痰,保持呼吸道通畅。

第十五节　睡眠呼吸暂停低通气综合征的护理

睡眠呼吸暂停低通气综合征(SAHS),是指各种原因导致睡眠状态下反复出现呼吸暂停和(或)低通气,引起低氧血症,高碳酸血症,从而使机体发生一系列病理生理改变的临床综合征。呼吸暂停是指睡眠过程中口鼻呼吸气流完全停止 10 秒以上;低通气是指睡眠过程中呼吸气流强度(幅度)较基础水平降低 50%,并伴有动脉血氧饱和度较基础水平下降≥4%。睡眠呼吸暂停低通气指数是指每小时睡眠时间内呼吸暂停加低通气的次数。

一、分类

1.阻塞性睡眠呼吸暂停(OSAHS)

在睡眠中因上气道阻塞引起呼吸暂停,表现为口鼻腔气流停止而胸腹呼吸动作尚存在。有家庭集聚性和遗传因素,多数有上呼吸道特别是鼻、咽部位狭窄的病理基础。部分内分泌疾病也可合并该病。

2.中枢性睡眠呼吸暂停(CSAS)

口鼻腔气流和胸腹呼吸动作同时停止。主要由于中枢神经系统的呼吸中枢功能障碍或支配呼吸肌的神经或呼吸肌病变,虽然气道可能无堵塞,但呼吸肌不能正常工作导致呼吸停止。

3.混合性睡眠呼吸暂停(MSAS)

上述两者并存,以中枢性呼吸暂停开始,继之表现为阻塞性睡眠呼吸暂停。

二、病因与发病机制

OSAHS 主要是睡眠时上呼吸道的阻塞或狭窄造成的,因此,从前鼻孔到气管上口,任何一个部位的狭窄或阻塞,都可能导致呼吸暂停,常见的有下列疾病。

1.鼻或鼻咽部疾病

各种原因造成的鼻腔狭窄或阻塞,如急慢性鼻炎、鼻窦炎,鼻中隔偏曲,血肿,脓肿,鼻腔粘连,鼻息肉,鼻腔、鼻旁窦肿瘤及其他占位性病变等。鼻咽部有腺样体肥大,鼻咽部肿瘤、鼻咽腔闭锁、颅底肿瘤等。

2.口及口咽部疾病

如舌体肥大或巨舌,舌体、舌根、口底的肿瘤,颌下脓肿,先天性小下颌或下颌后缩等。扁桃体肥大,软腭低垂,肥厚,腭垂过长,肥大,咽侧索肥厚,口咽腔瘢痕狭窄,咽旁间隙的肿瘤,脓肿等。下咽部舌根淋巴组织增生,舌根肿瘤,巨大会厌囊肿,脓肿,会厌肿瘤,下咽后壁或侧壁的脓肿,肿瘤等。

3.其他疾病

病理性肥胖,肢端肥大症,甲状腺功能低下,颈部巨大肿瘤等。

OSAHS 的发病是一个渐进的过程,常常是几种病因共同起作用的结果,特别在肥胖、老年、上呼吸道感染、心脏病、仰卧位睡眠,饮酒及服用安眠药等诱因下病情会明显加重。其发病机制可能与睡眠状态下上气道软组织,肌肉的塌陷性增加,睡眠期间上气道肌肉对低氧和二氧化碳的刺激反应性降低有关,此外,还与神经、体液、内分泌等因素的综合作用有关。

三、临床表现

OSAHS 好发于中老年人群,随年龄增长而增加,尤其是肥胖(体重指数 BMI>28,颈围>40cm),中老年更常见。本病是高血压、冠心病、心律失常、脑卒中等多种疾病的独立危险因素,甚至可发生夜间猝死。症状主要来自上呼吸道狭窄、阻塞和由此造成的血氧饱和度下降。主要临床表现有以下几种。

1.打鼾

睡眠中打鼾是由于空气通过口咽部时使软腭振动引起。打鼾是 OSAHS 的特征性表现,鼾声响亮,不规则,时而间断,常常是鼾声-气流停止-喘气-鼾声交替出现。

2.睡眠行为异常

表现为反复出现呼吸暂停及觉醒,或呼吸暂停后憋醒、突然坐起,伴心悸、胸闷感,严重者大汗淋漓,有濒死感。患者在睡眠中多动不安,常发生类似拍击样、震颤样四肢运动,有时还会出现梦游现象。夜尿增多,部分患者出现遗尿。

3.白天临床表现

由于夜间睡眠质量不高,患者晨起常感头痛、头晕乏力。注意力不集中,精细操作能力下降、记忆力和判断力下降。有焦虑,烦躁,易激惹等。日间极度嗜睡是最常见表现,患者可立即入睡,而无法控制。严重时吃饭、与人谈话时即可入睡,甚至发生严重的后果,如驾车时打瞌睡导致交通事故。

四、并发症

OSAHS 由于反复发作的低氧血症,高碳酸血症可致神经功能失调,儿茶酚胺、内皮素及肾素-血管紧张素系统失调,内分泌功能紊乱及血流动力学改变,影响全身多器官多系统功能,可出现与全身各脏器损害有关的远期并发症,主要有以下几个方面。

1.心脑血管

血氧过低可刺激肾脏,分泌红细胞生成素,引起继发性红细胞增多症,导致血黏度增加,血流缓慢,脑血栓的机会增多。另可加速动脉粥样硬化,使心血管疾病发生增加。故 OSAHS 常合并肺动脉高压、高血压病、冠心病、心律失常等。

2.肾脏

OSAHS 可以合并蛋白尿或肾病综合征,其临床表现为夜尿增多和水肿,严重者可出现肾功能不全的一系列表现。

3.神经精神系统

由于缺氧和循环障碍引起的脑损害可造成智力减退、记忆力下降和性格改变等。精神障碍以抑郁、焦虑、疑病等症状为著。老年人可出现痴呆。

4.内分泌系统

患有阻塞性睡眠呼吸暂停的患儿,由于快速眼动睡眠的减少,生长激素的释放有不同程度减少,影响患儿生长发育。

五、辅助检查

1.多导睡眠图仪监测

多导睡眠图仪(PSG)监测是诊断 OSAHS 最权威的方法,它不仅可判断其严重程度,还可全面定量评估患者的睡眠结构,睡眠中呼吸紊乱、低血氧情况、以及心电、血压的变化。特别是借助食道压检测,还可与中枢性和混合性睡眠呼吸暂停相鉴别。PSG 检查应在睡眠呼吸实验室中进行至少 7 小时的数据监测。PSG 检测的项目包括脑电图、眼电图、颏肌电图、胫前肌电图、心电图,胸腹壁呼吸运动、膈肌功能、口鼻气流以及血氧饱和度等。

2.X 线头影测量

该测量可间接了解气道以及检查气道阻塞部位,并且对 OSAHS 做出初步诊断。

3.鼻咽纤维镜检查

在局麻下,在立位和卧位分别检查患者鼻咽、口咽及下咽和喉的情况,包括软组织情况,气道阻塞部位和程度,排除气道及周围有无肿物和肿块。

另外,除确认睡眠中气道阻塞的存在及阻塞发生的部位以及严重程度,尚需针对全身重要生命器官功能进行相关检查。

六、诊断要点

OSAHS 的诊断,应在全面而详细的病史、多学科的全身针对性体检、颅颌面局部的检查、X 线头影测量、PSG、鼻咽纤维镜的研究基础上,进行综合分析,做出正确的诊断。诊断标准:患者有典型的夜间打鼾及呼吸不规则、白天过度嗜睡,经 PSG 监测显示夜间 7 小时睡眠过程中呼吸暂停及低通气反复发作 30 次以上或者睡眠呼吸暂停低通气指数(AHI)≥5 次/h。根据 AHI 和夜间最低动脉血氧饱和度区分病情为轻度、中度或重度。

七、治疗要点

OSAHS 除病因治疗外,分为非手术治疗和手术治疗两类。

1.非手术治疗

(1)呼吸机治疗:经鼻持续气道正压呼吸(NCPAP)是目前治疗 OSAHS 最有效的非手术治疗方法,疗效为 90%~95%。NCPAP 犹如一个上气道的空气扩张器,可以防止吸气时软组织的被动塌陷,并刺激颏舌肌的机械感受器,使气道张力增加。可单独作为一种疗法,也可和外科手术配合使用。双水平气道正压通气(BiPAP)多用于治疗中、重度 OSAHS 患者。自动调压智能(Auto-CPAP)疗效和耐受性高于 NCPAP,可提供患者治疗的依从性。

(2)口腔矫治器:睡眠时戴口腔正畸及矫治器可以抬高软腭,牵引舌主动或被动向前,以及下颌前移,达到扩大口咽及下咽部,改善呼吸的目的,可减轻打鼾,但耐受性差,对重症患者无效。

(3)其他治疗:药物治疗疗效不肯定,可试用茶碱、乙酰唑胺、都可喜、黄体酮等呼吸中枢兴奋药。单纯吸氧对 OSAHS 无明显疗效,原因在于氧疗使缺氧对外周化学感受器的刺激消失,应结合呼吸机进行氧疗。

2.手术治疗

手术治疗的目的在于减轻和消除气道阻塞,防止气道软组织塌陷。青春期前有扁桃体,腺样体增生所致的儿童患者可进行扁桃体、腺样体切除术。由于鼻中隔偏曲,鼻息肉或鼻甲肥大引起鼻气道阻塞者,可行鼻中隔成形术,鼻息肉或鼻甲切除,以减轻症状。腭垂腭咽成形术(UPPP)对单纯性口咽部阻塞有一定的疗效,但手术后复发较常见。其他手术方式还有激光辅助咽成形术、低温射频消融咽成形术、正颌手术等。

八、护理要点

1.一般护理

肥胖者应协助患者减肥。应用饮食、运动、心理和行为疗法,纠正患者不良饮食、生活习惯,让患者自觉控制饮食,在规定时间内降低体重的 5%~10%。劝其戒除烟酒。睡眠前避免使用镇静剂。教会患者控制睡眠姿势,取右侧卧并抬高床头,避免仰卧位,以缓解症状。做好心理护理,缓解患者不敢入睡或睡眠时易梦魇所致的焦虑情绪。

2.NCPAP 护理

有效的 NCPAP 压力是治疗成功的关键。①向患者及家属讲解治疗的原理、过程和反应,消除疑虑和恐惧心理,取得配合。②应用 NCPAP 改善通气时,要根据患者脸型及胖瘦选择合适的鼻罩型号,以不漏气为宜。鼻罩应严密罩住鼻,用多头带固定好。③患者进行闭嘴用鼻呼吸,与治疗仪做同步呼吸,防止气流从口漏出。④应使管道紧密连接并固定,NCPAP 是一个密封系统,如有漏气会造成压力不稳。⑤做好呼吸管理,保持气道畅通,及时清除口鼻腔及气道分泌物,定时清洁鼻塞、鼻孔。⑥NCPAP 装置设有加温湿化罐,气体加温应在 33~35℃,相对湿度为 60%以上,可保障吸入气的加温及湿化,避免机体失热失水,保护气道黏膜及防御机制,减少机体氧耗量。注意湿化温度不能过高,以免损伤呼吸道黏膜。

3.病情观察

患者夜间入睡后应加强巡视,特别是凌晨时段。观察患者打鼾及呼吸暂停等症状,若呼吸暂停时间过长,应及时叫醒患者,以免发生因窒息缺氧所致猝死。有条件时应实施血氧饱和度监测仪持续监护,以便观察患者缺氧情况,把握处理时机。警惕心脑血管疾病的发生,睡前、晨起测量血压并记录。

重度患者易发生心律失常,应持续心电监护,床旁准备压舌板、舌钳、气管切开包等抢救物品备用。

九、健康教育

向患者及家属讲解疾病知识,使患者认识治疗的重要性和必要性。在家中长期应用 NC-

PAP 治疗的患者,应教会其正确放置传感器、电极、佩戴鼻罩和调节治疗压力。嘱患者定期复诊,以早期发现该病导致的心脑血管损害,并根据病情的变化调整 NCPAP 治疗的压力。

第十六节　肺间质纤维化的护理

肺间质纤维化是一种原因不明的、以普通型间质性肺炎(UIP)为特征性病理性改变的慢性炎症性肺疾病,表现为弥散性肺泡炎,肺泡单位结构紊乱和纤维化。

一、病因与发病机制

病因不明确,可能与病毒、真菌、环境因素和有害因子有关,肺免疫细胞参与发病过程引起免疫或炎性反应,或直接损伤肺上皮或内皮细胞。肺间质纤维化可能是持续炎症、组织损伤和修复互相共同作用的结果。肺间质纤维化病理符合普通型间质性肺炎的组织学类型。其特点是病理改变轻重不一,新老并存,病变时相的不均一性。

二、临床表现

1.症状

(1)咳嗽:刺激性干咳,伴有少量白痰,感染时可咳出黄痰。

(2)呼吸困难:最突出的症状,进行性加重,活动后明显。

(3)全身症状:消瘦、乏力、食欲减退、关节痛等,一般无肺外表现,发热少见。

2.体征

(1)爆裂音(Velcro 啰音):两肺底明显,有诊断意义。

(2)杵状指:约 50% 的患者出现,在早期就可存在。

(3)发绀:晚期患者出现。

(4)肺动脉高压、肺源性心脏病、右侧心力衰竭征象:偶有发生。

三、辅助检查

1.血清学检查

某些患者可有以下改变:红细胞沉降率增快;球蛋白增高;乳酸脱氢酶增高;循环免疫复合物阳性。

2.影像学检查

(1)胸部 X 线片。①两肺基底部、周边部或胸膜下区分布的网状或网状结节阴影;②蜂窝肺;③肺容积减少。

(2)胸部 HRCT 检查。早期病变多位于两中下肺野胸膜下,逐渐进展可扩大到全肺。①斑片状实变影;②磨玻璃样阴影;③小结节;④线状网状阴影;⑤牵引性支气管扩张;⑥蜂窝肺。

3.肺功能检查和动脉血气分析

①典型的限制性通气功能障碍:肺活量、肺总量、功能残气量和残气量均呈比例下降,FEV_1/FVC 正常或增加;②肺弥散功能障碍;③动脉血气分析为低氧血症。

4.纤维支气管镜检查

①中性粒细胞数和百分数增加（5％以上）；②晚期可有嗜酸性粒细胞增加；③CD4$^+$/CD8$^+$降低。

5.其他

肺组织活检。

四、治疗原则

多采取综合治疗。临床上常用的有糖皮质激素和免疫抑制药，可单独或联合应用，少数患者有效。

1.药物治疗

①糖皮质激素；②免疫抑制药/细胞毒性药；③其他抗纤维化药。

2.对症处理

对老年人以及肺部影像显示广泛肺纤维化或蜂窝肺者，不主张应用糖皮质激素和免疫抑制药，以氧疗、营养支持和预防感染为主。

3.肺移植

适应证包括严重肺功能不全，持续恶化的低氧血症，日常生活明显受限，但营养状况尚可，不伴有其他严重心、肝、肾等疾病。

五、护理

1.评估

（1）病史评估：肺间质性疾病是一类原因不明的疾病，对病因的评估存在困难。护士应针对患者出现症状的时间，包括咳嗽、咳痰时间，有无呼吸困难及进展程度进行评估。

（2）病情评估：肺间质病变的进展需要经历一个演变过程。初始症状无或较轻微，往往不易引起重视，患者多在出现呼吸困难、胸闷、气短、咳嗽时就诊。因此，对病情评估需注意以下几个方面。

呼吸困难程度：是否与活动或体力劳动有关。

咳嗽、咳痰：痰液的颜色、性质，如痰液为白色泡沫状，一般无肺内感染；如痰液微黄色且黏稠，不易咳出，多合并有感染。评估咳嗽对正常生活的影响程度。

评估血气分析结果：如有低氧血症应立即采取吸氧等措施。

评估营养状态：肺泡蛋白质沉积症患者病程较长时，患者可出现电解质紊乱等情况，需及时评估实验室检查指标。

（3）健康行为与心理状态评估：由于此病原因不明，临床上多出现进行性加重性呼吸困难，加之大量和长时间应用糖皮质激素，患者思想负担大，心情郁闷，可出现各种心理问题，因此，需及时发现患者不良心理状态和情绪的改变，尤其应注意评估心理问题导致的影响治疗等行为的改变。

2.护理要点及措施

（1）一般护理：患者需要保持卧床休息，降低机体氧耗。病情平稳后可适当下床活动。保持空气新鲜，室内定时通风，室内空气相对湿度在70％以上。做好生活护理，给予必要的生活辅助。

(2)氧疗护理:肺间质病变患者大多有不同程度的缺氧而无明显二氧化碳潴留,因此,尽量给患者吸高浓度氧。但对于痰量多或老年人应定期监测血气分析,以防呼吸道阻塞,而致二氧化碳潴留。吸氧前,要对患者做必要的解释,按医嘱要求给氧,避免自行调节氧流量。对于吸氧后低氧血症改善不明显者,应及时应用机械通气呼吸支持疗法。

(3)用药护理:指导患者严格遵医嘱用药。尤其是糖皮质激素,防止因停药过急而出现"反跳"现象。联合用药应用免疫抑制药时,要预防合并感染发生。对应用糖皮质激素存有顾虑的患者,要做好解释教育工作,以解除患者的误解。

(4)呼吸行为训练:肺间质病变多为慢性过程,且以限制性的肺功能改变为主,对此,指导患者进行呼吸功能锻炼,如深呼吸训练、有效咳嗽、咳痰训练、扩胸运动等,以促进肺功能的恢复。

(5)预防院内感染:严格无菌操作,采取保护性隔离措施,限制探视人员,保持空气新鲜,定时留取痰培养标本,并观察痰量、形状和颜色的变化。注意体温波形的变化,防止合并其他部位感染。

(6)心理护理:了解患者疾病发展不同时期的心理变化,及时给予心理疏导。尤其要重视用药后患者所出现的恐惧、焦虑等不良应激反应,给予必要的理解,鼓励患者配合治疗。

六、健康教育

(1)鼓励患者保持乐观情绪,树立长期治疗决心。

(2)注意营养均衡,以高蛋白质、高维生素、低盐饮食为主,吸烟者需忌烟。

(3)保持良好的卫生习惯,注意口腔卫生。

(4)避免到人多的地方活动,以防发生交叉感染。

(5)坚持呼吸功能锻炼,促进肺功能恢复。

(6)定期随访,及时发现病情变化,掌握及时就医指征。

(7)遵医嘱长期正确用药,切忌自用、自停药物。

第十七节　肺毛霉菌病的护理

毛霉菌是引起毛霉菌病的病原体。该病由毛霉目、毛霉科中的毛霉属、根霉属、犁头霉属及被孢霉科、被孢霉属中数种真菌引起。毛霉菌引起以急性坏死性炎症为主的疾病,主要侵犯血管,引起血栓,并可经血液转移。全身性毛霉菌一旦发生,最终多致死。根据侵犯人体的部位分为5型:脑型、皮肤型、肺型、胃肠型和全身型。

肺毛霉菌病是一种罕见,但病死率极高的真菌感染,病死率高达50%,预后较差。肺毛霉菌首例由德国人Kurchenmeister于1855年报道,毛霉菌属于结合菌亚门,广泛存在于自然环境中,引起食物霉变,属于机会性感染,通常发生于免疫力下降时,如血液系统疾病、HIV感染、糖尿病、肺结核、器官移植术后免疫抑制及骨髓干细胞移植术后广谱抗生素的长期应用等原因。

一、常见病因与发病机制

毛霉菌的发病机制目前的认识认为是免疫力下降及血流中游离铁增多所致。正常人中性粒细胞有杀伤毛霉菌丝作用,但机体防御机制被削弱或被破坏时,病原菌可经呼吸道、皮肤黏膜及肠道等途径感染,毛霉菌释放蛋白水解酶毒素,侵犯血管,引起血管梗死及组织坏死,经血管播散到其他器官、组织。

二、临床表现

肺毛霉菌病临床症状体征及起病方式多种多样,无特异性,在肺部的表现一般呈暴发性,此症状一般可持续 4～6 个月,但大多患者在 3～30 天死亡。基本症状为发热、抗生素治疗无效、咳嗽、咳痰及胸痛、咯血及声音嘶哑。

三、辅助检查

影像学并无特异性,胸部 X 线片上有时可见纵隔增宽及肺不张,CT 毛霉菌病具有侵袭肺血管的特点,与侵袭性曲霉菌有相似的影像学表现。

主要影像学表现:渗出性阴影,软组织密度结节,肿块影,晕伦征(halo 征),肺实变,空洞形成,胸腔积液,边缘性强化。

如果有毛霉菌病的影像学发现和临床表现,就应进行组织活检;显微镜下发现有右角分支的无间隔菌丝就可确定诊断。这是明确诊断的唯一方法。但是痰液直接涂片,培养及支气管灌洗液培养找到毛霉菌的阳性率都很小。通常通过侵入性检查,如活组织检查、手术病理、尸体解剖在病理组织切片中发现在血管壁内菌丝方可确诊。虽然毛霉菌容易侵犯血管,但血培养很少阳性。

四、治疗原则

纠正和控制引起毛霉菌病的病因。如果是糖尿病患者,则应该在确诊肺毛霉菌病后,首先应积极控制糖尿病,纠正酮症酸中毒和代谢紊乱等基础疾病,尽量避免使用广谱抗菌药物。对于接受免疫功能抑制药治疗特别是糖皮质激素的患者,应把药物减至最小剂量,并加强全身支持治疗。

早期应用抗真菌药物进行全身治疗是提高生存率的关键。

五、护理

1.评估

(1)病史。①询问本病的有关病因,如有血液系统疾病、HIV 感染、糖尿病、肺结核、器官移植术后免疫抑制及骨髓干细胞移植术后广谱抗生素的长期应用等。②询问目前病情与一般状况。

(2)身体评估。询问是否有发热、咳嗽、咳痰,胸痛、咯血及声音嘶哑等症状。评估痰液的颜色、性质、量、气味,有无异物等。

(3)实验室及其他检查。活检或刮片是否可见大量真菌;相关的影像学检查、气管镜检查结果。

2.护理要点及措施

1)一般护理

(1)保持病房整洁、安静,要有充分的日照和通风,调节好室内温度和湿度。

(2)保证充分的营养、水分和各种维生素的供给,食物要清淡、可口、易于消化。

(3)预防医院交叉感染,由于患该疾病的患者一般都免疫力低下,常发生多种机会性感染,故应全面细致地观察,及时发现并积极控制感染,延缓疾病的进展。尽量减少不必要的探视,避免新的感染。

2)症状护理

(1)发热的护理:定时监测体温,对超过 38℃的患者,每天测 4 次体温,对超过 39℃的患者,每天测 6 次体温。保持病房内空气清新;鼓励患者进食流质食物,并根据医嘱及时给予解热处理,如温水或酒精擦浴,冰袋冷敷,对于持续高热的患者,可考虑使用冰毯机等。

(2)疼痛的护理:向患者告知发生胸痛的原因,及时通知医生进行处理,认真询问患者有无咯血症状,必要时应遵医嘱给予镇痛药镇痛。

(3)咯血的护理:护士应及时观察病情变化,做好应急救治准备。肺型毛霉菌病的病程中,患者易出现因毛霉菌破坏肺组织而导致的大咯血,如抢救不及时,极易出现窒息死亡,故对此类患者除严密监测生命体征变化外,还应严密监测咳嗽、咳痰情况和胸部 X 线片变化,观察并记录痰液的量、性状、颜色,早期发现病情变化。如出现痰中带血或少量咯血时,须提高警惕,严密观察病情变化,绝对卧床休息,床头备好急救器材(吸痰器、气管切开包、人工呼吸器、心电监护仪等)药品,以便及时正确处理,提高患者的生存率。

(4)心理护理:该疾病发展迅速,病情变化快,疗程长,费用高,患者和家属思想负担较重。护士应做好心理护理,主动安慰患者,允许患者和家属表达内心的感受,并向患者和家属讲解病情变化和国内外治疗成功病例,使患者积极配合治疗护理,勇于面对疾病,帮助患者树立战胜疾病的信心。

(5)用药护理:在现有的抗真菌药物中,两性霉素 B 是作用最强、抗菌谱最广的抗真菌药物之一。但因其不良反应严重,限制了其在临床中的应用。近年来国外研制开发了两性霉素 B 脂质体(L2AmB),这种抗真菌药物采用脂质体包被 AmB,既保留了 AmB 的抗真菌活性,又显著减弱了其毒性,在临床得到了广泛的运用。两性霉素 B 的不良反应和护理措施如下。

药物的配制:在配制两性霉素 B 脂质体溶液时,先用无菌注射用水将药物溶解后再加入 5%葡萄糖注射液中使用避光输液器避光静脉输注。必须用无菌注射用水溶解,否则药物效价降低。切不可将药液与其他药物混合,如通过正在使用的输液管,在给药前用 5%葡萄糖注射液冲洗输液管,或使用单独的输液管。

药物的滴速:在药物使用过程中,应严格控制输液滴速,防止因药物输注过快而导致患者血压下降。一般初次使用时滴速为每分钟 6～8 滴,使用过程中严密监测血压变化,根据患者血压及生命体征变化调节输液速度,待患者静脉输注药液 1 周后如血压无明显变化,可适当增加速度,但一般不宜超过每分钟 15 滴。

药物不良反应观察:两性霉素 B 为治疗毛霉菌感染的首选药物,其不良反应较为严重,包括有肾毒性、肝毒性、骨髓抑制、恶心、呕吐、腹泻、食欲缺乏、发热、血压下降、心律失常等,故在护理过程中应严密观察药物毒性及不良反应的发生情况。发热反应的预防:患者静脉输注两性霉素 B 后会出现体温升高,可于输注两性霉素前使用抗组织胺和皮质类固醇来预防,并鼓励患者适当增加饮水量,必要时可给予对症处理。在用药过程中应密切监测患者肾功能情况,准确记录出入液量,测量尿比重;并定期对肝功能、肾功能、血清电解质、血常规、凝血酶原反应时间等进行监测。由于该药对消化系统的不良反应,可将此药改为三餐之后的晚间输入。

保护静脉血管:在患者静脉输注两性霉素 B 过程中,该药对静脉血管破坏较严重。在使用两性霉素 B 过程中护士应注意对患者静脉血管的保护,尽可能先从远端小血管逐级向上使用,并尽量避免重复使用同一条静脉血管,避免药液外渗。如发生药液外渗应积极进行处理。如治疗周期较长,病情允许的情况下,应留置中心静脉输入。

第十八节　慢性阻塞性肺疾病的护理

慢性阻塞性肺疾病(COPD)是一种具有气流受限特征的、可以预防和治疗的疾病,其气流受限不完全可逆,呈进行性发展。COPD 主要累及肺脏,也可引起肺外的不良效应。

COPD 占全球死亡原因的第 4 位,在我国居死亡原因的第 3 位,居农村死亡原因的首位。由于 COPD 可引起肺功能进行性减退,严重影响患者的劳动力和生活质量,从而造成巨大的社会经济负担。

COPD 与慢性支气管炎及肺气肿密切相关。慢性支气管炎是指除外慢性咳嗽的其他各种原因后,患者每年慢性咳嗽、咳痰达 3 个月,并连续 2 年,不一定伴有气流受限。肺气肿是指肺部远端的气室到末端的细支气管出现异常持久的扩张,并伴有肺泡壁和细支气管的破坏而无明显肺纤维化。当慢性支气管炎和(或)肺气肿患者肺功能检查出现气流受限并且不能完全可逆时,则诊断为 COPD。

一、病因与发病机制

(一)吸烟

吸烟是 COPD 重要的发病因素,吸烟者慢性支气管炎的患病率比不吸烟者高 2～8 倍,吸烟时间越长,吸烟量越大,COPD 的患病率越高。烟草中的焦油、尼古丁和氢氰酸等化学物质可损伤气道上皮细胞,致纤毛运动障碍和巨噬细胞吞噬功能下降,促使支气管黏液腺和杯状细胞增生肥大,黏液分泌增多,使气道净化能力下降,还可使氧自由基产生增多,诱导中性粒细胞释放蛋白酶,破坏肺弹力纤维,诱发肺气肿形成。

(二)职业粉尘和化学物质

接触职业粉尘和化学物质,如烟雾、过敏原、工业废气及室内空气污染等,浓度过高或时间过长时,均可导致 COPD 的发生。

(三)空气污染

大气中的二氧化硫、二氧化氮、氯气等有害气体及微小颗粒物可损伤气道黏膜上皮,使纤毛清除功能下降、黏液分泌增加,并为细菌感染创造条件。

(四)感染因素

与慢性支气管炎类似,感染亦是 COPD 发生,发展的重要因素之一。

(五)蛋白酶-抗蛋白酶失衡

蛋白水解酶对组织有损伤和破坏作用;抗蛋白酶对弹性蛋白酶等多种蛋白酶有抑制功能,其中 α-抗胰蛋白酶(α-AT)是活性最强的一种。蛋白酶增多或抗蛋白酶不足均可导致组织结构破坏,导致肺气肿。

吸入有害气体、有害物质可以导致蛋白酶产生增多或活性增强,而抗蛋白酶产生减少或灭活加快;同时,氧化应激、吸烟等危险因素也可以降低抗蛋白酶的活性。先天性 α-抗胰蛋白酶缺乏多见于北欧血统的个体,我国尚未见正式报道。

(六)氧化应激

有许多研究表明,COPD 患者的氧化应激增加。氧化物可直接作用并破坏许多生化大分子,导致细胞功能障碍或细胞死亡。氧化应激还可以破坏细胞外基质、引起蛋白酶-抗蛋白酶失衡,促进炎症反应。

(七)炎症机制

气道、肺实质及肺血管的慢性炎症是 COPD 的特征性改变,中性粒细胞、巨噬细胞、T 细胞等炎症细胞均参与了 COPD 的发病过程。中性粒细胞活化和聚集是 COPD 炎症过程的一个重要环节。

(八)其他

自主神经功能失调、营养不良,气温变化等都有可能参与 COPD 的发生、发展。

二、临床表现

(一)症状

本病起病缓慢,病程较长,反复急性发作,主要症状包括以下几个方面。

1.慢性咳嗽

常晨间咳嗽明显,夜间有阵咳或伴有排痰,随病程发展,咳嗽可终身不愈。

2.咳痰

清晨排痰较多,一般为白色黏液或浆液性泡沫痰,偶可带血丝。急性发作期痰量增多,可有脓性痰。

3.气短或呼吸困难

早期在劳累时出现,逐渐加重,以致在日常活动甚至休息时也感到气短,是 COPD 的标志性症状。

4.喘息和胸闷

重度患者或轻度患者急性加重时可出现喘息、胸闷。

5.其他

晚期患者有体重下降、食欲缺乏等症状。

(二)体征

早期可无异常,随疾病进展出现以下体征:视诊有桶状胸,呼吸变浅、频率增快,严重者可有缩唇呼吸等;触诊语颤减弱,叩诊呈过清音,心浊音界缩小,肺下界和肝浊音界下降;听诊两肺呼吸音减弱、呼气延长,部分患者可闻及湿啰音和(或)干啰音。

(三)COPD病程分期

根据患者的症状和体征的变化分为急性加重期和稳定期。

1.急性加重期

指在疾病发展过程中,短期内出现咳嗽、咳痰、气短和(或)喘息加重、痰量增多,呈脓性或黏液脓性痰,可伴发热等症状。

2.稳定期

指患者咳嗽、咳痰、气短等症状稳定或较轻。

(四)COPD并发症

COPD可并发慢性呼吸衰竭、自发性气胸、慢性肺源性心脏病等。

三、实验室及其他检查

(一)肺功能检查

肺功能检查是判断气流受限的主要客观指标,对COPD的诊断、严重程度评价、疾病进展,预后及治疗反应等有重要意义。

(1)FEV_1/FVC 与 FEV_1 占预计值的百分数分别为评价气流受限的敏感指标和评估COPD严重程度的良好指标。吸入支气管舒张剂后 $FEV_1/FVC<70\%$ 及 $FEV_1<80\%$ 预计值者,可确定为不能完全可逆的气流受限。

(2)肺总量(TLC)、功能残气量(FRC)和残气量(RV)增高,肺活量(VC)减低,表明肺过度充气,有参考价值。

(3)一氧化碳弥散量(DLCO)及其与肺泡通气量(VA)比值下降,对诊断有参考价值。

(二)胸部X线检查

COPD早期胸片可无变化,以后可出现肺纹理增粗、紊乱等非特异性改变,也可出现肺气肿改变。X线胸片改变对COPD诊断特异性不高,主要用于肺部并发症及与其他肺部疾病的鉴别。

(三)血气分析检查

血气分析检查对确定低氧血症高碳酸血症、酸碱平衡失调及判断呼吸衰竭的类型有重要价值。

(四)其他

COPD并发细菌感染时,外周血白细胞增高、核左移。痰培养可能检出病原菌。常见病原菌为肺炎链球菌、流感嗜血杆菌、卡他莫拉菌、肺炎克雷白杆菌等。

四、诊断要点

COPD主要根据存在吸烟等高危因素、症状、体征及肺功能检等综合分析确定。不完全可逆的气流受限是COPD诊断的必备条件。吸入支气管舒张剂后 $FEV_1/FVC<70\%$ 及 $FEV_1<80\%$ 预计值可确定为不完全可逆的气流受限。

有少数患者无咳嗽、咳痰症状,仅在肺功能检查时 $FEV_1/FVC<70\%$,除外其他疾病后,亦可诊断为COPD。

五、治疗要点

(一)稳定期治疗

稳定期治疗的主要目的是减轻症状,阻止COPD病情发展,缓解或阻止肺功能下降,改善

COPD 患者的活动能力,提高其生活质量,降低病死率。

1.教育与管理

劝导吸烟的患者戒烟是减慢肺功能损害最有效的措施。因职业或环境粉尘,刺激性气体所致者,应脱离污染环境。

2.支气管舒张药

短期按需应用以缓解症状,长期规律应用以减轻症状。

(1)β_2肾上腺受体激动剂。可通过吸入或口服应用。沙丁胺醇气雾剂每次 $100\sim200\mu g$($1\sim2$喷),定量吸入,疗效持续 $4\sim5$ 小时。长效制剂(如沙美特罗等)每天仅需吸入 2 次。

(2)抗胆碱能药。异丙托溴铵气雾剂定量吸入,每次 $40\sim80\mu g$($2\sim4$ 喷),每天 $3\sim4$ 次。

(3)茶碱类。茶碱缓(控)释片 0.2g,每 12 小时 1 次;氨茶碱 0.1g,每天 3 次。

3.祛痰药

对痰不易咳出者可选用盐酸氨溴索 30mg,每天 3 次。N-乙酰半胱氨酸 0.2g,每天 3 次;或羧甲司坦 0.5g,每天 3 次。

4.糖皮质激素

目前认为,$FEV_1<50\%$预计值,有并发症或反复加重的 COPD 患者可规律性吸入糖皮质激素治疗,有助于减少急性发作频率,提高生活质量。

5.长期家庭氧疗

长期氧疗可以对伴有慢性呼吸衰竭的 COPD 患者的血流动力学、运动能力、肺生理和精神状态产生有益影响,从而提高生存率。适用于Ⅲ级重度 COPD 患者,具体指征:$PaO_2<55mmHg$ 或 $SaO_2<88\%$,有或没有高碳酸血症;PaO_2 55$\sim$70mmHg 或 $SaO_2<89\%$,并有肺动脉高压、心力衰竭、水肿或红细胞增多症。一般用鼻导管吸氧,氧流量为 $1\sim2L/min$,吸氧持续时间>15 小时/d。氧疗的目的是使患者在海平面水平、静息状态下,达到 $PaO_2>60mmHg$ 和(或)SaO_2升至 90%。

6.夜间无创机械通气

部分严重夜间低氧血症的 COPD 患者能够获益于夜间无创机械通气,目前常用方法包括经鼻持续气道正压通气(CPAP)、经鼻间歇正压通气(NIPPV)和经鼻/面罩双水平气道正压通气(BiPAP)。

(二)急性加重期治疗

首先确定导致急性加重期的原因,最常见的是细菌或病毒感染,使气道炎症和气流受限加重,严重时并发呼吸衰竭和右心衰竭。应根据病情严重程度决定门诊或住院治疗。

1.支气管舒张药

同稳定期,有严重喘息症状者可通过小型雾化器给予较大剂量雾化吸入治疗。

2.低流量吸氧

发生低氧血症者可用鼻导管吸氧,或通过文丘里面罩吸氧。鼻导管给氧时,吸入的氧浓度与给氧流量有关。估算公式:吸入氧浓度 $FiO_2(\%)=21+4\times$氧流量(L/min)。一般吸入氧浓度为 $25\%\sim29\%$,避免吸入氧浓度过高而引起二氧化碳麻醉现象,加重呼吸衰竭。

3.控制感染

根据病原菌种类及药物敏感情况,给予 β-内酰胺类/β-内酰胺酶抑制剂、头孢菌素类、大环内酯类或喹诺酮类抗生素治疗。

4.糖皮质激素

对需住院治疗的急性加重期患者可口服泼尼松龙 30～40mg/d,或静脉给予甲泼尼龙 40～80mg/d,连续 5～7 天。

5.祛痰剂

给予溴己新 8～16mg,每天 3 次;或盐酸氨溴索 30mg,每天 3 次。

六、常见护理诊断/问题

(一)气体交换受损

气体交换受损与气道阻塞,通气不足、呼吸肌疲劳、分泌物过多和肺泡呼吸面积减少有关。

(二)清理呼吸道无效

清理呼吸道无效与分泌物增多而黏稠、气道湿度减低和无效咳嗽有关。

(三)焦虑

焦虑与健康状况的改变,病情危重、经济状况有关。

(四)活动无耐力

活动无耐力与疲劳,呼吸困难,氧供与氧耗失衡有关。

(五)营养失调——低于机体需要量

营养低于机体需要量与食欲缺乏、摄入减少、腹胀、呼吸困难,痰液增多有关。

七、护理措施

(一)休息与活动

中度以上 COPD 急性加重期患者应卧床休息,协助患者采取舒适体位,极重度患者宜采取身体前倾位,使辅助呼吸肌参与呼吸。

视病情安排适当的活动,以不感到疲劳、不加重症状为宜。室内保持合适的温、湿度,冬季注意保暖,避免直接吸入冷空气。

(二)饮食护理

呼吸功能的增加可使热量和蛋白质消耗增多,导致营养不良。应制订高蛋白、高维生素、足够热量的饮食计划。

正餐进食量不足时,应安排少量多餐,避免在餐前和进餐时过多饮水。腹胀的患者应进软食。避免进食产气食物,如汽水、啤酒、豆类、马铃薯和胡萝卜等;避免进食易引起便秘的食物,如油煎食物、干果、坚果等。

(三)病情观察

观察患者咳嗽、咳痰及呼吸困难的程度,痰液的颜色、量及性状,以及咳痰是否顺畅。监测动脉血气分析和水、电解质、酸碱平衡情况。

(四)对症护理

1.氧疗的护理

呼吸困难伴低氧血症者遵医嘱给予氧疗。一般采用鼻导管持续、低流量吸氧,流量 1～

2L/min,应避免吸入氧浓度过高而引起的二氧化碳潴留。提倡长期家庭氧疗,指导患者和家属知晓氧疗的目的,必要性及注意事项;氧疗安全,供氧装置周围严禁烟火,防止氧气燃烧爆炸;氧疗装置定期更换、清洁、消毒。氧疗有效的指标:患者呼吸困难减轻、呼吸频率减慢、发绀减轻、心率减慢、活动耐力增加。

2.呼吸功能锻炼

指导患者进行缩唇呼吸、膈式或腹式呼吸等呼吸功能锻炼,以加强胸、隔呼吸肌的肌力和耐力,保持气道通畅,以改善呼吸功能。

(1)缩唇呼吸。缩唇呼吸的技巧是通过缩唇形成的微弱阻力来延长呼气时间,增加气道压力,延缓气道塌陷。患者闭嘴经鼻吸气,然后通过缩唇(吹口哨样)缓慢呼气,同时收缩腹部。吸气与呼气时间比为1∶2或1∶3。缩唇的程度与呼气流量以能使距口唇15～20cm处、与口唇等高水平的蜡烛火焰随气流倾斜又不至于熄灭为宜。

(2)膈式或腹式呼吸。患者可取立位、平卧位或半卧位,双手分别放于前胸部和上腹部。用鼻缓慢吸气时,膈肌最大程度下降,腹肌松弛,腹部凸出,手感到腹部向上抬起。呼气时经口呼出,腹肌收缩,膈肌松弛,膈肌随腹腔内压增加而上抬,推动肺部气体排出,手感到腹部下降。

(五)用药护理

遵医嘱应用抗生素、支气管舒张药和祛痰药,注意观察药物疗效及不良反应。喷托维林是非麻醉性中枢镇咳药,不良反应有口干、恶心、腹胀、头痛等。溴己新偶见转氨酶增高,消化性溃疡者慎用。盐酸氨溴索是润滑性祛痰药,不良反应较轻。

(六)心理护理

COPD 患者因长期患病、社会活动减少,经济收入降低等因素失去自信,易形成焦虑和抑郁的心理状态,部分患者因此不愿配合治疗,护士应帮助患者消除导致焦虑的原因,并教会患者缓解焦虑的方法,如听轻音乐、下棋、做游戏等娱乐活动,以分散注意力,减轻焦虑。护士应针对患者及其家属对疾病的认知和态度,以及由此引起的心理、性格、生活方式等方面的改变,与患者和家属共同制订和实施康复计划,消除诱因,定期进行呼吸肌功能锻炼,坚持合理用药,减轻症状,增强战胜疾病的信心。

八、健康教育

(一)预防疾病

戒烟是预防 COPD 的重要措施,应对吸烟者采取多种宣教措施,劝导戒烟。避免或减少有害粉尘、烟雾或气体的吸入。防治呼吸道感染对预防 COPD 也十分重要,对于患有慢性支气管炎的患者应指导其进行肺通气功能的监测,及早发现慢性气流阻塞,及时采取措施。

(二)疾病指导

教会患者和家属依据呼吸困难与活动之间的关系,判断呼吸困难的严重程度,以便合理安排工作和生活。使患者理解康复锻炼的意义,发挥患者的主观能动性,制订个体化锻炼计划,进行腹式呼吸或缩唇呼吸训练,以及步行、慢跑等体育锻炼。建议患者坚持进行长期家庭氧疗。

(三)随访指导

指导患者识别使病情恶化的因素,吸烟者戒烟能有效延缓肺功能进行性下降。潮湿、大风、严寒气候时避免室外活动,根据气候变化及时增减衣物,避免受凉感冒,病情变化随诊。

九、预后

COPD 预后与病情轻重和是否合理治疗有关。积极治疗可延缓病情进展。

第十九节　慢性肺源性心脏病的护理

慢性肺源性心脏病简称慢性肺心病,是指由于肺组织、肺血管或胸廓的慢性病变引起肺组织结构和(或)功能异常,产生肺血管阻力增加,肺动脉压力增高,使右心室扩张和(或)肥厚,伴或不伴右心衰竭的心脏病,并排除先天性心脏病和左心病变引起者。慢性肺心病的患病率存在地区差异,寒冷地区高于温暖地区,高原地区较平原地区高,农村高于城市,并随年龄增加而增加。吸烟者比不吸烟者患病率明显增多,男女无明显差异。冬春季节和气候骤变时,易出现急性发作。

一、病因与发病机制

引起右心室扩大,肥厚的因素很多。肺功能和结构的不可逆改变是先决条件,发生反复的气道感染和低氧血症,导致一系列体液因子和肺血管的变化,使肺血管阻力增加,肺动脉血管的结构重塑,产生肺动脉高压。

(一)肺动脉高压的形成

1.肺血管阻力增高的功能性因素

缺氧、二氧化碳潴留和呼吸性酸中毒导致肺血管收缩、痉挛。缺氧是形成肺动脉高压最重要的因素,而体液因素在缺氧性肺血管收缩中占重要地位,缺氧可使肺组织中血管活性物质的含量发生变化,收缩血管物质的作用占优势,使血管收缩,如前列腺、白三烯、5-羟色胺、血管紧张素Ⅱ、血小板活化因子等。其次,内皮源性舒张因子和收缩因子的平衡失调,在缺氧性肺血管收缩中也起了一定作用。缺氧可直接使肺血管平滑肌细胞膜对 Ca^{2+} 的通透性增加,使肺血管平滑肌收缩。另外,高碳酸血症时,H^+ 产生增多,使血管对缺氧的敏感性增强,致肺动脉压增高。

2.肺血管阻力增加的解剖因素

各种慢性胸肺疾病可导致肺血管解剖结构的变化,形成肺循环血流动力学障碍。主要原因包括如下。

(1)肺血管炎症,长期反复发作的慢性阻塞性肺疾病及支气管周围炎,累及邻近肺小动脉,引起血管炎,导致管壁增厚、管腔狭窄或纤维化,甚至完全闭塞,使肺血管阻力增加,产生肺动脉高压。

(2)细血管网的毁损,当肺泡毛细血管床减损超过 70% 时可出现肺循环阻力增大。

(3)肺血管重塑,慢性缺氧使肺血管收缩,管壁张力增高。缺氧时肺内产生多种生长因子,可直接刺激管壁平滑肌细胞、内膜弹力纤维及胶原纤维增生,使肺血管构型重建。

(4)血栓形成,部分慢性肺心病急性发作期患者可存在肺微小动脉原位血栓形成,引起血管阻力增加,加重肺动脉高压。此外,肺血管疾病、肺间质疾病、神经肌肉疾病等可引起肺血管的狭窄、闭塞,使肺血管阻力增加,导致肺动脉高压。在慢性肺心病肺动脉高压的发生机制中,功能性因素较解剖学因素更为重要。

3.血液黏稠度增加和血容量增多

一方面,慢性缺氧产生继发性红细胞增多,血液黏稠度增加,血流阻力随之增高;另一方面,缺氧可使醛固酮分泌增加,并使肾小动脉收缩,肾血流量减少,导致水钠潴留,血容量增多。血液黏稠度增加和血容量增多,可使肺动脉压进一步升高。

(二)右心功能的改变

肺循环阻力增加时,右心发挥代偿作用,在克服肺动脉压升高的阻力时发生右心室肥厚。随着病情进展,肺动脉压持续升高,右心失代偿而致右心衰竭。

(三)其他重要器官的损害

缺氧和高碳酸血症可导致重要器官(如脑、肝、肾、胃肠)及内分泌系统、血液系统的病理改变,引起多器官的功能损害。

二、临床表现

本病发展慢,临床上除原有肺、胸疾病的各种症状和体征外,会逐步出现肺、心功能衰竭及其他器官损害的表现。按其功能的代偿期与失代偿期进行分述。

(一)症状

1.肺、心功能代偿期

咳嗽、咳痰、气促,活动后可有心悸、呼吸困难、乏力和活动耐力下降。急性感染可加重上述症状。

2.肺、心功能失代偿期

(1)呼吸衰竭:呼吸困难加重,夜间为甚,常有头痛、失眠、食欲下降、白天嗜睡,甚至出现表情淡漠、神志恍惚、谵妄等肺性脑病的表现。

(2)右心衰竭:明显气促、心悸、食欲缺乏、腹胀、恶心等。

(二)体征

1.肺、心功能代偿期

可有不同程度的发绀和肺气肿体征,偶有干、湿啰音,心音遥远。有右心室肥厚的体征,部分患者可有颈静脉充盈。

2.肺、心功能失代偿期

(1)呼吸衰竭:明显发绀,球结膜充血,水肿,严重时有颅内压升高的表现,腱反射减弱或消失,出现病理反射,可出现皮肤潮红、多汗。

(2)右心衰竭:发绀更明显,颈静脉怒张,心率增快,可出现心律失常,剑突下可闻及收缩期杂音,甚至出现舒张期杂音。肝大并有压痛,肝颈静脉回流征阳性,下肢水肿,重者可有腹腔积液。少数患者可出现肺水肿及全心衰竭的体征。

(三)并发症

常见的并发症有肺性脑病、电解质及酸碱平衡紊乱、心律失常、休克、消化道出血和弥散性血管内凝血等。

三、实验室及其他检查

(一)X 线检查

除原有肺、胸基础疾病及急性肺部感染的特征外,尚有肺动脉高压症,如右下肺动脉干扩张,其横径≥15mm;其横径与气管横径比值≥1.07;肺动脉段明显突出或其高度≥3mm;中央动脉扩张,外周血管纤细,形成"残根征";右心室增大征,皆为诊断慢性肺心病的主要依据。

(二)心电图检查

心电图检查的主要表现有电轴右偏、肺性 P 波,也可见右束支传导阻滞及低电压图形,可作为慢性肺心病的参考条件。

(三)超声心动图检查

右心室流出道内径≥30mm,右心室内径≥20mm,右心室前壁厚度≥5mm,左右心室内径比值<2,右肺动脉内径或肺动脉干及右心房增大等,可诊断为慢性肺心病。

(四)血气分析

当 PaO_2<60mmHg,$PaCO_2$>50mmHg 时,提示呼吸衰竭。

(五)血液检查

红细胞及血红蛋白可升高,全血及血浆黏滞度增加;合并感染时白细胞总数增高,中性粒细胞比例增加。部分患者可有肝、肾功能的改变。

(六)其他

肺功能检查对早期或缓解期慢性肺心病患者有意义。痰细菌学检查可指导抗生素的选用。

四、诊断要点

根据患者有慢性支气管炎、肺气肿、其他胸肺疾病或肺血管病变,临床上有肺动脉高压、右心室增大或右心功能不全的表现,心电图、X 线胸片和超声心动图有右心增大肥厚的象征,可做出诊断。

五、治疗要点

(一)急性加重期

应积极控制感染,保持呼吸道畅通,改善呼吸功能,纠正氧和二氧化碳潴留,控制呼吸衰竭和心力衰竭,积极处理并发症。

1.控制感染

参考痰细菌培养及药敏试验结果选择抗生素。没有培养结果时,根据感染的环境及痰涂片结果选择抗生素。常用青霉素类、氨基糖苷类及头孢菌素类药物。注意继发真菌感染的可能。

2.缺氧

保持呼吸道畅通,给予面罩吸氧,以纠正缺氧和二氧化碳潴留。

3.控制心力衰竭

慢性肺心病患者一般经积极控制感染,改善呼吸功能后,心力衰竭能得到改善,患者尿量增多,水肿消退,不需使用利尿药。但对治疗无效者,可适当选用利尿药、正性肌力药或血管扩张药。

（1）利尿药。利尿药具有减少血容量,减轻右心负荷、消除水肿的作用。原则上选用作用轻的利尿药,宜短期、小剂量使用,如氢氯噻嗪 25mg,每天 1～3 次,一般不超过 4 天。重度而急需利尿者可用呋塞米 20mg,口服或肌内注射。

（2）正性肌力药。由于慢性缺氧和感染,患者对洋地黄类药物的耐受性降低,易发生毒性反应。应选择作用快、排泄快的洋地黄类药物,剂量宜小,一般为常规剂量的 1/2 或 2/3。应用指征:感染已控制,呼吸功能已改善,用利尿剂后仍有反复水肿的心力衰竭患者;以右心衰竭为主要表现而无明显感染的患者;合并急性左心衰竭者。

（3）血管扩张药。血管扩张药可使肺动脉扩张,减低肺动脉高压,减轻右心负荷,但效果不理想。钙拮抗剂和前列环素等有降低肺动脉压的作用,具有一定的疗效。

4.控制心律失常

一般经抗感染、纠正缺氧等治疗后,心律失常可自行消失。若持续存在,可根据心律失常的类型选用药物。

5.抗凝治疗

应用普通肝素或低分子肝素防止肺微小动脉原位血栓的形成。

（二）缓解期

原则上采用中西医结合的综合治疗措施,目的是增强免疫功能,去除诱发因素,减少或避免急性加重的发生,使肺、心功能得到部分或全部恢复,如长期家庭氧疗,调节免疫功能和营养疗法等。

六、常见护理诊断/问题

（一）气体交换受损

气体交换受损与肺血管距离增高引起的肺淤血,肺血管收缩导致的肺血流量减少有关。

（二）清理呼吸道无效

清理呼吸道无效与呼吸道感染,痰多而黏稠有关。

（三）活动无耐力

活动无耐力与心、肺功能减退有关。

（四）体液过多

体液过多与心排出量减少,肾血流灌注量减少有关。

（五）营养失调——低于机体需要量

营养低于机体需要量与呼吸困难、疲乏等引起的食欲缺乏有关。

（六）有皮肤完整性受损的危险

有皮肤完整性受损的危险与水肿、长期卧床有关。

（七）潜在并发症

常见的潜在并发症有肺性脑病、心律失常、休克、消化道出血等。

七、护理措施

（一）休息与活动

在肺、心功能失代偿期,嘱患者绝对卧床休息,协助其采取舒适体位,如半卧位或坐位,减少机体耗氧量,促使心、肺功能的恢复,减慢心率和减少呼吸困难;代偿期以量力而行、循序渐进为原则,鼓励患者进行适量活动,活动量以不引起疲劳、不加重症状为度;对于卧床患者,应协助定时翻身、更换姿势。依据患者的耐受能力,指导患者在床上进行缓慢的肌肉松弛活动,鼓励患者进行呼吸功能锻炼,提高活动耐力。

指导患者采取既有利于气体交换,又能节省能量的姿势,如站立时背倚墙,使膈肌和胸廓松弛,全身放松。坐位时凳高合适,两足正好平放在地,身体稍向前倾,两手摆在双腿上或趴在小桌上,桌上放软枕,使患者胸椎与腰椎尽可能在一直线上。卧位时抬高床头,并略抬高床尾,使下肢关节轻度屈曲。

肺性脑病患者应绝对卧床休息,呼吸困难者取半卧位,有意识障碍者使用床挡进行安全保护,必要时专人护理。

(二)饮食护理

给予患者高纤维素、易消化的清淡饮食,防止因便秘、腹胀而加重呼吸困难。避免进食含糖量高的食物,以免引起痰液黏稠。若患者出现水肿、腹腔积液或少尿时,应限制钠水摄入,每天钠盐<3g,水分<1500mL,蛋白质 1.0～1.5g/kg,因糖类可增加 CO_2 的生成量,增加呼吸负担,故一般糖类≤60%。少食多餐,减少用餐时的疲劳,进餐前后漱口,保持口腔清洁。必要时遵医嘱静脉补充营养。

(三)病情观察

观察患者的生命体征及意识状态,注意有无发绀、呼吸困难,定期监测动脉血气分析,观察有无右心衰竭的表现,密切观察患者有无头痛、烦躁不安、神志改变等。

肺性脑病患者应定期监测动脉血气分析,密切观察病情变化,出现头痛、烦躁不安、表情淡漠、神志恍惚、精神错乱、嗜睡和昏迷等症状时,及时通知医生并协助处理。

肺心病患者常有营养不良和身体下垂部位水肿等症状。若长期卧床,极易形成压疮,故应注意观察患者全身的水肿情况、有无压疮发生。指导患者穿宽松、柔软的衣服,定时更换体位,受压处垫海绵,或使用气垫床。

(四)用药护理

(1)对二氧化碳潴留、呼吸道分泌物多的重症患者慎用镇静剂、麻醉药、催眠药,若必须用药,使用后注意观察是否有呼吸抑制和咳嗽反射减弱的情况。

(2)应用利尿剂后易出现低钾、低氯性碱中毒而加重缺氧,过度脱水引起血液浓缩,痰液黏稠不易排出等不良反应,应注意观察及预防。使用排钾利尿剂时,督促患者遵医嘱补钾。利尿剂尽可能在白天给药,避免夜间频繁排尿而影响患者睡眠。

(3)使用洋地黄类药物时,应询问患者有无洋地黄用药史,遵医嘱准确用药,注意观察药物毒性反应。

(4)应用血管扩张药时,注意观察患者的心率及血压情况。血管扩张药在扩张肺动脉的同时也扩张体循环动脉,往往容易造成血压下降,反射性心率增快、氧分压下降、二氧化碳分压上升等不良反应。

(5)使用抗生素时,注意观察感染控制的效果、有无继发性感染等。

(6)肺性脑病患者遵医嘱应用呼吸兴奋剂,观察药物疗效和不良反应。出现心悸、呕吐、震颤、惊厥等症状时,应立即通知医生。

（五）心理护理

给予患者关心，耐心解释病情和治疗措施，陪在患者身边，指导正确呼吸，给予心理疏导和安慰，消除过度紧张情绪，这些对患者的康复治疗有重要意义。

八、健康教育

（一）预防疾病

对高危人群进行宣传教育，劝导戒烟，积极防治 COPD 等慢性支气管肺疾病，以降低发病率。

（二）疾病指导

指导患者和家属了解疾病发生、发展的过程，减少疾病发作的次数。积极防治原发病，避免和防治各种可能导致病情急性加重的诱因，坚持家庭氧疗等。加强饮食营养，以保证机体康复。病情缓解期应根据心、肺功能及体力情况进行适当的体育锻炼和呼吸功能锻炼，如散步、打太极拳、腹式呼吸、缩唇呼吸等，改善呼吸功能，提高机体免疫功能。

（三）随访指导

告知患者及其家属病情变化的征象。例如，体温升高、呼吸困难加重、咳嗽剧烈、咳痰不畅、尿量减少、水肿明显或发现患者神志淡漠、嗜睡、躁动、口唇发绀加重等，均提示病情变化或加重，需及时就诊。

九、预后

慢性肺心病常反复急性加重，随肺功能的进一步损害，病情逐渐加重，多数预后不良，病死率为 $10\%\sim15\%$，但经积极治疗可以延长寿命，提高患者的生活质量。

第二十节　肺血栓栓塞症的护理

肺血栓栓塞症（PTE）是肺栓塞的最常见类型。肺栓塞（PE）是指各种栓子阻塞肺动脉系统时所引起的一组以肺循环和呼吸功能障碍为主要临床和病理生理特征的临床综合征，当栓子为血栓时，称为肺血栓栓塞症。大多数肺栓塞由血栓引起，但导致肺栓塞的栓子也可以是脂肪、羊水和空气等。肺动脉发生栓塞后，若其所支配区域的肺组织因血流受阻或中断而发生坏死，称为肺梗死（PD）。

引起 PTE 的血栓主要来源于深静脉血栓形成（DVT）。PTE 与 DVT 是一种疾病过程在不同部位、不同阶段的表现，两者合称为静脉血栓栓塞症（VTE）。

一、病因与发病机制

PTE 由来源于下腔静脉径路、上腔静脉径路或右心腔的血栓引起，其中大部分血栓来源于下肢深静脉，特别是从腘静脉上端到髂静脉的下肢近端深静脉（占 $50\%\sim90\%$）。近年来，由于颈内静脉和锁骨下静脉内插入或留置导管及静脉内化疗的增加，使来源于上腔静脉径路的血栓较以前增多。

(一)原发性因素

原发性因素主要由遗传变异引起,包括 V 因子突变、蛋白 C 缺乏、蛋白 S 缺乏和抗凝血酶缺乏等,以 40 岁以下的年轻患者无明显诱因反复发生 DVT 和 PTE 为特征。

(二)继发性因素

继发性因素是指后天获得的易发生 DVT 和 PTE 的病理生理改变、医源性因素及患者自身因素,如创伤和(或)骨折、脑卒中、心力衰竭、急性心肌梗死、恶性肿瘤,外科手术,植入人工假体、中心静脉插管,妊娠及产褥期,口服避孕药,因各种原因的制动/长期卧床,长途航空或乘车旅行,高龄等。这些因素可单独存在,也可同时存在并发挥协同作用。其中,高龄是独立的危险因素。

(三)血栓脱落

外周静脉血栓形成后,一旦血栓脱落,即可随静脉血流移行至肺动脉内,形成 PTE。

二、临床表现

(一)症状

患者多于栓塞后即刻出现不明原因的呼吸困难,尤其是在活动后明显,此为 PTE 最常见的症状;早期可有干咳或伴少量白痰;胸痛,包括胸膜炎性胸痛或心绞痛样疼痛;昏厥,可为 PTE 的唯一或首发症状;由于严重呼吸困难和剧烈胸痛,可引起烦躁不安,惊恐甚至濒死感;常有小量咯血,大咯血少见,急性 PTE 时,咯血主要反映局部肺泡的血性渗出,并不意味病情严重。当呼吸困难、胸痛和咯血同时出现时,称为"肺梗死三联征"。

(二)体征

患者出现呼吸急促、发绀;肺部可闻及哮鸣音和(或)细湿啰音;合并肺不张和胸腔积液时出现相应的体征;颈静脉充盈或异常搏动;心率加快,严重时可出现血压下降甚至休克;肺动脉瓣区第二心音亢进或分裂,三尖瓣区收缩期杂音;多存在低热,少数患者体温可达 38℃;若肺栓塞继发于下肢深静脉血栓形成,可伴有患肢肿胀、周径增粗、疼痛或压痛,皮肤色素沉着和行走后患肢易疲劳或肿胀加重。

(三)并发症

若急性 PET 后肺动脉内血栓未完全溶解或 PET 反复发生,可形成慢性血栓栓塞型肺动脉高压,继而出现慢性肺源性心脏病和右心衰竭。

三、实验室及其他检查

(一)实验室检查

血浆 D-二聚体(D-dimer)测定可作为 PTE 的初步筛选指标。急性 PTE 时,D-dimer 升高,若 D-dimer 含量低于 $50\mu g/L$,可基本排除急性 PTE。动脉血气分析表现为低氧血症、低碳酸血症,肺泡-动脉血氧分压差$[P_{A-a},O_2]$增大。

(二)心电图与超声心动图

大多数 PTE 患者可出现非特异性心电图异常,以窦性心动过速最常见。当有肺动脉及右心压力升高时,可出现 $V_1 \sim V_4$ 导联 ST 段异常和 T 波倒置,SⅠQⅢTⅢ征(Ⅰ导联出现明显的 S 波,Ⅲ导联出现大 Q 波且 T 波倒置)等,观察到心电图的动态改变要比静态异常更具临床意义。超声心动图表现为右心室和(或)右心房扩大,室间隔左移及运动异常,近端肺动脉扩张、三尖瓣反流和下腔静脉扩张等。

(三)下肢深静脉超声检查

本法为诊断 DVT 最简便的方法,若阳性可以诊断为 DVT,同时对 PTE 有重要的提示意义。

(四)影像学检查

1.胸部 X 线检查

肺栓塞的典型 X 线征象为尖端指向肺门的楔形阴影,但不常见。多数表现为区域性肺纹理变细、稀疏或消失,肺野透亮度增加。右下肺动脉干增宽或伴"截断征",肺动脉段膨隆,右心室扩大。有肺不张侧的横膈抬高,偶见少量胸腔积液。

2.螺旋 CT

螺旋 CT 是目前最常用的 PTE 确诊手段,直接征象为肺动脉内低密度充盈缺损,部分或完全包围在不透光的血流之间("轨道征"),或呈完全充盈缺损。间接征象包括肺野楔形密度增高影,条带状高密度区或盘状肺不张,中心肺动脉扩张及远端血管分支减少或消失。

3.放射性核素肺通气/灌注扫描

本法是 PTE 的重要诊断方法,以肺段分布的肺血流灌注缺损,并与通气显像不匹配为典型征象。

4.磁共振显像(MRI)

MRI 用于诊断肺段以上肺动脉内血栓及对碘造影剂过敏的患者。

5.肺动脉造影

肺动脉造影以肺动脉内造影剂充盈缺损,伴或不伴"轨道征"的血流阻断为直接征象,是目前临床诊断 PTE 的经典方法。但由于本检查为有创性检查,有发生严重甚至致命性并发症的可能,不作为首选和常规检查。

四、诊断要点

若患者有 DVT 危险因素存在,出现突发,原因不明的呼吸困难,呼吸急促、胸痛和心动过速,应高度怀疑本病的可能,及时安排相应的检查。诊断程序一般包括疑诊、确诊、求因三个步骤。疑诊是当患者出现上述临床症状、体征时,特别是存在 DVT 危险因素的患者出现不明原因的呼吸困难、胸痛、昏厥、休克,或伴有单侧或双侧不对称下肢肿胀、疼痛等时,应进行相应的实验室、心电图和超声检查。对于上述检查提示 PTE 者,应安排 PTE 的确诊检查,包括螺旋 CT、放射性核素肺通气/灌注扫描、MRI 和肺动脉造影四项,其中 1 项检查阳性即可明确诊断。同时,应寻找 PTE 的成因和危险因素(求因),明确有无 DVT 并寻找发生 DVT 和 PTE 的诱发因素。

五、治疗要点

(一)一般处理

对高度疑诊或确诊 PTE 的患者,应进行严密监护,监测呼吸、心率、血压、静脉压、心电图及动脉血气的变化。患者应卧床休息,并保持大便通畅,避免用力,以免促进深静脉血栓脱落。必要时可适当使用镇静、止痛、镇咳等对症治疗。

（二）呼吸循环支持

有低氧血症者可经鼻导管或面罩给氧。对于出现右心功能不全但血压正常者,可使用小剂量多巴酚丁胺和多巴胺;若出现血压下降,可增加多巴胺剂量或使用其他血管加压药(如去甲肾上腺素等)。

（三）溶栓治疗

1.适应证

溶栓治疗可迅速溶解部分或全部血栓,恢复肺组织灌注,降低 PTE 患者的病死率和复发率,主要适用于大面积 PTE 患者。对于次大面积 PTE 患者,若无禁忌证可考虑溶栓;而对于血压和右心室运动功能均正常的患者,则不宜溶栓。溶栓的时间窗一般为 14 天以内,但若近期有新发 PTE 征象,可适当延长。溶栓应尽可能在 PTE 确诊的前提下慎重进行,但对有明确溶栓指征的患者,宜尽早开始溶栓。

2.禁忌证

溶栓治疗的主要并发症为出血,以颅内出血最为严重,发生率为 $1\% \sim 2\%$,发生者近半数死亡。因此,用药前应充分评估出血的危险性,溶栓治疗的绝对禁忌证有活动性内出血、近期自发性颅内出血。相对禁忌证包括:近期有大手术、分娩、器官活检或不能压迫止血部位的血管穿刺、胃肠道出血,严重创伤,神经外科或眼科手术,心肺复苏史,以及血小板计数减少、缺血性脑卒中,难于控制的重度高血压,妊娠,细菌性心内膜炎,严重肝肾功能不全,糖尿病出血性视网膜病变等。对于致命性大面积 PTE,上述绝对禁忌证亦应视为相对禁忌证。

3.常用溶栓药物

(1)尿激酶(UK):负荷量 4400IU/kg,静脉注射 10 分钟,随后以 2200IU/(kg·h)持续静脉滴注 12 小时,或以 20000IU/kg 剂量持续静脉滴注 2 小时(称为 2 小时溶栓方案)。

(2)链激酶(SK):负荷量 250000IU,静脉注射 30 分钟,随后以 10000IU/h 持续静脉滴注 24 小时。链激酶具有抗原性,故用药前需肌内注射苯海拉明或地塞米松,以防止过敏反应,且 6 个月内不宜再次使用。

(3)重组组织型纤溶酶原激活剂(rtPA):50mg 持续静脉滴注 2 小时。

（四）抗凝治疗

抗凝治疗能够有效预防血栓再形成和复发,为机体发挥自身的纤溶机制、溶解血栓创造条件,是 PTE 和 DVT 的基本治疗方法。常用药物包括肝素和华法林,当临床疑诊 PTE 时,即可开始使用肝素进行抗凝治疗。

1.肝素

肝素包括普通肝素和低分子肝素。普通肝素首剂负荷量为 80IU/kg 或 3000～5000IU 静脉注射,继以 18IU/(kg·h)持续静脉滴注,应用时根据活化部分凝血活酶时间(APTT)调整剂量,尽快使 APTT 达到并维持于正常值的 1.5～2.5 倍。肝素亦可用皮下注射方式给药。低分子肝素根据体重给药,每日 1～2 次皮下注射,不需要监测 APTT 和调整剂量。一般肝素或低分子肝素需使用 5 天,直至临床情况平稳。大面积 PTE 或髂骨静脉血栓者需延长至 10 天或更长。

2.华法林

在肝素开始应用后的第 1～3 天加用华法林口服,初始剂量为 3.0～5.0mg。由于华法林需要数天才能发挥全部作用,故需在连续 2 天测定的国际标准化比值(INR)为 2.0～3.0 时,或凝血酶原时间(PT)延长至正常值的 1.5～2.5 倍时,方可停用肝素,单纯口服华法林治疗,并根据 INR 或 PT 调节华法林的剂量。口服华法林的疗程一般为 3～6 个月。育龄妇女服用华法林者需注意避孕,对于计划怀孕的妇女或孕妇,应在妊娠前 3 个月和最后 6 周禁用华法林,改用肝素或低分子肝素治疗。产后和哺乳期妇女可以服用华法林。

(五)肺动脉血栓摘除术

肺动脉血栓摘除术风险大,病死率高,需具备较高的技术条件,仅适用于经积极内科治疗无效的紧急情况(如大面积 PTE)或有溶栓禁忌证者。

(六)肺动脉导管碎解和抽吸血栓

本法是指经导管碎解和抽吸肺动脉内的巨大血栓,并局部注射小剂量溶栓制剂,使血栓溶解,适用于肺动脉主干或主要分支的大面积 PTE。

(七)放置腔静脉滤器

为预防再次发生栓塞,可根据 DVT 的部位放置下腔静脉或上腔静脉滤器,置入滤器后若无禁忌证,宜长期服用华法林抗凝,定期复查有无滤器上血栓形成。

(八)慢性血栓栓塞性肺动脉高压的治疗

若阻塞部位处于手术可及的肺动脉近端,可考虑行肺动脉血栓内膜剥脱术;每天口服华法林 3.0～5.0mg,根据 INR 调整剂量,保持 INR 为 2.0～3.0;反复下肢深静脉血栓脱落者,可放置下腔静脉滤器。

六、常见护理诊断/问题

(一)气体交换受损

气体交换受损与肺血管阻塞所致的通气/血流比例失调有关。

(二)恐惧

恐惧与突发的严重呼吸困难、胸痛有关。

(三)有受伤的危险:出血

出血与溶栓抗凝治疗有关。

七、护理措施

(一)休息与活动

患者应绝对卧床休息,抬高床头或取半卧位,指导患者进行深慢呼吸,并通过采用放松术等方法减轻恐惧心理,降低耗氧量。急性期:患者除绝对卧床外,还需避免下肢过度屈曲,一般在充分抗凝的前提下卧床时间为 2～3 周;保持大便通畅,避免用力,以防下肢血管内压力突然升高,使血栓再次脱落而形成新的危及生命的栓塞。恢复期:需预防下肢血栓形成,若患者仍需卧床,下肢须进行适当的活动或被动关节活动,穿抗栓袜或气压袜,不在腿下放置垫子或枕头,以免加重下肢循环障碍。

(二)饮食护理

应提供清淡、易消化、足够热量的饮食,同时增加纤维素的摄入,保持大便通畅,避免便秘的发生,指导患者适当增加液体摄入,防止血液浓缩。

(三)病情观察

1.呼吸状态

当出现呼吸浅促、动脉血氧饱和度降低、心率加快等表现时,提示呼吸功能受损、机体缺氧。

2.意识状态

监测患者有无烦躁不安、嗜睡、意识模糊、定向力障碍等脑缺氧的表现。

3.循环状态

需监测患者有无颈静脉充盈、肝大,肝颈静脉回流征阳性、下肢水肿及静脉压升高等右心功能不全的表现。当较大的肺动脉栓塞后,可使左心室充盈压降低,心排出量减少,故需严密监测血压和心率的改变。

4.心电图活动

肺动脉栓塞时可导致心电图的改变,当监测到心电图的动态改变时,有利于肺栓塞的诊断。溶栓治疗后若出现胸前导联 T 波倒置加深,可能是溶栓成功、右室负荷减轻、急性右心扩张好转的表现。另外,严重缺氧的患者可导致心动过速和心律失常,需要密切监测患者的心电图改变。

5.观察下肢深静脉血栓形成的征象

由于下肢深静脉血栓形成以单侧下肢肿胀最为常见,故需测量和比较双侧下肢周径,并观察有无局部皮肤颜色的改变,如发绀。下肢周径的测量方法:大、小腿周径的测量点分别为髌骨上缘以上 15cm 处和髌骨下缘以下 10cm 处,双侧下肢周径差>1cm 有临床意义。检查是否存在 Homan 征阳性。

6.其他

若患者出现右心功能不全的症状,需按医嘱给予强心剂,限制水、钠摄入,并按肺源性心脏病进行护理。当患者心排出量减少,出现低血压甚至休克时,应按医嘱给予静脉输液和升压药物,记录液体出入量,当患者同时伴有右心功能不全时,尤应注意液体出入量的调整,平衡低血压需输液和心功能不全需限制液体之间的矛盾。

(四)用药护理

1.溶栓剂应用护理

按医嘱给予溶栓剂,应注意对临床及相关实验室检查情况进行动态观察,评价溶栓效果。溶栓治疗的主要并发症是出血,最常见的出血部位为血管穿刺处,严重的出血包括腹膜后出血和颅内出血,后者发生率为 1%～2%,一旦发生,预后差,约半数患者死亡。因此,对溶栓治疗患者应密切观察出血征象,如皮肤青紫、血管穿刺处出血过多、血尿、腹部或背部疼痛、严重头疼、神志改变等;严密监测血压,当血压过高时及时报告医生,以便及时进行适当处理;给药前宜留置外周静脉套管针,方便溶栓过程中取血监测,避免反复穿刺血管。静脉穿刺部位压迫止血需加大力量并延长压迫时间;用尿激酶或链激酶溶栓治疗后,应每 2～4 小时测定 1 次 PT 或 APTT,当其水平降至正常值的 2 倍时,按医嘱开始应用肝素抗凝。

2.抗凝剂应用护理

(1)肝素:在开始治疗后的最初 24 小时内,每 4~6 小时监测 APTT,达到稳定治疗水平后,改为每天监测 APTT。肝素治疗的不良反应包括出血和肝素诱导的血小板减少症(HIT)。HIT 的发生率较低,但一旦发生,常比较严重,故在治疗的第 1 周应每 1~2 天、第 2 周起每 3~4 天监测血小板计数,若出现血小板迅速或持续降低 30% 及以上,或血小板计数 $\leqslant 100 \times 10^9$/L,应报告医生停用肝素。

(2)华法林:华法林的疗效主要通过监测 INR 是否达到并保持在治疗范围来进行评价,故在治疗期间需定期监测 INR。在 INR 未达到治疗水平时需每天监测,达到治疗水平时每周监测 2~3 次,共监测 2 周,以后延长到每周监测 1 次或更长。华法林的主要不良反应是出血,发生出血时用维生素 K 拮抗。在用华法林治疗的前几周还可能引起血管性紫癜,导致皮肤坏死,需注意观察。

(五)心理护理

当患者突然出现严重的呼吸困难和胸痛时,医务人员需保持冷静,避免出现紧张慌乱的情况,从而加重患者的恐惧心理。护士应尽量陪伴患者,告诉患者目前的病情变化,用患者能够理解的方式解释各种设备、治疗措施和护理操作,并采用非语言性沟通技巧,如抚摸、握住患者的手等方式增加患者的安全感,减轻其恐惧。当病情剧变时,亲人的陪伴可有效地降低患者的焦虑和恐惧心理,故在不影响抢救的前提下,可允许家属陪伴患者。鼓励患者充分表达自己的情感,应用适当的沟通技巧促使患者表达自己的担忧和疑虑。

八、健康教育

(一)预防疾病

(1)对存在 DVT 危险因素的人群,应指导其避免可能增加静脉血流瘀滞的行为,如长时间保持坐位(特别是坐时跷二郎腿)、穿束膝长筒袜、长时间站立不活动等。

(2)对于卧床患者,应鼓励其进行床上肢体活动,不能自主活动的患者需进行被动关节活动,病情允许时需协助早期下地活动和走路。不能活动的患者,将腿抬高至心脏以上水平,可促进下肢静脉血液回流。

(3)卧床患者可利用机械作用,如穿加压弹力抗栓袜、应用下肢间歇序贯加压充气泵等促进下肢静脉血液回流。

(4)指导患者适当增加液体摄入,防止血液浓缩。由于高脂血症、糖尿病等疾病可导致血液出现高凝状态,应指导患者积极治疗原发病。

(5)对于血栓形成高危患者,应指导其按医嘱使用抗凝制剂,防止血栓形成。

(二)疾病指导

向患者介绍 DVT 和 PTE 的表现。对于长时间卧床的患者,若出现一侧肢体疼痛、肿胀,应注意发生 DVT 的可能;在存在相关发病因素的情况下,突然出现胸痛,呼吸困难、咯血等表现时,应注意 PTE 的可能性,需及时告诉医护人员或及时就诊。

(三)随访指导

指导患者观察病情,出现病情变化及时就诊。

九、预后

目前，VTE已成为世界性的重要医疗保健问题，其发病率和病死率均较高，西方国家DVT和PTE的年发病率分别约为1.0‰和0.5‰。美国每年新发病例超过60万例，其中DVT患者37.6万人，PTE患者23.7万人，每年因VTE死亡的病例数超过29万例。我国目前尚无PTE的流行病学资料，但随着诊断意识和检查技术的提高，诊断例数明显增加，PTE已不再视为少见病。PET患者的病情严重程度取决于发病机制的综合作用，栓子的大小和数量，栓塞次数及间隔时间，是否同时存在其他心肺疾病等对发病过程和预后有重要影响。

第二章　消化内科护理

第一节　胃炎的护理

胃炎是最常见的消化系统疾病之一，是多种不同病因引起的胃黏膜急性和慢性炎症，常伴有上皮损伤和细胞再生，根据其病理生理变化和临床表现分为急性胃炎、慢性胃炎和特殊类型的胃炎。

一、急性胃炎

急性胃炎指多种病因引起的胃黏膜急性炎症，又称急性糜烂性胃炎、出血性胃炎、急性胃黏膜病变。内镜可见胃黏膜充血、水肿、糜烂和出血等一过性病变，病理学显示胃黏膜有大量中性粒细胞浸润。

(一)病因与发病机制

1.药物

最常引起胃黏膜炎症的药物是非甾体抗感染药（non-steroidal of anti-inflammatory drugs，NSAIDs），如阿司匹林、吲哚美辛等。某些抗肿瘤药、铁剂、糖皮质激素、氯化钾口服液等也可刺激胃黏膜，破坏黏膜屏障，造成胃黏膜损伤和炎症。

2.急性应激

各种严重的脏器功能衰竭、严重创伤、大面积烧伤、大手术、颅脑病变和休克等均可引起胃黏膜糜烂出血，严重者可发生急性溃疡并大量出血。在应激状态下，交感神经及迷走神经均处于兴奋状态，前者使胃黏膜血管收缩，血流量减少，后者则使黏膜下动静脉短路开放，黏膜缺血缺氧加重，导致胃黏膜上皮损害，发生糜烂和出血。

3.乙醇

乙醇具有亲脂性和溶脂性能，导致胃黏膜糜烂、出血、炎症细胞浸润多不明显。高浓度乙醇可直接破坏黏膜屏障。

4.创伤和物理因素

留置胃管、剧烈的恶心呕吐、胃内异物、食管裂孔疝、内镜下治疗及大剂量 X 线照射均可导致胃黏膜糜烂出血，甚至溃疡。

5.其他因素

十二指肠胃反流、胃黏膜血液循环障碍、过冷、过热、过于粗糙的食物及浓茶、咖啡、烈酒、刺激性调味品等均可损伤胃黏膜，导致胃黏膜糜烂出血。

(二)临床表现

患者多数急性起病，症状轻重不一。常有腹部饱胀、隐痛、食欲缺乏、恶心、呕吐等表现。

腹痛多位于腹部正中偏左,呈阵发性加重或持续性钝痛,伴腹部饱胀、不适。少数患者会出现剧痛。部分患者可无症状或仅表现为腹痛、腹胀、恶心等非特异性消化不良症状。本病的突出表现是上消化道出血,占上消化道出血病因的 10%～30%,常呈间歇性,患者出现呕血、黑便、脱水、酸中毒甚至休克等表现。

(三)实验室及其他检查

1.胃镜检查

胃镜检查是最有价值、最可靠的诊断手段,可直接观察胃黏膜病变及其严重程度,可见黏膜广泛充血,水肿、糜烂、出血,表面附有黏液和炎性渗出物。幽门螺杆菌(Hp)感染患者,可见到胃黏膜微小结节形成(又称胃窦小结节增生),可同时取病变部位组织进行幽门螺杆菌和病理学检查。

2.粪便检查

若有胃黏膜病变,大便潜血试验阳性。

(四)诊断要点

近期服用 NSAIDs 药物、严重疾病状态或大量饮酒者,若出现呕血和(或)黑便应考虑本病,确诊有赖于胃镜检查。

(五)治疗要点

针对病因和原发疾病对症处理。药物引起者应立即停药,并服用抑酸剂,以抑制胃酸分泌,同时配合服用硫糖铝或米索前列醇等药物保护胃黏膜;急性应激引起者在积极治疗原发病的同时,使用抑制胃酸分泌的药物,预防急性胃黏膜损害的发生;若发生大出血,应积极处理。多数胃黏膜糜烂和出血可自行愈合和止血;少数患者黏膜糜烂可发展为溃疡,并发症增多,但通常对药物治疗反映良好。

(六)常见护理诊断/问题

(1)舒适度的改变。舒适度的改变与胃黏膜受损、上腹痛有关。

(2)知识缺乏。缺乏有关疾病的病因及防治知识。

(3)潜在并发症。常见的并发症有上消化道出血。

(七)护理措施

1.休息与活动

患者应适当休息,减少活动。对急性应激所致或伴有消化道出血者应卧床休息,同时做好患者的心理疏导,减轻或解除其精神紧张状态,保证身、心两方面得以充分的休息。

2.饮食护理

饮食应定时、有规律,少量多餐,避免辛辣、生硬刺激性食物,忌暴饮暴食、饮酒等。一般进食营养丰富的温凉半流质饮食。少量出血者可给予牛奶、米汤等流质饮食,以中和胃酸,并且有利于黏膜的修复。急性大出血或呕吐频繁时应暂禁食。

3.病情观察

观察患者呕吐的次数,呕吐物的性质、量等情况。一般呕吐物为消化液和食物并伴有酸臭味,混有大量胆汁时呈绿色,混有血液时呈鲜红色或棕色。及时为患者清理呕吐物、更换衣物、协助患者采取舒适体位。观察患者呕血与黑便的颜色、性状和量,必要时遵医嘱给予输血、补液、升压等治疗。

4.用药护理

指导患者正确服用阿司匹林、吲哚美辛等对胃黏膜有刺激的药物,必要时应用抑酸剂、胃黏膜保护剂等预防本病的发生。

5.心理护理

评估患者及其家属对疾病相关知识的了解情况,是否存在紧张、焦虑、恐惧等不良情绪。根据实际情况对患者及家属进行心理指导,及时解决其存在的问题,说明不良情绪对疾病的影响,使其情绪稳定,树立战胜疾病的信心。

(八)健康教育

向患者及其家属介绍急性胃炎的知识,指导患者生活规律,心情愉快,避免过度劳累;注意饮食卫生,避免过热、过冷、辛辣等刺激性食物及饮料;遵医嘱用药,停用不必要的 NSAIDs,正确应用抑酸、保护胃黏膜的药物等;出现呕血、黑便或腹痛规律变化等时,及时就诊。

二、慢性胃炎

慢性胃炎是由多种病因引起的胃黏膜慢性炎症,黏膜层以淋巴细胞和浆细胞浸润为主。根据病理组织学改变分为慢性非萎缩性胃炎和慢性萎缩性胃炎两类。慢性萎缩性胃炎又分为多灶萎缩性胃炎和自身免疫性胃炎。

(一)病因与发病机制

1.幽门螺杆菌感染

幽门螺杆菌(Hp)感染是慢性胃炎发生最主要的病因。

(1)引起慢性胃炎的临床依据。①绝大多数慢性活动性胃炎患者胃黏膜中可检出幽门螺杆菌;②幽门螺杆菌在胃内的分布与胃内炎症分布一致;③根除幽门螺杆菌可使胃黏膜炎症消退;④从志愿者和动物模型中可复制出幽门螺杆菌感染引起的慢性胃炎。

(2)发病机制。①Hp 具有鞭毛结构:可自由活动,并黏附在上皮细胞,直接侵袭胃黏膜;②Hp 可产生蛋白酶:分解蛋白质,消化上皮细胞膜,破坏黏液屏障结构;③Hp 可产生尿素酶:将尿素分解为 NH_3,既能保护细菌的生长环境,又能损伤上皮细胞;④Hp 毒素作用:Hp 具有细胞毒素相关基因蛋白,能引起强烈的炎症反应;⑤免疫损伤:Hp 菌体细胞可作为抗原导致机体产生免疫反应,引起黏膜损伤。

2.其他病因

自身免疫疾病、胆汁及十二指肠液反流,长期食用烈酒、浓茶、咖啡、辛辣及粗糙食物,以及过饥或过饱等无规律的饮食方式均可破坏胃黏膜保护屏障而发生胃炎。服用 NSAIDs 等药物、环境、年龄等因素均可导致慢性胃炎的发生。

(二)病理

根据病变在胃内的分布,慢性胃炎分为:①胃窦炎,多由 Hp 所致,部分波及胃体;②胃体炎,多与自身免疫有关,病变主要累及胃体和胃底;③全胃炎,可由 Hp 感染扩展而来。病理变化主要表现为炎症、萎缩、肠化生和异型增生。在慢性胃炎的进展中,胃黏膜层表现为以淋巴细胞和浆细胞浸润为主的炎症反应,胃腺体完整,不伴有黏膜萎缩性改变,称非萎缩性胃炎。病变累及腺体,腺体数量减少甚至消失,黏膜变薄,伴或不伴肠化生,称慢性萎缩性胃炎。病变进一步发展,胃上皮或化生的肠上皮在再生过程中发育异常,可形成异型增生,被认为是胃癌的癌前病变。

(三)临床表现

慢性胃炎病程迁延,进展缓慢,缺乏特异性症状。大多数患者常无症状或有程度不等的消化不良,表现为上腹隐痛、食欲缺乏、餐后饱胀、反酸、恶心等。严重慢性萎缩性胃炎可有贫血、消瘦、腹泻等表现。

(四)实验室及其他检查

1.胃镜及活组织检查

胃镜检查并同时取活组织做病理组织学检查是诊断慢性胃炎的最可靠方法,包括内镜诊断和病理诊断两部分。内镜下慢性非萎缩性胃炎可见黏膜红斑、粗糙不平、出血点、轻度糜烂等表现;慢性萎缩性胃炎表现为黏膜呈颗粒状、苍白或灰白,黏膜下血管透见,易发生糜烂和出血。

2.幽门螺杆菌检测

活组织病理学检查时可同时检测幽门螺杆菌,并可在内镜检查时再多取 1 块活组织做快速尿素酶检查,以增加诊断的可靠性。根除幽门螺杆菌治疗后,可在胃镜复查时重复上述检查,亦可采用非侵入性检查,包括血清抗体检测、^{13}C 或 ^{14}C 呼气试验等。

3.血清胃泌素

G17、胃蛋白酶原 I 和 II 测定属于无创性检查,有助判断是否存在萎缩及萎缩的部位和程度。胃体萎缩者血清胃泌素 G17 水平显著升高、胃蛋白酶原 I 和(或)胃蛋白酶原 I/II 比值下降;胃窦萎缩者血清胃泌素 G17 水平下降、胃蛋白酶原 I 和胃蛋白酶原 I/II 比值正常;全胃萎缩者则两者均低。

4.胃液分析

自身免疫性胃炎时,胃酸缺乏;多灶萎缩性胃炎时,胃酸分泌正常或偏低。

(五)诊断要点

确诊必须依靠胃镜检查及胃黏膜活组织病理学检查。幽门螺杆菌检测有助于病因诊断。怀疑自身免疫性胃炎应检测相关自身抗体及血清胃泌素。

(六)治疗要点

1.去除病因

避免服用损伤胃黏膜的药物,如阿司匹林、吲哚美辛等,戒烟、纠正不良饮食习惯等。

2.根除 Hp 治疗

慢性萎缩性胃炎、慢性胃炎伴消化不良、计划长期使用非甾体类抗感染药物及有胃癌家族史者应接受根除 Hp 治疗。目前,多采用质子泵抑制剂(PPI)或胶体铋剂为基础后加 2 种抗菌药的三联疗法。然而随着抗菌药物的大量使用,Hp 的耐药性逐渐增强,三联疗法的 Hp 根除率也逐渐下降,有研究表明,标准三联疗法的 Hp 根除率已经下降到 80% 以下。因此,在获得同等疗效的前提下,四联疗法花费的成本最低,是一种高效、安全、经济的治疗方案,可在临床推广应用作为一线方案。

3.对症治疗

无症状的慢性非萎缩性胃炎可不做任何处理。有胃黏膜糜烂和(或)以反酸、上腹痛等症状为主者,可根据病情选用抗酸剂、H_2受体拮抗剂或质子泵抑制剂(PPI)。胃酸和胃蛋白酶在胃黏膜糜烂(尤其是平坦糜烂)、反酸和上腹痛等症状的发生中起重要作用,抗酸或抑酸治疗对愈合糜烂和消除上述症状有效。萎缩性胃炎伴恶性贫血可给予维生素 B_{12} 和叶酸治疗。

(七)常见护理诊断/问题

(1)腹痛。腹痛与胃黏膜受损有关。

(2)营养失调:低于机体需要量。营养低于机体需要量与消化吸收不良等有关。

(3)焦虑。焦虑与病情反复、病程迁延有关。

(4)活动无耐力。活动无耐力与自身免疫性胃炎导致的恶性贫血有关。

(5)知识缺乏。缺乏慢性胃炎病因和预防知识。

(八)护理措施

去除致病因素,缓解胃部不适,指导患者合理摄取营养,改善营养状况并维持,减轻患者的焦虑程度,使其积极配合治疗及护理。

1.休息与活动

指导患者急性发作时卧床休息,并注意腹部保暖。病情缓解时适当锻炼以增强机体抗病能力。嘱患者生活规律,注意劳逸结合。

2.饮食护理

(1)饮食治疗原则。急性发作时可给予半流食,恢复期患者食用富含营养、易消化的食物,避免食用辛辣、生冷等刺激性食物及浓茶、咖啡等饮料。嗜酒患者嘱其戒酒。指导患者加强饮食卫生并养成良好的饮食习惯,向患者说明摄取足够营养的重要性,鼓励患者少量多餐,以进食高热量、高蛋白、高维生素、易消化的饮食为原则。

(2)制订饮食计划。与患者及其家属共同制订饮食计划,指导他们改进烹饪技巧,增加食物的色、香、味,以刺激食欲。胃酸低者应在完全煮熟食物后食用,以利于消化吸收,同时可给予刺激胃酸分泌的食物,如肉汤、鸡汤等;高胃酸者应避免进食酸性及多脂肪食物。

3.病情观察

观察并记录腹痛的部位、性质、程度、发作的时间、发作频率、持续时间、缓解方式及伴随症状。

4.用药护理

根除幽门螺杆菌感染治疗时,注意观察药物的疗效和不良反应。

(1)胶体铋剂。枸橼酸铋钾在酸性环境中方起作用,故宜在餐前半小时服用,因其可使牙齿、舌变黑,可用吸管吸至舌根后咽下。部分患者服药后出现便秘、粪便变黑,停药后可自行消失。少数患者可有恶心、一过性血清转氨酶升高等,极少数患者出现急性肾衰竭。

(2)抗菌药物。服用阿莫西林前应询问患者有无青霉素过敏史,使用过程中注意有无迟发性过敏反应,如皮疹。甲硝唑可引起恶心、呕吐等胃肠道反应,应在餐后半小时服用,可遵医嘱使用甲氧氯普胺、维生素 B_{12} 等药物。

5.心理护理

(1)减轻焦虑。提供安全舒适的环境,减少对患者的不良刺激。避免患者与其他有焦虑情绪的患者或亲属接触。指导患者散步、听音乐等,以转移其注意力。

(2)心理疏导。首先帮助患者分析产生焦虑的原因,了解患者内心的期待和要求,然后共同商讨这些要求是否能够实现,以及错误的应对机制所产生的后果。指导患者采取正确的应对机制。

(3)树立信心。向患者讲解疾病的病因及防治知识,指导患者保持合理的生活方式和去除对疾病的不利因素。可以请有过类似疾病的患者讲解采取正确应对机制所取得的良好效果。

(九)健康教育

1.疾病知识指导

介绍本病的病因,指导患者避免诱发因素。嘱患者生活规律,合理安排工作和休息,注意劳逸结合,积极配合治疗。教育患者保持良好的心理状态。

2.饮食指导

指导患者注意饮食卫生和饮食营养,养成规律的饮食习惯;避免过热、过冷、辛辣饮食及浓茶、咖啡等刺激性饮料;嗜酒者应戒酒,防止酒精损伤胃黏膜。

3.用药指导

尽量避免使用对胃黏膜有刺激的药物,必须使用时,应同时服用抑酸剂或胃黏膜保护剂;介绍药物的不良反应。

4.随访指导

定期门诊复查,若有异常及时就诊。

(十)预后

慢性胃炎可长期持续存在,但多数患者无症状。少数慢性非萎缩性胃炎可演变为慢性多灶萎缩性胃炎,极少数慢性多灶萎缩性胃炎经长期演变可发展为胃癌。15％～20％的幽门螺杆菌感染引起的慢性胃炎会发生消化性溃疡。

第二节　消化性溃疡的护理

消化性溃疡(peptic ulcer,PU)是指发生在胃肠道黏膜的溃疡,主要是指胃溃疡(gastric ulcer,GU)和十二指肠溃疡(duodenal ulcer,DU)。本病是一种全球性的常见病,可发生于任何年龄,且男性多于女性。十二指肠溃疡多见于青壮年,胃溃疡多见于中老年人,十二指肠溃疡多于胃溃疡,两者之比约为3∶1。

一、病因与发病机制

消化性溃疡主要与胃、十二指肠黏膜的防御和损伤因素失衡有关。防御因素减弱、损伤因素增强或两者同时存在,最终导致胃酸和胃蛋白酶对黏膜产生自身消化而发病。防御因素主要包括黏液/碳酸氢盐屏障、黏膜屏障、黏膜血流量、细胞更新、前列腺素、表皮生长因子等;损伤因素主要包括胃酸/胃蛋白酶、非甾体类抗感染药、胆盐、酒精、吸烟、应激等。GU 的发病主要与黏膜的防御因素减弱有关,DU 的发病主要与黏膜的损伤因素增强有关。

(一)幽门螺杆菌感染

幽门螺杆菌(Hp)感染是消化性溃疡发病和复发的主要病因,主要依据包括:①消化性溃疡患者 Hp 感染率高,DU 占 90%~100%,GU 占 80%~90%;②根除 Hp 治疗可促进溃疡愈合和显著降低溃疡的复发,抑酸治疗复发率为 50%~70%,根除 Hp 治疗复发率为 5%。此外,Hp 感染者中仅 5%发生消化性溃疡病,说明除了细菌毒力,遗传易感性也发挥了一定的作用。

(二)药物

长期服用 NSAIDs、糖皮质激素、化疗药物、氯吡格雷等药物也是引起消化性溃疡的常见原因。NSAIDs 最常见,与其对胃、肠黏膜的直接损伤和抑制前列腺素 E 的合成有关。

(三)胃酸分泌异常

胃酸及胃蛋白酶的自身消化作用在消化性溃疡的发病中起重要作用。"无酸无溃疡"的观点得到普遍认同。胃酸对消化道黏膜的损害作用只在正常黏膜防御功能遭到破坏时才发生。许多十二指肠溃疡患者存在基础胃酸排泌量(basal acid output,BAO)、夜间泌酸量、最大胃酸排泌量(maximal acid output,MAO)等增高的情况。大多胃溃疡患者胃酸分泌量正常甚至低于正常。一些神经内分泌肿瘤,如胃泌素瘤大量分泌胃泌素,导致高胃酸分泌状态,过多的胃酸成为溃疡形成的起始因素。

(四)胃排空障碍

胃排空减慢刺激胃酸分泌增加,引起胃黏膜损伤;十二指肠胃反流、胆汁、胰液和卵磷脂也能损伤胃黏膜;胃排空增快可使十二指肠的酸负荷加大,损伤黏膜。以上几种情况均可导致溃疡的发生。

(五)其他因素

遗传、应激、吸烟、长期精神紧张、高盐饮食等均与消化性溃疡的发生有关。

二、临床表现

典型的症状为慢性、周期性和节律性的上腹痛;部分患者以出血、穿孔等并发症为首发症状;少数患者无症状,主要见于老年人溃疡、维持治疗中复发性溃疡和 NSAIDs 相关性溃疡。

(一)症状

上腹疼痛或不适是本病的主要症状,疼痛的发生与胃酸刺激溃疡壁的神经末梢有关,常具有如下特点:①性质,钝痛、灼痛、胀痛甚至剧痛,或饥饿样不适感;②部位,多位于中上腹,DU 可位于中上腹偏右,GU 可位于中上腹偏左,胃或十二指肠后壁溃疡(特别是穿透性溃疡)可放射至背部;③慢性,病史可达数年至数十年;④周期性,发作周期可达数周或数月,缓解期长短不一,好发季节为秋冬和冬春之交;⑤节律性,部分患者疼痛与进餐有关,DU 疼痛多发生在餐后 2~4 小时,进食或服用抑酸药物可缓解,空腹痛或(和)夜间痛多见,GU 疼痛多在餐后 1 小时内发生,1～2小时后逐渐缓解,直至下次进食后再次出现;⑥影响因素,疼痛常因精神刺激、过度疲劳、饮食不慎、药物和气候变化等因素诱发或加重,休息、服抑酸药可减轻或缓解。部分患者无上述典型的疼痛,仅出现腹胀、厌食、嗳气、反酸等消化不良的表现。

(二)体征

发作时剑突下可有局部压痛,缓解后无明显的体征。

(三)特殊类型的消化性溃疡

1.无症状型溃疡

患者无任何症状,仅在胃镜或X线钡餐检查时偶然发现,或发生出血、穿孔等并发症时,甚至于尸体解剖时才被发现。此类型以老年人多见。

2.老年人消化性溃疡

GU多见,临床表现可不典型,多发生于高位胃体的后壁或小弯侧,应与胃癌鉴别诊断。

3.幽门管溃疡

幽门管溃疡常伴胃酸分泌过高,餐后立即出现较剧烈而无节律的疼痛,抑酸疗效差,易出现幽门梗阻、出血、穿孔等并发症。

4.球后溃疡

球后溃疡指发生于十二指肠球部以下的溃疡,多位于十二指肠乳头近端。夜间痛和背部放射性疼痛多见,常并发大量出血,药物治疗效果差。

5.复合性溃疡

复合性溃疡指胃与十二指肠同时存在溃疡,多数DU先于GU发生,幽门梗阻发生率较高。

(四)并发症

1.出血

出血是最常见的并发症,也是上消化道出血最常见的病因。DU多于GU,出血容易复发。临床表现取决于出血的部位、速度和出血量,典型的表现是呕血和黑便,严重者出现周围循环衰竭的表现。

2.穿孔

溃疡穿透浆膜层并发穿孔,分为急性、亚急性和慢性三种类型,以急性穿孔最常见。以急性穿孔后胃内容物渗入腹膜腔引起急性腹膜炎,患者表现为突发性剧烈腹痛,多自上腹部开始迅速蔓延至全腹,腹肌紧张,伴明显的压痛和反跳痛,肠鸣音减弱或消失,部分患者出现休克。亚急性穿孔为邻近后壁的穿孔或较小穿孔,只引起局限性腹膜炎,症状、体征较轻并局限。慢性穿孔为溃疡穿透至浆膜层,与邻近器官、组织粘连,胃肠内容物不流入腹腔,又称穿透性溃疡。

3.幽门梗阻

幽门梗阻多由DU和幽门管溃疡所致。急性梗阻多由溃疡组织水肿或幽门痉挛所致,梗阻为暂时性的,内科治疗后可缓解;慢性梗阻主要由溃疡愈合后瘢痕收缩或与周围组织粘连所致,呈持久性,需内镜下或外科手术治疗。

4.癌变

GU 癌变发生率为 $1\%\sim3\%$，DU 一般不会引起癌变。对中年以上、长期 GU 病史且近来疼痛节律性消失、食欲缺乏、体重明显减轻和粪便隐血持续阳性者应考虑癌变的可能。

三、实验室及其他检查

(一)内镜检查

内镜检查是诊断消化性溃疡最主要的方法。应注意溃疡的部位、形态、大小、深度及溃疡周围黏膜的情况。内镜下消化性溃疡多呈圆形、椭圆形或线形，边缘光滑、底部有灰黄色或白色渗出物，溃疡周围可充血、水肿，可见皱襞向溃疡集中。并发上消化道出血后 $24\sim48$ 小时急诊内镜检查可以提高消化性溃疡的确诊率，还可以进行内镜下止血治疗。

(二)X 线钡餐检查

钡剂填充溃疡的凹陷部分造成的龛影是诊断溃疡的直接征象。切面观，壁龛突出胃壁轮廓之外；正面观，龛影呈圆形或椭圆形的密度增深影，周围可见炎性水肿所致的透亮带。溃疡纤维组织收缩使周围黏膜皱襞呈放射状向壁龛集中。

(三)幽门螺杆菌感染检测

消化性溃疡患者应常规做尿素酶试验、组织学检测或核素标记^{13}C 或^{14}C 呼气等试验，以明确是否存在 Hp 感染。细菌培养可用于药物敏感试验和细菌学研究。血清抗体检测只应用于人群普查，不能反映是否为现症感染和 Hp 根除治疗是否有效。

四、诊断要点

病史是诊断消化性溃疡的初步依据，中上腹痛、反酸是消化性溃疡的典型症状。根据慢性病程、周期性发作和节律性上腹疼痛等特点，可做出初步诊断。腹痛发生与进餐时间的关系是鉴别胃与十二指肠溃疡的重要临床依据。内镜检查是确诊消化性溃疡最主要的手段。

五、治疗要点

(一)一般治疗

消化性溃疡活动期要注意休息，避免剧烈运动，避免刺激性饮食，戒烟戒酒。

(二)降低胃酸治疗

抑酸治疗是缓解消化性溃疡症状、愈合溃疡最主要的措施。胃内酸度降低与溃疡愈合存在直接的关系。

1.质子泵抑制剂

质子泵抑制剂是首选的抑酸药物。常用药物包括奥美拉唑、雷贝拉唑、泮托拉唑、埃索美拉唑和兰索拉唑。通常采用标准剂量的 PPI 每天 1 次口服，餐前半小时服药。十二指肠溃疡 4 周 1 个疗程，胃溃疡为 $6\sim8$ 周 1 个疗程，通常胃镜下溃疡愈合率均在 90% 以上。对于存在高危因素及巨大溃疡的患者，建议适当延长疗程。PPI 的应用可减少上消化道出血等并发症的发生。对于幽门螺杆菌阳性的消化性溃疡，应常规行根除治疗，在抗幽门螺杆菌治疗结束后，仍应继续使用 PPI 至疗程结束。

2.H_2受体拮抗剂

常用药物包括西咪替丁、雷尼替丁和法莫替丁。其抑酸效果略逊于 PPI，常规采用标准剂量,每天 2 次,治疗十二指肠溃疡需要 8 周,治疗胃溃疡的时间更长。H_2 受体拮抗剂在非酸溃疡中应与胃黏膜保护药联用。

3.碱性制剂

碱性制剂(如碳酸氢钠、氢氧化铝等)具有中和胃酸的作用,目前常作为止痛的辅助用药。在用于治疗消化性溃疡时,建议与抑酸药联合应用。

(三)保护胃黏膜

1.胶体铋剂

胶体铋剂在酸性环境下与溃疡面的黏蛋白形成螯合剂并覆盖于胃黏膜上,抑制胃蛋白酶的活性、保护胃黏膜,且具有干扰幽门螺杆菌代谢的作用,可用于根除 Hp 的联合治疗。因过量聚集可引起脑病,不宜长期应用。

2.硫糖铝

硫糖铝在酸性环境下可凝聚成黏稠的糊状物、覆盖于黏膜表面,起到保护作用。

3.米索前列醇

米索前列醇可抑制胃酸分泌,增加黏膜黏液/碳酸氢盐分泌,增加黏膜血流量,加速黏膜修复,主要用于预防非甾体抗感染药所致的溃疡。

4.其他

其他药物有铝碳酸镁、替普瑞酮等。

(四)根除幽门螺杆菌

根除 Hp 是治疗消化性溃疡的基本方法,是促进溃疡愈合和预防复发的有效措施。既往标准三联疗法(PPI＋克拉霉素＋阿莫西林)及(PPI＋克拉霉素＋甲硝唑)根除率已低于或远低于 80%。因此,推荐胶体铋剂＋PPI＋2 种抗菌药物组成的四联疗法。其中,抗生素的组成方案:①阿莫西林＋克拉霉素;②阿莫西林＋左氧氟沙星;③阿莫西林＋呋喃唑酮;④四环素＋甲硝唑或呋喃唑酮。青霉素过敏者推荐的抗菌药物组成方案为:①克拉霉素＋左氧氟沙星;②克拉霉素＋呋喃唑酮;③四环素＋甲硝唑或呋喃唑酮;④克拉霉素＋甲硝唑。疗程为 10 天或 14 天,可选择其中的 1 种方案作为初次治疗,若初次治疗失败,可在剩余的方案中再选择1 种方案进行补救治疗。应用抗菌药物和胶体铋剂治疗的患者,应在停药至少 4 周后进行 Hp感染检测,以评价疗效;应用抑酸剂者应在停药至少 2 周后进行检测。

(五)NSAIDs 相关溃疡的防治

NSAIDs 相关溃疡的治疗首选 PPI,能高效抑制胃酸分泌,显著改善患者的胃肠道症状,预防消化道出血,并能促进溃疡愈合。胃黏膜保护剂可增加前列腺素的合成、清除并抑制自由基、增加胃黏膜血流等作用,对 NSAIDs 相关性溃疡有一定的治疗作用。

(六)手术治疗

手术治疗适用于上消化道大出血经内科紧急处理无效者、急性穿孔、瘢痕性幽门梗阻、内科治疗无效的顽固性溃疡及胃溃疡疑有癌变的患者。

六、常见护理诊断/问题

(1)疼痛。疼痛与胃酸刺激溃疡面引起的化学性炎症反应有关。

(2)营养失调:低于机体需要量。营养低于机体需要量与机体消化吸收障碍有关。

(3)焦虑。焦虑与疾病反复发作、病程迁延有关。

(4)知识缺乏。缺乏消化性溃疡病防治知识。

(5)潜在并发症。常见的并发症有上消化道出血、穿孔、幽门梗阻等。

七、护理措施

(一)休息与活动

溃疡的活动期、症状较重、有并发症的患者应卧床休息,以缓解疼痛等症状。病情较轻者,可适当活动,正常工作。注意劳逸结合,避免过度劳累。

(二)饮食护理

1.饮食原则

给予患者易消化、营养丰富的饮食,嘱其戒烟酒。少量出血无呕吐者,可进温凉、清淡流质饮食;大出血时,暂禁食,出血停止后,可给予温凉流质饮食。

2.食物选择

以面食为主,面食柔软易消化,呈弱碱性,可中和胃酸。不习惯面食者可选择米粥或软米饭替代。蛋白质类食物具有中和胃酸作用,宜安排在两餐之间食用,但牛奶中的钙质有刺激胃酸分泌的作用,故不宜多饮,适量摄入。脂肪类食物到达十二指肠时能刺激小肠分泌抑胃肽,抑制胃酸分泌,同时又可引起胃排空减慢、胃窦扩张,致胃酸分泌增多,故脂肪摄入应适量。避免食用浓肉汤,生、冷、辛辣及粗纤维多的食物。

3.进餐方式

指导患者规律进食,避免暴饮暴食和睡前进食,使胃酸规律分泌,以维持正常消化活动的节律。溃疡活动期宜少量多餐、细嚼慢咽。

4.监测营养

了解患者的食欲、进食方式、食物种类等;评估患者的皮肤、毛发、脂肪状况;定期测量患者的体重、血清蛋白和血红蛋白等营养指标。

(三)病情观察

观察疼痛的部位、性质、程度、范围、持续时间、伴随症状及缓解方式;观察治疗效果;观察饮食是否规律及对疾病的影响;观察有无出血、梗阻、穿孔、癌变等并发症。发现异常,尽快通知医生并协助处理。

(四)疼痛的护理

(1)观察疼痛的特点及影响因素,根据疼痛特点协助患者缓解疼痛。腹痛不缓解、腹痛规律发生变化时警惕穿孔、癌变等并发症的发生。

(2)指导患者适当饮食,减少疼痛,如疼痛前或疼痛时进食碱性食物、少量多餐等。

(3)物理疗法止痛,指导患者保暖、局部热敷等,必要时针灸止痛。

(五)用药护理

1.碱性制剂

氢氧化铝凝胶应在饭后1小时或睡前服用,片剂应嚼服或碾碎后服用,乳剂在服用前应充分摇匀;避免与奶制品同时服用,二者相互作用可形成络合物,影响疗效。另外,氢氧化铝凝胶能阻碍磷的吸收,引起磷缺乏症,患者出现食欲缺乏、软弱无力,甚至可引起骨质疏松,长期大量服用还可引起严重便秘、代谢性碱中毒与钠潴留,甚至造成肾损害。镁剂易引起腹泻。用药后应注意观察上述不良反应,严重者应通知医生,进行适当处理。

2.H₂受体拮抗剂

H₂受体拮抗剂应在餐中或餐后即刻服用,也可在睡前服用。若同时服用抑酸制剂,则两药间隔时间应在1小时以上。若静脉给药,应控制输液速度,速度过快可引起低血压和心律失常。西咪替丁主要经肾排泄,对雄性激素受体有亲和力。因此,用药期间需监测肾功能,观察男性是否有乳腺发育、阳痿、性功能紊乱等不良反应。此外,应用西咪替丁,少数患者还可出现一过性肝功能损害和粒细胞缺乏,出现头晕、头痛、疲倦、皮疹、腹泻等症状。出现上述反应需及时通知医生并协助处理。西咪替丁可随母乳排出,哺乳期应停用此药。

3.质子泵抑制剂

奥美拉唑可引起头晕,尤其是用药初期,故应嘱患者用药期间避免开车等必须高度集中注意力的工作。泮托拉唑的不良反应相对较少,偶可引起头痛、腹泻。

4.胶体铋剂

此药可使舌、牙齿染黑,宜用吸管服用。部分患者服药后出现便秘和粪便变黑,停药后可自行消失。慢性肾功能不全的患者服药期间应监测肾功能。铋剂可导致铋在体内过量聚集而引起脑病,故长期使用的患者应注意神志和意识的变化。

(六)心理护理

了解患者及其家属对疾病的认识,疾病对患者及家庭的影响;评估患者是否存在焦虑、抑郁等不良心理反应。根据患者的具体情况,与患者进行有效沟通,引导其遵医嘱用药、规律饮食,积极配合治疗和护理。

八、健康教育

(一)预防疾病

指导患者规律生活,避免过度紧张、劳累,选择适当的锻炼方式,提高机体抵抗力,预防发病或复发。

(二)疾病指导

指导患者合理饮食、遵医用药、适当活动,积极配合治疗和护理。

(三)随访指导

指导患者观察病情,出现病情变化及时就诊。

九、预后

有效的药物治疗可使溃疡愈合率达95%,青壮年消化性溃疡的病死率接近于0,老年患者主要死于严重的并发症,病死率<1%。

第三节　胃癌的护理

胃癌是起源于胃黏膜上皮细胞的恶性肿瘤。胃癌是常见的恶性肿瘤之一，位居全球癌症死亡原因的前列。在我国，胃癌在各种恶性肿瘤中居首位，其发病有明显的地域性差别，西北与东部沿海地区明显高于南方地区，农村高于城市。胃癌好发年龄在 50 岁以上，男女发病率之比为 2：1。

一、病因与发病机制

(一)环境与饮食

不同国家和地区胃癌的发病率有明显差异，提示本病与环境因素相关。流行病学研究表明，长期食用霉变、烟熏、腌制及高盐食品，可增加胃癌发病率。烟熏和腌制食品中含高浓度硝酸盐，在胃内形成亚硝酸盐，可与胺结合成致癌的亚硝胺；高盐饮食可直接损伤胃黏膜，使黏膜易感性增加，协同致癌。另外，低蛋白饮食，新鲜蔬菜、水果摄入少等也增加了胃癌的罹患风险；吸烟者的胃癌发病率为不吸烟者的 1.5～3 倍，近端胃癌（特别是胃食管连接处的肿瘤）可能与吸烟有关。

(二)感染

Hp 感染与胃癌有共同的流行病学特点，胃癌高发区人群 Hp 感染率高。幽门螺杆菌能促使硝酸盐转化成亚硝酸盐、亚硝胺而致癌；Hp 感染引起胃黏膜慢性炎症，加速黏膜上皮细胞的过度增生，导致畸变致癌；幽门螺杆菌的毒性产物可能也具有促癌作用。1994 年，世界卫生组织下属的国际癌肿研究机构将 Hp 感染定为人类 Ⅰ 类（即肯定）致癌原。此外，EB 病毒和其他感染因素也可能与胃癌的发生有关。

(三)癌前状态

癌前状态指容易发生癌变的疾病和胃黏膜病理组织学改变，包括癌前疾病和癌前病变。前者是指与胃癌相关的胃部良性疾病，有发生胃癌的危险；后者是指较易转变为癌组织的病理学变化。癌前疾病包括胃息肉、胃溃疡、残胃炎、慢性萎缩性胃炎；癌前病变包括胃黏膜肠上皮化生和异型增生。异型增生根据细胞的异型程度，可分为轻、中、重三度，重度异型增生与分化较好的早期胃癌有时很难区分。

(四)遗传因素

遗传与分子生物学研究表明，与胃癌患者有血缘关系的亲属，其胃癌发病率较对照组高 4 倍，浸润型胃癌有更高的家族发病倾向。胃癌的癌变是一个多因素、多步骤、多阶段发展过程，涉及癌基因、抑癌基因、凋亡相关基因与转移相关基因等的改变，而基因改变的形式也是多种多样的。

二、病理

(一)发生部位

以胃窦部为主，其次是贲门部，胃体较少见。

(二)大体分型

1.早期胃癌

早期胃癌是指病变仅限于黏膜和黏膜下层,不论病灶大小或有无淋巴结转移。

2.进展期胃癌

癌组织一旦突破黏膜下层即为进展期胃癌。癌组织超出黏膜下层侵入胃壁肌层为中期胃癌;病变达浆膜下层或是超出浆膜向外浸润至邻近脏器或有转移为晚期胃癌。中、晚期胃癌统称为进展期胃癌。

(三)组织病理学

胃癌绝大多数是腺癌,极少数是腺鳞癌、鳞癌、类癌等。根据分化程度分为高分化、中分化与低分化三种。

(四)扩散转移方式

1.直接蔓延

侵袭至相邻器官,胃底贲门癌侵犯食管、肝及大网膜、胃体癌侵犯大网膜、肝及胰腺等。

2.淋巴结转移

胃的淋巴系统与锁骨上淋巴结相连、转移到该处时称为 Virchow 淋巴结。

3.血行转移

最常转移到肝,其次是肺、腹膜及肾上腺。

4.种植转移

癌细胞浸出浆膜层,脱落进入腹腔,种植于肠壁和盆腔。

三、临床表现

(一)早期胃癌

多无明显症状和体征,部分患者可有上腹部不适、反酸、嗳气、早饱等非特异性消化道症状及上腹部深压不适或疼痛的体征。

(二)进展期胃癌

最常见的症状是腹痛和体重减轻,常伴有食欲缺乏、厌食、软弱无力等症状。腹痛开始仅为上腹部饱胀不适,餐后加重,继之隐痛不适,进食或服用制酸剂不能缓解;部分患者可有呕血、黑便,可伴贫血。贲门附近的胃癌可有胸骨后疼痛、进行性哽噎感;幽门附近的胃癌可引起幽门梗阻。癌症转移可引起腹腔积液、黄疸、咳嗽、呃逆等症状。最常见的体征是上腹压痛,1/3的患者上腹部可触及肿块。发生转移时可有肝大、黄疸、左锁骨上淋巴结肿大、直肠前隐窝肿块等。

(三)伴癌综合征

部分患者可出现血栓性静脉炎、黑棘皮病、多发性神经炎等表现,相应的症状、体征可在胃癌诊断前出现。

四、实验室及其他检查

(一)胃镜检查

胃镜检查是目前最可靠的诊断手段。早期胃癌可表现为小的息肉样隆起或凹陷,黏膜变色、粗糙不平呈颗粒状或不易辨认;进展期胃癌可表现为凹凸不平、表面污秽的肿块,或不规则、较大溃疡,常见渗血及溃烂。

(二)X线钡餐检查

目前,X线钡餐检查仍为诊断胃癌的常用方法。常采用气钡双重造影,通过黏膜相和充盈相的观察确定诊断。早期胃癌的主要改变为黏膜相异常,进展期胃癌的形态与胃癌大体分型基本一致。

(三)肿瘤标志物

癌胚抗原(CEA)在40%~50%的胃癌病例中升高,在随访中有一定意义。

(四)腹部超声

在胃癌诊断中,腹部超声主要用于观察胃的邻近脏器(特别是肝、胰)受浸润及淋巴结转移的情况。

五、诊断要点

胃癌诊断主要依靠胃镜检查和病理活检。早期诊断是根治胃癌的前提,故对有中上部腹痛、消化不良、呕血或黑便者应及时行胃镜检查。对以下高危患者应定期复查胃镜。

(1)慢性萎缩性胃炎伴肠化生或异型增生者。

(2)良性溃疡经正规治疗2个月无效。

(3)胃切除术后10年以上者。

六、治疗要点

(一)内镜治疗

内镜治疗适用于高分化或中分化、无溃疡、直径小于2cm且无淋巴结转移者。若病理检查发现切除组织边缘癌变或侵袭到黏膜下层,应追加手术治疗。

(二)手术治疗

早期胃癌可采取胃部分切除术。进展期胃癌若无远处转移,则尽可能行根治性切除;伴远处转移或梗阻者可行姑息性手术,以保持消化道通畅。外科手术切除加区域淋巴结清扫是目前进展期胃癌的主要治疗手段。

(三)化学治疗

化学治疗用于根治性手术的术前、术中和术后,可延长生存期。晚期胃癌患者适量化疗,能减缓肿瘤的发展速度,改善症状,有一定的近期效果。早期胃癌根治术后原则上不必辅助化疗,有下列情况者应行辅助化疗:病理类型恶性程度高;肿瘤直径>5cm;多发癌灶;年龄低于40岁。进展期胃癌根治术、姑息手术后、术后复发者需要化疗。胃癌化疗给药途径有口服、静脉、腹膜腔给药及动脉插管区域灌注给药等。常用的化疗药物有替加氟、氟尿嘧啶、丝裂霉素、顺铂、多柔比星(阿霉素)、依托泊苷等。近年来,紫杉醇、草酸铂、拓扑酶抑制剂、希罗达等新的化疗药物开始用于胃癌。

(四)其他治疗

其他治疗包括放疗、热疗、免疫治疗、中医中药治疗等。胃癌的免疫治疗包括:非特异性,物反应调节剂,如卡介苗、香菇多糖等;细胞因子,如白细胞介素、干扰素、肿瘤坏死因子等。抗血管形成基因是研究较多的基因治疗方法,可能在胃癌的治疗中发挥作用。

七、常见护理诊断/问题

(1)焦虑、恐惧。焦虑、恐惧与对疾病的发展缺乏了解、担忧癌症预后有关。

(2)疼痛。疼痛与胃黏膜受损、癌细胞浸润有关。

(3)营养失调:低于机体需要量。营养低于机体需要量与摄入不足及消耗增加有关。

(4)潜在并发症。常见的并发症有出血、感染、吻合口瘘、消化道梗阻、倾倒综合征和低血糖综合征等。

(5)知识缺乏。缺乏与胃癌综合治疗相关的知识。

八、护理措施

(一)休息与活动

保持安静、整洁和舒适的环境,有利于睡眠和休息。早期胃癌患者经过治疗后可从事一些轻工作和锻炼,应注意劳逸结合。中、晚期胃癌患者需卧床休息,以减少体力消耗。恶病质患者做好皮肤护理,定时翻身并按摩受压部位。做好生活护理和基础护理,使患者能心情舒畅地进行治疗。禁食或进行胃肠减压患者,予以静脉输液,以维持营养需要。恶心、呕吐的患者,进行口腔护理。

(二)饮食护理

给予高热量、高蛋白、丰富维生素与易消化的食物,禁食霉变、腌制、熏制食品。宜少量多餐,选择患者喜欢的烹调方式来增加其食欲。化疗患者往往食欲缺乏,应多鼓励进食。

(三)病情观察

观察患者生命体征的变化,观察腹痛、腹胀及呕血、黑便的情况,观察化疗前后症状及体征改善情况。晚期胃癌患者抵抗力下降,身体各部分易发生感染,应加强护理与观察,保持口腔、皮肤的清洁。疼痛患者注意观察疼痛特点及用药效果,出现剧烈腹痛和腹膜刺激征,应考虑胃穿孔或肠穿孔,及时通知医师并协助处理。长期卧床患者要定期翻身、按摩,指导并协助进行肢体活动,以预防压疮及血栓性静脉炎的发生。

(四)疼痛的护理

1.一般护理

保持环境安静、舒适,减少对患者的不良刺激和心理压力;认真倾听患者对疼痛的感受,及时做出适当的回应和处理;指导患者深呼吸、听音乐、冥想等分散注意力,进行按摩、热敷等物理治疗、降低疼痛和疼痛的敏感性。协助患者日常活动,避免诱发和加重疼痛。

2.药物止痛的护理

遵医嘱按照WHO推荐的三阶梯疗法给予止痛药,即首选非麻醉性镇痛药,再依次加用弱麻醉性、强麻醉性镇痛药,并配合使用辅助性镇痛药物。治疗中避免止痛药物用量过大增加不良反应或者用量不足不能缓解疼痛。

3.患者自控镇痛的护理

该方法是用计算机化的注射泵,经由静脉、皮下或椎管内连续性输注止痛药,患者可自行间歇性给药。治疗前应向患者及家属说明注射泵的使用方法及注意事项,指导患者根据疼痛规律给药。

(五)化疗期间的护理

严密观察药物引起的局部及全身反应,如恶心、呕吐、白细胞降低及肝、肾功能异常等,并应及时与医生联系,及早采取处理措施。化疗期间还应保护好血管,避免药液外漏引起的血管及局部皮肤损害。一旦发生静脉炎,立即予以2%利多卡因局部封闭或50%硫酸镁湿敷、热敷、理疗等。若有脱发,可让患者戴帽或用假发,以满足其对自我形象的要求。

(六)心理护理

当患者及家属得知疾病诊断后,往往无法很坦然地面对。患者情绪上常表现出否认、悲伤、退缩和愤怒的情绪,甚至拒绝接受治疗,而家属也常出现焦虑、无助的情绪,有的甚至挑剔医护活动。护理人员应给予患者及家属心理上的支持。根据患者的性格、人生观及心理承受能力来决定是否告知病情真相。耐心做好解释工作,了解患者各方面的要求并予以满足,调动患者的主观能动性,使之能积极配合治疗。对晚期患者,应予以临终关怀,使患者能愉快地度过最后时光。

九、健康教育

(一)预防疾病

在人群中大力宣传饮食与胃癌的关系,多食新鲜水果、蔬菜,饮用绿茶,正确贮藏食物;避免大量进食烟熏、腌制、高盐食品。患胃息肉、萎缩性胃炎、胃溃疡的患者应定期检查,做到对胃癌的早发现、早治疗。

(二)疾病指导

胃癌患者应保持情绪稳定,生活规律、适当活动、合理饮食,遵医嘱用药,进行病情监测,定期复诊。

十、预后

进展期胃癌若不治疗,存活时间平均约为1年。根治术后5年存活率取决于胃壁受累深度、淋巴结受累范围和肿瘤生长方式。早期胃癌预后良好,术后5年存活率为90%~95%;侵及肌层或深达浆膜层者,预后不佳。

第四节 炎症性肠病的护理

炎症性肠病(inflammatory bowel disease,IBD)是一种病因未明的慢性非特异性肠道炎症性疾病,有终身复发倾向,包括溃疡性结肠炎(ulcerative colitis,UC)和克罗恩病(Crohn disease,CD)。IBD是北美和欧洲的常见病,好发于青壮年期。近30年来,日本IBD发病率亦呈逐步增高趋势。我国虽尚无普通人群的流行病学资料,但10多年来,本病就诊人数呈逐步增加趋势,IBD 在我国已成为消化系统常见病。本病好发年龄为 15～30 岁,男、女发病率均无明显差异。

一、病因与发病机制

本病病因尚未完全明确,已知肠道黏膜免疫异常所导致的炎症反应在 IBD 发病中起重要作用,环境遗传、感染等因素也参与疾病的发病。总之,本病的发生是多因素相互作用的结果。

(一)环境因素

炎症性肠病的发病率有明显的地域差异,提示环境因素与本病的发病有关。近年来,发达国家 IBD 发病率持续增高。另外,吸烟、服用避孕药等因素也与疾病的发生有关。

(二)遗传因素

炎症性肠病有明显的家族聚集性和种族差异,是一种多基因遗传性疾病。白种人发病率较高,黑人、拉丁美洲及亚洲人群发病率相对较低;患者一级亲属发病率显著高于普通人群,而其配偶的发病率不增加。单卵双胞胎的发病率显著高于双卵双胞胎。

(三)感染因素

目前认为,多种微生物参与了 IBD 的发生、发展。IBD 是针对自身正常肠道菌群的异常免疫反应性疾病。有研究认为,副结核分枝杆菌及麻疹病毒与克罗恩病有关。

(四)免疫因素

一般认为,炎症性肠病与免疫异常有关,参与免疫炎症过程的因子和介质很多,但相互作用的机制还不完全清楚。

总之,IBD 是环境因素作用于遗传易感者,在肠道菌群的参与下,启动了发作与缓解交替的肠道天然免疫及获得性免疫反应,导致肠黏膜屏障损伤、溃疡经久不愈、炎性增生等病理改变。溃疡性结肠炎和克罗恩病是同一疾病的不同亚型,组织损伤的基本病理过程相似,由于致病因素不同,发病的具体环节不同,最终导致组织损害的表现不同。

二、溃疡性结肠炎

溃疡性结肠炎又称非特异性溃疡性结肠炎,是一种病因不明的直肠和结肠的慢性炎症性疾病,以 20～30 岁的青年最多见。

(一)病理

病变主要位于直肠和乙状结肠,可扩展至降结肠、横结肠,少数可累及全结肠及末段回肠。病变呈连续性和弥散性分布,一般仅限于黏膜和黏膜下层,少数重症者可累及肌层。病变反复发作,可出现炎性息肉、急性穿孔、瘢痕形成甚至肠腔狭窄等。少数患者有结肠癌变。

(二)临床表现

本病多数起病缓慢,少数急骤。病情轻重不一,易反复发作。精神刺激、劳累、饮食失调、感染等可诱发本病。

1.消化道症状

(1)腹泻。腹泻是本病最主要的症状,活动期有黏液脓血便。轻者每天排便 2～4 次;重者每天排便可达 10 次,呈水样便。病变局限在直肠和乙状结肠的患者,偶有腹泻与便秘交替的现象。

(2)腹痛。腹痛位于左下腹或下腹,也可涉及全腹,呈阵发性,有疼痛－便意－便后缓解的规律。严重者有恶心、呕吐、食欲缺乏、里急后重等表现。

2.全身症状

常有轻度贫血、低热或中等度热,急性重型患者可因失血致严重贫血,高热伴全身毒血症状多提示有并发症或见于急性暴发型。重症患者可出现衰弱、消瘦、低蛋白血症、水和电解质平衡紊乱等营养不良的表现。

3.体征

轻型或缓解期患者多无阳性体征。重型患者可有发热、脉速,左下腹或全腹压痛,常触及硬如管状的降结肠或乙状结肠。若出现腹部膨隆、叩诊鼓音,触诊腹肌紧张、压痛、反跳痛、肠鸣音减弱,提示并发肠穿孔、中毒性结肠扩张等。直肠指检常有触痛,指套染血。

4.肠外表现

肠外表现可表现为口腔复发性溃疡、结节性红斑、外周关节炎、坏疽性脓皮病、巩膜睫状体炎、前葡萄膜炎等。

5.并发症

不多见,可并发中毒性巨结肠、直肠结肠癌变、大出血、急性肠穿孔、肠梗阻等。

6.临床分型

(1)根据病情严重程度分型。①轻型,多见,腹泻每天 4 次以下,便血轻或无,无发热、脉速,贫血轻或无,血沉正常;②重型,腹泻每天 6 次以上,并有明显的黏液脓血便,体温＞37.5℃,脉搏＞90 次/min,血红蛋白＜100g/L,血沉＞30mm/h;③中型,介于轻型和重型之间。

(2)根据病变部位分型。可分为直肠炎、直肠乙状结肠炎、左半结肠炎、广泛性或全结肠炎。

(三)实验室及其他检查

1.结肠镜检查

结肠镜检查是最重要的诊断手段之一。病变多从直肠开始,呈连续性、弥散性分布;黏膜血管模糊、充血、水肿及附有脓性分泌物,呈细颗粒状;严重病变呈弥散性糜烂和多发溃疡。

2.X 线钡剂灌肠

①结肠黏膜紊乱和(或)颗粒样改变,结肠袋形加深;②多发性浅溃疡,表现为肠壁外廓毛刺或锯齿状及龛影,也可有息肉引起的多个小的圆形或卵圆形充盈缺损;③晚期结肠缩短,结肠袋消失,管壁强直呈铅管状,管腔狭窄。

3.实验室检查

贫血常见。活动期血沉和 C 反应蛋白增高。重症患者可有血清蛋白下降、电解质紊乱等。粪便肉眼可见黏液脓血,显微镜检可见红细胞、脓细胞和巨噬细胞。

(四)诊断要点

根据慢性起病,反复发作的腹痛、腹泻、排黏液血便、体重下降、贫血、发热等表现,结合 X 线、结肠镜及病理组织学检查的特征性改变,即可确诊本病。但需排除细菌性痢疾、阿米巴痢疾、血吸虫病、肠结核及克罗恩病、放射性肠炎等特异性结肠炎症。

(五)治疗要点

1.一般治疗

强调休息和营养支持,给予营养丰富的少渣饮食,病情严重者禁食,给予肠外营养治疗。

2.氨基水杨酸制剂

氨基水杨酸制剂是治疗轻度 UC 的主要药物,包括柳氮磺吡啶(SASP)和 5-氨基水杨酸(5-ASA)制剂,适用于轻、中度患者或经糖皮质激素治疗已缓解的患者,可口服或睡前保留灌肠,其中柳氮磺吡啶最常用。其他如美沙拉嗪、奥沙拉嗪和巴柳氮是控释剂型,不良反应较少,但价格较贵。

3.糖皮质激素

糖皮质激素通过抑制 T 细胞激活及细胞因子分泌发挥抗感染作用,适用于急性发作期及对氨基水杨酸制剂疗效不佳的患者,特别适用于重度患者及急性爆发型的患者,可口服或静脉给药,也可保留灌肠。

4.免疫抑制剂

通过阻断淋巴细胞增生、活化或效应机制而发挥作用,适用于对激素治疗效果不佳或对激素依赖的患者,如硫唑嘌呤或巯嘌呤。

5.生物制剂

英夫利昔单抗(IFX)是目前治疗 IBD 应用时间较长的生物制剂,能使包括儿童在内的大部分患者得到长期维持缓解、组织愈合。其他药物包括阿达木单抗、赛妥珠单抗。生物制剂有激活潜在的结核菌及乙型肝炎感染的风险,可影响机体免疫监视功能,增加肿瘤发生率。

6.手术治疗

中毒性巨结肠、内科不能控制的大出血需及时手术,并发癌变、肠穿孔、肠梗阻、瘘管与脓肿形成等需手术治疗。

三、克罗恩病

克罗恩病是一种原因不明的肠道炎症性疾病,可发生于胃肠道的任何部位,好发于末端回肠和右半结肠。克罗思病以腹痛、腹泻、肠梗阻为主要症状且有发热、营养障碍等肠外表现。病程多迁延,常有反复。

(一)病理

病变多见于末段回肠和邻近结肠,回肠及空肠也可受累,呈节段性或跳跃式分布。当病变累及肠壁全层,肠壁增厚变硬,肠腔狭窄,可发生肠梗阻。溃疡穿孔可致局部脓肿,或穿透至其他肠段、器官、腹壁,形成内瘘或外瘘,慢性穿孔可引起粘连。

(二)临床表现

克罗恩病的临床表现与 UC 类似,一般起病缓慢,少数急骤。本病病情轻重不一,易反复发作。精神刺激、过度疲劳、饮食失调、继发感染等因素可诱发 CD 急性加重。

1.消化系统表现

(1)腹痛。腹痛是最常见的症状,以右下腹痛多见,其次为脐周或全腹痛。腹痛常于餐后加重,排便或肛门排气后缓解。若腹痛持续,则提示腹膜炎症或腹腔内脓肿形成。少数患者首发症状是肠梗阻或肠穿孔。

（2）腹泻。腹泻是 CD 的常见症状，与 UC 相比便血量少，多数每天 2～6 次，粪便呈糊状，一般无黏液和脓血。病变累及直肠者，可有里急后重；累及肛门，有肛门内隐痛，可伴肛周脓肿、肛瘘等。

（3）腹部包块。腹部包块以右下腹和脐周多见，系肠粘连、肠壁和肠系膜增厚、肠系膜淋巴结肿大所致，内瘘形成及腹内脓肿均可引起腹部包块。因透壁性炎性病变穿透肠壁全层至肠外组织或器官而形成瘘管，是 CD 的临床特征之一。

（4）其他。其他表现有恶心、呕吐、食欲缺乏、体重减轻等。

2.全身表现

患者可有轻度贫血，急性起病、大量便血时可出现严重贫血；约 1/3 的患者有中度热或低热，间歇出现，为肠道活动性炎症及组织破坏后毒素吸收所致；肠道吸收障碍和消耗过多常引起消瘦、贫血、低蛋白血症等。年幼发病者可有生长发育迟缓。

3.肠外表现

肠外表现包括关节炎、虹膜睫状体炎、肝功能障碍和皮肤病变。

4.并发症

并发症以肠梗阻最常见，其次为急性穿孔、腹腔内脓肿、便血，直肠或结肠受累者可发生癌变。

（三）实验室及其他检查

1.实验室检查

血常规常有白细胞增高，红细胞及血红蛋白降低，血细胞比容降低，血沉增快。便常规可见红、白细胞，隐血试验呈阳性。血生化检查黏蛋白增加，清蛋白降低。血清钾、钠、钙、镁等可下降。

2.影像学检查

肠道钡餐造影可了解末端回肠或其他小肠的病变情况。病变呈节段性分布，有炎性改变，如裂隙状溃疡、"卵石征"、假息肉、单发或多发性狭窄、瘘管形成等。钡剂灌肠有助于结肠病变的诊断，气钡双重造影可提高诊断率。腹部 CT 检查能确定是否有增厚且相互分隔的肠袢，对腹腔内脓肿的鉴别诊断有一定价值。

3.内镜检查

内镜检查是确诊疾病的主要方法。结肠镜检查表现为纵行或阿弗他溃疡、鹅卵石样增生、肠腔狭窄僵硬等改变，而周围黏膜正常。胶囊内镜发现早期小肠黏膜表面病变的敏感性更高。

（四）诊断要点

有典型临床表现为疑诊 CD，若符合结肠镜或影像学检查中的一项，可为拟诊。若有非干酪样肉芽肿、裂隙性溃疡和瘘管、肛门部病变特征性改变之一，则可以确诊。初发病例、临床表现和结肠镜改变均不典型者应列为疑诊而随访。

（五）治疗要点

治疗目的在于控制病情，缓解症状，减少复发，防治并发症。

1.氨基水杨酸制剂

氨基水杨酸制剂包括柳氮磺胺吡啶(SASP)、巴柳氮、奥沙拉嗪及美沙拉嗪。其中,末段回肠型和回肠型应使用美沙拉嗪。对中度活动性CD疗效不确切。

2.糖皮质激素

糖皮质激素是中度活动性CD治疗的首选。病变局限于回盲部者可考虑使用布地奈德,以减少不良反应,但疗效不如全身激素治疗。病情严重者并发症多,手术率及病死率高,应及早采取积极有效措施,确定有无并发脓肿或肠梗阻、全身并发症(如机会感染),并做相应处理。治疗上可考虑口服或静脉用激素。

3.免疫抑制剂

激素无效或激素依赖时加用硫嘌呤类药物或氨甲蝶呤(MTX)。这类免疫抑制剂对诱导活动性CD缓解与激素有协同作用,但起效较慢,硫唑嘌呤要在用药12～16周时才达到最大疗效。

4.生物制剂

英夫利昔单抗(IFX)用于激素及上述免疫抑制剂治疗无效或激素依赖者,或不能耐受上述药物治疗者。对于病情较重者亦可一开始就应用。

5.其他内科治疗

环丙沙星和甲硝唑仅用于有合并感染者。

6.外科治疗

激素治疗无效者可考虑手术治疗。但手术治疗不能治愈疾病,多次手术的概率很大。

四、常见护理诊断/问题

(1)腹泻。腹泻与肠道炎症有关。

(2)急性/慢性疼痛:腹痛。腹痛与肠道炎症、溃疡、痉挛有关。

(3)营养失调:低于机体需要量。营养低于机体需要量与长期腹泻及吸收障碍有关。

五、护理措施

(一)休息与活动

为患者提供安静、舒适的休息环境,病室没有卫生间的应给患者留置便器。重症患者应卧床休息,轻症患者应适当休息,减少活动,避免劳累。

(二)饮食护理

以高热量、高蛋白、高维生素、少纤维素、易消化的饮食为主,避免生冷、辛辣、乳制品、多纤维素饮食。活动期患者给予流质或半流质饮食,病情好转后改为易消化的少渣饮食,病情严重者应禁食,给予肠外营养。

(三)用药护理

严格掌握用药剂量和疗程,注意观察药物的疗效及不良反应。柳氮磺胺吡啶可引起恶心、呕吐、皮疹、粒细胞减少及再生障碍性贫血等,糖皮质激素对胃肠道有刺激,长期应用可引起高血压、高血糖、水钠潴留、向心性肥胖等,相当部分患者表现为激素依赖,多因减量或停药而复发,免疫抑制剂可引起白细胞减少等骨髓抑制作用。因此,柳氮磺胺吡啶和糖皮质激素应饭后服用,以减少消化道不良反应,用药期间注意监测血常规、血压、血糖,向患者说明遵医嘱用药的重要性,不可随意停药和减量,以防疾病复发。

(四)对症护理

1.腹泻

应注意观察腹泻的次数、性状及伴随的症状,注意腹部保暖,可用热水袋进行腹部热敷,以减少腹部不适;做好肛周皮肤护理,排便后用清水清洗肛周,必要时涂抹凡士林或抗生素软膏;保持清洁卫生,及时清理污染的衣服及床上物品,维护患者的尊严。

2.腹痛

应注意观察患者腹痛的性质、部位和程度,指导患者放松、分散注意力、局部热疗等,以减轻腹痛;腹痛剧烈者,遵医嘱给予止痛药物,用药后注意观察止痛效果及有无口干、恶心、呕吐等不良反应。注意观察患者病情,一旦出现大出血、肠梗阻、肠穿孔等并发症的征象,立即通知医生并协助抢救。

(五)心理护理

向患者介绍疾病的相关知识,使患者做好长期治疗准备。进行心理疏导,使患者学会自我控制不良情绪,减少精神因素对疾病的影响。

六、健康教育

指导患者保持情绪稳定,积极面对疾病;生活规律,合理饮食,合理休息与活动;遵医嘱用药,不随意换药或停药;观察病情,按时复诊。

第五节 肝硬化的护理

肝硬化是由多种病因引起的,以肝组织弥散性纤维化、假小叶和再生结节形成特征的慢性进行性肝病。疾病代偿期无明显的症状,失代偿期以肝功能损害和门静脉高压为主要表现,晚期常出现消化道出血、感染、肝性脑病等严重并发症。本病是常见病,以青壮年男性多见,35~50岁为发病高峰年龄。

一、病因与发病机制

(一)病因

在我国,病毒性肝炎是引起肝硬化的主要原因,占全部肝硬化的 60%~80%;在欧美国家,酒精性肝硬化占全部肝硬化的 50%~90%。

1.病毒性肝炎

病毒性肝炎多数由慢性肝炎引起,少数由急性或亚急性肝炎发展为肝硬化。最常见的病因是乙型病毒性肝炎,其次是丙型病毒性肝炎,甲型和戊型病毒性肝炎一般不演变为肝硬化。

2.酒精

长期大量饮酒,乙醇及其代谢产物可损伤肝细胞,引起肝脏脂肪沉积,进而发展为酒精性肝炎、肝脏纤维化,最终导致酒精性肝硬化。

3.胆汁淤积

各种原因引起的肝内、外胆管阻塞,导致胆汁淤积持续存在,均可使肝细胞变性、坏死,引起原发性或继发性胆汁性肝硬化。

4.循环障碍

慢性心力衰竭、缩窄性心包炎、肝静脉和(或)下腔静脉阻塞等,可致肝脏淤血、肝细胞变性及纤维化,最终发展为淤血性肝硬化。

5.药物或化学毒物

长期服用甲基多巴、双醋酚汀、异烟肼等损伤肝脏的药物,或长期接触四氯化碳、磷、砷等化学毒物,可引起中毒性肝炎,最终演变为肝硬化。

6.其他

长期营养不良、肥胖或糖尿病导致的脂肪肝均可发展为肝硬化。部分患者发病原因不能确定,称隐源性肝硬化。

(二)发病机制

各种肝硬化的病理变化和发展演变过程基本一致,一般为肝细胞变性、坏死→正常的肝小叶结构破坏→再生结节和假小叶形成→肝脏纤维化、肝内血管增生和循环紊乱。此外,由于血管增生,使肝内门静脉、肝静脉和肝动脉三系血管之间失去正常关系,出现交通吻合支,这不仅是门静脉高压形成的基础,也是加重肝细胞营养障碍、促进肝硬化发展的重要机制。

二、临床表现

本病通常起病隐匿,进展缓慢,潜伏期为3～5年或更长。临床上将肝硬化分为肝功能代偿期和失代偿期。

(一)代偿期

代偿期患者多数无症状或症状较轻,常有腹部不适、疲乏无力、食欲减退、消化不良等表现,多呈间歇性,常于劳累、精神紧张或伴发其他疾病时出现,休息或治疗后可缓解。肝轻度肿大,质变硬,有压痛,脾脏轻、中度肿大。肝功能正常或轻度异常。

(二)失代偿期

失代偿期患者症状较明显,主要表现为肝功能减退和门静脉高压,常伴其他系统症状。

1.肝功能减退

(1)全身表现。患者一般状况较差,易出现疲倦、乏力、精神不振;营养状况较差,表现为消瘦、面色灰暗(肝病面容)、皮肤干枯粗糙、水肿、舌炎、口角炎等;可有不规则发热,常与病情活动、感染有关。

(2)消化道症状。食欲减退最常见,甚至出现厌食。患者表现为上腹不适、恶心、呕吐,餐后加重,进食油腻食物易引起腹泻。

(3)黄疸。表现为皮肤、巩膜黄染,尿色加深,肝细胞进行性或广泛坏死;肝衰竭时,黄疸持续加重,多系肝细胞性黄疸。

(4)出血倾向和贫血。患者常有皮肤紫癜、鼻出血、牙龈出血或胃肠道出血等,这与肝合成凝血因子减少、脾功能亢进和毛细血管壁脆性增加有关。贫血与营养不良、肠道吸收障碍、消化道出血、脾功能亢进等因素有关。

(5)内分泌紊乱。肝功能减退对雌激素的灭活减少,使雌激素水平升高,雄激素和肾上腺皮质激素合成减少。男性患者常出现性欲减退、睾丸萎缩、乳房发育等;女性患者出现月经失调、闭经、不孕等症状;部分患者出现肝掌和蜘蛛痣,主要分布在面颈部、上胸部、肩部、上肢等上腔静脉引流区域。

2.门静脉高压

腹腔积液,侧支循环的建立和开放,脾大、脾功能亢进是门静脉高压的三大临床表现。

(1)腹腔积液。腹腔积液是肝硬化失代偿期最突出的临床表现。患者常有腹胀,饭后明显;大量腹腔积液使腹壁皮肤绷紧发亮,腹部高度膨隆、横膈抬高,可导致脐疝的发生及呼吸运动受限,患者可出现呼吸困难、心悸。叩诊可呈移动性浊音阳性。腹腔积液的形成是肝功能减退和门脉高压的共同结果,与下列因素有关:①门静脉压力增高,腹腔内脏血管床静水压增高,致组织液回吸收减少而漏入腹腔,是腹腔积液形成的决定性因素;②低清蛋白血症,血浆清蛋白低于 30g/L,血浆胶体渗透压降低,致使血管内血液成分漏入腹腔或组织间隙;③有效循环血容量不足,循环血容量不足使肾血流量降低,激活肾素-血管紧张素-醛固酮系统导致体内水钠潴留;④肝淋巴液生成增多,肝静脉回流受阻,肝淋巴液生成增多,超过胸导管回吸收的能力;⑤肝对醛固酮和抗利尿激素灭活减少,继发性的醛固酮和抗利尿激素增多,进一步加重体内水钠潴留。

(2)侧支循环的建立和开放。在正常情况下,门静脉与腔静脉系统之间的交通支细小。门静脉高压时,腹腔脏器的回心血流经肝受阻,导致门静脉与腔静脉系统之间建立侧支循环。临床上重要的侧支循环包括:①食管和胃底静脉曲张,由门静脉系的胃冠状静脉和腔静脉系的食管静脉、奇静脉之间沟通开放形成,曲张的静脉破裂出血是肝硬化门静脉高压最常见的并发症,病死率高;②腹壁静脉曲张,由于门静脉高压,出生后闭合的脐静脉与脐旁静脉重新开放,其血流经腹壁静脉分别进入上、下腔静脉,导致腹壁静脉曲张;③痔静脉扩张,门静脉系的直肠上静脉与下腔静脉的直肠中、下静脉沟通扩张形成痔核,破裂时引起便血。

(3)脾大、脾功能亢进。脾大、脾功能亢进是肝硬化门静脉高压较早出现的体征。门静脉高压引起脾静脉回流受阻,使脾脏淤血肿大,单核-巨噬细胞增生,引起脾大和脾功能亢进。

(三)并发症

1.上消化道出血

上消化道出血是最常见的并发症,主要的原因是食管或胃底静脉曲张破裂,多由进食粗糙食物、腹内压增高等因素诱发,常突然发生大量呕血或黑便,可造成出血性休克或诱发肝性脑病。另外,急性胃黏膜糜烂、消化性溃疡及门静脉高压胃病也可引起上消化道出血。

2.感染

感染以自发性腹膜炎多见,其他有肺部感染、肠道感染、胆道感染和尿路感染。

3.肝性脑病

肝性脑病是晚期肝硬化的最严重并发症,也是肝硬化患者最常见的死亡原因。

4.肝肾综合征

肝硬化时,由于有效循环血容量减少,导致肾皮质缺血和肾小球滤过率下降而引发肾衰竭。常在难治性腹腔积液、进食减少、利尿剂应用不当、自发性腹膜炎、肝衰竭时诱发,表现为少尿、无尿、氮质血症、稀释性低钠血症。

5.肝肺综合征

严重肝病、肺内血管扩张和动脉血氧合功能障碍称为肝肺综合征(hepato pulmonary syndrome,HPS),晚期肝病患者的发生率为13%~47%。肝硬化时,一氧化氮、胰高血糖素等内源性扩血管物质增加,使肺内毛细血管扩张,肺间质水肿,肺动静脉分流及胸腹腔积液压迫引起通气障碍,导致通气/血流比例失调和弥散功能下降。临床上主要表现为呼吸困难、发绀和杵状指。吸氧只能缓解症状,不能逆转病程,预后较差。

三、实验室及其他检查

(一)血常规

代偿期多正常;失代偿期可有贫血,脾功能亢进时白细胞和血小板计数减少。

(二)尿液检查

代偿期尿常规无明显异常;失代偿期尿中可有管型、蛋白和红细胞;黄疸时尿胆红素呈阳性,尿胆原增加。

(三)肝功能检查

代偿期正常或轻度异常,失代偿期多有异常。肝细胞轻度损伤,转氨酶轻、中度增高,并以谷丙转氨酶(ALT)增高显著;肝细胞损伤、坏死严重,转氨酶增高以谷草转氨酶(AST)为主,甚至出现转氨酶不高,胆红素显著增高的酶-胆分离现象。蛋白质代谢检查示清蛋白降低、球蛋白增高,血氨升高。凝血酶原时间可延长,重症患者还可出现血胆红素增高、胆固醇降低等异常。

(四)免疫功能检查

IgG增高最为显著,T淋巴细胞常低于正常,部分患者体内出现抗核抗体等。病毒性肝炎肝硬化患者,乙型、丙型、丁型肝炎病毒标志物可呈阳性反应。

(五)腹腔积液检查

常规检查包括:一般性状检查,如颜色、透明度、比重和凝固性;化学检查,如蛋白定量定、性、葡萄糖、乳酸及乳酸脱氢酶;细菌学检查等。腹腔积液多为漏出液,若合并原发性腹膜炎、结核性腹膜炎或癌变时,腹腔积液性质可发生相应的变化。

(六)胃镜检查

可观察食管、胃底静脉有无曲张及其程度和范围,并发消化道出血的患者,通过内镜检查不仅明确病因,还可同时进行止血治疗。

(七)其他检查

X钡餐检查、超声波检查、肝穿刺活组织检查、腹腔镜检查均可用来观察肝、脾情况。

四、诊断要点

根据病毒性肝炎、长期饮酒、血吸虫病等相关病史,以及肝功能减退、门静脉高压的症状、体征,结合肝功能检查,一般能对肝硬化失代偿期进行诊断;但肝硬化代偿期的诊断不容易,故对原因不明的肝、脾大,慢性病毒性肝炎,长期大量饮酒者应定期随访,肝穿刺活组、织检查有利于早期确诊。

五、治疗要点

目前无特效治疗方法。对代偿期的患者,以延长代偿期、预防肝细胞肝癌为目标;对失代偿期的患者,以改善肝功能、治疗并发症、延缓或减少对肝移植的需求为目标。

(一)保护或改善肝功能

1.去除或减轻病因

复制活跃的乙型肝炎病毒(HBV)是促进肝硬化进展最重要的因素之一,对 HBV DNA 阳性的肝硬化代偿期的患者应积极抗 HBV 治疗,常用药物有阿德福韦、恩替卡韦及拉米夫定等口服核苷类似物。对丙型肝炎后肝硬化代偿期的患者,可在严密观察的情况下,采用聚乙二醇干扰素 α 联合利巴韦林,或普通干扰素联合利巴韦林抗丙型肝炎病毒(HCV)治疗,失代偿期患者不宜使用干扰素。对其他原因引起的肝硬化也要积极进行病因治疗。

2.保护肝细胞

避免使用对肝有损害的药物;胆汁淤积时,可通过微创方式解除胆道梗阻或口服熊去氧胆酸,减少疾病对肝细胞的破坏;适量使用保护肝细胞的药物,如多烯磷脂酰胆碱、水飞蓟宾片、还原性谷胱甘肽、甘草酸二铵等。

3.维护肠内营养

肝功能异常时,保证机体足够的营养供应对维持正氮平衡和恢复肝功能十分重要。肠内营养是机体获得能量的最好方式,是维护肝功能、防止肠源性感染的有效手段。只要肠功能尚可,应尽量采取肠内营养,减少肠外营养。肝硬化患者常有消化不良表现,应进食高热量、高蛋白、高维生素、易消化的饮食,可给予适量的胰酶助消化。患者不能耐受、肝衰竭或有肝性脑病先兆时,应限制蛋白质的摄入。

(二)腹腔积液治疗

1.限制水、钠的摄入

进水量<1000mL/d,低钠血症者应限制在 500mL/d 以内;氯化钠限制在 1.2～2g/d(钠500～800mg/d)。部分患者通过水、钠限制可自发性利尿、加速腹腔积液的消退。

2.利尿

利尿是目前用于腹腔积液治疗最广泛的方法,常联合使用保钾和排钾利尿剂。常用的保钾利尿剂有螺内酯和氨苯蝶啶;排钾利尿剂有呋塞米和氢氯噻嗪。首选螺内酯 60mg/d 加呋塞米 40mg/d,逐渐增加至螺内酯 120mg/d 加呋塞米 40mg/d,单独使用排钾利尿剂应注意补钾,利尿速度不宜过快,以每天体重减轻不超过 0.5kg 为宜,以免诱发肝性脑病、肝肾综合征等。利尿效果不满意时,酌情静脉输注清蛋白。

3.经颈静脉肝内门体分流术

经颈静脉肝内门体分流术(transjugular intrahepatic portosystemic shunt,TIPS)是经颈静脉放置导管,建立肝静脉与肝内门静脉之间的分流通道,以降低门静脉压力,减少腹腔积液生成。

4.放腹腔积液加输注清蛋白

放腹腔积液加输注清蛋白用于不具备 TIPS 技术或有 TIPS 禁忌证的大量腹腔积液患者，一般放腹腔积液 1000mL，同时输注清蛋白 80g，继续使用利尿剂。该方法效果较好，可重复使用。但缓解症状时间短，易诱发肝性脑病、肝肾综合征等并发症。因此，应在患者无感染、消化道出血、凝血功能正常情况下使用。

5.腹腔积液浓缩回输

腹腔积液浓缩回输是将放出的腹腔积液超滤或透析浓缩，回输到患者的静脉内，从而减轻水钠潴留，提高血浆清蛋白浓度及增加有效循环血量，改善微循环。但感染性腹腔积液、癌性腹腔积液不能回输。此法有发生感染、电解质紊乱、DIC 等风险，使用时应严格掌握适应证。

(三)食管胃底静脉曲张破裂出血的治疗和预防

1.针对食管胃底静脉曲张尚未出血患者的治疗

①病因治疗。②口服 PPI 或 H_2 受体拮抗剂，减少胃酸对曲张静脉壁的损伤。③使用非选择性 β 受体拮抗剂，如普萘洛尔、卡地洛尔等，通过收缩内脏血管降低门静脉压力。④内镜结扎治疗(EVL)，经内镜用橡皮圈结扎曲张的静脉，使其局部缺血坏死，肉芽组织增生后形成瘢痕，封闭曲张静脉，适用于中度食管静脉曲张不伴胃底静脉曲张者。

2.针对食管胃底静脉曲张出血患者的治疗和预防

首次出血后，再次出血率可达 60%，病死率可达 33%。因此，应重视食管胃底静脉曲张出血的治疗和预防，主要措施包括：①急性出血期间已行 TIPS，止血后不给予预防静脉出血的药物，但应采用多普勒超声了解分流是否通畅；②急性出血期间未行 TIPS，预防再出血的方法有 TIPS、部分脾动脉栓塞、内镜结扎治疗等措施。

(四)手术治疗

手术治疗包括治疗门静脉高压的各种分流、断流及限流手术。但由于 TIPS 具有微创、精准、可重复和有效性，已成为延长生存期的有效方法。肝移植是终末期肝硬化治疗的最佳选择。

六、常见护理诊断/问题

(1)营养失调:低于机体需要量。营养低于机体需要量与肝功能减退，消化、吸收障碍有关。

(2)体液过多。体液过多与门静脉高压、低蛋白血症引起的水钠潴留有关。

(3)有感染的危险。有感染的危险与肝硬化导致的机体抵抗力低下有关。

(4)潜在并发症。常见的潜在并发症有上消化道出血、肝性脑病、肝肾综合征等。

(5)有皮肤完整性受损的危险。有皮肤完整性受损的危险与皮肤瘙痒、水肿及长期卧床有关。

七、护理措施

(一)休息与活动

适当的休息与活动可减少能量消耗，减轻肝脏负担，增加肝脏血流量，改善肝循环，促进肝细胞修复。肝硬化代偿期的患者可适度活动，避免过度疲劳；失代偿期的患者以卧床休息为主,合并感染、出血等并发症的患者应绝对卧床休息。

(二)饮食护理

合理饮食是改善肝功能、延缓病情进展的基本措施。饮食原则为高热量、高蛋白、高维生素、易消化饮食,严禁饮酒,适当摄入脂肪,并根据病情随时调整饮食结构。血氨升高的患者应限制或禁食蛋白质,并以含较多支链氨基酸的植物蛋白为主;腹腔积液患者应限制水、钠的摄入,进水量应低于 1000mL/d(低钠血症者应低于 500mL/d),食盐摄入量限制在 1.2~2g/d(钠 500~800mg/d),可在食物中添加食醋、柠檬汁等调味品增加食欲;食管胃底静脉曲张的患者,应进食流质或半流质饮食,进餐时细嚼慢咽,切勿混入鱼刺、甲壳、硬屑、糠皮等坚硬、粗糙的食物。

(三)病情观察

1.监测生命体征

密切观察患者的血压、脉搏、意识状态及皮肤的温、湿度。消化道出血时,患者出现血压降低、脉搏增快、皮肤湿冷、出汗等表现,应警惕失血性休克;患者出现性格、行为改变应警惕肝性脑病。患者出现生命体征变化时应及时通知医生,并做好抢救准备。

2.监测营养状态

观察患者的食欲,进食的种类、量;监测患者的体重、血清蛋白;观察患者的皮肤、毛发、肌肉、脂肪状态。对营养不良的患者,应积极寻找原因并对症处理。

3.监测治疗及护理效果

监测患者的尿量、体重、腹围,了解水、钠限制及利尿剂的利尿效果;分析患者肝功能检查结果,了解肝功能状况;了解患者有无呕血、黑便、电解质紊乱、呼吸困难、意识障碍等;了解患者有无并发症的发生;观察患者的皮肤、黏膜有无损伤,了解皮肤护理效果。病情变化及时报告医生并协助处理。

(四)对症护理

1.腹腔积液

(1)体位。轻度腹腔积液者可采取平卧位,以增加肝、肾的血流量;大量腹腔积液者取半卧位,使横膈下降,以减轻呼吸困难。避免腹压突然增加,如剧烈咳嗽、用力排便等。下肢水肿者可抬高下肢,阴囊水肿可用托带托起阴囊。

(2)限制水、钠摄入。

(3)用药护理。遵医嘱使用利尿剂,防止水、电解质平衡紊乱。

(4)皮肤护理。保持皮肤清洁、干燥,衣着柔软、宽大,定时更换体位,以防压疮。皮肤瘙痒者不要用力搔抓皮肤,可用温水擦洗、涂抹润滑油等减轻瘙痒。

(5)腹腔穿刺放腹腔积液的护理。①术前护理:向患者解释治疗目的、操作过程及配合方法,测体重、腹围、生命体征,排空膀胱以免误伤,必要时建立静脉通路以备用药或抢救。②术中护理:监测生命体征,了解患者有无不适,患者出现面色苍白、血压下降甚至意识障碍等反应时,立即停止放腹腔积液并配合医生抢救。③术后护理:术毕用无菌敷料覆盖穿刺部位,并用多头腹带缚紧,以防腹内压骤降;记录抽出腹腔积液的量、性质和颜色,及时送检标本;指导患者穿刺对侧侧卧位,保持穿刺部位干燥,必要时更换敷料。

2.消化道出血

(1)休息与体位。少量出血者卧床休息,大量出血者采取中凹体位,保证脑部供血。呕吐时头偏向一侧,防止窒息或误吸,必要时使用负压吸引器清除呼吸道分泌物、血液及呕吐物,保持呼吸道通畅。

(2)积极配合抢救。备好各种抢救物品及药品。患者出血后快速建立静脉通路,遵医嘱补液、输血、应用各种血管活性药物。

(3)饮食护理。少量出血者给予温凉、清淡、易消化饮食。出血较多者应暂禁食,遵医嘱通过静脉补充营养。

(五)用药护理

利尿剂尽量日间服用,以免夜间给药后利尿影响患者睡眠;使用排钾利尿剂应注意补钾,口服氯化钾宜饭后服用,以免引起消化道反应;记录尿量,定期测量体重和腹围,观察利尿效果;利尿速度不宜过快,以每天体重减轻不超过 0.5kg 为宜,以免诱发肝性脑病、肝肾综合征等;监测出入量、电解质变化,防止水、电解质和酸碱平衡紊乱。对患者强调遵医嘱用药的重要性,不宜服用可能有肝损害的药物,防止加重肝脏损伤。

(六)心理护理

向患者及其家属介绍本病相关的知识,说明稳定的情绪、良好的心态对疾病预后的影响。引导患者积极乐观地面对疾病,配合治疗和护理;对有明显的焦虑、抑郁的患者,应加强巡视并积极干预,以免发生意外。

八、健康教育

(一)预防疾病

积极预防并治疗可引起肝硬化的疾病,尤其是病毒性肝炎,尽量减少酒精的摄入,不滥用药物,防治血吸虫病等。

(二)疾病指导

根据病情及时调整饮食,避免饮食不当加重体内水钠潴留,诱发上消化道出血、肝性脑病等;严格禁酒,避免进一步损伤肝脏;代偿期的患者可从事轻体力的工作,失代偿期的患者宜卧床休息;保持情绪稳定,减轻心理压力。

(三)减少或避免传染

乙型肝炎及丙型肝炎患者可与他人共餐。应避免血液途径传染,不宜共用剃须刀等可能有创的生活用品;接触患者开放伤口时应戴手套。

(四)预防感染

适当活动,增强抵抗力;保持个人和居室卫生,避免着凉及不洁食品,尽量减少到公共场所活动。

(五)随访

病情稳定者,每 3 个月至半年到医院随诊。病情变化及时就诊。

九、预后

本病预后与病因、病理类型、营养状况、肝功能代偿能力等关系密切,与患者治疗和护理的依从性也有关系。一般来讲,病毒性肝炎后肝硬化预后较差;持续黄疸、难治性腹腔积液、低蛋白血症、持续或严重的凝血功能障碍以及存在并发症的患者、高龄患者预后较差。

第六节 原发性肝癌的护理

原发性肝癌简称肝癌,是指肝细胞或肝内胆管细胞所发生的癌症,是我国常见恶性肿瘤之一。据统计,目前肝癌的病死率为 20.37/10 万,在恶性肿瘤的病死率中居第 2,在城市中仅次于肺癌,农村中仅次于胃癌。在世界范围内,肝癌的发病率以东南亚及非洲的撒哈拉沙漠以南地区最高,欧美及大洋洲较低。在我国,肝癌的发病率沿海高于内地,东南和东北高于西北和西南,每年死于肝癌的患者约为 11 万人,占全球肝癌死亡人数的 45%。本病多见于中年男性,男女之比约为 5:1。

一、病因与发病机制

本病病因尚未明确,根据高发区流行病学调查的结果显示,可能与下列因素有关。

(一)病毒性肝炎

在我国,特别是东南沿海地区的肝癌高发区,90%的肝癌患者有乙型肝炎病毒感染。日本、欧洲的肝癌患者则以丙型肝炎病毒感染多见,其丙型肝炎病毒抗体阳性率显著高于普通人群。以上提示乙型肝炎和丙型肝炎病毒感染与肝癌的发病有关。其发病机制可能与病变过程中肝细胞反复损伤和再生,以及激活癌基因有关。

(二)肝硬化

临床上,原发性肝癌合并肝硬化的患者占 50%~90%。演变过程多数是病毒感染→慢性肝炎→肝硬化→肝癌,部分患者可从慢性肝炎直接发展为肝癌。在欧美国家,肝癌多在酒精性肝硬化的基础上发生。

(三)食物

流行病学调查显示,粮油、食品受黄曲霉素污染严重的地区,肝癌发病率高,长期食用霉变的食物与肝癌的发生密切相关。其中黄曲霉素的代谢产物黄曲霉素 B_1 是强烈的致癌物质。长期大量饮酒导致酒精性肝病,在此基础上发展的肝硬化可能引发肝癌。另外,长期食用含亚硝胺的食物及食物中缺乏微量元素,也与肝癌的发生有关。

(四)饮用水污染

有研究表明,长期饮用池塘水会较其他人群罹患肝癌的风险高。池塘水中含有多种致癌或促进基因突变的物质,其中滋生的蓝绿藻可产生藻类毒素,具有促癌或致癌作用。

(五)毒物与寄生虫

偶氮芥类、有机氯农药等为可疑致癌物质。血吸虫感染也与肝癌的发生有关。

(六)遗传因素

肝癌的家族聚集现象与遗传易感性有关,也与家族相似的饮食习惯和生活环境有关。不同种族人群的肝癌发病率不同。

二、病理

(一)大体型态分型

1.块状型

块状型最多见,分单个、多个或融合成块三个亚型。肿瘤直径为 5~10cm。

2.结节型

结节型直径<5cm。单个癌结节直径<3cm;或相邻 2 个癌结节直径之和<3cm,称小肝癌。

3.弥散型

弥散型少见,有米粒至黄豆大小的癌结节散在全肝,不易与肝硬化区别。

(二)组织学分型

1.肝细胞癌

肝细胞癌最多见,占原发性肝癌的 90%,癌细胞来自肝细胞,癌组织的肝动脉供血超过 90%。

2.胆管细胞癌

胆管细胞癌较少见,癌细胞由胆管上皮细胞发展而来,纤维组织较多,血窦较少。

3.混合型肝癌

混合型肝癌最少见,同时具有上述的 2 种结构。

(三)转移途径

1.肝内转移

肝内转移发生最早、最常见,是肝癌切除术后早期复发的主要原因。肝癌易侵犯门静脉分支形成癌栓,脱落后在肝内形成多发转移灶,少数癌栓阻塞导致门静脉高压及顽固性腹腔积液。

2.肝外转移

肝外血行转移最常转移至肺,其他部位有胸、肾、肾上腺、骨骼等;淋巴转移常转移至肝门淋巴结,也可达胰、脾、锁骨上淋巴结等;种植转移少见。

三、临床表现

本病多在肝硬化的基础上发生,或以转移灶的症状为首发表现,疾病早期缺乏典型的表现。经甲胎蛋白(AFP)普查检出者称亚临床肝癌。出现症状来院就诊的患者多属于中、晚期,其主要表现如下。

(一)症状

1.肝区疼痛

肝区疼痛最常见,呈持续性胀痛或钝痛,疼痛的原因与肿瘤迅速增长牵拉肝包膜有关。肿瘤生长缓慢者,无痛或有轻度钝痛;肿瘤侵犯膈肌,疼痛可放射至右肩;肝表面癌结节破裂,可引起突然剧痛,从肝区迅速蔓延至全腹,出现急腹症的表现,出血量大时可出现失血性休克。

2.消化道症状

消化道症状常有食欲缺乏、消化不良、恶心、呕吐等。腹腔积液或门静脉癌栓可导致腹胀、腹泻等症状。

3.全身表现

全身表现常有乏力、营养不良、进行性消瘦、恶病质等,部分患者有低热,极少数可有高热。有肺、骨、脑、淋巴结、腹腔等转移者,可出现相应的症状。

(二)体征

1.肝大

肝大为最常见的特征性体征。肝脏常呈进行性肿大,质地坚硬,表面凹凸不平,呈结节状,边缘不规则,可有不同程度的触痛。肿瘤突出于右肋弓或剑突下,上腹部呈现局部隆起或饱满;肿瘤位于膈面,则表现为膈抬高而肝下界不下移。

2.黄疸

黄疸一般出现在肝癌晚期,多为阻塞性黄疸,少数为肝细胞性黄疸。前者常因肿瘤或肝门转移性淋巴结肿大压迫胆管所致,后者可因癌组织广泛浸润、肝硬化、肝炎引起。

3.肝硬化征象

肝硬化征象是指在肝硬化基础上发病的患者有基础疾病的临床表现,患者可迅速出现难治腹腔积液,一般为漏出液,可有血性腹腔积液。

(三)并发症

1.肝性脑病

肝性脑病是肝癌终末期最严重的并发症,是 1/3 肝癌患者死亡的原因。

2.上消化道出血

上消化道出血多数因食管胃底静脉曲张破裂出血所致,晚期患者可因胃肠道黏膜糜烂合并凝血功能障碍而引发广泛出血,可诱发肝性脑病。

3.癌结节破裂出血

约 10% 的肝癌患者发生癌结节破裂出血。癌结节破裂仅限于肝包膜下,可有局部疼痛,出血量大时可形成压痛性肿块;若破裂出血进入腹腔则引起急腹症表现。

4.继发感染

患者抵抗力低下,易继发肺炎、败血症、肠道感染、自发性腹膜炎等。

(四)临床分期

临床分期是判断预后和选择治疗方法的重要参考依据。

Ⅰa 期:单个肿瘤最大直径≤3cm,无癌栓、腹腔淋巴结及远处转移;肝功能分级 Child-Pugh A。

Ⅰb 期:单个或 2 个肿瘤最大直径之和≤5cm,在半肝,无癌栓、腹腔淋巴结及远处转移;肝功能分级 Child-Pugh A。

Ⅱa 期:单个或 2 个肿瘤最大直径之和≤10cm,在半肝或多个肿瘤最大直径之和≤5cm,在左、右两半肝,无癌栓、腹腔淋巴结及远处转移;肝功能分级 Child-Pugh A。

Ⅱb 期:单个或 2 个肿瘤最大直径之和>10cm,在半肝或多个肿瘤最大直径之和>5cm,在左、右两半肝,无癌栓、腹腔淋巴结及远处转移;肝功能分级 Child-Pugh A,或无论肿瘤情况,有门静脉分支、肝静脉或胆管癌栓和(或)肝功能分级 Child-Pugh B。

Ⅲa期：无论肿瘤情况，有门静脉主干或下腔静脉癌栓、腹腔淋巴结及远处转移；肝功能分级 Child-Pugh A 或 Child-Pugh B。

Ⅲb期：无论肿瘤、癌栓、转移情况，肝功能分级 Child-Pugh C。

四、实验室及其他检查

(一)肝癌标志物检测

1.甲胎蛋白

甲胎蛋白(AFP)是肝细胞癌诊断的特异性标志物，阳性率约为70%。现已广泛用于肝癌的普查、诊断及治疗效果的判断。AFP浓度通常与肝癌大小呈正相关。在排除妊娠和生殖腺胚胎癌的基础上，AFP>400μg/L 为诊断肝癌的条件之一。对于 AFP 逐渐升高不降或 AFP>200μg/L，持续 8 周以上，应结合临床综合分析或动态观察。

2.其他标志物

γ-谷氨酰转移酶同工酶Ⅱ(γ-GT$_2$)、岩藻糖苷酶(AFU)、异常凝血酶原(APT)等，对 AFP 阴性肝癌患者的诊断和鉴别诊断也有辅助意义。

(二)影像学检查

1.超声显像

B超检查是目前筛查肝癌首选的检查方法，可显示直径>1cm 的占位病变。AFP 结合 B 超检查对肝癌早期定位诊断有较大价值。

2.CT 检查

CT 检查是肝癌诊断的重要手段，是临床肝癌疑诊者和确诊后拟进行手术者的常规检查。螺旋 CT 增强扫描使 CT 检查肝癌的敏感性进一步提高，甚至可发现 1cm 以下的肿瘤。

3.MRI 检查

MRI 检查能清楚显示肝细胞癌内部的结构，对肿瘤直径 1cm 左右的肝癌的检出率>80%，是诊断和确定治疗策略的重要手段。

4.肝动脉血管造影

对 CT、MRI 不能确诊的病例，选择性肝动脉造影具有重要诊断价值。对肿瘤直径 1~2cm 的小肝癌，肝动脉造影诊断正确率>90%。

(三)肝穿刺活组织检查

在超声或 CT 引导下，进行肝穿刺组织学检查是确诊肝癌最可靠的方法。但此项检查属于创伤性检查，上述方法不能明确诊断时，可考虑采用。

五、诊断要点

满足下列 3 项中的 1 项即可确诊为肝癌：①具有 2 项典型影像学表现(超声、增强 CT、MRI 或选择性肝动脉造影)，病灶>2cm；②具有 1 项典型影像学表现，病灶>2cm，AFP>400μg/L；③肝脏活组织检查呈阳性。

六、治疗要点

肝癌对化疗和放疗不敏感，常用的治疗方法有手术切除、血管介入、射频消融术、肝移植等。其中，手术切除仍是目前根治本病的最好方法。

（一）手术治疗

有手术指征的患者应及早进行手术切除,开腹后不适于切除的,可做肝动脉插管进行局部化学药物灌注治疗,其效果优于全身治疗,也可采用液氮冷冻、激光、微波凝固治疗肿瘤。

（二）局部治疗

1.经皮穿刺瘤内注射无水乙醇(PEI)

在超声或CT引导下,将无水乙醇直接注入癌组织中,使癌细胞脱水、变性、凝固性坏死。PEI适用于肿瘤<3cm的患者,可达到治疗性切除的目的。

2.射频消融术(RF)

在超声引导或开腹的条件下,将电极插入肝癌组织内,应用电流热效应等多种物理方法毁损癌组织,同样能达到治疗性切除的目的。

3.肝动脉栓塞治疗

肝动脉栓塞治疗(TACE)是指经皮穿刺,将栓塞剂(常用颗粒吸收性明胶海绵和碘化油)注入滋养肿瘤的肝动脉内,阻断肿瘤的供血,使其发生缺血性坏死,同时也可进行化学治疗。此种方法具有靶向性好、创伤小、可重复、患者易接受的特点,是目前非手术治疗中、晚期肝癌的常用方法。

（三）肝移植

将整个病肝切除并进行肝移植,是治疗肝癌和肝硬化的有效手段。

（四）并发症治疗

肝癌结节破裂时,应行结扎肝动脉、紧急肝动脉栓塞等治疗,合并感染者应及时给予抗生素。

七、常见护理诊断/问题

(1)疼痛:腹痛。腹痛与肿瘤增长牵拉肝包膜或肝动脉栓塞术后综合征有关。

(2)活动无耐力。活动无耐力与肝功能减退、营养不良、肿瘤消耗等有关。

(3)悲伤。悲伤与患者知道疾病预后不佳有关。

八、护理措施

（一）休息与活动

为患者创造舒适、安静的休息环境。大量腹腔积液、黄疸时患者应卧床休息,以减少机体消耗;病情稳定时适当活动,以增强抵抗力。

（二）饮食护理

给予高蛋白、高维生素、易消化的饮食。肝性脑病倾向者应限制蛋白质的摄入;腹腔积液患者应限制水、钠摄入;肝癌晚期患者遵医嘱给予肠内、肠外营养支持,维持机体代谢需求。

（三）病情观察

密切观察患者的生命体征及病情变化,如肝区疼痛、黄疸、发热、腹腔积液、恶心、呕吐是否存在,有无肝性脑病、上消化道出血、癌结节破裂等并发症。

（四）对症护理

1.疼痛的护理

注意观察患者疼痛的部位、性质及规律。认真倾听患者对疼痛的感受,并及时做出适当的回应。指导患者减轻或缓解疼痛的方法,如听音乐、看书报、与病友聊天等分散注意力,做深呼吸、冥想等;适当按摩,咳嗽时用手轻按肝区以减轻疼痛。遵医嘱使用止痛药物,应遵循世界卫生组织(WHO)提倡的三阶梯给药法。患者采用自控镇痛时,指导患者根据病情控制止痛药物的用量和用药间隔。

2.肝动脉栓塞化疗患者的护理

(1)术前护理。向患者介绍肝动脉栓塞化疗的方法和意义,使其配合手术治疗;完善各项检查;进行碘和普鲁卡因过敏试验;做好物品和药品准备;患者术前 6 小时禁食,术前半小时遵医嘱给予镇静剂。

(2)术后护理。①饮食护理:术后禁食 2～3 天,恢复饮食后,从流食逐渐过渡到普通饮食,少量多餐。②穿刺局部护理:压迫止血 15 分钟后加压包扎,沙袋压迫 6 小时,防止穿刺点出血。③体位:嘱患者取平卧位,穿刺侧肢体伸直 24 小时,观察穿刺侧肢端皮肤的颜色、温度及足背动脉搏动,出现异常时通知医生进行处理。④栓塞后综合征的护理:栓塞后综合征指术后由于肝动脉供血突然减少引起的腹痛、发热、恶心、呕吐、肝功能异常等表现。腹痛为肝脏水肿、肝包膜张力增加所致,一般术后 48 小时缓解,若剧烈疼痛持续 3～4 天,应考虑误伤其他脏器并坏死,未明确诊断时慎用止痛药物;由于机体对坏死组织的吸收作用,术后 4～8 小时可出现低至中等度发热,给予物理降温或遵医嘱使用解热药物;术后 1 天多出现恶心、呕吐等消化道反应,为化疗药物的不良反应,给予止吐剂等进行对症处理,并注意水、电解质平衡状况。术后 1 周应遵医嘱补充葡萄糖、清蛋白及其他液体,保持体液平衡。

(五)用药护理

遵医嘱用药,注意观察用药效果及不良反应。准确评估患者的疼痛程度和规律,配合医生使用药物缓解患者疼痛。化疗前,遵医嘱给患者使用止吐药物,减少消化道症状;化疗后监测患者血常规及病情变化,出现感染、出血等骨髓抑制现象时配合医生进行处理。

(六)心理护理

护士应重视心理护理对患者的影响,根据患者的具体情况决定是否采取保护性医疗制度和心理护理的方法。为患者创造发泄情绪、表达内心感受的环境和机会,护士应认真倾听并表示理解和同情,根据具体情况给予相应的心理疏导。对处于愤怒和忧伤期的患者,要加强监控,并取得家属的配合,避免意外发生。协助患者建立家庭和社会支持系统,鼓励家属陪伴患者,指导家属、同事、朋友与患者进行良好交流,以增强患者战胜疾病的信心。

九、健康教育

(一)疾病预防指导

注意食物和饮水卫生,预防粮食霉变,改进饮用水质量。应用乙型和丙型病毒疫苗,预防病毒性肝炎和肝硬化。对肝癌高发区定期普查,做到早发现早治疗。

(二)疾病知识指导

指导患者生活规律,合理饮食,适当活动,避免肝脏受外力冲击或压迫,以免肿瘤破裂;保持情绪稳定,有条件者可参加社会性抗癌活动;遵医嘱用药,避免服用有肝损害的药物;观察病情,定期复查。

十、预后

小肝癌根治性切除者 5 年存活率可达 69.4%；姑息性切除术 5 年存活率可达 12.5%；药物治疗很少见生存 5 年者；瘤体小、包膜完整、无癌栓形成者，分化好、机体免疫状态好者预后好；中、晚期合并肝硬化、转移、并发出血、肝癌破裂、ALT 显著增加者预后差。

第七节　肝性脑病的护理

肝性脑病（hepatic encephalopathy，HE）又称肝性昏迷（hepatic coma），是严重肝病引起的、以代谢紊乱为基础的中枢神经系统功能失调综合征。肝性脑病的主要临床表现是意识障碍、行为失常和昏迷。若肝性脑病的发生是由于门静脉高压、广泛门-腔静脉侧支循环所致，则称为门体分流性肝性脑病（porto-systemic encephalopathy，PSE）。无明显临床表现和生化异常，仅能用精细的智力实验和（或）电生理监测才能确定诊断的肝性脑病，称为亚临床或隐性肝性脑病。

一、病因与发病机制

(一)病因

多种病因可引起肝性脑病，并常有明显的诱因，特别是门体分流性肝性脑病。常见的诱因有上消化道出血、高蛋白饮食、大量使用排钾利尿剂、放腹腔积液、使用催眠镇静药和麻醉药、便秘、感染、尿毒症、低血糖、外科手术等。肝性脑病的常见病因有肝硬化、门体分流术、暴发性肝衰竭、肝癌、妊娠期急性脂肪肝。

(二)发病机制

肝性脑病的发病机制迄今尚未完全明确。一般认为，本病的发生是由于肝细胞功能衰竭和门-腔静脉侧支循环形成，使来自肠道的许多毒性代谢产物未被肝解毒和清除便经侧支进入体循环，透过血-脑屏障而进入脑部，引起大脑功能紊乱。关于肝性脑病发病机制的学说，主要有以下几种。

1.氨中毒学说

血氨主要是指来自肠道、肾和骨骼肌生成的氨，其中胃肠道是氨进入机体内的主要途径。机体清除氨的主要途径为：①肝脏是氨排泄的主要场所，来自肠道的氨经门静脉进入肝脏，在肝脏形成尿素并通过肾脏排出体外；②肾脏在排酸的同时，也以 NH_4^+ 的形式排出大量的氨；③肝、脑、肾等组织消耗氨合成谷氨酸和谷氨酰胺；④血氨过高时，可从肺部呼出少量的氨。肝衰竭时，肝脏将氨合成尿素的能力减退；门体分流存在时，肠道的氨未经肝解毒而直接进入体循环，使血氨升高。氨对大脑的毒性作用主要是干扰大脑的能量代谢和神经传导。

2.假神经递质学说

神经冲动传导是通过递质来完成的。传导正常时，兴奋性递质与抑制性递质保持生理平衡。肝衰竭时，β-多巴胺和苯乙醇胺增多。β-多巴胺和苯乙醇胺的化学结构与正常兴奋性神经递质去甲肾上腺素相似,但传导神经冲动的能力仅有正常神经递质的1%,故称为假性神经递质。当假性神经递质被脑细胞摄取而取代正常递质时,神经传导发生障碍,兴奋冲动不能正常传至大脑皮质而产生异常抑制,出现意识障碍或昏迷。

3.γ-氨基丁酸神经递质学说

GABA是抑制性神经递质,门体分流和肝衰竭时,在氨的作用下,GABA可绕过肝脏直接进入体循环,透过血-脑屏障,激活GABA受体,造成大脑功能紊乱。

4.氨基酸代谢不平衡学说

肝硬化失代偿期患者血浆芳香族氨基酸(如苯丙氨酸、酪氨酸、色氨酸)增多而支链氨基酸(如缬氨酸、亮氨酸、异亮氨酸)减少。使芳香族氨基酸更多地进入脑组织,形成假性神经递质,从而抑制神经冲动的传导。

二、临床表现

肝性脑病的临床表现常因原有肝病的性质,肝细胞损害的轻重缓急以及诱因的不同而很不一致。一般根据意识障碍的程度、神经系统表现和脑电图改变,将肝性脑病由轻到重分为5期。

(一)0期(潜伏期)

0期(潜伏期)又称轻微肝性脑病,患者无行为、性格的异常,无神经系统病理特征。患者脑电图正常,只在心理测试或智力测试时有轻微异常。

(二)一期(前驱期)

一期患者有轻度性格改变和行为异常,如欣快激动或淡漠少言、衣冠不整或随地便溺。应答尚准确,但语言不清楚且较缓慢。扑翼样震颤存在,脑电图多正常。此期历时数日或数周。有时症状不明显,易被忽视。

(三)二期(昏迷前期)

二期(昏迷前期)以意识错乱、睡眠障碍、行为异常为主要表现。患者定向力及理解力均减退,对时间、地点、人物的概念混乱,不能完成简单的计算和智力构图,言语不清、书写障碍、举止反常,并多有睡眠倒错。腱反射亢进、肌张力增高、踝阵挛及巴宾斯基征阳性。此期扑翼样震颤存在,脑电图异常。患者可出现不随意运动及运动失调。

(四)三期(昏睡期)

三期(昏睡期)以昏睡和精神错乱为主,但可以唤醒,醒时尚可应答,但常有神志不清和幻觉。各种神经体征持续或加重,肌张力增高,四肢被动运动常有抵抗,锥体束征常呈阳性。扑翼样震颤仍可引出,脑电图异常。

(五)四期(昏迷期)

四期患者神志完全丧失,不能唤醒。浅昏迷时,对疼痛等强刺激尚有反应,腱反射和肌张力仍亢进,扑翼样震颤无法引出;深昏迷时,各种反射消失,肌张力降低,瞳孔常散大,可出现阵发性惊厥、踝阵挛。脑电图明显异常。

以上各期的分界常不清楚,其临床表现可有重叠,程度可因病情发展或治疗好转而变化。少数肝性脑病患者还可出现永久性智力减退、共济失调。锥体束征呈阳性或截瘫。

三、实验室及其他检查

(一)血氨及血浆氨基酸

正常人空腹静脉血血氨为 $40\sim70\mu g/dL$。慢性肝性脑病患者多有血氨增高。急性肝衰竭所致的肝性脑病,血氨多数正常。

(二)脑电图检查

脑电图检查的典型改变为节律变慢,主要出现普遍性每秒 $4\sim7$ 次 θ 波或者三相波,也可有每秒 $1\sim3$ 次的 δ 波。对诊断和预后的判断有意义。

(三)简易智力测验

测验内容包括书写、构词、画图、搭积木、用火柴搭五角星等,常规使用数字连接试验,其结果容易计量,便于随访。简易智力测验对于诊断早期肝性脑病(包括亚临床肝性脑病)最有价值。

(四)影像学检查

行 CT 或 MRI 检查,急性肝性脑病患者可有脑水肿,慢性肝性脑病患者可有脑萎缩。

四、诊断要点

肝性脑病的主要诊断依据为:①严重肝病和(或)广泛门-体静脉侧支循环;②精神紊乱、昏睡或昏迷;③肝性脑病的诱因;④明显肝功能损害或血氨增高;⑤扑翼样震颤和典型的脑电图改变。

五、治疗要点

(一)消除诱因

禁用麻醉、镇痛、催眠、镇静药物、控制感染及上消化道出血,避免快速、大量排钾利尿和放腹腔积液,纠正水、电解质和酸碱平衡失调等。

(二)减少肠内毒物的生成和吸收

①饮食:开始数日内禁食蛋白质。食物以糖类为主,加用必需氨基酸,每天供给热量 $5.0\sim6.7kJ$ 和足量维生素。神志清醒后,可逐渐增加蛋白质至 $40\sim60g/d$,以植物蛋白为好。②灌肠和导泻:清除肠内积食、积血或其他含氮物质,可用生理盐水或弱酸性溶液灌肠,或口服 33% 硫酸镁导泻,也可口服乳果糖或山梨醇。其中,乳果糖稀释后灌肠为首选。③抑制肠道细菌生长:口服新霉素 $2\sim4g/d$;或甲硝唑 $0.2g$,每天 4 次,也可选巴龙霉素、去甲万古霉素、利福昔明。④益生菌制剂:含双歧杆菌、乳酸杆菌的微生态制剂可通过调节肠道菌群结构,抑制产氨、产尿素酶细菌的生长,对减少氨的生成有一定作用。

(三)纠正氨基酸代谢紊乱,调节神经递质

①降氨药物:门冬氨酸鸟氨酸静脉滴注,促进鸟氨酸循环,降低血氨;谷氨酸钾、谷氨酸钠或精氨酸静脉滴注,可促进尿素合成而降低血氨;口服苯甲酸钠,治疗急性门体分流性脑病的效果与乳果糖相当。②纠正氨基酸代谢紊乱药物:口服或静脉输注以支链氨基酸为主的氨基酸混合液,可纠正氨基酸代谢不平衡,有利于恢复患者的正氮平衡。③GABA/BZ 复合受体拮抗药:氟马西尼是受体拮抗剂,通过抑制 GABA/BZ 受体发挥作用,剂量为 $1\sim2mg$,静脉注射。④人工肝:用活性炭、树脂等进行血液灌流可清除血氨,对于肝性脑病有一定疗效。

(四)营养支持

营养支持的目的在于促进机体的合成代谢，抑制分解代谢，保持正氮平衡，为患者提供足够的热量、蛋白质、维生素等营养成分。其中，氨基酸以支链氨基酸为主，饮食中的蛋白质以植物蛋白为主，急性起病的患者应控制蛋白质的摄入。

(五)对症治疗

①纠正水、电解质和酸碱失衡：每天液体总入量以不超过 2500mL 为宜。肝硬化腹腔积液患者一般以尿量加 1000mL 为标准控制入液量，以免稀释血液，导致血钠过低而加重昏迷。注意纠正低钾和碱中毒，及时补充氯化钾或静脉滴注精氨酸溶液。②保护脑细胞功能：可用冰帽降低颅内温度。③保持呼吸道通畅：深昏迷者应做气管切开排痰、给氧。④防止脑水肿：静脉滴注高渗葡萄糖、甘露醇等脱水剂。

(六)人工肝、肝移植

人工肝是应用血液灌流或血液透析方法清除血氨和其他毒性物质，对肝性脑病可有一定疗效；肝移植是治疗各种终末期肝病的有效方法。

六、常见护理诊断/问题

(1)意识模糊。意识模糊与血氨增高，干扰脑细胞能量代谢和神经传导有关。

(2)照顾者角色困难。照顾者角色困难与患者意识障碍、照顾者缺乏有关照顾知识及经济负担过重有关。

(3)营养失调——低于机体需要量：营养低于机体需要量与肝功能减退、消化吸收障碍，以及控制蛋白摄入有关。

(4)活动无耐力。活动无耐力与肝功能减退、营养摄入不足有关。

(5)有感染的危险。有感染的危险与长期卧床、营养失调、抵抗力低下有关。

七、护理措施

(一)休息与运动

保持病室安静、舒适，护理操作尽量集中进行，避免对患者进行不必要的刺激。去除患者的义齿、发夹，加用床栏，必要时使用束带，防止坠床、撞伤等意外。病情平稳后可适当活动，但应注意劳逸结合。

(二)饮食护理

因食物中的蛋白质可被肠菌的氨基酸氧化酶分解产生氨，故肝性脑病患者应限制蛋白质的摄入。在发病开始数日内禁食蛋白质，每天供给足够的热量和维生素，以糖类为主要食物，可口服蜂蜜、葡萄糖、果汁、面条、稀饭等。昏迷患者以鼻饲 25% 葡萄糖液供给热量，以减少体内蛋白质分解，有利于降低血氨。注意胃排空不良时应停止鼻饲，改用深静脉插管滴注 25% 葡萄糖溶液维持营养。患者神志清楚后，可逐步增加蛋白质，每天 20g，以后每 3~5 天增加 10g，但短期内不超过 40g/d，以植物蛋白为好。因植物蛋白含支链氨基酸较多，且能增加粪氮排泄。不宜用维生素 B_6，因其可使多巴在周围神经处转为多巴胺，影响多巴进入脑组织，减少中枢神经系统正常传导递质。

(三)病情观察

密切注意肝性脑病的早期征象，如患者有无冷漠或欣快、理解力和近期记忆力减退、行为异常(哭泣、叫喊、当众便溺)及扑翼样震颤,观察患者思维及认识的改变,采用给患者刺激、定期唤醒等方法判断其意识障碍的程度。监测并记录患者的生命体征及瞳孔变化,定期复查血氨,肝、肾功能,电解质。

(四)对症护理

1.及时去除或避免诱发因素

应协助医生迅速去除本次发病的诱发因素,并注意避免其他诱发因素。①避免应用镇静催眠药、麻醉药等。②避免快速利尿和大量放腹腔积液,及时处理严重的呕吐和腹泻,加重肝脏损害。③防止感染,应遵医嘱及时、准确地应用抗生素,有效控制感染。④禁止大量输液,过多液体可引起低血钾、稀释性低血钠、脑水肿等,从而加重肝性脑病。⑤保持大便通畅,防止便秘。可采用灌肠和导泻的方法切除肠内毒物。灌肠应使用生理盐水 1~2L 加用食醋 100mL,忌用肥皂水,因其为碱性,可增加氨的吸收。⑥积极预防和控制上消化道出血,上消化道出血可使肠道产氨增多,使血氨增高而诱发本病,出血停止后应灌肠和导泻,以清除肠道内积血,减少氨的吸收。

2.患者昏迷时,做好昏迷患者的护理

①患者取仰卧位,头略偏向一侧,以防舌后坠阻塞呼吸道。②保持呼吸道通畅,深昏迷患者应做气管切开以排痰,保证氧气的供给。③做好口腔、眼部护理。保持床褥干燥、平整,定时协助患者翻身,按摩受压部位,防止压疮。④尿潴留患者给予留置尿管,并详细记录尿量、颜色、气味。⑤给患者做肢体的被动运动,防止静脉血栓形成及肌肉萎缩。

(五)用药护理

(1)应用谷氨酸钾和谷氨酸钠时,两者比例应根据血清钾、钠浓度和病情而定。患者尿少时少用谷氨酸钾。

(2)应用精氨酸时,滴注速度不宜过快,否则可出现流涎、呕吐、面色潮红等反应。因精氨酸呈酸性,含氯离子,不宜与碱性溶液配伍使用。

(3)乳果糖因在肠内产气较多,可引起腹胀、腹绞痛、恶心、呕吐及电解质紊乱等,应用时应从小剂量开始。

(4)长期服用新霉素的患者中少数可出现听力或肾功能损害,故服用新霉素不宜超过 1 个月,用药期间应做好听力和肾功能的监测。

(5)大量输注葡萄糖的过程中,必须警惕低钾血症、心力衰竭和脑水肿。

(六)心理护理

1.患者心理护理

提供感情支持,尽量安排专人护理,训练患者的定向力,利用电视、收音机、报纸、探视者等提供环境刺激。烦躁患者可加床档,必要时使用约束带,防止发生坠床及撞伤等意外。在患者清醒时向其讲解意识模糊的原因,安慰患者,尊重患者的人格,切忌嘲笑患者的异常行为。

2.照顾者心理护理

①评估照顾者存在的困难和应对能力,与照顾者建立良好的关系,了解他们的基本情况。②给照顾者提供各种社会支持,对照顾者表示关心和信任,给予其感情上的支持。对其照顾患

者所起的重要作用给予积极肯定,使其确定自我价值。③协助照顾者制订照顾计划,与照顾者一起讨论护理问题,让其了解本病的特点,做好充分的心理准备。帮助照顾者合理安排时间,制订一个切实可行的照顾计划,将各种需要照顾的内容和方法进行讲解和示范,帮助照顾者进入角色。

八、健康教育

(一)疾病预防指导

向患者和家属介绍肝脏疾病和肝性脑病的有关知识,指导其认识诱发因素,使患者自觉避免,如限制蛋白质的摄入,不滥用对肝有损害的药物,保持大便通畅,避免各种感染,戒烟酒等。

(二)疾病知识指导

指导患者遵医嘱用药和饮食,加强自我保健意识,树立战胜疾病的信心;引导患者和家属认识疾病的严重性,及早识别肝性脑病发生的早期征象,病情变化时及时就诊。

九、预后

肝性脑病的预后主要取决于肝衰竭的严重程度。诱因明确且易消除者预后较好;肝功能较好的门体分流性脑病预后较好;肝功能差者预后较差;暴发性肝衰竭所致的肝性脑病预后最差。

第八节　急性胰腺炎的护理

急性胰腺炎(acute pancreatitis,AP)是多种病因导致胰酶在胰腺内被激活,引起胰腺及周围组织自身消化、水肿、出血,甚至坏死的炎症反应。临床上以急性上腹痛、恶心、呕吐及血、尿淀粉酶增高为特点。

一、病因与发病机制

(一)病因

本病病因较多,我国以胆道疾病为常见病因,西方国家则以大量饮酒引起的多见。

1.胆道疾病

胆道疾病是急性胰腺炎的主要病因。胆石症、胆道感染、胆道蛔虫等均可引起急性胰腺炎,其中以胆石症最常见。胆石症、胆道感染、胆道蛔虫等因素致 Oddi 括约肌水肿、痉挛,使十二指肠壶腹部出口梗阻,胆道压力增高,胆汁逆流入胰管,使胰管黏膜完整性受损,消化酶进入胰实质,引起急性胰腺炎;胆石症、胆道感染引起 Oddi 括约肌松弛,使十二指肠液反流入胰管引起急性胰腺炎;胆道感染时细菌毒素、游离胆酸、非结合胆红素等通过胆胰间淋巴管交通支扩散到胰腺,激活胰酶,引起急性胰腺炎。

2.酗酒和暴饮暴食

大量饮酒和暴饮暴食均可致胰液分泌增加,并刺激 Oddi 括约肌痉挛,十二指肠乳头水肿,使胰管内压增高,胰液排出受阻,引起急性胰腺炎。慢性酗酒者常有胰液蛋白沉淀,形成蛋白栓阻塞胰管,致胰液排泄障碍。

3.胰管阻塞

胰管结石、狭窄、炎症、肿瘤等均可引起胰管阻塞,使胰液排泄出现障碍,胰管内压力增高,进而使胰管小分支和胰腺腺泡破裂,胰酶激活并渗入间质,引起急性胰腺炎。

4.手术与创伤

腹腔手术,尤其是胰、胆、胃部手术,以及腹部钝挫伤等可直接或间接导致胰腺组织损伤和血液循环障碍,从而引起胰腺炎。内镜逆行胰胆管造影术(ERCP)检查时,插管导致的十二指肠乳头水肿、重复注射造影剂或注射压力过高等均可引发本病。

5.其他

十二指肠乳头邻近部位的病变,如穿透性球后溃疡、十二指肠乳头憩室等;某些内分泌、代谢和感染性疾病,如高脂血症、高钙血症、流行性腮腺炎、传染性单核细胞增多等;某些药物,如硫唑嘌呤、噻嗪类利尿剂,肾上腺皮质激素等均与急性胰腺发病有关。

进食高脂饮食是急性胰腺炎发病的诱因。近30年来,单纯由于过度饮食引起的急性胰腺炎已显著减少。

(二)发病机制

各种原因导致的胰管内压力增高,使酶原在腺泡细胞内提前激活,引起胰腺自身消化、炎症反应和循环障碍。炎症过程中产生各种炎症介质如肿瘤坏死因子、白细胞介素-1、前列腺素、活性氧等均可增加血管通透性,导致大量渗出;胰腺循环障碍使胰腺出血、坏死。参与炎症过程的各种因素相互作用,使炎症逐级扩大,并向全身扩展,造成多器官炎性损伤和功能障碍。

二、病理

急性胰腺炎的病理变化一般分为急性水肿型和出血坏死型。急性水肿型可发展为急性出血坏死型,但部分出血坏死型在起病初期即发生出血及坏死。

(一)急性水肿型

急性水肿型较多见,表现为胰腺肿大、充血、水肿和炎症细胞浸润,可有轻微的局部坏死。

(二)急性出血坏死型

急性出血坏死型相对较少,胰腺内有脂肪组织坏死,出血严重者胰腺呈棕黑色并伴有新鲜出血,坏死灶外周有炎症细胞浸润。常见表现有静脉炎和血栓,病程长者有胰腺脓肿、假性囊肿等。

三、临床表现

急性胰腺炎的临床表现与其病因、病理类型和治疗是否及时等因素有关。水肿型胰腺炎症状相对较轻、有自限性;出血坏死型胰腺炎起病急骤,症状严重,可于数小时内猝死。

(一)症状

1.腹痛

腹痛为本病的首发症状和主要表现,常在大量饮酒或暴饮暴食后突然发生。腹痛常位于中上腹部,可向腰背部呈带状放射;疼痛剧烈而持久,呈钝痛、钻痛、绞痛或刀割样痛,可有阵发性加剧,进食后疼痛加重,一般用胃肠解痉药无效,弯腰抱膝可减轻疼痛;轻症患者腹痛3~

5 天后可缓解,重症患者疼痛持续时间较长;腹痛的发生与炎性渗出和胰液对胰腺包膜、腹膜及腹膜后组织的刺激,肿胀胰腺对胰腺包膜的牵拉,病变累及肠道引起肠胀气、肠麻痹,以及胆囊炎、胆石症、胰管阻塞性疾病等因素有关。

2.恶心、呕吐与腹胀

发病后多数患者出现恶心、呕吐,呕吐物为胃内容物,重者可含有胆汁或咖啡渣样液体,呕吐后腹痛不减轻。呕吐多伴有腹胀,重者可出现麻痹性肠梗阻,腹胀明显。

3.发热

轻症患者可有中度发热,一般持续 3～5 天。重症患者可有重度发热,且持续时间较长。若发热持续 1 周以上并伴有白细胞计数升高应考虑胆道感染、胰腺脓肿等继发感染。

4.低血压或休克

重症患者多见,表现为烦躁不安、脉搏加快、血压下降、皮肤湿冷、面色苍白等,常在起病后数小时发生,少数患者突然发生,甚至猝死。低血压或休克提示胰腺有大片坏死,病情严重,与有效循环血容量减少、胰腺坏死释放心肌抑制因子、并发感染、消化道出血等有关。

5.水、电解质及酸碱平衡紊乱

轻症患者多有脱水,呕吐频繁者可有代谢性碱中毒。重症患者常有明显脱水和代谢性酸中毒,伴低钾、低镁、低钙血症,部分患者可有血糖升高,偶可发生糖尿病酮症酸中毒或高渗昏迷。

(二)体征

1.轻症急性胰腺炎

腹部体征较轻,多数有上腹部轻压痛、腹胀和肠鸣音减弱。

2.重症急性胰腺炎

患者表情痛苦,脉搏增快,呼吸急促,血压降低;全腹膨隆,并有明显压痛、腹肌紧张和反跳痛;伴麻痹性肠梗阻患者肠鸣音减弱或消失;可有移动性浊音,腹腔积液多呈血性;少数患者由于胰酶及坏死组织液沿腹膜后间隙渗入腹壁下,使腹部两侧皮肤呈灰紫色,称 Grey-Turner 征,脐周皮肤呈青紫色,称 Cullen 征;胰腺脓肿或(和)囊肿形成时,上腹部可触及肿块;胰头水肿压迫胆总管,可出现黄疸;低血钙可有手足抽搐,示预后不良。

(三)并发症

1.局部并发症

局部并发症包括胰腺脓肿和假性囊肿。胰腺脓肿多于起病后 2～3 周发生,因胰腺及其周围组织继发感染而成,常有持续的高热、腹痛、白细胞计数升高,伴有消瘦、营养不良等表现。囊肿多在发病后的 3～4 周形成,初期只是液体积聚,此后由纤维组织或肉芽组织构成囊壁,但无上皮组织,可区别于真性囊肿。

2.全身并发症

重症急性胰腺炎常出现多种并发症和多器官功能衰竭,主要包括急性呼吸窘迫综合征、急性肾衰竭、心力衰竭、消化道出血、胰性脑病、败血症、高血糖和多器官功能衰竭等,常危及生命,病死率高。

四、实验室及其他检查

(一)白细胞计数

白细胞增多、核左移。

(二)淀粉酶测定

血清淀粉酶于发病后 2～12 小时开始升高,48 小时开始下降,持续 3～5 天。尿淀粉酶一般在发病后 12～24 小时开始升高,持续 1～2 周,其升高水平受尿量影响。由于唾液腺也可产生淀粉酶,当患者无急腹症而有淀粉酶升高,应考虑其来源于唾液腺。胰源性胸、腹腔积液和胰腺假性囊肿患者的血淀粉酶常明显升高。

(三)血清脂肪酶测定

血清脂肪酶常在发病后的 24～72 小时开始升高,持续 7～10 天,其特异性较高。

(四)血生化检查

C 反应蛋白是急性时的相反应蛋白,大于 150mg/L 时提示机体存在炎症反应,病情严重;空腹血糖高于 11.2mmol/L 或(和)血钙低于 2mmol/L,提示胰腺坏死严重;血清 TB、ALT、AST 升高,清蛋白降低提示胆道梗阻或(和)肝脏损伤;血尿素氮和肌酐升高,提示休克和肾功能不全。此外,患者还可出现电解质、酸碱平衡失调等其他生化异常。

(五)影像学检查

腹部 B 超是急性胰腺炎的常规筛查方法,在入院 24 小时内进行,有助于探测胰腺、胆囊和胆管的情况,发生胰腺囊肿时,可协助穿刺定位并作为随访的方法;腹部 CT 对急性胰腺炎的诊断和鉴别诊断,病情严重程度的评估,有无胸腔积液、腹腔积液等具有重要价值。

五、诊断要点

急性胰腺炎的诊断主要依据临床表现,血、尿淀粉酶检查和影像学检查,一般具备下列 3 条中的任意 2 条可以确诊:①急性、持续中上腹疼痛;②血淀粉酶或脂肪酶大于正常值上限的 3 倍;③出现急性胰腺炎典型的影像学改变。

六、治疗要点

本病的治疗原则为减轻腹痛、减少胰腺分泌、控制感染、防治并发症和去除病因。

(一)监护

急性胰腺炎从炎症反应至器官功能衰竭,病情变化复杂,需要加强监护,重症患者应安排在重症监护病房(ICU)。根据患者的症状、体征、实验室检查结果、影像学变化等了解病情变化,高龄、肥胖、妊娠等患者为高危人群,应引起重视。

(二)维持水、电解质平衡

胰腺周围组织渗出严重可导致大量液体丢失,应积极补充液体和电解质,并根据病情补充清蛋白、血浆或血浆代用品、碳酸氢钠等。轻症患者给予吸氧,重症患者给予机械通气,力争动脉血氧饱和度＞95％。急性肾功能不全的患者通过连续性的血液净化清除体内有害的代谢产物或外源性毒物,达到净化血液的目的。

(三)减少胰液分泌

禁食和胃肠减压可减少胃酸和食物刺激胰液分泌,从而减轻呕吐、腹痛和腹胀;生长抑素及其拟似物奥曲肽具有抑制胰腺分泌和胰酶合成的作用,可用生长抑素 250μg/h 或奥曲肽 25～50μg/h 维持静脉滴注,疗程为 3～7 天;通过给予 H_2 受体拮抗剂或质子泵抑制剂抑制胃酸分泌,进而减少胰液分泌。

(四)止痛

多数患者静脉滴注生长抑素或奥曲肽后,腹痛明显缓解。对严重腹痛患者可肌内注射哌替啶止痛,由于吗啡可使 Oddi 括约肌收缩,阿托品可诱发或加重肠麻痹,故不宜使用。

(五)内镜或外科手术治疗

内镜下逆行胰胆管造影术(endoscopic retrograde cholangiopancreatography,ERCP)是在内镜下经十二指肠乳头插管注入造影剂,对胰胆管进行造影的技术。在 ERCP 的基础上,可以进行 Oddi 括约肌切开术、取石术、鼻胆汁引流术等介入治疗。对胆源性胰腺炎应尽早进行 ERCP 治疗,以降低胰管内的压力和迅速控制感染。大部分患者可通过内镜治疗得到康复,并减少复发。对内科和内镜治疗无效的患者,应进行外科手术治疗。

(六)预防和抗感染

急性胰腺炎极易感染,可采取导泻清洁肠道、口服抗生素预防胰腺感染。胰腺感染时推荐使用亚胺培南或美罗培南。疑真菌感染可经验性使用抗真菌药物。

(七)营养支持

对轻症患者,在短期禁食期间通过静脉补充能量即可;对重症患者,在肠蠕动尚未恢复前应给予全胃肠外营养(TPN),若无肠梗阻,应尽早行空肠插管,过渡到肠内营养(EN),以增强肠道黏膜屏障功能。

(八)局部并发症治疗

胰腺脓肿通常在发病后 2 周出现,在充分抗生素治疗后,若脓肿不能吸收,可行腹腔引流或灌洗,仍不能控制者应实施坏死组织清除和引流术;小于 4cm 的胰腺假性囊肿几乎均可吸收,大于 6cm 的囊肿或多发囊肿自行吸收的机会较少,观察 6～8 周后若不缓解,应进行经皮穿刺引流、内镜引流或外科引流。

七、常见护理诊断/问题

(1)疼痛:腹痛。腹痛与胰腺及其周围组织炎症、水肿或出血坏死有关。

(2)潜在并发症。常见的并发症有低血容量性休克、急性呼吸窘迫综合征等。

(3)体温过高。体温过高与胰腺组织坏死、继发感染等有关。

(4)知识缺乏。缺乏本病的病因和防治的知识。

八、护理措施

(一)休息与活动

嘱患者绝对卧床休息,减轻胰腺负担,促进组织修复;协助患者采取屈膝半卧位、弯腰前倾卧位;因剧痛辗转不安者,要防止坠床,保证安全。

(二)饮食护理

早期行禁食和胃肠减压,注意保持胃管通畅和口腔护理。当腹痛减轻、体温正常、白细胞无明显升高、淀粉酶下降后给予少量无脂流食,逐渐恢复到正常饮食,避免刺激性强、产气多、高脂饮食,禁止饮酒。进行 TPN 或 EN 时,防止感染、误吸、空气栓塞等并发症的发生。

(三)病情观察

密切观察患者的生命体征,记录 24 小时液体出入量,注意有无脉搏细弱、呼吸急促、尿量减少等血容量不足的表现;观察皮肤、黏膜的色泽、弹性,判断患者有无失水及失水程度;监测血、尿淀粉酶,血糖,血钙,血气分析等实验室检查结果,动态观察患者病情。

(四)低血容量休克的抢救

备好静脉切开包、气管切开包、人工呼吸机等物品,以及羧甲淀粉、升压药等药品。协助患者取平卧位或中凹卧位,注意保暖,给予吸氧。迅速开放静脉通路,根据病情补液和使用各种血管活性药物,必要时测定中心静脉压作为补液的依据。禁食患者每天液体量常需在3000mL 以上;使用升压药物时要根据血压调整药量。

(五)用药的护理

遵医嘱给予解痉、止痛药物,如山莨菪碱(654－2)、布桂嗪等,不宜使用吗啡和阿托品,以免引起 Oddi 括约肌痉挛、诱发或加重肠麻痹。用药中注意观察药物止痛效果及药物不良反应,效果不佳时报告医生,以便进行下一步处理。

(六)心理护理

向患者及家属解释引起疼痛的原因及主要治疗护理措施,安慰患者,帮助其减少或去除腹痛加剧的因素,指导并协助患者采取松弛疗法、分散注意力等非药物止痛手段,保持情绪稳定,积极配合治疗及护理。

九、健康教育

(一)配合治疗和护理

说明禁食、胃肠减压、补液、机械通气、血液净化、肠内营养等治疗的重要性,使患者配合治疗和护理。

(二)寻找及去除病因

向患者介绍本病的发病原因,使其协助寻找病因并接受治疗。

(三)合理饮食

嘱患者食用低脂、高蛋白、易消化饮食,限制饮酒、茶、咖啡,避免刺激性食物,避免暴饮暴食。

(四)定期随访

有脓肿、假性囊肿等局部并发症患者,应遵医嘱定期随访。

十、预后

水肿型胰腺炎 1 周内恢复,不留后遗症;坏死型胰腺炎预后差,病死率高;部分患者遗留胰功能不全,极少数演变为慢性胰腺炎;年龄大、血压低、清蛋白低、低血钙、并发症多的患者预后差。

第三章 老年科护理

第一节 老年营养不良的护理

营养不良是老年人常见的临床综合征之一,常与脑卒中、抑郁、慢性阻塞性肺病、帕金森病、阿尔茨海默病等慢性病并存,两者互相影响,互为因果,进而形成恶性循环,使老年患者的感染率和失能率增加,住院时间延长,寿命缩短,增加社会和家庭的负担。

老年营养不良是机体的需要与营养素摄入之间不平衡导致的一系列症状,常常对机体功能乃至临床结局产生不良的影响。老年人因摄食与获取营养素受到多种因素的影响,营养不良或者营养不良风险发生率高。根据相关权威数据表明,如今老年营养不良已经是一个全球性的问题,全球近 1/6 的人口受到营养不良的威胁。在我国,据估计高达 15% 的社区老年人,35%~65% 的住院老人以及 21%~60% 的长期护理机构中的老年人存在营养不良,其中农村明显多于城市。

老年营养不良与年龄、疾病状态和机体功能等相关,是躯体自然衰老、功能丧失,疾病影响,不良情绪和社会经济等因素共同作用下的结果。老年营养不良早期可出现疲倦、烦躁、体重减轻、伤口愈合延迟等,严重机体营养不良可导致免疫功能降低、组织器官萎缩、营养性水肿、肝功能不全、感染率增加及心情抑郁等。因此,应积极加强对老年人群,特别是高龄、农村和住院老年人的营养管理,防止营养不良的发生,提高老年人的生活质量。

一、危险因素

营养不良受到生理学改变,疾病与药物、饮食习惯、精神、社会文化和健康观念等因素的影响。常见引起老年营养不良的危险因素如下。

(一)生理学因素

随着年龄的增长,老年人会出现一些生理学上的改变,如牙齿松动、脱落或对假牙不适应,牙周炎,咀嚼功能差,嗅觉功能及视力下降等。这些改变降低了老年人对选择和烹调食物的兴趣,使得老年人的营养素摄入减少。另外,老年人味蕾退化,消化液分泌减少、胃动力及排空速度减弱、肠蠕动减缓及活动能力普遍下降,从而使其对食物的消化和吸收能力下降。长期的摄入不足及消化吸收能力降低,就会影响机体整体的营养状况而造成营养不良。

(二)疾病因素

随着老年人各种慢性疾病发生率的逐渐升高,机体摄入营养素相应减少。不少老年疾病对某些营养物质的摄入有所限制,如糖尿病患者要少摄入糖类和脂肪,慢性肾炎要控制蛋白质与盐的摄入,肝肾衰竭会导致维生素 D 不能在体内转化成具有活性的形式等。而营养不良又会使病情变得更加复杂甚至恶化,如免疫力降低、伤口愈合延缓、体重减轻、肌肉强度降低等。

这种恶性循环会导致老年人的营养状况越来越差,最终影响整体健康。

(三)药物因素

不少老年人由于慢性疾病需要长期服用多种药物,而有些药物具有明显的抑制食欲或者影响营养素吸收的不良反应,甚至会引起药物性营养不良。如抗帕金森病药物、降血糖药物、抗抑郁药、茶碱、洋地黄等可引起患者恶心、呕吐、味觉和嗅觉下降或导致口腔干燥而使食欲减退;长期使用吲哚美辛、泼尼松、利血平等可刺激胃肠壁上皮细胞,导致胃肠黏膜充血、水肿、糜烂、溃疡及出血,直接或间接地阻碍了营养物质的吸收。

(四)精神因素

老年人的人际交往普遍减少,特别是住院或者独居的老人更容易产生一些不良的情绪状态,如焦虑、忧郁、恐惧、悲哀等。不良情绪可引起交感神经兴奋,抑制胃肠蠕动和消化液的分泌,进而引起食欲减退、恶心、呕吐、腹痛、胃肠道炎症、胆道疾病等,从而影响机体消化功能,导致心理性营养不良。

(五)社会文化因素

老年营养不良还有一个重要因素就是社会文化因素,如经济状况、教育水平、社会支持系统等。比如在偏远农村,由于经济条件的限制,老年人摄入的食物品种较单调,动物性食物和豆类及其制品摄入量少,导致蛋白质的摄入量相对欠缺。而独居或者空巢老人由于缺乏家人的关怀,或者选购食物不方便,常会选择符合自己口味或易于烹调的食物,饮食种类常单一重复,这种长期偏食的不良习惯也同样会导致营养不均衡,甚至还会导致某些疾病。

(六)错误的饮食观念

有些老年人因盲目地相信一些片面的保健饮食信息或者不实的食物及药品广告,而产生不正确的营养输入观念。比如有的老年人因认为"有钱难买老来瘦",严格地进行饮食控制,选择全素食或者过于依赖保健品。事实上,老年人的代谢过程以分解代谢为主,需较多的蛋白质补偿组织蛋白的消耗,长期的蛋白摄入不足,易发生蛋白质、铁、锌等营养素缺乏症。也有的老年人由于过于节俭,习惯吃剩菜、隔夜菜,而隔夜绿叶蔬菜,非但营养价值不高,还会产生亚硝酸盐。

二、评估

营养评估是对患者营养状况的客观评判,在营养治疗中处于基础而重要的地位。只有先评估患者目前所处的营养情况,才能结合患者的代谢特点来决定其营养需求。

1. *病史*

营养评估之前,首先应注意收集下列几项可能会影响其营养状态的病史:①饮食习惯,包括体重改变情况、日常饮食习惯、进食环境、是否有酗酒或多重用药史等;②有无和营养不良病因有关的疾病及服用药物情况,如有无抑郁、谵妄、吞咽困难、帕金森病、甲状腺功能亢进、糖尿病、高血压、慢性肝病,有无服用特殊药物等;③社会支持系统情况,如经济能力、文化习俗等。

2. *身体评估*

人体测量指标包括身高、体重、体质指数、皮肤皱褶厚度等。要获得准确的数据,必须注意器材的精确度、测量时间、患者姿势及衣着等。

(1)理想体重(IBW)百分率:患者实际体重偏离总体标准的程度。

理想体重(kg)=[身高(cm)−100]×0.9。

理想体重百分率(%)=(实际体重/理想体重)×100%。

(2)体质指数(BMI):也称体重指数,是反映蛋白质-热量营养不良以及肥胖症的指标。BMI 的计算公式为:BMI=体重(kg)/身高^2(m^2)。中国人的 BMI 标准正在研制中,目前最常用的是由 James 等提出的评定标准。

(3)上臂三头肌皮肤褶皱厚度(TST):可直接反映皮下脂肪厚度,皮下脂肪含量约占全身脂肪含量的 50%,因此可以推算体脂储备,同时也能间接反映热量营养状况。老年男性 TST 超过 10.4mm,老年女性超过 14mm 可判断为肥胖。

(4)上臂围(AC)和上臂肌围(AMC):通过测量上臂中点处的周长来获取上臂围,并间接计算上臂肌围,可以反映肌肉组织的储存和消耗程度,是快速而简便的评价指标之一。

上臂肌围的计算方法:AMC(cm)=AC(cm)−3.14×肱三头肌皮肤皱褶厚度 TSF(mm)。正常参考值一般男性为 22.8～27.8cm,女性为 20.9cm～25.5cm。实际值占正常值的 90%以上为正常;80%～89%为轻度营养不良;60%～79%为中度营养不良,<60%为重度营养不良。

三、实验室检查

1.人血清蛋白

清蛋白与创伤愈合、感染率、并发症等关系密切,常作为外科判定预后的一个指标。清蛋白半衰期为 21 天,主要代谢部位是肠道和血管内皮,正常值范围是 35～50g/L。

2.血常规及生化检查

包括血红素、血清胆固醇、钙、铁、锌等。

3.免疫功能测定

通过外周血中总淋巴细胞计数(TLC),外周血 T 细胞亚群、迟发型超敏皮肤试验等,可以判断细胞免疫功能。

4.人体组成测定

总体脂肪、总体水和肌肉组织测定等。

四、老年营养不良的分类

根据上述指标和实验室检查结果进行综合评价,可以确定患者是否存在营养不良。营养不良的患者并非所有指标均异常,根据其结果特点,常见的营养不良主要有以下四类。

1.消瘦型营养不良

为能量缺乏型,以人体测量指标下降为主,BMI<18.5kg/m^2,蛋白测量和免疫功能指标基本正常,临床表现为脂肪和肌肉的消耗,显得消瘦。

2.低蛋白型营养不良

蛋白测量指标和免疫测量指标均下降,但人体测量指标基本正常。临床表现为毛发易脱落、水肿及伤口愈合延迟等,而脂肪和肌肉储备可在正常范围。

3.混合型营养不良

兼有上述两种营养不良的特征,为蛋白质和热能摄入均不足所致,表现为多种测量指标的异常,属于最严重的一类营养不良,预后较差。

4.营养过剩

过度肥胖会导致高血压、冠心病、糖尿病等相关疾病的风险增加,特别是 BMI>30kg/m² 的老年人要注意各营养素组成比例是否失衡。

五、治疗

老年营养不良是个全球性的普遍问题,它会使老年人的其他病情更加恶化。一旦发现老年人存在营养不良的情况,越早进行营养干预越好,以期取得较好的治疗效果。

1.能量

老年人新陈代谢减弱,60~70 岁的基础代谢率比 20 岁的人减少了约 20%,70 岁以后约减少 30%。在没有严重并发症的情况下,一般 60 岁的人每天能量需要量为 25~30kCal/kg。在应激情况下,每天能量需要量为 30~40kCal/kg。

2.蛋白质

老年人蛋白质分解代谢增加而合成代谢减弱,较易发生负氮平衡。但老年人肝肾功能对蛋白质代谢产物的解毒和排毒能力下降,也不能摄入过多的蛋白质。因此,老年患者蛋白质摄入的原则是适量、优质。一般建议每天蛋白质供给量为 1.0~1.2g/kg 体重,占总能量的 15% ~20%。在应激或创伤情况下,每天需要量约为 1.5g/kg 体重。肾功能正常的老年人,应多选用牛奶、豆奶、瘦肉等富含优质蛋白质的食物。

3.糖类

糖类是主要的供能物质,老年人热能需求有所降低,可在满足其基本营养要求的基础上适当控制糖类摄入量。一般建议膳食中糖类占总能量的 50%~60%,如果胃肠道条件允许,可以增加膳食纤维的供给,推荐每天摄入 25~30g。

4.脂肪

老年人容易发生脂肪代谢异常,脂肪摄入过多,不但难以消化,而且容易导致营养过剩。因此,脂肪的供给量应该控制,一般每天摄入量最好不超过总热量的 25%。脂肪的种类以易于消化吸收的植物性脂肪为主,适当摄入胆固醇,限制饱和脂肪酸和反式脂肪酸的摄入量,少食猪、牛、羊肉及其油脂等。

5.维生素

老年患者每天维生素的推荐摄入量与健康人无显著性差异,但由于吸收不良或排泄增加等原因,老年人常出现维生素的缺乏。老年人应该注意摄取的维生素有维生素 A、B、C、E,主要存在于深绿色或黄色蔬菜水果、粗粮及植物油中。

6.无机盐类

老年人由于胃肠功能减退、胃酸分泌减少、日照不足等原因,易出现维生素 D 的缺乏,对钙的吸收减少,从而出现钙质摄取不足,因而引起骨质疏松症。因此,老年人需要适量补充维生素 D,同时应增加补钙,一般对老年人推荐钙摄入量为 1200~1500mg/d。另外,老年人应严格控制食盐的摄入,以减少高血压发病的危险因素,健康老年人食盐的摄入量以每天 6g 为宜,如患有高血压、冠心病或慢性肾病则应控制在 3~5g。

7.水

脱水在老年人中较常见。一方面老年人在衰老过程中会出现口渴感减退，从而导致水摄入量减少；另一方面某些疾病（如认知功能下降或者活动功能受损）导致老年人无法感觉或表达口渴、不能自主取水，从而导致水摄入不足，血浆黏稠度增加，严重的甚至会导致脱水。一般来说，老年人需要保证每天 30～40mL/kg 的摄水量。当发热、感染或使用利尿剂时，摄水量还应该增加。

六、老年营养不良的护理

1.去除诱因

综合分析老年人营养不良的诱发因素，并及时予以去除。如解决药物性营养不良的根本措施在于合理用药、安全用药，避免滥用。如出现药物学营养不良的征象，应在医生的指导下及时调整用药；如因环境因素影响进食，则应积极改善进食环境和条件；如因牙齿问题导致摄入减少的老年人，则应尽快安装假牙，同时应改变烹调方式（如多做炖汤、菜泥、肉丸）等。

2.纠正不合理的饮食习惯

目前我国绝大多数老年人仍以植物性食物为主，尤其是偏远农村。应该逐渐改变食谱结构，尽量保证各种营养素种类齐全，比例合理，多摄入含优质蛋白的食物，如鸡肉、鱼肉、乳、蛋、豆类等；食物加工要将食物切碎煮烂，易于消化，便于咀嚼；同时，应帮助老年人纠正偏食、饮食单一、常吃隔夜菜等不良饮食习惯，提倡少量多餐，避免暴饮暴食。合理搭配营养和良好饮食习惯的形成是一项长期、持续的行为，需要反复、经常地进行健康教育和健康促进。

3.个体化营养支持

对于存在营养不良的老年人，应根据患者的基础病情、营养评估结果，结合机体功能情况，及时制订个体化的营养支持方案，选择合适的营养支持途径，有步骤、有计划地进行营养支持。尽早纠正低血容量、电解质及酸碱平衡紊乱情况。

一般只要在胃肠道允许的情况下，首选口服、鼻胃管或消化道造瘘等肠内营养方式，这样有利于维持肠道功能，减少并发症，而且经济易行。全胃肠外营养通常只限于严重营养缺乏并且不能耐受肠内营养的患者。在纠正老年人营养不良时不能操之过急，肠内营养时应注意控制肠内营养液的量、速度、温度和浓度，循序渐进，以免引起腹胀腹泻、穿孔、心力衰竭等并发症。

4.积极治疗原发病

由于许多原发病可以引起营养不良，而营养不良又可加重原发病甚至引起并发症，因此应该及时治疗原发病，同时需要考虑营养与药物之间的相互作用，以便更好地纠正营养不良。如许多贫血的老年人除了膳食中营养素摄入不足外，还有其他慢性病如胃溃疡、十二指肠溃疡、肿瘤等，应到医院查明病因，积极治疗原发性疾病。

5.预防胜于治疗

通过改变食物的色泽、质地、温度和适当加入一些调味剂，来弥补老年人因衰老而退化的味觉和嗅觉；减少盐和糖的摄入；养成细嚼慢咽的饮食习惯；对于食欲欠佳的老人，可增加锌的摄取量，多吃瘦肉，鱼、蛋、豆制品，核桃等，从而可以起到增强味蕾机能的作用；多进行室外锻炼,促进胃排空,增强饭前饥饿感,提高食欲;加强对老年人及其主要照顾者进行多形式的营养知识健康教育,提高其营养知识的知晓率和依从性。

第二节 阿尔茨海默病的护理

痴呆是由于多种原因引起的,以认知功能缺损为主要临床表现的一组综合征,在病程某一阶段常伴有精神、行为和人格异常。痴呆的患病率高,致残、致死率高,现已成为西方发达国家的第四位死因,仅次于心脏病、癌症和脑卒中。在痴呆中,最常见的类型是阿尔茨海默病(AD),曾称老年期痴呆。现一般称 65 岁以前发病者为早发型 AD,65 岁以后发病者为晚发型 AD,有家族发病倾向的称家族性 AD,无家族发病倾向的称散发性 AD。老年痴呆症分类中阿尔茨海默病占 55%,其他血管性痴呆、路易体痴呆、额颞叶痴呆等占 45%。患病年龄为 65～74 岁的约 3%,75～84 岁的约 18.7%,≥85 岁的约 47%。本节主要陈述阿尔茨海默病。

AD 是一种原因不明、表现为智力与认知功能减退和行为及人格改变的进行性退行性神经系统疾病。认知损害可涉及记忆、学习、定向、理解、判断、计算、语言、视空间等功能,其智能损害的程度足以干扰日常生活能力或社会职业功能。临床特征为隐匿起病,进行性智能衰退,以进行性远近记忆力障碍、分析判断能力减退、情绪改变、行为失常,甚者意识障碍等为特点。全世界阿尔茨海默病患者,预计 2050 年将会有近亿人。我国目前已有阿尔茨海默病患者约占世界患者数的 1/4。阿尔茨海默病的病程较长,通常为 5～10 年,不仅严重危害老年人身心健康,还影响家庭、社会和经济。目前尚无治疗 AD 的特效药,关键还是早期预防、早期诊断、早期治疗。

一、危险因素

(一)遗传因素

有较多的证据证明,此病与遗传有关。有痴呆病家族史者,其患病率为普通人群的 3 倍。近年发现,3 种早发型家族性常染色体显著性遗传(FAD)的 AD 致病基因,分别位于 21 号染色体、14 号染色体和 1 号染色体。载脂蛋白 E(ApoE)基因是老年型 AD 的重要危险基因。ApoE 基因位于 19 号染色体,使神经细胞膜的稳定性降低,导致神经元纤维缠结和细胞死亡。

(二)年龄和性别

年龄是阿尔茨海默病的重要危险因素。AD 的患病率随年龄增加几乎成倍增长,认知功能亦随年龄增加持续下降。流行病学调查显示,AD 的发病率至少在 85 岁以前随年龄增加而增加,几乎每 5 年增加 1 倍。65 岁以上女性患阿尔茨海默病的风险比年龄相匹配的男性高约 2 倍,可能与女性绝经后雌激素减少有关。这种患病率的性别差异可能部分归于女性寿命较长以及痴呆发病后女性比男性存活时间更长。

(三)疾病

抑郁情绪在伴有认知功能损害者中较常见,而这些人更可能在随访阶段发生 AD。有报道抑郁情绪能增加 AD 发病的危险性。高血压可能也是 AD 发病的危险因素。研究发现,AD 患者在发病前 9～15 年通常有较高的收缩压和舒张压,提示高血压能增加 AD 的发病危险。中年期患高血压的阿尔茨海默病患者神经元纤维缠结和老年斑数量均多于无高血压的阿尔茨海默病患者。高脂血症还可直接影响 β 淀粉样蛋白的代谢,高血胆固醇水平可能是 AD 的危险因素。少数研究报道动脉粥样硬化、心脑血管疾病、糖尿病可能也与 AD 的发生有关,是目前已知的阿尔茨海默病的最危险因素,糖尿病能促进脑老化,患者常有轻、中度认知功能损害。有头颅外伤的可导致脑内淀粉样斑块易于形成,可提高患阿尔茨海默病的患病概率。

(四)文化程度

文盲或低文化程度是 AD 发病率和患病率高的重要预测因素。文盲患病率是受过中学以上教育者的 3.71 倍。文盲可使痴呆的发病提前 5～10 年,早期的文化教育可能通过增强大脑的功能性储备而延缓 AD 临床症状的发生。

(五)其他

吸烟、饮酒与 AD 发生之间的关系尚无定论。微量元素(如铝等)报道铝等金属离子对淀粉样蛋白寡聚化及在老年斑(senile plaque,SP)中的积累起促进作用。职业暴露(如工业溶剂、铅、杀虫剂、除草剂、油漆、电磁场等)与 AD 关联性的研究结果多不一致。

二、病理生理

AD 的神经病理改变是脑皮层弥散性萎缩、沟回增宽、脑室扩大,AD 症状发生前的一个重要标志是基底前脑萎缩,这可以作为其生物学标记。组织病理学除额、颞叶皮层细胞大量死亡脱失外,还包括老年斑(SP)、神经元纤维缠结(NFT)、颗粒空泡变性(GD)、平野小体(HB)及神经元减少。其中最重要的特征性病理改变是老年斑和神经元纤维缠结,是 AD 所特有的病理改变。到目前为止,阿尔茨海默病发病的分子机制依然不清楚,根据大脑实验研究提出了 Aβ 级联反应学说、Tau 蛋白代谢异常学说、神经细胞轴突转运障碍学说等。

1.Aβ 级联反应学说

β-淀粉样蛋白也叫 Aβ,大脑皮层及海马区的神经元胞外积累并形成了大量的以 β-淀粉样蛋白积聚为主而成的老年斑,Aβ 的前体物质是人体内的一种叫作 β 淀粉样前体蛋白(Amyloid Precursor Protein,APP)(位于 21 号染色体),β 淀粉样前体蛋白,早老蛋白 1(位于 14 号染色体),早老蛋白 2(位于 1 号染色体)等基因的突变和异常排列可促进淀粉样蛋白沉积并最终导致神经元死亡。淀粉样前体蛋白基因突变可导致淀粉样蛋白产生过多。载脂蛋白 E(ApoE)基因位于第 19 号染色体上。ApoE 有载脂蛋白 E2、载脂蛋白 E3、载脂蛋白 E4 三种等位基因,ApoE4 则影响 Aβ 的沉积,基因异常削弱老年大脑神经原纤维保护能力,大脑中形成更多不溶性斑块,破坏大脑组织正常功能。SP 是神经细胞外的斑块状沉积,其核心含有淀粉样肽,并围绕变性的轴索、树突突起、类淀粉纤维和胶质细胞及其突起,不断地沉积在布满神经的大脑里。

2.Tau 蛋白代谢异常学说

神经元内的神经纤维缠结主要成分是 Tau 蛋白,是一种低分子量的微管相关蛋白,它主要位于神经元的轴突。Tau 蛋白的正常功能是促进并稳定微管聚合。微管是神经细胞的骨骼支架,也是细胞胞体与树突及细胞胞体与轴突之间的重要运输工具。Tau 蛋白与微管的结合与分离的动态过程是由 Tau 蛋白去磷酸化和磷酸化来调节的,异常的 Tau 蛋白在神经元内形成直的纤维丝或双股螺旋纤维丝。双股螺旋纤维丝是神经纤维缠结的主要结构成分,病理性Tau 蛋白具有过度的磷酸化,减少了 Tau 蛋白与微管的结合能力,从而降低轴突转运,导致神经元功能丧失。

　　3.神经细胞轴突转运障碍学说

　　神经细胞轴突转运障碍不光在阿尔茨海默病中发生,也是众多神经退变性疾病共同现象。在众多神经退变性疾病中,由于其毒性蛋白的作用,变性蛋白错误折叠聚集形成单体、双体和寡聚体,最后形成了不溶性的纤维凝集物,这些不溶性的纤维凝集物不断增多增大,侵占细胞或神经细胞突起的位置,在细胞内运输系统形成物理障碍,导致神经轴突转运功能障碍。

三、临床特点

　　AD 临床表现最有特征的是典型皮质型痴呆综合征,核心症状随病程时间的推移逐渐加重,伴随精神症状随时间的推移无明显加重,体征不明显,可有肌阵挛。

　　1.记忆障碍

　　记忆障碍是 AD 早期突出症状或核心症状。记忆障碍经常是老年性痴呆的初发症状,一般先出现近记忆力损害,表现为记住新知识的缺陷,称之为遗忘。它与皮质功能障碍有关。随病情发展,逐渐出现远记忆缺陷,即回忆过去已记住信息的能力低下,称之为健忘。它与皮质下功能障碍有关。早期主要累及短程记忆,记忆保存(3 分钟内不能记住 3 个无关词)和学习新知识。记忆障碍,不能完成新的任务,表现为忘性大、好忘事、丢三落四,严重时刚说的话或刚做过的事转眼就忘,反复说同样的话或问同样的问题。交谈开始就忘了开头说了些什么,因此难以进行语言交流。东西常放错或丢失,可出现似曾相识和旧事如新症,如遇路人热情招呼,宛如亲人,而对熟人熟地却感到陌生。随着病程进展,远记忆也逐渐受累,记不住自己的生日、家庭住址和生活经历,严重时连家里几口人,他们的姓名、年龄和职业都不能准确回答。一般病程在开始 2～4 年进展缓慢。

　　2.认知障碍

　　认知障碍对诊断 AD 有决定意义,它是 AD 特征性临床表现,它是指掌握和运用知识的能力。比如,在 AD 早期就会出现失算、注意力分散、概括能力丧失等障碍。AD 患者是一种全面性智力减退,包括理解、推理、判断、抽象概括和计算等认知功能。智力活动与思维、记忆和注意力密切有关。记忆本身虽不属于智力,但严重记忆障碍往往伴有智能缺损。思维能力迟钝缓慢,不能进行抽象逻辑思维,不能区分事物的异同。

　　3.言语障碍

　　失语是 AD 的特征性症状,语言改变是皮质功能障碍的敏感指标。失语在其他原因的痴呆中不常见。其特点是先出现理解障碍,再出现复述障碍;先出现对语义的障碍,再出现发音障碍。

　　4.视空间和定向障碍

　　失认是 AD 早期症状之一,不能识别物体、地点和面容,如常在熟悉环境或家中迷失方向,找不到厕所在哪儿,走错自己的卧室,散步或外出迷路。时间定位差,不知道今天是何年、何月、何日。失用,观念性失用,表现为不能按指令执行正确完成系列动作,如穿衣,将里外、前后、左右顺序穿错;不会使用最常用的物品如筷子、汤匙等,但仍可保留运动的肌力和协调。

5.伴随症状

精神及行为异常。幻觉以幻听、幻视较多见。妄想如嫉妒妄想型,认为自己的配偶或爱人不忠。大部分情况下,这些指控完全是虚构的,个案通常会质疑其配偶或爱人,并且企图阻止想象的不忠事件发生。抑郁主要表现为情绪低落,兴趣减低,悲观,思维迟缓,缺乏主动性,自责自罪,饮食、睡眠差,严重者可出现自杀念头和行为。躁狂以情感高涨,思维奔逸,以及言语动作增多为典型症状。激越,明显的焦虑并有坐立不安和过多的肢体活动。

AD临床各期的表现如下。

(1)早期(1~3年):症状轻微,典型的首发症状是记忆障碍,尤其是近期记忆力受损,表现为在日常生活中对刚刚经历过的事情特别容易忘记,空间定向障碍,复杂结构视空间技能差;同时出现语言障碍,词汇少,找词困难,情感悲伤,有些患者有妄想;运动系统正常。

(2)中期(2~10年):远近记忆严重受损;简单结构视空间技能差,空间定向障碍;流畅性失语;计算不能;观念运动性失用;淡漠或激惹;某些患者有妄想;烦躁不安,踱来踱去。

(3)晚期(8~12年):智力严重衰退;肢体强直,屈曲体位;大小便失禁。

四、辅助检查

1.神经心理学测验

由于到目前为止阿尔茨海默病的诊断尚无具体的生物学实验室检查方法,因此阿尔茨海默病的诊断必须借助各种量表,对所有主要的认知领域进行评价,包括注意力、定向力、语言、记忆力、空间构造力、操作能力及执行功能,通过这些可发现认知功能损害。常用的量表可分为以下几类。

(1)筛查量表:如简易精神状态检查(MMSE)表、蒙特利尔认知评估(MoCA)表、长谷川智能量表、画钟测试等。

MMSE表由Folstein于1975年编制。MMSE表一直是国内外最普及、最常用的老年痴呆筛查量表,它包括时间与地点定向(10分)、语言(自发语言1分、复述1分、命名2分、理解指令4分,共8分)、心算(100连续减7.5分)、3个词语的即刻与短时听觉记忆(6分)结构模仿(交叉五边形,1分)等项目,满分30分,耗时5~10分钟。评定计分标准,如回答或操作正确记"1",错误记"5",拒绝回答或说不会记"9"或"7"。主要统计"1"的项目总和(MMSE总分),范围为0~30。国际标准24分为分界值,18~24为轻度痴呆,16~17为中度痴呆,≤15分为重度痴呆。中文版MMSE表依据不同教育程度做出划界分值,国内张明园根据DSM-Ⅲ-R诊断标准制订划界分值是文盲组≤17分、小学组≤20分、中学或以上组≤24分。

(2)画钟测试就是让患者在纸上画钟,先画圆圈,然后在正确的位置写上12个数字,并将时针和分针放置在医生指定时间点上,如8点20分或11点10分等。总分为4分,分别为:画出闭合的环,1分;数字在正确位置,1分;包含12个数字,1分;指针位置正确,1分。画钟测试简便易行,很适合在家中进行,如不能得到4分,建议早日到医院就诊。

(3)针对某一认知领域的专项测验:如韦氏记忆量表、Fuld物体记忆测试,快速词汇测试、数字广度测试等。

(4)确定严重程度的量表:如日常生活评定量表、临床痴呆评定量表等。

2.影像学检查脑

CT扫描检查AD患者,头颅CT可见脑萎缩,分为脑灰质萎缩及脑白质萎缩。前者表现为脑回变窄,脑沟加深、增宽;后者表现为侧脑室扩大,脑室角变钝。MRI显示脑解剖结构较CT清晰,结合分析颅脑横断、冠状位和矢状位像,能更准确显示AD患者的脑萎缩改变。AD患者的MRI结构影像学检查主要针对脑萎缩进行测量,内嗅皮质、后扣带回,海马萎缩与AD发病相关,并在AD早期即有不同程度改变,主要表现在内侧颞叶海马结构,随病情进展,其他部位脑灰质和脑白质出现普遍萎缩。MRI内颞叶结构测量可有效区分轻度AD与认知正常的老年人。有研究发现AD最早病变发生于内嗅皮质,然后才累及海马,海马萎缩被认为是AD患者早期特异性标志。MRI功能影像学检查研究显示AD患者颞顶叶的相对血容量显著降低。

3.脑脊液检查

常规检查无明显异常,Tau蛋白及β淀粉样蛋白的测定近年来备受关注,但因为是创伤性检查,其诊断及推广意义尚待进一步确定。

4.脑电图检查

早期通常是正常的,随着病程的进展,90%患者的脑电图可有异常,表现为α节律减慢、不规则,消失,波幅下降,出现广泛性日波,其间混有à波活动等。

五、治疗

目前该病尚无特效的治疗方法,但早发现、早诊断、早治疗可以逆转或阻止疾病的病情进展,提高患者的日常生活质量,因此要重视对阿尔茨海默病的早期诊断和早期治疗,而且要接受长期的正规的治疗。

(一)药物治疗

1.胆碱能药物治疗

胆碱能药物通过抑制胆碱酯酶来提高乙酰胆碱的活性,从而改善神经递质的传递功能。明确诊断为轻至中度AD患者可以选用胆碱酯酶抑制剂(主要包括多奈哌齐、卡巴拉汀,加兰他敏和石杉碱甲)治疗。多奈哌齐、卡巴拉汀、加兰他敏治疗轻至中度AD患者改善认知功能、总体印象和日常生活能力疗效确切。应用某一胆碱酯酶抑制剂治疗无效或因不良反应不能耐受时,可根据患者病情及不良反应程度,选择停药或调换其他胆碱酯酶抑制剂进行治疗,治疗过程中严格观察患者可能出现的不良反应。必须与患者或知情人充分地讨论治疗益处及其可能出现的不良反应。

2.兴奋性氨基酸受体拮抗剂

AD患者脑内兴奋性氨基酸含量降低。盐酸美金刚是一种具有非选择性、非竞争性、电压依从性、中亲和力的NMDA N-甲基-D-天冬氨酸受体拮抗剂,为FDA(美国食品药品监督管理局)批准的第一个用于治疗中重度痴呆的药物。使用盐酸美金刚$10\sim20mg/d$,24周可显著抑制 AD 患者从中度向重度痴呆的进程,可改善认知功能、日常生活能力、全面能力及精神行为症状,明确诊断为中至重度 AD 患者可以选用盐酸美金刚或盐酸美金刚与多奈哌齐、卡巴拉汀联合治疗。因该药可致失眠,每天最后 1 次服药应在下午 4 时以前为宜。

3.轻至中度 AD 患者用药

可以选用尼麦角林、尼莫地平、吡拉西坦或奥拉西坦、维生素 E 等作为胆碱酯酶抑制剂、兴奋性氨基酸受体拮抗剂的协同治疗药物,以扩张血管,改善脑血液供应、神经营养和抗氧化治疗等。

4.伴随症状治疗

阿尔茨海默病患者常伴有不同程度的精神症状,如焦虑、抑郁、兴奋、躁动、幻觉等伴随症状,因此需要使用抗精神病药物、抗抑郁药物和抗焦虑药物来控制患者伴发的行为异常症状。

（二）非药物治疗

非药物治疗是对药物治疗的补充。

1.日常生活治疗

鼓励患者参与各种社会活动和日常生活活动,尽量维持其生活自理能力,以延缓衰退程度。

2.心理治疗

心理治疗的目的在于使患者已丧失的心理功能恢复,并合理利用其残存的脑功能。心理治疗一般由心理治疗师进行,通过与患者的交谈,了解患者的行为和心理,通过行为的纠正和心理的引导达到治疗目的。

3.现实导向法疗

现实导向疗法是以周围环境的事物作为治疗媒介,让患者重新认识周围环境,从而提升他们的认知能力。这一治疗适用于老年护理院或社区康复院内的中重度阿尔茨海默病患者,根据人数将他们分成若干小组,每组 6～8 人,通过提醒患者日期和时间、玩简单的数字游戏、复习物品名称、翻看家庭照等来刺激脑部活动,从而改善患者的认知功能。

4.认知疗法

认知疗法是通过一系列激发患者认知和记忆能力的活动,提高其客观记忆能力,如记忆技能训练,可帮助患者形成与目前记忆能力相适应的观念,适用于轻度认知功能损害的患者。另外的记忆训练方法有辅助记忆修复法、间隔回忆法、综合认知补救法等,可根据不同的情况使用。

（1）瞬时记忆训练法:护理人员可以念一串不按顺序排列的数字,从三位数起,每次增加一位,如 125、2334、51498……念完后立即让患者复述,直至不能复述为止。

（2）短时记忆训练法:给患者看几件物品,如手机、苹果、饭碗、电池等,然后马上收起来,让他回忆刚才看到了什么物品,数量可由少到多,逐渐增加,观看的时间可由长到短。

（3）长时记忆训练法:不时让患者回忆亲戚、朋友、原来单位同事的姓名,前几天看过的电视和以前的照片等。

（4）强化记忆训练法:在室内反复带领患者辨认卧室和厕所,亲人们要经常和患者聊家常或讲述以前有趣的小故事,以强化其回忆和记忆,如能坚持长久、循序渐进训练,可取得较好的效果。日常生活中应随时进行患者的记忆锻炼,如陪同患者外出时尽量让患者辨别方向,或告诉患者该如何走。

六、护理

个性化的护理可让阿尔茨海默病患者不同程度受益。评估要覆盖患者的整体病情,如患者的意识状况、认知功能程度、行为症状、精神状态和生活自理程度等;同时还要对患者的支持系统和家庭主要照料者的心理和身体健康,以及家庭的文化、宗教信仰、语言、教育情况等方面进行评估。

(一)护理原则

护理的目的是提高患者的生活质量,延缓病情发展,因此应遵循以下原则。

(1)帮助患者、家庭照料者掌握疾病的相关知识,提高照料者照顾患者的意愿和照料能力。

(2)鼓励家属参与社会支持性团体活动,如病友会等,通过分享交流使患者家庭有足够的心理准备共同参与患者的护理。

(3)协助照料者构建一个适宜患者生活的稳定环境,增强患者的安全感和依存性。

(4)帮助照料者建立辅助支持系统,以保留患者最大的生活自理能力,如在卫生间门口贴上醒目的标识增加对患者的感官刺激,让患者正确区分卧室和卫生间等。

(5)充分尊重患者的尊严、隐私。

(6)积极鼓励患者参与日常生活活动,提高患者的自信心和成就感。

(7)最好使用非药物方法处理患者的异常行为,为患者提供身心统一的整体护理。

(8)注意潜在性的危险和意外,避免跌倒、走失等意外事件的发生。

(二)AD 各期护理

1.早期患者的护理

疾病早期,病情进展相对缓慢,患者有较多的机会改变和保持生活质量,参与护理计划的制订,并对未来生活做出计划。

(1)在患者可耐受的范围内进行适度的躯体锻炼,以提高患者的平衡和协调能力。

(2)对患者进行认知训练和记忆康复训练,如回忆治疗、音乐治疗和视频治疗等。

(3)鼓励患者参加综合性的娱乐活动,如艺术、写作、参与社交等。

(4)积极改善患者睡眠环境和睡眠质量,减少脑细胞的损失。

(5)各种提示物的使用,帮助患者维持现存功能。

(6)发现患者病情或生活能力等状态急剧下降时,应及时与照料者或家属沟通。

2.中期患者的护理

在疾病的中期,患者除了记忆力丧失、言语困难、失认、失用外,精神行为症状更为突出,要经常评估患者临床表现,在早期护理的基础上保证患者的安全。

(1)对有潜在危险的物品进行有效的管理,如刀、叉、电动工具、打火机、药品等,必要时上锁。

(2)保障用水、用电、用气的安全,避免患者一人独处。

（3）禁止患者单独外出，以免走失。一起外出，要给患者随身携带联系卡，避免到人流量大的地方走散。

（4）运用语言、肢体语言和倾听等多种手段与患者沟通，帮助患者建立良好的社会支持系统。

（5）尽可能用非药物干预的方法来控制患者的异常行为，谨慎使用或不使用身体约束。

（6）训练家庭照料者，协助处理患者的精神行为问题。

3.晚期患者的护理

阿尔茨海默病患者到了晚期，生活基本不能自理，部分卧床、大小便失禁，容易引起一些并发症，如泌尿系感染、吸入性肺炎、压疮等，而这些并发症往往是导致患者死亡的主要原因，因此晚期患者护理的重点是预防这些并发症的发生。

（1）运用营养监测量表（如简化营养评估表、营养不良通用筛查工具、2002版营养危险筛查表等）评估患者的营养状况，防止营养不良的发生，保证患者对水和食物的需求。轻度吞咽障碍的患者，进食要预防窒息或误吸；对中重度吞咽障碍的患者给予鼻饲胃管进食或经皮胃造瘘进食。

（2）定期帮助患者更换体位，保持床单干净、平整，及时更换被便液污染的床单位，适当使用皮肤保护剂，保持皮肤的清洁和滋润，防止压疮的发生。

（3）定时进行肢体关节的被动运动和适当的床边、床下活动，防止肌肉萎缩，也有利于预防肺部感染。

（4）评估各项生理机能，提供尽可能多的舒适护理。

（5）与家属充分沟通，做好临终关怀。

（三）家庭护理

阿尔茨海默病患者病程长（一般在5～10年），在这个过程中，家庭护理显得十分重要。患者家属或陪护人员应该知道如何照顾好患者衣、食、住、行，排泄、用药等各方面，从而保证患者的生活质量。

（1）日常生活起居护理：安排好作息时间，每天定时起床、洗脸、刷牙、进餐、活动。保证患者夜间睡眠，创造睡眠环境。做好患者的如厕护理，在厕所门上贴一个彩色或明显的标识，提示患者定时排便、排尿，对尿失禁患者可接尿袋或穿尿裤。

（2）患者服药照料：要严格按照医生的治疗方案服药，不要擅自加药或减药。患者常忘记吃药或吃错药，家属要及时提醒，要按时按量看着患者服下。服药后家属要细心观察患者有何不适反应或不良反应，以便及时调整治疗方案。

（3）患者日常行为照料：不要让患者独自外出，以免走失。避免频繁更换环境，早期鼓励患者自我照顾和参与社会娱乐活动。

（4）给患者带上标记家庭住址、电话和回家路线用的卡片，走散时以防万一。

（5）注意安全，使用热水袋或其他电热产品时应避免发生烫伤，妥善保管家里的危险物品，如药品、化学日用品、热水瓶、电源、刀剪等。不要让患者单独承担家务，以免发生煤气中毒、火灾等意外；拆除厕所和卧室的门锁，以防患者反锁而发生意外。

（6）与交流障碍患者建立良好的有效沟通的护理，与患者交谈时，语言要简练，吐字要清楚，表达的意思要明确。尝试将患者说话中重要的字句加以串联组合起来，并复述。询问患者问题时，应以"是"或"否"作为问题回答。

（7）护理有毁物、破坏行为患者时，患者会出现兴奋症状，有时表现出攻击行为，应将兴奋患者置于安静的环境中，多加看护，采取适当的保护措施，房间的陈设应当尽量简单化，一切尖锐的利器都应收好，以免因失去控制而伤人或自伤。如患者暴力表现变得频繁，应与医生商量给予药物控制。

第三节　老年骨质疏松的护理

骨质疏松症（osteoporosis，OP）是一种全身性骨代谢疾病，以骨量减少、骨显微结构退化为特征，骨皮质和骨小梁变薄、变小，骨脆性增加，易于发生骨折。老年骨质疏松症是机体自然衰退、老化过程的组成部分，是一种与年龄相关的疾病，随着人类寿命的延长，骨质疏松的发生率在各国均有增高的趋势。

一、危险因素

（一）内分泌因素

1.雌激素

雌激素对骨的影响，一是影响成骨细胞，提高成骨细胞的数量，增加成骨细胞合成胶原，增加成骨细胞上的前列腺素受体数量；二是抑制破骨细胞对骨的吸收。雌激素还具有抑制甲状旁腺素活性，刺激降钙素分泌，促进胃肠道吸收钙及促进维生素 D 向活性方式转化等作用。雌激素水平低下是导致老年骨质疏松症的主要原因。

2.甲状旁腺（PTH）

甲状旁腺激素浓度常随年龄增加而增加，该激素能够提高破骨细胞与成骨细胞的数量和活性，增加骨皮质吸收。当甲状旁腺素分泌过剩时，骨更新加速，但只要破骨/成骨细胞维持活性平衡，骨量不会减少。

3.维生素 D

维生素 D 的活性形式为 1,25-二羟维生素 D3。它的作用，一是促进肠道吸收钙、磷；二是在骨中增加骨骼更新部位破骨细胞的活性，参与骨基质的矿化。缺乏维生素 D 将导致类骨质矿化障碍，发生骨软化症，但维生素 D 过量反而发生骨丢失。老年人肾功能生理性减退，表现为 1,25-二羟维生素 D3 生成减少，使肠吸收钙减少，肾小管对钙磷的重吸收下降，血钙降低。老年人户外活动减少使日照不足，致维生素 D 合成不足。

4.降钙素（CT）

由甲状旁腺 C 细胞分泌降钙素，其主要生理功能为抑制破骨细胞活性，血降钙素的基础值与增高值均与年龄呈负相关。降钙素储备功能的降低可能参与骨质疏松症的发生。

5.甲状腺素和糖皮质激素

T3、T4 能够通过直接或间接途径影响骨细胞功能,甲亢可导致骨吸收部位增多与骨吸收增强,引起骨矿物质丢失,骨细胞对外源性甲状腺素极为敏感。骨细胞上有糖皮质激素受体,过剩的激素活性将导致成骨细胞功能受抑制。

(二)遗传因素

骨密度为诊断骨质疏松症的重要指标,骨密度值主要取决于遗传因素,其次受环境因素的影响。骨密度与维生素 D 受体基因型的多态性密切相关。人们对雌激素受体、维生素 D 受体等基因多态性与骨质疏松的关系已进行了长期、大量的研究,迄今已发现人体至少 67 个基因与骨质疏松有关。

(三)活动因素

老年人活动减少,使肌肉强度减弱、机械刺激少,骨量减少。患严重骨关节病患者长期活动受限,不负重,对骨骼的机械刺激减弱,造成肌肉萎缩,骨形成减少,骨吸收增加,最终导致骨质疏松。老年人过量饮酒可致骨质疏松。

(四)药物因素

长期服用糖皮质激素、肝素等,可造成骨质疏松。即使服用泼尼松剂量稍高于 2.5mg/d,超过 3 个月,骨质疏松和骨折的风险也增加,因而服用泼尼松≥7.5mg/d 超过 3 个月者,必须服用抗骨质疏松药物;已服用泼尼松<7.5mg/d 超过 3 个月者,须进行骨密度检测。

二、病理生理

骨骼主要有两部分组成,一是成为骨骼坚强外壳的皮质骨,另一是骨骼内腔的松质骨,也称为髓质量或小梁骨。骨骼不断地进行吸收与重建,用新的强力的骨代替老的脆弱骨。在重建过程中,是通过除去旧骨和形成新骨,维持骨的健康和强壮的连续性过程。前破骨细胞受粒巨细胞集落刺激因子激活,并在其他细胞因子和生长因子的影响下,分化成熟为活性破骨细胞。新形成的破骨细胞分泌酸性物质,溶解和消化旧骨的基质与矿物质。当吸收形成的腔隙达到了预计的深度时,吸收即告结束。成骨细胞被吸引进入吸收形成的腔隙,在生长因子和多种激素的影响下成熟,并形成新骨充填于吸收腔中。骨的吸收相与再建相维持平衡状态,即由破骨细胞正常溶解和吸收旧骨所留下的腔隙,由成骨细胞分泌的类骨质完全充填并进一步矿化,这一过程是保证骨量维持正常平衡状态的根本条件,破骨细胞活性过度增强时,骨的溶解和吸收增多,导致吸收后腔隙的深度增大,当成骨细胞受损时,又会不适当地分泌类骨质于正常吸收的腔隙内,与年龄增长有关骨的缓慢丢失是由于成骨细胞活性降低。人在 35 岁左右,骨量达高峰,以后骨重逐渐下降,女性在 50 岁以后丢失较多,男性则在 70 岁以后,随年龄增加,骨细胞逐渐减少。正常骨量的维持有赖于骨形成与骨吸收的平衡。骨质疏松时,这种平衡受到破坏,表现为骨形成低下和(或)骨吸收增加。

三、临床特点

老年性骨质疏松症是临床上常见的一种疾病,临床表现也是多种多样,诊断依据临床表现、骨量测定,X 线照片及骨转换生物化学的指标等综合分析判断,常见的临床表现有疼痛、身长缩短、骨折等。

1.疼痛

老年骨质疏松症以腰背痛最为多见,占疼痛患者中的 70%～80%。疼痛沿脊柱向两侧扩散,仰卧或坐位时疼痛减轻,直立后伸或久立、久坐时疼痛加剧,日间疼痛轻,夜间和清晨醒来时加重,弯腰、肌肉运动、咳嗽、大便用力时加重。一般骨量丢失 12% 以上时即可出现骨痛。患有老年骨质疏松症时,椎体骨小梁萎缩、数量减少,椎体压缩变形,脊柱前屈,腰背肌为了纠正脊柱前屈,加倍收缩,肌肉疲劳甚至痉挛,产生疼痛。新的胸腰椎压缩性骨折,亦可产生急性疼痛。相应部位的脊柱棘突可有强烈压痛及叩击痛,一般 2～3 周后可逐渐减轻,部分患者可呈慢性腰痛。若压迫相应的脊神经可产生四肢放射痛、双下肢感觉运动障碍,肋间神经痛、胸骨后痛类似心绞痛,也可出现上腹痛类似急腹症。若压迫脊髓、马尾还可影响膀胱、直肠功能。

2.身长缩短、驼背

这是老年骨质疏松症的重要临床表现,多在疼痛后出现。脊椎椎体前部几乎多为松质骨组成,而且此部位是身体的支柱,负重量大,尤其第 11、12 胸椎及第 3 腰椎,负荷量更大,容易压缩变形,使脊椎前倾,背曲加剧,形成驼背。随着年龄增长,骨质疏松加重,驼背曲度加大,致使膝关节挛拘显著。正常人每人有 24 节椎体,每一椎体高度约 2cm,老年人骨质疏松时椎体压缩,椎体每缩短 2mm 左右,身长平均缩短 3～6cm。

3.骨折

骨质疏松性骨折在老年前期以桡骨远端骨折多见,老年期以后以腹椎和股骨上端骨折多见。由于骨折后丧失生活自理能力,长期卧床易产生压疮、坠积性肺炎、尿路感染等并发症。

4.呼吸功能下降

胸、腰椎压缩性骨折,脊椎后弯,胸廓畸形,可使肺活量和最大换气量显著减小。老年人多数有不同程度肺气肿,肺功能随增龄而下降,若再加上骨质疏松所致胸廓畸形,患者往往可出现胸闷、气短、呼吸困难等症状。

四、检查

1.生化检查

碱性磷酸酶(AKP)变化不显著,骨钙素(BGP)轻度升高,尿羟赖氨酸(HOLG)可升高,血清镁下降。

2.X 线

皮质变薄、骨小梁减少变细、骨密度减少,透明度加大、晚期出现骨变形及骨折,以第 3 腰椎为中心的正、侧位 X 线片,可观察到骨质疏松演变的过程。Ⅰ 期见椎体变形,边缘改变。Ⅱ期见骨密度降低,小梁骨变薄纤细,终板变薄形。Ⅲ 期见骨密度进一步降低,中板内凹,椎体楔形改变。Ⅳ 期见骨密度明显降低,中板双凹,椎体塌陷。X 线可发现骨折以及其他病变,如骨关节炎,椎间盘疾病以及脊椎前移。双能 X 线吸收测定法(DEXA)可计算骨矿物质含量、面积,测量全身任何部位的骨量,方法较准确。

3.骨密度检测

骨密度检测(bone mineral density,BMD)是骨折最好的预测指标。测量某一部位的骨密度,可评估总体的骨折发生危险度;测量特定部位的骨密度可以预测发生局部骨折的危险性。

参照世界卫生组织（WHO）推荐的诊断标准，基于 DXA 测定：骨密度值低于同性别，同种族健康成人的骨峰值不足 1 个标准差属正常；降低程度在 1～2.5 个标准差之间为骨量低下（骨量减少）；降低程度等于和大于 2.5 个标准差为骨质疏松；骨密度降低程度符合骨质疏松诊断标准同时伴有一处或多处骨折时为严重骨质疏松。通常用 T-Score（T 值）表示，即 T 值大于 -1.0 为正常，介于 -1.0 和 -2.5 为骨量减少，T 值低于 -2.5 为骨质疏松，低于 -2.5 和有骨折史为严重骨质疏松。

4.骨活检及骨计量学检查

一般由髂骨取材，做切片后测量小梁骨量、相对吸收表面、相对骨量、相对骨表面等。但该检查有损伤性及局限性，需专人观察，仅在诊断不明时才能采用。

五、治疗

(一)急性期治疗

椎体一旦发生骨折，即需卧硬板床休息，膝下垫一枕头以减轻下腰部的应力，注意压疮护理。疼痛可用止痛药，待疼痛消失后开始锻炼，并逐日增加活动量，疼痛剧烈者可佩戴支架。

(二)增加骨组织的方法

1.口服钙剂

碳酸钙、磷酸钙、乳酸钙、葡萄糖酸钙都可应用，口服钙剂后应鼓励多饮水，以防止尿路结石。

2.补充维生素 D

合并有骨软化，肠钙吸收障碍及维生素 D 代谢产物生成减少者，可给予维生素 D。维生素 D 用于骨质疏松 400～800IU/d。老年人有肝肾功能不全时，需要使用活性维生素 D，骨化三醇剂量为 0.25～0.5μg/d。维生素 D 连续长期使用后会出现明显的血钙升高，需经常监测血钙，若血钙 24 小时＞200mg 应减量，若血钙 24 小时＞300mg 应暂停药。

3.抑制骨吸收药物

有双磷酸盐，降钙素与促进合成代谢的皮质醇如司坦唑醇（Stanozolol）。降钙素一般剂量为 50～100IU/d，可减少骨吸收，应与钙剂联合使用，其不良反应较小，偶有恶心、呕吐。用降钙素时应补足钙量，起到治疗骨质疏松的作用。

4.氟化物治疗

每天口服氟化钠 30～50mg，必须同时加用钙剂。过量服用会出现氟中毒，应用后 18 个月 90% 的病例不再有骨折。

5.运动

每天至少需做 30 分钟的散步，既可锻炼，又可吸收光照。

(三)手术治疗

骨质疏松椎体骨折日益受到人们的重视，经皮椎体成形术（percutaneous vertebroplasty，PVP）是近年兴起的脊柱微创治疗新技术，是骨质疏松性椎体骨折治疗一种新的有效的微创方法。该技术能使患者迅速缓解疼痛，创伤小。通过经皮穿刺向椎体内填充增强材料，可以达到稳定骨折，恢复椎体力学强度、防止椎体进一步塌陷和缓解疼痛的目的，使患者能恢复正常活动。

（四）促进骨质疏松骨折愈合的物理疗法

随着现代医学的不断发展，物理疗法防止骨丢失和促进骨质疏松骨折的愈合已逐渐受到重视。

1.力学振荡

研究指出低频高幅的力学刺激可有效防止骨丢失。振荡引起的骨质密度增加是通过骨小梁增粗及数目的增加而实现的，这提示振荡主要是促进骨合成代谢的作用，有助于正常骨折的愈合。

2.脉冲电磁场疗法

脉冲电磁场刺激，可以促进成骨细胞中钙离子的内流，使成骨作用显著增强，从而改善骨代谢机能；同时加速骨组织的生长，提高骨矿物质含量和骨密度，可以加速骨折的愈合。

3.低强度脉冲超声波

目前由于受低强度脉冲超声波的脉冲发射头的尺寸限制，只适用于肢体局部治疗。

4.体外冲击波

目前专门用于骨骼肌肉系统的 ESW 设备产生的冲击波，通常有液电冲击波、电磁冲击波和压电冲击波三种形式。液电冲击波可产生较高强度冲击波，更适用于骨折不愈合的治疗，而电磁冲击波和压电冲击波产生冲击波强度较低，多用于软组织治疗。

5.高频电疗

骨痛是骨质疏松的常见临床表现，高频电疗可减轻疼痛，有止痛、改善组织的血液循环、消炎、降低肌张力及结缔组织张力作用。

（五）其他治疗方法

骨质疏松的细胞治疗和基因治疗：骨髓间充质干细胞（mesenchymal stem cells，MSCs）其有多向性分化潜能，可以在一定条件下分化成骨、软骨、脂肪、肌肉、肌腱、皮肤等。

1.细胞治疗

将 MSCs 结合在有骨诱导活性的载体材料上或通过基因治疗使细胞能够表达成骨诱导因子，通过自分泌方式诱导 MSCs 分化成成骨细胞，才可能达到显著的骨再生效果。

2.基因治疗

基因治疗有两条技术路线，即直接体内法和间接体内法。目前研究最多的是后者，是将实验对象的靶细胞取出，体外培养后导入外源基因，而后将这些经遗传修饰后的细胞重新输回试验个体体内，使携有外源基因的载体细胞在体内表达目的蛋白以达到治疗目的。

六、护理

（一）心理护理

老年人患骨质疏松尤其在合并骨折后，生活质量明显降低，特别是对长期卧床的患者，要加强其心理护理，对于疾病的治疗以及预防并发症都有着重要的作用。首先要帮助患者认识骨质疏松合并骨折的主要原因是骨质疏松，从心理上不要急躁，从饮食、运动上积极配合治疗。家属应积极配合，给患者精神上以支持、鼓励，树立战胜疾病的信心。并使未发生骨折的患者认识到骨质疏松的危险性,积极配合治疗。

(二)用药护理

患者大剂量补充维生素 D 和钙剂会引起高血钙症,应鼓励其多饮水,以防尿路结石。血液中钙的含量必须保持在一定水平。过量补钙,血液中血钙含量过高,可导致高钙血症,如肾结石、血管钙化等。因此,一般要监测血钙,每 2～4 周查血钙 1 次,必要时每周测 1 次,亦可查尿钙。最安全有效的补钙方式是在日常饮食中加强钙的摄入量。

(三)饮食护理

饮食要清淡,少盐,宜饮用强磁化水。注意节制饮食,防止过饱。多食新鲜蔬菜、粗纤维食物,蜂蜜等食品,多饮开水,保持大便通畅。恢复期多食高蛋白的食物和含钙较多的食物,以促进骨折愈合。多吃瘦肉、鱼、虾、豆制品、牛奶、海带、紫菜、芝麻、花生、核桃、瓜子、芹菜、油菜、荠菜、苹果、香蕉等食品。

(四)运动疗法指导

可根据病情,有针对性地选择治疗部位,运动幅度、速度和肌肉收缩的强度。

1.主动运动

主动运动可恢复肌力,增强活动范围,改善肌肉协调性以及增强肌力、耐力等。可根据需要进行单关节或多关节联合运动,单向或多向运动,不同幅度、速度的运动。对于有骨折的患者,在骨折愈合后,更应主动、积极地进行患肢功能锻炼,否则就会导致失用性骨质疏松。

2.被动运动

被动运动适用于各种原因引起的肢体功能障碍,能起到放松痉挛肌肉、牵伸挛缩肌腱及关节囊,恢复或维持关节活动度的作用。被动运动应无疼痛,从远端开始至近端,肢体应放松置于舒适体位;被动活动关节时,治疗师一手固定关节近端,另一手活动关节的远端。治疗师在活动中对关节稍加挤压,手法缓慢柔和、有节律性,避免撞伤性动作,并逐步增加关节活动度。

3.助动运动

助动运动主要加于活动范围的开始和结束时,中间部分由患者主动收缩,适用于创伤后无力的肌肉或不完全麻痹的功能练习及年老体弱患者。每次运动后给予休息,随着肌力不断恢复,可逐渐减少助动成分。

(五)经皮椎体成形术的护理

术后密切观察生命体征变化,注意伤口有无渗血、渗液及下肢感觉、运动、反射情况,发现异常及时报告医生。术后 6 小时可摇高床头,24 小时可扶助行器下地行走,注意循序渐进,防止直立性低血压。

七、健康教育

1.坚持功能锻炼,以利骨折愈合

伤后 3～5 天,开始在医生指导下做功能锻炼,包括四肢运动、呼吸练习、背肌练习,全过程注意保持脊柱固定,避免前屈和旋转;伤后 3～4 周,可增加翻身练习,并逐渐增加腰背肌过伸运动;伤后 2～3 个月,可起床活动,注意避免脊柱前屈的姿势和动作;恢复期可坐位做脊柱后伸、侧屈、旋转等主动运动。适当参加体育锻炼,循序渐进增加运动量,常做载重式的运动,如

慢跑、骑自行车等,3～4 次/w,30 分钟/每次。

2.防跌倒、防意外伤害

如果骨质疏松较严重,即使轻微的外力也会导致骨折,即使是自身的重力,肌肉的牵引力,也会导致椎体压缩性骨折,所以应加强劳动安全卫生教育。做重活时注意腰肌及脊柱的保护,防止脊柱压缩性骨折。如发生腰椎压缩性骨折,应立即去医院诊治,绝对卧硬板床,防止重复受伤,身体不能做扭曲、旋转运动,防止外伤性截瘫。

3.日常生活指导

老年人多到户外活动,经常晒太阳有利于钙的吸收和利用。每天坚持喝两杯牛奶,多吃奶制品、虾皮、黄豆、青豆、豆腐、芝麻酱等含钙丰富的食物。选择健康的生活方式,戒烟、戒酒、戒饮浓茶,少喝咖啡和可乐,不吸烟,否则会造成骨量丢失。已绝经的妇女要在医生指导下服用少量雌激素,遵照医嘱服维生素 D 和钙剂,老年人要慎用利尿剂、异烟肼、泼尼松等药物。

4.早期发现并发症

骨折是骨质疏松常见的并发症,多发于脊柱椎体、股骨近端、桡骨远端等部位。骨质疏松往往来得无声无息,很多患者因腰酸腿疼、全身骨头疼、身高变矮等症状就医时,基本上已经发展到了严重阶段。老年人弯腰驼背,往往被当作正常现象不予理会,但很有可能就是骨质疏松的信号。因此发现有下列症状,一定要引起警觉,及时到医院检查诊治:①身体移动时,腰部感到疼痛;②初期背部或腰部感觉无力,疼痛,渐渐地成为慢性痛楚,偶尔会突发剧痛;③驼背,背部渐渐弯曲,身高变矮等。

第四节　老年聋的护理

耳聋是指听觉系统的传音、感音功能异常所导致的听觉障碍或听力减退。老年聋是指听觉系统随年龄增长逐渐衰老退变而出现的双耳对称性的、缓慢进行的感音神经听力减退,是生理性老化的过程。老年聋多见于 60 岁以上的老年人,综合性特点包括:听力敏锐度降低;高频听力丧失;在噪声中了解讲话内容有困难;声音信息处理缓慢;声源定位受损。

一、病因

长期接触噪声,吸烟、遗传因素、药物不良反应和高度紧张等均是老年聋的危险因素。

(一)年龄

随着年龄增长,全身组织趋于退化,因此内耳及听神经也发生退行性改变,耳蜗基底膜的柯蒂氏器即发生萎缩;同时支配基底膜的耳蜗神经发生萎缩。此外,老年人中枢神经发生萎缩,也导致了老年性耳聋。

(二)老年性疾病

如糖尿病、高血压、高脂血症、冠心病、动脉硬化症等,动脉硬化引起听神经的组织变性,耳聋轻重与动脉硬化程度呈正相关。机体的代谢发生障碍,不能充分供给听觉器官营养物质,结果导致内耳感受器萎缩变性。

(三)遗传

有听力损失家族史,老年聋与线粒体基因和染色体基因有关,语言识别率降低。

(四)环境

噪声接触史,长期受噪声的损伤。

(五)其他

饮食营养、药物毒性、精神压力等因素,均可能与老年聋的发生和发展密切相关。

1.中耳老年性退变

如鼓膜肥厚,弹性减少,听骨关节韧带松弛或钙化,可造成传导性听力障碍。

2.内耳退变

老年内耳细胞变性表现为核分裂减少,核蛋白合成减少,细胞质内色素及不溶性物质聚集,导致细胞变性萎缩。基底膜可出现增厚、钙化,透明变性;内、外毛细胞萎缩;血管纹萎缩;螺旋神经节细胞退变,耳蜗神经纤维变性、数量减少。

根据不同部位之病理改变,将老年聋分为四种。

(1)感音性聋:以毛细胞损失为主,多局限于蜗底基转数毫米的柯替器,早期扭曲变平,稍后支持细胞和毛细胞消失,仅残留基底膜,临床表现为高频听力突然下降,呈下降曲线,语言识别率尚好。

(2)神经源性聋:突出表现为耳蜗神经元数目减少,听神经系统神经元随着年龄增长而逐渐减少,基底转明显,可能向上累及更高中枢,早期不影响听力,至神经元破坏到无法有效传导信息为止。主要表现为语言识别率损害严重而纯音听力功能相对较好,两者不成比例。神经元细胞80岁后减少到20000,老年性聋者可减少到13000,这种现象可称之为老年性语言退化。

(3)血管纹性聋:血管纹萎缩为主要病理改变血管纹开始隐性进行性退变,呈斑点状萎缩,蜗尖处严重而且有囊性变,由于内淋巴循环障碍致血管纹三层细胞都萎缩变性,因此最大 dB 都听不到,呈低平听力损失曲线,在纯音损失 50dB 之后,语言识别率亦明显下降。

(4)耳蜗传导性聋:耳蜗基底膜上存在玻璃样变性,钙盐沉积,脂质沉积和纤维组织增生,主要是基底膜玻璃样变性和钙化,使膜变宽、变厚,运动僵硬而影响声波的传导。一生中如患过中耳炎、耳硬化和梅尼埃病等,则与老年性退变交织在一起,形成混合性严重耳聋。

3.中枢病变

老年听神经中枢亦发生退变。老年聋人的耳蜗核、上橄榄核、下丘及内膝状体神经节细胞都发生萎缩。此类耳聋为高频上升,语言识别率及辨音方向功能低下,并丧失回忆长句的能力。

二、临床特点

(一)症状

1.听力下降

双侧对称性听力下降,缓慢进行性加重,听力损失大多以高频听力下降为主,言语识别能力明显降低。

2.耳鸣

多数患者均有一定程度的耳鸣,开始为间歇性,仅于夜深人静时出现,以后逐渐加重,可持续终日。耳鸣多为高调性,如蝉鸣声、哨声、机器声或多种声调的混合声,有些耳鸣呈搏动性,多与合并高血压,动脉粥样硬化有关。

3.听力重振现象

有 $50\%\sim70\%$ 的老年聋者有响度重振现象,讲话时低声听不清,提高嗓门又嫌声音太响。

4.偶有眩晕或平衡障碍

老年聋本身无眩晕,如前庭随全身老化而功能衰退,可出现平衡功能障碍。

5.语言分辨率与纯音听力不成比例

即称"音素衰退"。多数情况下纯音听力减退不及语言听力严重,年龄越大此种现象越明显,即在许多老年人尽管纯音听力基本正常,但仍不能理解讲话的内容。在嘈杂的环境中,老年人对语言的理解更差。

6.心理障碍

由于耳聋患者听觉反应迟钝,与人交谈困难,常可导致心理创伤、情绪抑郁,误解别人词意,甚至怀疑别人在谈论自己,因而变得性格孤僻、多疑,脱离社会群体活动,从而给生活带来许多消极影响。

(二)老年聋的听力学特点

(1)纯音测听显示双耳对称的感音神经性听力损失,听力图构型可有变异,以渐降型、陡降型和平坦型曲线多见。

(2)阈上功能测试,半数以上患者有重振现象。

(3)言语听力的减退程度比纯音听力大,言语识别率下降明显。

(4)声导抗鼓室图为 A 型,镫骨肌反射通常可引出。

(5)听性脑干反应(ABR)显示各波潜伏期延长,阈值升高。

(6)诱发性耳声发射(EOAE)存在或消失。

(三)耳聋的分级

轻度耳聋:26~40dB,低声谈话困难;中度耳聋:41~55dB,近距离谈话困难;中重度耳聋:56~70dB,可闻大声;重度聋:71~90dB,可闻耳旁大声;极度聋:>91dB,听不到耳旁大声。

近年采用高频(10~20kHz)测听和畸变产物耳声发射进行检测,高频测听可发现常规测听方法无法查知的亚临床听力障碍,畸变产物耳声发射(DPOAE)能精确反映听觉系统尤其是耳蜗外毛细胞的功能和细微变异,是较理想的客观听力检测方法。

三、治疗

老年聋的治疗原则:部分恢复已丧失的听力,尽量保存并利用残余的听力。目前老年聋尚无有效的临床治疗方法。

(1)处理可能与老年聋相关的老年性疾病,如糖尿病、高血压、高脂血症、冠心病、动脉硬化症等,可适当使用能量合剂、血管扩张剂,维生素(如维生素 E 和 D₃)及微量元素(如锌、铁)等,有研究发现,葡萄籽提取物低聚原花青素对老年聋的发生具有延缓作用。

(2)助听器:多主张应用助听器来改善老年性聋患者的听力。助听器主要由微型传音器、放大器、耳机、耳模和电源等组成。助听器种类很多,有气导和骨导,盒式,眼镜式,耳级的耳背式和耳内式,单耳与双耳交联等。一般需要经过耳科医生或听力学家详细检查后才能正确选用。助听器有助于老年人生活质量的改善,同时还可减轻耳鸣,但助听效果因人而异。由于老年人多数存在听觉重振现象,而且助听器并不能改变听神经纤维的退变过程,因此助听效果整体上不如年轻人理想。佩戴助听器后的听觉康复训练对提高患者的言语理解能力至关重要,应逐步培养其聆听习惯,提高听觉察觉、听觉注意、听觉定位及识别、记忆等方面之能力。言语训练是依据听觉、视觉和触觉等互补功能,借助适当的仪器(音频指示器、言语仪等),以科学的教学法训练读唇,进而理解,灵活准确表达思想感情。

(3)耳蜗植入:多导人工耳蜗植入已在助听器无效或效果不佳的重度和极重度耳聋患者的听觉康复中发挥作用,但耳蜗植入仅用于替代耳蜗功能,而老年聋患者听觉系统的病理改变不但涉及内耳,还累及听神经纤维和听觉中枢,是否适合于老年聋的治疗尚待进一步的临床观察。

四、护理

(1)向患者讲解老年聋的相关疾病知识,让患者接受衰老的事实,学会适应,保持心情愉悦,注意劳逸结合,坚持体育锻炼,如散步、做操、打太极拳等,以增强体质,改善全身的血液循环,减慢衰老的过程。

(2)注意饮食卫生,减少脂类食物,戒烟、少酒,控制血脂与血糖,防治心血管疾病。

(3)保持环境宁静,避免或减少噪声刺激,防止噪声对听觉的损害。

(4)尽量避免应用耳毒性药物,严格掌握药物适应证,宜用最小的有效剂量,尽可能用短期治疗,耳局部用药尤须重视。

(5)遵医嘱给予改善内耳微循环、营养神经等药物,向患者宣教有关药物治疗作用与不良反应。

(6)推荐患者佩戴合适的助听器。与患者交谈时避免大声喊叫,言语应尽量缓慢而清晰,必要时可借助面部表情或手势,以帮助患者了解语意。

(7)加强与患者家属的沟通,鼓励家属关心老人,多与患者进行听觉与言语训练,树立患者自我价值感。

(8)老年人一旦发现听力减退,应及时到医院检查,查明病因,确定病变性质,尽早治疗,防止耳聋的加重。

第五节　老年贫血患者的护理

老年贫血是指外周循环血液在单位容积中血红蛋白或红细胞计数低于正常值的下限,其中以血红蛋白最为重要。一般认为,成年男性血红蛋白含量低于 $120g/L$,红细胞数低于 $4.0\times$

10^{12}/L;成年女性低于110g/L,红细胞数低于3.5×10^{12}/L,即为贫血。临床主要表现为皮肤苍白,面色无华,心悸乏力等。老年性贫血有的原因不明,有的则是缺铁等引起。一般为慢性缺血。中医学多属"虚劳""萎黄"等范畴。

一、病因及发病机制

(一)病因

1.失血过多

如消化道肿瘤、消化性溃疡、上消化道出血、痔疮出血等。

2.红细胞生成减少

(1)骨髓造血功能不良:如感染、内分泌障碍、慢性肾功能不全、结缔组织病、骨髓病性贫血、作为障碍性贫血等使骨髓造血功能受损,导致血红蛋白浓度下降。

(2)造血物质缺乏:人体内造血所需的原料主要是铁、铜、维生素B_1、维生素B_6、维生素C、叶酸、蛋白质等,上述任何一种物质缺乏都可导致贫血。

3.红细胞破坏过多

(1)红细胞内在缺陷所致的贫血:如遗传性球形细胞增多症、红细胞葡萄糖、磷酸脱氢酶(G6PD)缺乏、地中海贫血等,上述情况在老年人中少见。

(2)红细胞外因素所致的溶血:感染,如疟原虫、溶血链球菌等;免疫性溶血性贫血,常继发于淋巴瘤、白血病等;药物,长期服用降糖药、利尿剂、抗癫痫药等;其他如脾功能亢进、血型不合的输血后溶血等。

(二)发病机制

老年性贫血与造血系统的造血功能老化有关,即红细胞的生成基地红骨髓随着年龄的增大而逐渐减少。此外,随着年龄的增长、牙齿脱落、味蕾萎缩,胃肠功能也减退,势必影响营养物质的消化吸收,导致造血原料的缺乏,致使红细胞或血红蛋白生成不足。

老年性贫血的常见原因有老年男性的睾丸激素分泌不足,致使造血功能低下。老年人常见的慢性疾病如感染性疾病、慢性萎缩性胃炎、慢性胃炎、糖尿病、动脉硬化、肿瘤等,均可引起贫血。老年人血红蛋白(Hb)在$90 \sim 110$g/L属轻度贫血,一般无明显症状,当血红蛋白在80g/L以下时往往会有头昏、眩晕、倦怠、失眠、气短、踝部水肿等,严重者还可出现精神错乱、淡漠、忧郁、易激动,也可有幻想、幻觉。

二、症状体征

(1)老年性贫血以继发性贫血多见,约占87.1%;此与老年人相伴随的某些疾病,如肿瘤、感染、肾功能不全、慢性失血、某些代谢性疾以及应用药物有关。如发生原因不明的进行性贫血,则一定要考虑恶性肿瘤的可能性,即使是轻度贫血也要仔细寻找原因。

(2)老年人由于各器官有不同程度衰老,且常有心、肺、肝、肾及脑等其他脏器疾病,造血组织应激能力差,因而对贫血的耐受能力低,即使度或中度贫血,也可以出现明显的症状,特别是在迅速发生的贫血。

(3)多表现为心脑血管病的症状,因而易忽略贫血的检诊。

(4)老年人贫血易出现中枢神经系统症状而导致误诊。一些老年患者往往以神经、精神首发症状而就诊,如淡漠、忧郁、易激动、幻想、幻觉等甚至出现精神错乱。

(5)老年人由于皮肤色素沉着,眼睑结合膜充血,使皮肤黏膜的表现与贫血程度不呈平行关系。

(6)老年人贫血多为综合因素所致,如有的患者既有胃肠道疾病,对叶酸、维生素 B_{12} 吸收障碍导致的营养不良性巨幼细胞性贫血,又同时有慢性失血所致的缺铁性小细胞性皮靴。因而在临床表现和实验室检查方面均表现不典型,给诊断治疗带来困难。

(7)老年人免疫器官及其活性都趋向衰退,血清 IgM 水平下降,自身免疫活性细胞对机体正常组织失去自我识别能力,故易发生自身免疫性溶血性贫血。

三、诊断

诊断标准世界卫生组织(WHO)的标准是 Hb 低于 130g/L(男性)和 120g/L(女性)。国内目前尚无 60 岁以上老年人贫血的统一标准,鉴于老年人的红细胞(RBC)计数和血红蛋白浓度在男女之间差别不大,目前认为提倡提出的 $RBC < 3.5 \times 10^{12}/L$,$Hb < 110g/L$,血细胞比容(Hct)$< 0.35$ 作为老年人贫血的标准较为合适。

四、预防

(1)积极治疗原发性疾病,消除失血原因。

(2)及时补充铁剂、维生素 B_2、叶酸及优质蛋白。

(3)进行适当的体育锻炼,增加机体氧耗量,延缓造血机能老化。

五、治疗

(一)治疗原则

治疗贫血方法一般有药物治疗、输血、脾脏切除术及骨髓移植法,根据不同类型之病因,采用一种或多种疗法来进行治疗。

1.出血

出血是贫血最常见的病因之一,又因不同之原因引起的,给予适当止血措施是很重要的。

2.营养缺乏

营养缺乏引起的造血原料不足而发生的贫血,如缺铁性贫血,叶酸或维生素 B_{12} 缺乏引起的贫血及缺铁性贫血,分别予营养来补充,贫血治疗效果良好。

3.慢性疾病

感染或癌症能够控制,贫血就能够减轻或得到矫正。慢性肾衰竭、肝硬化、晚期癌症及全身性红斑性狼疮等造成之贫血,必要时给予输血。

4.药物继发之溶血性贫血

患者停止与药物接触之后,贫血大多能很快或逐渐减轻甚至消失,否则以骨髓移植可以获得治疗的。

(二)药膳食疗

1.红枣党参炖鸡

鲜活母鸡肉 300g 切细,入调料,红枣 10 个浸泡后加适量水,与党参 30g 共煮至鸡肉熟后食。功能:健脾补血。主治老年性贫血。

2.红枣粥

红枣 20 个浸泡后去核,加适量水,与糯米 100g 共煮粥食。功能:健脾,养胃,补血。主治老年性贫血症见食少、气虚乏力、头晕等。

3.红枣黑木耳饮

红枣 15 个、干黑木耳 15g 以温水泡发,加冰糖、适量水共蒸煮 1 小时食用。功能:健脾补血。主治老年性贫血症见头晕、心悸、失眠健忘等。

4.红枣煲鸡蛋

红枣 20 个去核,加水煎 30 分钟,鸡蛋 1 个、红糖适量煮煮熟食。功能:健脾补血。主治老年性贫血症见头晕、健忘、失眠等。

5.参枣汤

人参 5g,红枣 10 个,同加适量水浸泡,文火久煎后服。功能:益气补血,安神增智。主治老年性贫血症见头晕、心悸、失眠、健忘、疲倦乏力、面色苍白等。

6.桂莲枣粥

龙眼(桂圆)肉 15g,莲子肉 30g,红枣 5 个,糯米 100g,同加适量水共煮粥食。功能:健脾补血,养心安神。主治老年性贫血症见头晕心悸失眠健忘、疲倦乏力等。

7.猪血煮菠菜

猪血 100g 入沸水中略煮,捞出切小块,入菠菜 150g,加适量水共煮汤,调味食。功能:补血。主治老年性贫血等。

8.猪肝菜汤

菠菜 150g 切细,加适量水略煮后,入猪肝片 100g 煮熟食。功能:养肝补血。主治老年性贫血症见头晕眼花、心悸等。

六、护理

贫血是指血红蛋白含量男性低于 120g/L,女性低于 110g/L。贫血患者多表现为面色苍白、身体乏力、活动后心慌气紧,抵抗力低下,易被病毒细菌感染。俗话说"三分治病七分养",贫血患者日常生活、饮食起居应注意以下事项。

(1)饮食要高营养、易消化,不可过于油腻、过于辛辣。主食要粗细合理搭配,"死面"主食要少吃。

(2)感染发热患者,要少吃发性菜肴,如羊肉、猪肉、鸡肉,要少油腻多清淡;尽量不用安乃近、布洛芬、对乙酰氨基酚(扑热息痛)、吡罗昔康或含有这些成分的药物,可使用纯中药制剂,如双黄连口服液、清热解毒口服液,也可加用抗病毒西药(利巴韦林等);如果发热 38℃以上,要找医师应用抗生素治疗。

(3)心慌、头晕、头昏时要少活动,及时输血,不可硬撑,间断输血的患者,要注意自己的输血间隔,不要随意延长。出血不止、皮肤瘀斑增多要及时到医院治疗。

(4)日常起居要有规律,适当活动勿劳累。公共场合、人群密集的地方要少去。

(5)要保持乐观情绪,遇事不急、不恼。

(6)保持室内空气新鲜,要常通风换气。

(7)烟酒均有抑制造血的作用,贫血患者更不要吸烟饮酒。另外贫血患者不要喝浓茶、咖啡。

(8)服用中西药物出现不良反应(如食欲缺乏、恶心、腹泻、皮疹等),要及时向主管医师、护士反映。

(9)服用药物遵从医嘱,不要随意服用偏方,以防用药偏差,加重病情。更不能搞一些封建迷信活动,要在正规医院诊治,严防上当受骗。

第六节　老年糖尿病的护理

我国糖尿病患病率显著增加,60岁以后糖尿病发病率仍有随年龄增加而增加的趋势,70岁以后趋于平缓,但总患病率仍在增加。老年人群糖尿病患病率城市略高于农村、女性略高于男性。2002年全国营养调查发现60岁以上者糖尿病患病率为13.13%。2007—2008年,中华医学会糖尿病学分会调查为20.40%,2010年为22.86%。慢性并发症调查组报告住院2型糖尿病并发症患病率分别为高血压34.2%,脑血管病12.6%,心血管病17.1%,下肢血管病5.2%。2010年国内文献显示,老年人中糖尿病并发症所致死亡数居总死亡数排名的前5位。按我国老龄化发展趋势,在老龄人口增加的同时糖尿病患病率也增长,预示老年糖尿病患者数将大幅度增加,但目前血压和血糖的控制水平在老年人中仍不尽如人意,主要由于老年患者病情的复杂和异质性、治疗难度大及老年患者治疗和管理的水平参差不齐,其中重要的原因是管理理念的滞后。为此做好糖尿病三级预防,预防尚未发生糖尿病的高危个体或糖尿病前期患者发展为糖尿病,预防糖尿病并发症的发生和发展,减少糖尿病并发症的加重和降低致残率和病死率,改善糖尿病患者的生活质量,是糖尿病防治工作重要任务。

糖尿病(DM)是胰岛素分泌绝对缺乏或/和相对不足以及靶组织细胞对胰岛素敏感性降低,而导致人体糖、脂肪、蛋白质等物质代谢紊乱的一种代谢性疾病,是以慢性高血糖为主要标志的一组临床症候群。病情严重或应激时可发生急性代谢紊乱,如引起酮症酸中毒、高渗性昏迷。长期慢性高血糖可引起多器官损害,尤其是眼、肾、神经、心脏和血管。糖尿病的主要危害在于大血管并发症和微血管并发症,大血管并发症包括冠心病、脑卒中及外周血管病,是糖尿病患者死亡的主要原因,80%的糖尿病患者由于心血管并发症死亡。微血管并发症包括糖尿病肾脏病变、糖尿病视网膜病变、糖尿病神经病变,使患者生活质量明显下降。

老年糖尿病患者是指年龄≥60岁的糖尿病患者,2型糖尿病是老年糖尿病主要类型,我国老年糖尿病患者群的主要临床特点如下。

(1)老年糖尿病患者存在患病率,血糖水平、病死率高和知晓率、诊断率、治疗率不高的现象。老年糖尿病以餐后血糖升高为多见,尤其是新诊断的患者,即使是联合空腹血糖和糖化血红蛋白(HbAlc)做筛查时,仍有1/3的餐后高血糖患者漏诊。

(2)老年人群中40%~70%患有高血压病,30%~50%患有血脂紊乱,均高于糖尿病的患病率,腹型肥胖比单纯 BMI 增高在老年患者中更常见。同时合并糖代谢紊乱,高血压,向心性肥胖、高三酰甘油血症(代谢综合征)的老年人占 30%～40%,而无上述各项者不到 10%。合并其他血管病变危险因素者达到 90%,他们面临心脑血管病的死亡,致残风险。

(3)在总糖尿病患者群中,老年患者占 38%～50%;老年前患病和老年后新发者大约各占一半,两者在自身状况、糖尿病临床特点、罹患其他疾病和已存在的脏器功能损伤等方面均有所不同。在环境因素相似的情况下,患病越晚提示胰岛 β 细胞代偿能力越好。与进入老年前已患病者比较,老年后患糖尿病者更多表现为明显胰岛素抵抗和胰岛素代偿性高分泌。长病程者更多合并糖尿病视网膜病变,糖尿病肾病。

(4)步入老年期,每 10 年的生理变化很大,老年综合征(智能、体能的缺陷,自伤和他伤防护能力的下降,跌倒和骨折风险的增加,认知障碍和抑郁,尿失禁,疼痛,用药过多等)的发生风险将随年龄增加而增加。

一、病因

老年人糖尿病大多为 2 型糖尿病,仅有极少数属 1 型糖尿病。而全部 2 型糖尿病患者中年龄超过 60 岁的约占 50%,其中近一半的患者未予以及时诊断。2 型糖尿病是由多基因遗传与环境因素共同作用所致。多基因遗传包括胰岛坏死基因(葡萄糖激酶基因、腺苷脱氨酶基因、葡萄糖转移子-2 基因),胰岛素抵抗基因(胰岛素受体基因,胰岛素受体底物基因和磷脂酰肌醇 3 激酶基因)。环境因素包括老龄化、营养、中央性肥胖、缺乏锻炼、应激等。

(一)胰岛素抵抗

2 型糖尿病发生胰岛素抵抗的原因有以下几种。

(1)胰岛素基因突变,胰岛素分子结构异常,成为变异性胰岛素,虽可占据胰岛素受体,但其自身的生物活性极弱。或因胰岛素原不能完全转化为胰岛素,胰岛素外周作用降低,临床上伴有高胰岛素原血症。

(2)胰岛靶细胞胰岛素受体缺陷。

(3)血液中存在拮抗胰岛素生理作用的物质,如生长激素、儿茶酚胺、糖皮质激素、胰高血糖素、胰岛素抗体等。

老年人除上述原因以外,还有以下因素。

(1)老年人体力活动减少,肌肉摄取葡萄糖能力和对胰岛素的敏感性下降。

(2)老年人膳食纤维素摄入减少,相对高热量低消耗,易形成肥胖,特别是腹型肥胖,导致周围组织胰岛素受体减少或胰岛素受体与胰岛素的结合力下降。

(3)老年人释放的胰岛素原比青年人多。其抑制肝糖分解作用仅为胰岛素的 1/10。

(4)老年人肌肉和内脏非脂肪成分相对减少,均促使胰岛素抵抗,并引起代谢性高胰岛素血症,形成临床的胰岛素抵抗综合征,即 X 综合征(腹型肥胖、高三酰甘油血症、高低密度脂蛋白,高血压、冠心病、糖尿病,高尿酸血症),久之引起胰岛功能衰竭。

(二)胰岛素分泌不足

老年人体力活动减少、饮食结构改变,肥胖、高脂血症及胰岛 β 细胞本身的老化,胰岛功能障碍、靶细胞膜上受体数目减少且结合力下降、血糖轻度增高。肥胖老年糖尿病患者,既有胰岛素抵抗又有胰岛素分泌不足。非肥胖者以胰岛素分泌不足为主,胰岛素抵抗不明显。长期,慢性持续高血糖的毒性作用,会进一步加重胰岛素抵抗及(或)胰岛素β细胞功能下降,最终导致糖尿病。

二、病理生理

(一)老年糖尿病最主要的机制

胰岛素中介的葡萄糖利用减少(高胰岛素血症和胰岛素抵抗)和葡萄糖诱导的胰岛素释放减少(胰岛素分泌减少)。胰岛素抵抗是指靶细胞对胰岛素的生物学反应低于正常的现象。葡萄糖抵抗是指肝组织抑制葡萄糖产生的能力降低,伴有或不伴有外周组织摄取葡萄糖的效应降低,发生机制是胰岛素信号转导系统的功能障碍。受体前障碍,血胰岛素抗体产生;受体障碍致受体数量下降,结构和功能破坏;受体后障碍最常见,包括信号传导系统中各信号分子的数量改变,结构和功能的破坏。

(二)胰岛素的代谢作用

正常情况下静脉持续稳定滴入葡萄糖后,血浆胰岛素浓度呈双相变化。在葡萄糖滴入体内的 2~5 分钟,血浆胰岛素浓度迅速升高,但持续时间很短,约 10 分钟,随后再次出现血浆胰岛素水平缓慢升高,再次升高的血浆胰岛素水平随着静脉内葡萄糖的持续滴入可以维持很长一段时间。血浆胰岛素水平前者迅速升高被称为胰岛素分泌第一时相,后者缓慢升高被称为胰岛素分泌第二时相。而 2 型糖尿病患者胰岛素分泌缺陷表现为:①对于静脉内滴入葡萄糖引起血糖浓度的快速变化反应减弱;②第一时相反应减弱或消失,它的减弱或消失造成餐后血糖峰值更高;③第二时相分泌延迟。第二时相胰岛素分泌相对不足是相对于当时较高的血糖而言,它不足以将血糖降至正常。到晚期β细胞功能衰竭出现胰岛素分泌的绝对不足,经历了由部分代偿到失代偿。

(三)糖、脂肪、蛋白质、电解质等代谢紊乱

(1)糖代谢紊乱:发生高血糖的机制是葡萄糖利用减少及肝糖原输出增多。葡萄糖进入细胞在胞内磷酸化减少,糖酵解减弱,磷酸戊糖通路减弱,三羧酸循环减弱,能量供给明显减少,糖原合成减少、分解增多。葡萄糖在肝,肌肉和脂肪组织的利用减少,肝糖输出增多,从而发生高血糖。

(2)脂肪代谢紊乱:由于胰岛素不足,脂肪组织摄取葡萄糖及从血浆移除三酰甘油减少,脂肪合成减少,脂蛋白脂酶活性降低,血游离脂肪酸和三酰甘油浓度升高。在胰岛素极度缺乏时,脂肪组织大量动员分解,肝细胞摄取脂肪酸后而产生大量酮体,若超过机体对酮体的氧化利用能力时,大量酮体堆积形成酮症或发展为酮症酸中毒。

(3)蛋白质代谢紊乱:肝、肌肉等组织摄取氨基酸减少,蛋白质合成减少,分解代谢加速,呈氮质负平衡,支链氨基酸水平增高,提示肌肉摄取氨基酸合成蛋白质能力大减,导致患者消瘦、乏力、抵抗力降低。

(4)电解质代谢、水代谢、酸碱平衡紊乱:常引起各主要脏器功能失常,尤其是在酮症酸中毒时更加严重。

三、临床特点

了解患者的血糖控制水平,包括总体水平(HbAlc 是最好的证据)实际血糖波动情况(幅

度大小和影响因素)、血糖变化的特点(空腹或餐后以血糖升高为主,短期还是长期高血糖);影响血糖控制的因素,包括饮食和运动情况、现有降糖药应用(剂量、方法八低血糖发生的风险等。是否存在糖尿病的血管并发症,评估心脑血管病变风险。根据既往病史、体征、相关检查了解主要脏器功能是否存在异常或潜在的功能不全。评估患者的自我管理水平,从智能(文化水平,理解能力和智力测评)和体能(肢体运动的灵活度和耐力)方面判断患者的个人能力。

1.代谢紊乱症候群

(1)多尿、多饮、多食、体重减轻(三多一少症状):血糖升高引起渗透性利尿导致尿量增多;由于多尿失水,病者烦渴,喝水量及次数增多;由于失糖,糖分不能充分利用,伴高血糖刺激胰岛素分泌,易有饥饿感,食欲常亢进,食量大增;由于体内能量不足,原来储存的脂肪、蛋白质被动员作为能量来源,且消耗增加,患者感疲乏、虚弱无力,体重日渐减轻,但中年以上2型轻症糖尿病患者常因多食而肥胖。

(2)皮肤瘙痒:多见于女性患者,因尿糖刺激局部皮肤引起外阴瘙痒;高血糖导致失水后皮肤干燥亦可发生全身皮肤瘙痒,但较少见。

2.以并发症为首发症状

老年糖尿病多因症状轻或阙如而被忽略,常因并发症而就诊。有资料报道老年糖尿病患者中因其并发症就诊的约占30%。高血压、高脂血症、肥胖、冠心病、痛风、肾脏病变,皮肤瘙痒症、脑卒中及各种感染等为首发症状。

3.急性并发症

急性并发症主要由血糖过高或其他代谢紊乱所致,包括酮症酸中毒、高渗性昏迷、乳酸酸中毒等。

(1)糖尿病酮症酸中毒(DKA):失水较严重,口干舌燥,眼球凹陷,皮肤弹性差,脉搏快速,严重者血压下降,甚至出现休克。呼吸深而快,呼气中伴有酮味。轻症患者意识清楚,但反应迟钝、表情淡漠,嗜睡,严重者可昏迷。尿糖、尿酮体阳性或强阳性,血酮体升高多在 3.0 mmol/L 以上。血糖升高一般在 16.7～33.3mmol/L,超过 33.3mmol/L 时多伴有高渗性高血糖状态或有肾功能障碍。

(2)高血糖高渗透压综合征(HHS)表现为严重脱水、进行性意识障碍、神经精神症状等。严重高血糖,血糖多超过 33.3mmol/L,血钠可达 155mmol/L。血浆渗透压 350mOsm/L 以上。血尿素氮、肌酐常增高,多为肾前性。血酮正常或略高。

(3)糖尿病乳酸性酸中毒:起病急,病死率高,早期症状不明显,中度及重症则可出现恶心、呕吐,疲乏无力,呼吸深大,意识障碍等,严重者可昏迷。血乳酸水平高,有明显酸中毒,但血,尿酮体水平不高。

(4)低血糖:对非糖尿病患者来说,血糖≤2.5～3.0mmol/L 定义为低血糖。而接受药物治疗的糖尿病患者只要血糖≤3.9mmol/L 应视作低血糖进行处理。低血糖的常见危险因素有内源性胰岛素缺乏,意味着胰高糖素反应的缺乏,低血糖和(或)未察觉低血糖的历史,肾功能不全、胰岛素或胰岛素促分泌剂过量或使用不当。另外未按时进食,或进食过少,运动量增加,葡萄糖的利用增加、酒精的摄入减少,内源性葡萄糖的生成降低等致低血糖。低血糖可表现为交感神经兴奋,如心跳加速、头晕、多汗、颤抖、饥饿感等,重者意识障碍、抽搐或昏迷。严重低血糖需要他人帮助,常有意识障碍,低血糖纠正后神经系统症状明显改善或消失。

4.慢性并发症

各种感染及大血管病变:缺血性心脏病(心肌梗死)、脑动脉硬化(中风)。微血管病变:肾病(蛋白尿)、视网膜病(失明)神经病变(手脚麻木)。糖尿病微血管病变。

(1)糖尿病大血管病变:糖尿病患者发生动脉粥样硬化的概率比非糖尿病患者高,发病年龄小,进展快,这与糖尿病的糖、脂代谢异常有关。大,中动脉粥样硬化主要侵犯主动脉、冠状动脉、大脑动脉,肾动脉和肢体外周动脉等,引起冠心病、缺血性或出血性脑血管病,肾动脉硬化、肢体动脉硬化等。肢体动脉粥样硬化常以下肢动脉病变为主,表现为下肢疼痛、感觉异常和间歇性跛行,严重供血不足可导致肢体黄疸。

(2)糖尿病肾病(DN):糖尿病患者中有 20%～40% 发生糖尿病肾病,糖尿病肾病是导致肾衰竭的主要原因。狭义的 DN 系指肾小球硬化症,是一种以微血管病变为主的肾小球病变。1 型糖尿病所致肾损害分为 5 期,2 型糖尿病导致的肾脏损害也参照该分期。Ⅰ期:肾小球高滤过期,肾脏体积增大,此期可无临床表现。Ⅱ期:间断微量清蛋白尿期,病理检查可发现肾小球基底膜(GBM)轻度增厚及系膜基质轻度增宽,病变可逆,无明显临床表现,仅在运动后出现微量清蛋白尿(尿清蛋白排泄率为 $20\sim200\mu g/min$ 或 $30\sim300mg/24h$)。Ⅲ期:早期糖尿病肾病期,以持续性微量清蛋白尿为标志,尿常规化验蛋白定性阴性。此期开始病变将不可逆,因此早期发现并进行有效的干预对延缓糖尿病肾病的发展尤为重要。Ⅳ期:临床糖尿病肾病期,尿常规化验蛋白定性阳性,出现临床蛋白尿(尿清蛋白排泄率 $>200ug/min$ 或 $>300mg/24h$),部分可表现为肾病综合征,病理检查肾小球病变更重,部分肾小球硬化,灶状肾小管萎缩及间质纤维化。Ⅴ期:肾衰竭期。

(3)糖尿病视网膜病变:糖尿病高度特异性的血管并发症,糖尿病视网膜病变的主要危险因素包括糖尿病病程,血糖控制不良,高血压和血脂紊乱等。眼病包括白内障、青光眼、视网膜血管阻塞及缺血性视神经病变等。

(4)糖尿病神经病变:糖尿病神经病变是糖尿病最常见的慢性并发症之一,病变可累及中枢神经及周围神经,以后者为常见。糖尿病患者出现周围神经功能障碍相关的症状和(或)体征,如糖尿病远端对称性多发性神经病变是具有代表性的糖尿病神经病变。患者常出现指端感觉异常,如手套、袜子状分布,伴有麻木、烧灼、针刺感或如踏棉垫感,有时伴痛觉过敏,夜间及寒冷季节加重。若累及运动神经可有肌力减弱以致肌肉萎缩及瘫痪。

(5)糖尿病足:糖尿病足是指与下肢远端神经异常和不同程度的周围血管病变相关的足部感染、溃疡和(或)深层组织破坏,是糖尿病最严重和费用最高的慢性并发症,重者可以导致截肢。糖尿病足的基本发病因素是神经病变、血管病变和感染。这些共同作用可导致组织的溃疡和黄疸。在所有的糖尿病慢性并发症中,糖尿病足是相对容易识别、预防比较有效的并发症。糖尿病足的危险因素有:足溃疡病史;有神经病变的症状,如下肢的麻木、刺痛或疼痛(尤其是夜间的疼痛),周围感觉迟钝、严重减退甚至感觉缺失;血管病变:间歇性跛行、静息痛、足背动脉搏动减弱或消失、与体位有关的皮肤呈暗红色;皮肤颜色呈暗红、发紫,温度明显降低,水肿,趾甲异常、胼胝、溃疡,皮肤干燥,足趾间皮肤糜烂;骨/关节畸形(鹰爪趾、槌头趾、骨性突起、关节活动障碍)。临床常采用 Wagner 分级法对糖尿病足的严重程度进行分级:0 级为有发生糖尿病足的危险因素,目前无溃疡;1 级为表面溃疡,临床上无感染;2 级为较深的溃疡,常有软组织炎,无脓肿或骨的感染;3 级为深度感染,伴有骨组织病变;4 级为局限性黄疸;5 级为全足黄疸。

5.老年糖尿病患者的特殊表现

(1)足部皮肤大疱:大疱的表现类似于二度烫伤的水疱,单发或多发,常在 1 周内逐渐消退。

(2)肾乳头坏死:表现常不典型,不伴发热或腰痛。

(3)糖尿病性神经病性恶病质:是老年糖尿病的一种特殊并发症,表现为抑郁、体重明显下降、周围神经病变伴严重疼痛,一般持续 1～2 年后自然恢复。

(4)糖尿病性肌萎缩:主要发生在老年男子中,骨盆带和大腿肌肉呈不对称性疼痛及进行性无力,常在数月内自然缓解。

(5)恶性外耳炎:由假单胞菌族引起,为一种坏死性感染,几乎无一例外地发生在老年糖尿病患者。

(6)肩关节疼痛:约有 10% 的老年糖尿病患者因肩关节疼痛而活动受限,可能与局部的非酶促蛋白糖化作用有关。

(7)认知能力下降:与同龄非糖尿病患者比较,老年糖尿病患者的认知能力相对较差,抑郁的发生率较高,这些异常表现与血糖控制不良有关。有资料显示,血糖改善后 6 个月,患者的情感、注意力、专心力、新知识的回忆能力以及概念性想象力均有改善。

四、实验室检查

1.血糖测定

血糖测定是诊断糖尿病的主要依据,又是判断糖尿病病情和疗效的指标。

餐后 2 小时血糖对老年患者尤为重要,可早期发现糖尿病,提高糖尿病确诊率和防止血管并发症的发生与发展。我国血糖正常参考值是:空腹血糖为 3.3～6.1mmol/L,餐后 2 小时血糖<7.8mmol/L。

2.葡萄糖耐量试验(OGTT)

当血糖高于正常范围而又未达到诊断糖尿病标准者,须进行口服葡萄糖耐量试验。禁食 10 小时后清晨进行,WHO 推荐成人口服葡萄糖为 75g。分别测空腹,餐后 30、60、120、180 分钟血糖,并可同时测胰岛素水平(已确诊为糖尿病而且血糖值较高的患者为了了解胰岛素的储备情况,可以用 100g 面粉制成的馒头代替葡萄糖行馒头餐试验,一般确诊的糖尿病患者不宜做葡萄糖耐量试验)。

3.糖化血红蛋白 A1(GHbA1)测定

HbAlc 与葡萄糖非酶化结合而成,其量与血糖浓度呈正相关,较稳定地反映了抽血前血糖水平。由于红细胞在血循环中的寿命约为 120 天,因此 HbAlc 测定可反映取血前 8～12 周的血糖情况,弥补空腹血糖只反映瞬时血糖值之不足,为糖尿病患者病情监测及治疗疗效的重要指标。

4.血浆胰岛素和C-肽测定胰岛素

有游离和结合两种形式。游离胰岛素可用放射免疫法测定,故称为免疫反应性胰岛素(IRI)。胰岛β细胞分泌的胰岛素首先经过门静脉,大部分经肝被灭活,周围血中IRI浓度并非真正β细胞分泌水平,但仍可作为β细胞分泌胰岛素功能的指标。正常人空腹基础IRI范围为5～24mU/L。C-肽和胰岛素以等分子数从胰岛β细胞生成及释放。C-肽的清除率慢,肝摄取率低,且不受外源胰岛素影响,故能较准确反映胰岛β细胞功能。正常人基础血浆C-肽水平约为400pmol/L。胰岛β细胞分泌胰岛素的功能受许多因素影响,如葡萄糖、氨基酸(亮氨酸、精氨酸)、激素(胰升糖素、生长激素)药物(磺胺类,α受体拮抗剂、β受体激动剂),其中以葡萄糖最为重要。若食用馒头餐后血浆IRI在30～60分钟上升至高峰,可为基础值的5～10倍(多数为50～100mU/L),3～4小时恢复基础水平;C-肽水平则升高5～6倍。血浆胰岛素和C-肽水平测定有助于了解胰岛β细胞功能和指导治疗,但不作为诊断糖尿病依据。

5.血脂、血黏度、血小板聚集功能等测定

老年患者常有胰岛素抵抗,高胰岛素血症可导致高脂血症、高凝症状、高黏度血症、高血压等,应做常规检查。

(三)WHO诊断标准

(1)糖尿病症状加上随意血糖≥11.1mmol/L。典型症状是指多饮、多尿、不明原因消瘦。随意血糖是指餐后不管什么时间的血糖。

(2)空腹血糖≥7.0mmol/L。空腹定义是至少8小时未摄任何热卡食物。

(3)口服葡萄糖耐量实验,2小时血糖≥11.1mmol/L。

如上所示,具备上述3条诊断方法的任何一条,而且每条必须在以后某天,用3种方法的任何一种方法提供证据来确认过去检查的正确无误才能确诊糖尿病。

(4)糖调节受损(IGR):空腹血糖受损(IFG)和糖耐量受损(IGT,原称糖耐量减退或糖耐量减低)。IFG及IGT可单独或合并存在。

五、治疗

老年糖尿病与一般成人糖尿病治疗目标相似。近期是控制糖尿病症状,防止出现急性代谢并发症;远期是通过良好的代谢控制达到预防慢性并发症,提高糖尿病患者的生活质量的目的。

(一)治疗原则和个体化治疗

1.治疗原则

糖尿病应综合治疗,包括饮食、运动,知晓教育、血糖监测和降糖药物治疗,目的是使血糖维持在正常范围,控制高血糖,预防急慢性代谢紊乱,保护心,脑,肾重要器官,防止和延缓并发症,提高生存和生活质量。

(1)饮食、运动治疗为基础治疗,口服药和胰岛素控制血糖治疗。

(2)早期、长期、综合控制糖尿病进展及个体化治疗。

(3)重点控制高血糖、高血压,血脂异常,避免肥胖,改变生活方式。

2.个体化治疗

(1)老年前期发病的患者,病程长,发生各种慢性并发症可能性大,60 岁以后发病则反之,病程短,并发症可能会少。病程长,并发症多或较重,口服降糖药不理想,则选择胰岛素的可能性大。

(2)明确有无其他心脑血管疾病、痴呆、耳目失聪等严重疾病。尽管血糖控制是重要的,但减少其心脑血管风险和事件的治疗,如控制血脂、血压以及阿司匹林抗血小板治疗所获得的益处甚至大于严格控制血糖。

(3)提高患者对糖尿病的了解程度和自我管理能力,让患者了解糖尿病的基础知识和治疗控制的要求,使患者学会正确使用便携血糖仪、了解自我管理饮食治疗的具体措施、体育锻炼的具体要求,使用降糖药的注意事项、学会胰岛素注射技术,能够在医务人员指导下长期坚持合理治疗。

(4)确定血糖控制目标:老年人,有频发低血糖倾向、合并心血管疾病和严重急,慢性疾病等患者血糖控制目标宜适当放宽。但应避免放宽控制标准而出现急性高血糖症状或与其相关的并发症。

(二)药物治疗

1.口服降糖药物

口服降糖药物根据作用效果的不同,可以分为促胰岛素分泌剂(磺脲类,格列奈类、二肽基肽酶 VI(DPP-VI)抑制剂)和非促胰岛素分泌剂(双胍类,噻唑烷二酮类,α-糖苷酶抑制剂)。

(1)二甲双胍:目前临床上使用的双胍类药物主要是盐酸二甲双胍。双胍类药物主要药理作用是通过减少肝脏葡萄糖的输出和改善外周胰岛素抵抗而降低血糖,对轻度 2 型糖尿病老年人,首选二甲双胍。单独使用二甲双胍类药物不导致低血糖,注意二甲双胍与胰岛素或促胰岛素分泌剂联合使用时可增加低血糖发生的危险性。注意二甲双胍的主要不良反应为胃肠道反应,双胍类药物禁用于肾功能不全的患者。

(2)磺胺类药物:磺胺类药物属于促胰岛素分泌剂,主要药理作用是通过刺激胰岛 β3 细胞分泌胰岛素,增加体内的胰岛素水平而降低血糖。磺胺类药物主要为格列苯脲、格列齐特(达美康)和格列喹酮(糖平适)、格列吡嗪(美吡达,控释片为瑞易宁)。注意磺胺类药物如果使用不当可以导致低血糖,特别是老年患者和肝、肾功能不全者;磺胺类药物还可以导致体重增加。

(3)格列奈类药物:包括瑞格列奈和那格列奈,格列奈类药物是一种新的非磺胺类促胰岛素分泌剂,通过与胰岛 β 细胞膜上的磺酰脲受体结合,刺激胰腺在进餐后更快、更多地分泌胰岛素,从而有效地控制餐后高血糖。主要药理作用:非磺胺类的胰岛素促泌剂,通过刺激胰岛素的早期分泌而降低餐后血糖。格列奈类药物可以单独或与双胍类,噻唑烷二酮联合使用治疗糖尿病。格列奈类药物低血糖发生率低,安全性好,一般不导致低血糖。瑞格列奈,那格列奈是餐时血糖调节剂,主要用于控制餐后高血糖,刺激餐后胰岛素快速分泌,起效快,作用时间短,因此进餐时服药,不进餐则不服药。

(4)噻唑烷二酮类药物:噻唑烷二酮类药物主要通过增加靶细胞对胰岛素作用的敏感性而降低血糖。噻唑烷二酮类药物主要有罗格列酮和吡格列酮。噻唑烷二酮类药物单独使用时不导致低血糖,注意与胰岛素或促胰岛素分泌剂联合使用时可增加发生低血糖的风险。注意体重增加和水肿是噻唑烷二酮类药物的常见不良反应,这种不良反应在与胰岛素联合使用时表现更加明显。

(5)α-糖苷酶抑制剂:α-糖苷酶抑制剂通过抑制糖类在小肠上部的吸收而降低餐后血糖,适用于以糖类为主要食物成分和餐后血糖升高的患者。α-糖苷酶抑制剂有阿卡波糖,伏格列波糖和米格列醇。α-糖苷酶抑制剂可与磺胺类、双胍类、噻唑烷二酮类或胰岛素合用。注意α-糖苷酶抑制剂的常见不良反应为胃肠道反应,服药时从小剂量开始,逐渐加量是减少不良反应的有效方法。

(6)二肽基肽酶-IV 抑制剂:DPP-IV 抑制剂增加胰高血糖素样肽 1(GLP-1)在体内的水平。GLP-1 以葡萄糖浓度依赖的方式增强胰岛素分泌,抑制胰高血糖素分泌。二肽基肽酶-IV 抑制剂为西格列汀抑制剂,单独使用不增加低血糖发生的风险,不增加体重。注意 GLP-1 受体激动剂的常见胃肠道不良反应,如恶心,程度多为轻到中度,主要见于刚开始治疗时,随治疗时间延长逐渐减少。

2.胰岛素治疗

胰岛素治疗是控制高血糖的重要手段。口服降糖药失效或出现口服药物使用的禁忌证时,需要使用胰岛素控制高血糖,以减少糖尿病急,慢性并发症发生的危险。所有开始胰岛素治疗的患者都应该接受低血糖危险因素、症状和自救措施的教育。

(1)胰岛素的起始治疗:基础胰岛素包括中效人胰岛素和长效胰岛素类似物。当仅使用基础胰岛素治疗时,不必停用胰岛素促分泌剂。使用方法:继续口服降糖药物治疗,联合中效或长效胰岛素睡前注射,起始剂量为 0.2pg/kg 体重。根据患者空腹血糖水平调整胰岛素用量。

(2)起始治疗中预混胰岛素的使用:预混胰岛素包括预混入胰岛素和预混胰岛素类似物。根据患者的血糖水平,可选择每天 1~2 次的注射方案。当使用每天 2 次注射方案时,应停用胰岛素促泌剂。每天 1 次预混胰岛素:起始的胰岛素剂量一般为每天 0.2U/kg,晚餐前注射。根据患者空腹血糖水平调整胰岛素用量,直到血糖达标。

(3)短期胰岛素的强化治疗:对于 HbAlc≥9% 或空腹血糖>11.1mmol/L 新诊断的 2 型糖尿病患者可使用短期胰岛素的强化治疗,治疗时间在 2 周至 3 个月为宜,治疗目标是空腹血糖 3.9~7.2mmol/L,非空腹血糖≥10.0mmol/L,不以 HbAlc 达标为治疗目标。使用方法:多次皮下注射胰岛素:餐时+基础胰岛素 1~3 次/d 注射,血糖监测每天至少 3 次,每天 5~7 点监测,根据血糖监测水平调整胰岛素剂量直到血糖达标。

(4)胰岛素的强化治疗:多次皮下注射胰岛素:在胰岛素的起始治疗基础上,经多次调整仍未达标可考虑餐时+基础胰岛素或 3 次/d 预混胰岛素类似物进行胰岛素强化治疗。

六、护理

(一)饮食护理

饮食护理是所有糖尿病治疗的基础,是糖尿病自然病程中任何阶段预防和控制糖尿病手段中不可缺少的组成部分,不良的饮食习惯还可导致相关的心血管危险因素。饮食护理的目标和原则:控制体重在正常范围内,通过配合运动或药物治疗获得理想的代谢控制(血糖、血脂、血压),减少心血管疾病的危险因素。饮食护理应尽可能做到个体化。

1.热量摄入

脂肪 25%～30%,饱和脂肪酸摄入量不超过总能量的 7%。单不饱和脂肪酸在总脂肪摄入中的供能比宜为 10%～20%。胆固醇摄入量<300mg/d。糖类 50%～60%,每天定时进三餐,糖类均匀分配。肾功能正常的糖尿病个体,推荐蛋白质的摄入量占供能比的 10%～15%。有显性蛋白尿的患者蛋白摄入量宜限制在 0.8g/(kg·d),膳食纤维每天摄入量 14g/kCal。一日至少三餐按 1/5、2/5、2/5 分配或 1/3、1/3、1/3 分配主食。

2.限制饮酒

每周不超过 2 次。应警惕酒精可引起低血糖,避免空腹饮酒。

3.其他

食盐限量在 6g/d 以内,高血压患者更应严格限制摄入量。钙的摄入量应保证 1000～1500mg/d,以减少发生骨质疏松的危险性。

(二)运动护理

1.运动目的

运动能改善 2 型糖尿病患者能量消耗与存储的失衡,与饮食治疗配合维持理想体重,提高代谢水平,改善胰岛素抵抗状态,全面纠正糖尿病的多种代谢异常,改善心肺功能,减少心血管危险因素,改善患者健康状况,从而提高生活质量。

2.运动选择

糖尿病患者均应了解运动对血糖的影响,能主动参与运动,运动频率和时间为每周至少150 分钟,如每周运动 5 天,则每次 30 分钟中等强度(50%～70%最大运动,感到有点用力,心跳、呼吸加快但不急促)有氧运动,中等强度运动包括快走、打太极拳、骑车、打高尔夫球和园艺活动。

3.运动的注意事项

(1)选择适合自己的运动;锻炼要有规律;强度由低开始;避免高强度运动。

(2)高血压患者不举重屏气;视网膜病变患者不举重、不潜水、头不低于腰;周围血管病患者走路过程中应该有间断休息;周围神经病变患者避免过度伸展,不负重。注意足部护理。

(3)血糖≥16.7mmol/L,有明显的低血糖症或者血糖波动较大、有糖尿病急性代谢并发症以及各种心肾等器官严重慢性并发症者暂不适宜运动。

(4)根据运动前后血糖的变化调整胰岛素与促胰岛素分泌剂的剂量和在运动前和运动中增加糖类的摄入量。

(5)使用促胰岛素分泌剂和注射胰岛素的患者运动应在餐后 1 小时开始。

(6)如果进行长时间激烈运动,应监测血糖并注意调整胰岛素和口服降糖药剂量;如运动前血糖低应加餐。进食后 1～3 小时进行运动,运动减体重应缓慢进行。

(三)用药护理

1.口服降血糖药注意事项

①考虑药物的安全性,应用磺胺类易发生低血糖反应,特别是格列本脲。②非磺胺类胰岛

素促泌剂作用短暂迅速,极少经肾排泄,适用于肾功能储备力下降的老年患者。③双胍类对肥胖糖尿病有效,但80岁以上老人易诱发乳酸性酸中毒。④注意服用降糖药的时间。如一、二代磺胺类应在餐前30分钟服用,三代每天定时服,二甲双胍、那格列奈为餐时服用。⑤尽早联合用药控制血糖,如磺胺类＋双胍类,磺胺类＋α-糖苷酶抑制剂,或餐时血糖调节剂＋双胍类可明显降低患者血糖波动。⑥不宜长期服用一种降糖药,血糖正常后不能停药,防止血糖反弹。⑦当口服降糖药不满意时,尽早使用胰岛素注射剂。

2.使用胰岛素注意事项

(1)胰岛素的注射途径有静脉滴注和皮下注射两种。目前皮下注射有胰岛素专用注射器、胰岛素注射笔、胰岛素泵三种。

(2)胰岛素注射部位:腹部、大腿外侧、上臂外侧1/4处、臀部。注意部位的轮换,两次注射点之间的距离至少为1cm。腹部注射需避开脐周5cm的范围内。

(3)胰岛素使用注意事项:①患病期间,不可以随意停注胰岛素,做好个体化血糖监测。②外出需带注射胰岛素的材料,便于进餐前注射。③注射时避开运动所涉及的部位。

(4)加强血糖监测:采用强化治疗方案后,可能出现空腹高血糖,其原因是夜间胰岛素作用不足,导致"黎明现象"或"Somogyi效应"。"黎明现象"是指夜间血糖控制良好,仅黎明短时间内出现高血糖,可能由于清晨皮质醇、生长激素等胰岛素拮抗激素增多所致。"Somogyi效应"是指夜间低血糖未发现,导致体内拮抗胰岛素的激素分泌增加,进而发生低血糖后反跳性高血糖。出现"Somogyi效应"的患者应该减少睡前胰岛素的剂量或改变剂型,睡前适当加餐。夜间多次血糖测定有助于鉴别晨起高血糖的原因。除了常规的快速血糖监测,目前临床上还可运用动态血糖监测仪来监测血糖。24小时连续测试,记录约几百个血糖数据,每3～5分钟测试1次,并持续相当的时间,可同电脑联机绘制血糖动态曲线图,提供患者血糖变化的直观信息。

(5)胰岛素的储存:未启封的胰岛素,2～8℃冷藏保存(不得冷冻),超过标签上有效期的胰岛素不可使用。启封的瓶装胰岛素笔芯(注射针头刺穿橡胶塞后),应放至冰箱保存。

(四)糖尿病并发症护理

1.急性并发症(糖尿病酮症酸中毒、高血糖高渗透压综合征、乳酸酸中毒)的护理

做好预防护理,应定期监测血糖,应激状况时每天监测血糖。合理用药,不要随意减量或停用药物。

(1)严密观察病情,记录患者的生命体征、神志、24小时出入量等。遵医嘱定时监测血糖、血钠和渗透压等变化。

(2)立即开放两条静脉通路,准确执行医嘱,确保体液和胰岛素的输入,输液是治疗DKA首要和关键的措施。只有在组织灌注得到改善后胰岛素降血糖的生物效应才能充分发挥。补液开始时通常使用生理盐水,第1～2小时内输入1000～2000mL(注意心功能);第3～6小时内输入1000～2000mL;第一天总量为4000～5000mL,严重时为6000～8000mL。当血糖低于13.9mmol/L时遵医嘱改用5%～10%的葡萄糖溶液。补液过程中要观察心率、血压,尿量,周围循环的情况;如治疗前已有低血压或休克,应先输入胶体溶液进行抗休克处理。

（3）定期复查血糖血酮,遵医嘱小剂量使用胰岛素。开始以 0.1U/(kg·h),如在第一个小时内血糖下降不明显,且脱水已基本纠正,胰岛素剂量可加倍。每 1～2 小时监测血糖,根据血糖下降情况调整胰岛素剂量,血糖下降速度以每小时 3.9～6.1mmol/L 为宜。当血糖下降到 13.9mmol/L 时胰岛素剂量减至 0.05～0.1U/(kg·h)。

（4）纠正水电解质酸碱平衡紊乱:在开始胰岛素及补液治疗后如患者尿量正常,血钾低于 5.2mmol/L,即可静脉补钾。治疗前已有低钾血症且尿量≥40mL/h 时,在胰岛素及补液治疗时必须补钾。严重低钾血症可危及生命,应立即补钾,当血钾升至 3.5mmol/L 时,再开始胰岛素治疗,以免发生心律失常、心搏骤停和呼吸肌麻痹。血 pH 在 6.9 以下时,应考虑适当补碱,直至 7.0 以上,补碱不宜过多。

（5）高血糖高渗压综合征的护理:护理基本同 DKA,主要包括积极补液,纠正脱水,严重失水时,24 小时补液量为 6000～10000mL,病情许可时配合管喂或口服温开水,每 2 小时 1 次,每次 200mL;小剂量胰岛素静脉输注控制血糖,当血糖减至 16.7mmol/L 时,即可改用 5%～10% 的葡萄糖溶液;纠正水、电解质和酸碱失衡以及去除诱因和治疗并发症。患者病情稳定后根据患者的血糖及进食情况给予皮下胰岛素注射。

（6）糖尿病乳酸酸中毒的护理:遵医嘱补充生理盐水,血糖无明显升高者可补充葡萄糖液,并可补充新鲜血液,以改善循环。尽早大量补充碳酸氢钠,每 2 小时监测动脉血 pH,上升至 7.2 时暂停补碱,严密观察病情,防止出现碱中毒。监测血糖、血电解质、动脉血气分析、血乳酸浓度等,纠正电解质紊乱,疗效不明显者可遵医嘱行腹膜透析以清除乳酸。

（7）发生并发症时应绝对卧床休息,给予持续低流量吸氧,加强生活护理,注意保暖、皮肤及口腔护理,昏迷患者按昏迷常规护理。

2.低血糖的护理

糖尿病患者血糖低于 3.9mmol/L,可表现为交感神经兴奋(如心悸,焦虑,出汗,饥饿感等)和中枢神经症状(如神志改变、认知障碍、抽搐和昏迷)。但是老年患者发生低血糖时常可表现为行为异常或其他非典型症状。夜间低血糖常常难以被发现和及时处理。有些患者屡发低血糖后,可表现为无先兆症状的低血糖昏迷。发生低血糖常常是由于未按时进食,或进食过少,运动量增加,酒精摄入,尤其是空腹饮酒、使用药物治疗所致的不良反应等。因此要避免发生低血糖的诱因。当发生时需要补充葡萄糖或含糖食物。严重的低血糖需要根据患者的意识和血糖情况给予相应的治疗和监护。

3.糖尿病足的护理

（1）足部观察与检查:自查足背、足底、脚趾、趾甲、趾尖、趾缝等部位,重点检查变形部位。查看内容:皮肤是否干燥、皲裂;有无鸡眼和老茧,内生甲、嵌甲;有无各种损伤、擦伤、水泡、瘀血,红肿、溃疡,感染等迹象。如果无法看清自己的足底,可以请他人帮助或利用一面镜子检查。如发现红肿、疼痛时,应尽早去医院检查,以免延误最佳治疗时期。

（2）保持足部清洁,避免感染:嘱患者勤换鞋袜,每天清洁足部。注意足部皮肤的保护,修剪趾甲应在洗脚后,水平地剪趾甲。夏季不光脚走路,不光脚穿鞋,不穿露脚趾的鞋子。冬季,脚部不直接接触热源,如要取暖,可用电热毯、热水袋等。睡前取出热水袋,关闭电热毯。

（3）学会正确的洗脚方法：水温在38℃以下，浸泡双脚一般不超过10～15分钟，用松软毛巾擦干，尤其是趾缝间的水分，并检查有无出血和渗液，并涂抹润肤乳液或营养霜，适当按摩足部。润肤乳液或营养霜不能涂抹在趾缝间或溃疡伤口上。

（4）选择合适的鞋袜：不穿过紧的袜子或鞋子，宜选择透气性好、鞋内较柔软、平整光滑的平跟厚底鞋，勤换洗，初穿新鞋20～30分钟后应脱下检查双脚是否有压红的区域或摩擦的痕迹，从每天穿1～2小时开始，逐渐增加穿鞋时间，穿鞋前应检查鞋内是否有异物或异常。

（5）神经性足溃疡的护理：处理的关键是彻底清创、引流、保湿、减轻压力，促进肉芽组织生长，促进上皮生长和创面愈合。适当的治疗可以使90%的神经性溃疡愈合。对轻度缺血或没有手术指征者，可以采取内科保守治疗，静脉输入扩血管和改善血液循环的药物。如有严重的周围血管病变，应尽可能行血管重建手术，如血管置换，血管成形或血管旁路术，血管腔内介入治疗。只有当患者出现足部黄疸且在休息时有静息痛，或病变广泛不能通过手术改善，才考虑截肢。

（6）感染的治疗护理：有骨髓炎和深部脓肿者，必须早期切开，排脓减压，彻底引流，切除坏死组织、不良肉芽、死骨等，做好伤口护理。

七、糖尿病教育和管理

糖尿病的控制可根据治疗目标调整治疗方案。糖尿病是终身性疾病，糖尿病患者的行为和自我管理能力也是糖尿病是否能控制的关键。糖尿病治疗的近期目标是控制糖尿病，防止出现急性代谢并发症，远期目标是通过良好的代谢控制达到预防慢性并发症，提高糖尿病患者的生活质量和延长寿命。

（一）接受糖尿病教育

每位糖尿病患者一旦确诊就必须接受糖尿病教育，可以是糖尿病教育课堂，小组式教育或个体化的饮食和运动指导，后两者的针对性更强。这样的教育和指导应该是长期的和随时随地进行的，特别是当血糖控制较差需要调整治疗方案时，具体的教育和指导是必不可少的。

（二）教育的内容

疾病的自然进程，糖尿病的临床表现，糖尿病的危害以及急慢性并发症的防治，个体化的生活方式干预措施和饮食计划，规律运动和运动处方，饮食，运动、口服药，胰岛素治疗及规范的胰岛素注射技术，自我血糖监测和尿糖监测（当血糖监测无法实施时），血糖监测结果的意义和应采取的相应干预措施，胰岛素注射具体操作技巧，口腔、足部、皮肤护理的具体技巧，当发生特殊情况（如疾病，低血糖，应激、手术）时的应对措施，糖尿病患者的社会心理适应等。

（三）血糖监测

1.糖化血红蛋白（HbA1c）

HbA1c是评价长期血糖控制的金标准（正常值4%～6%），也是指导临床治疗方案调整的重要依据之一。在治疗之初至少每3个月检测1次，一旦达到治疗目标可每6个月检查1次。

2.自我血糖监测

自我血糖监测是指导血糖控制达标的重要措施，也是减少低血糖风险的重要手段。指尖毛细血管血糖检测是最理想的方法,但如条件所限不能查血糖,尿糖的检测包括定量尿糖检测也是可以接受的。自我血糖监测适用于所有糖尿病患者,为了严格控制血糖,同时减少低血糖的发生,患者必须进行自我血糖监测。

3.血糖监测时间

①餐前血糖检测,当血糖水平很高时空腹血糖水平是首先要关注的,有低血糖风险者也应测定餐前血糖。②餐后2小时血糖监测适用于空腹血糖已获良好控制但 HbAlc 仍不能达标者。③睡前血糖监测适用于注射胰岛素的患者,特别是晚餐前注射胰岛素的患者。④夜间血糖监测了解夜间有无低血糖,适用于胰岛素治疗已接近治疗目标而空腹血糖仍高者。⑤出现低血糖症状时或极力运动后应及时监测血糖。

(四)其他心血管疾病风险因子的监测

血压与血脂的监测与血糖监测同等重要,是可以干预心血管疾病的风险因子,每年需检查 HDL-C,胆固醇、三酰甘油、LDL-C1 次,每次就诊测量血压,高血压患者在家自我监测血压。

第四章　重症医学科护理

第一节　应用呼吸机的护理

呼吸机是为呼吸功能不全的危重患者提供呼吸支持的医疗抢救设备,又称为机械通气。由于呼吸机的应用日益广泛,使心脏停搏、呼吸衰竭等危重患者的预后大为改善。呼吸机是危重病医学的重大进展之一。

一、机械通气的基本原理

自然呼吸时,吸气时胸腔内负压升高,使肺泡压低于大气压,气体被吸入肺内;呼气时则靠肺及胸廓的弹性回缩力,将气体排出。机械通气时,患者吸气是靠气道口处(口腔、鼻腔或气管插管及气管切开插管导管)施加的正压,将气体压入肺内引起吸气;停止送气后移去外加的压力,气道口恢复大气压,胸廓被动回缩,产生呼气。目前,临床所用的呼吸机均以这种方式进行工作。

二、呼吸机的治疗作用、适应证、使用指征和禁忌证

(一)呼吸机的治疗作用

呼吸机能维持呼吸道通畅、改善通气和换气、减少呼吸功,以纠正缺氧,防止二氧化碳潴留,使机体有可能度过基础疾病所致的呼吸功能衰竭,创造条件从疾病过程中恢复。

(二)应用呼吸机的适应证

(1)心肺复苏。

(2)治疗严重的急、慢性呼吸衰竭,如 COPD、重症哮喘、中枢神经系统或呼吸肌疾患所致的严重通气不足;严重肺部感染;ARDS 所致的严重换气功能障碍等。

(3)预防呼吸衰竭的发生或加重,如心、胸外科手术后,使用呼吸机帮助患者减轻因手术创伤而加重的呼吸负担,以减轻心肺和体力上的负担,缓解呼吸困难症状。

(三)使用指征

使用机械通气的指征尚无统一标准。下列情况存在时,宜尽早建立人工气道,进行人工通气。

(1)意识障碍,呼吸不规则。

(2)严重低氧血症或 CO_2 潴留,$PaO_2 < 45mmHg$,$PaCO_2 \geqslant 70mmHg$,且经过常规给氧及保守治疗后无效。或严重呼吸衰竭的患者经过积极的治疗,情况无改善甚至恶化者。

(3)急性呼吸窘迫综合征、重症肺炎等。

(四)禁忌证

机械通气治疗无绝对禁忌证。正压通气的相对禁忌证为:①伴有肺大疱的呼吸衰竭。

②未经引流的张力性气胸。③大咯血。④急性心肌梗死。⑤低血容量性休克未补足血容量前。

三、机械通气的方式

(一)间歇正压通气(IPPV)

也称机械控制通气(CMV),可分为控制通气、辅助通气和辅助/控制通气。

(二)间歇指令通气(IMV)

是控制通气与自主呼吸的结合。同步间歇指令通气(SIMV)则是辅助通气与自主呼吸的结合。

(三)压力支持通气(PSV)

是一种比其他辅助通气模式更接近生理状态的通气模式。患者每次自发吸气,都自动接受预先设定的一定程度的压力支持。

(四)持续气道正压通气(CPAP)/呼气末正压通气(PEEP)/双相气道正压(BIPAP)

CPAP 是在整个呼吸周期施以一定程度的气道正压的通气方式,防止肺与气道萎缩,改善肺顺应性,减少吸气阻力。PEEP 吸气由患者自发或呼吸机产生,而呼气末气道压仍高于大气压,以增加功能残气量和改善肺顺应性,提高氧合,主要用于 ARDS 患者。BIPAP 是在自主呼吸时交替给予 2 种不同水平的气道正压。

(五)每分指令通气(MMV)

供给预定的每分通气量,不受患者自主呼吸及中枢调节的影响,使呼吸机撤离自动化。

(六)双重控制模式

可以在启动呼吸或呼吸之间进行压力控制和容量控制切换。

(七)无创正压通气模式

经鼻(面)罩进行无创性正压通气(NIPPV),不经人工气道(气管插管或气管切开)进行通气的方法。

四、机械通气并发症

(一)与气管插管、套管有关的并发症

与气管插管、套管有关的并发症有:①气管阻塞;②气管脱出;③喉损伤;④气管黏膜损伤;⑤皮下气肿。

(二)机械通气并发症

(1)通气不足:可能由于呼吸机调节不当或故障所致,也可能由于气道阻力增加或顺应性降低之故。

(2)通气过度:二氧化碳在短期排出过快,碳酸氢根离子在体内相对升高,造成呼吸性碱中毒,促使氧离曲线左移,导致组织缺氧加重,加重脑缺氧。

(三)呼吸机相关肺损伤

临床包括肺泡外气体;系统性气体栓塞;弥散性肺损伤等。

(四)呼吸机相关肺炎

急性呼吸衰竭患者在接受机械通气至少 48 小时后发生的肺炎,死亡率高。

(五)氧中毒

机械通气患者长时间吸入高浓度氧可引起肺损伤。

五、护理

良好的护理是保障应用呼吸机患者机械通气效果、降低并发症发生率的一个重要环节。对护理工作要求细致而烦琐,观察、护理不善,可能达不到应有的疗效甚至危及患者生命。在护理机械通气患者时,护士必须根据患者的需要,调节好通气参数,纠正低氧血症,提高通气效果,尽量预防或减少机械通气的并发症,降低身心应激,促进患者早日康复。

(一)机械通气治疗的准备

(1)备好清洁、功能完好的呼吸机。连接好呼吸机电源、管路、供氧设备。

(2)接模拟肺,测定潮气量,按病情需要和医生的要求设置好通气参数。一般成人常用的参数为:呼吸频率 15~20 次/min;吸/呼时间比(1:1.5)~(1:2)以上;潮气量 400~700mL;气道压力 10~20cmH_2O,遇气道阻力大时,可提高至 20~25cmH_2O;吸入氧浓度,持续使用不宜超过 40%,50%~60%以上浓度的氧只能间歇应用,避免氧中毒。

(3)向意识清醒患者解释使用呼吸机的意义,使患者理解接受呼吸机辅助治疗可能帮助自己度过危机,指导患者配合机械通气的方法和如何以非语言方式表达其需要等事项。

(4)准备面罩,环甲膜穿刺、气管插管、气管切开用物。协助医生建立通畅的人工气道。

(二)机械通气治疗中的病情监测与护理

监测与护理的目的是了解机械通气的效果,使呼吸机达到最佳呼吸支持能力,预防及时发现、处理可能发生的并发症。

(1)呼吸监护注意观察有无自主呼吸,自主呼吸与呼吸机是否同步,呼吸的频率、节律、幅度、类型及两侧呼吸运动的对称性。开始应每隔 30~60 分钟听诊肺部,观察两侧呼吸音性质,有无啰音。如一侧胸廓起伏减弱、呼吸音消失,可能为气管插管过深仅一侧肺(常为右侧)通气,或因插管固定不牢在患者躁动或翻身后滑入一侧支气管,还可能与并发气胸有关。

(2)心电、血压监护注意心率、心律变化。机械通气开始 20~30 分钟可出现血压轻度下降。其原因是:①通气压力过高或持续时间过长,呼气时间不足,使肺泡压升高,形成内源性呼气末正压,增加肺循环阻力和右心负荷。②通气量过大,CO_2 迅速排出,使 CO_2 对心血管运动中枢和交感神经的兴奋作用突然消失,周围血管张力骤降。因此,如血压明显或持续下降伴心率增快,应及时通知医生处理。

(3)意识状态变化:行呼吸机治疗患者意识障碍程度减轻,表明通气状况改善;若有烦躁不安、自主呼吸与呼吸机不同步,多为通气不足;如患者病情一度好转,胸廓起伏一直良好,突然出现兴奋、多语,甚至抽搐应警惕碱中毒。

(4)皮肤、黏膜及周围循环状况:注意皮肤的色泽、弹性、温度及完整性。缺氧改善时,发绀减轻;皮肤潮红、多汗和浅表静脉充盈,提示仍有 CO_2 潴留;皮肤湿冷、苍白可能是低血压、休克;皮下气肿、颈静脉充盈,常与气胸、气管切开有关。了解皮肤黏膜的完整性可及时发现并处理压疮、口腔溃疡及继发性真菌感染等情况。

(5)腹部胀气及肠鸣音情况:机械通气时,可能会发生腹部膨隆、腹胀。其原因可能为:

①面罩机械通气,人机配合欠佳,或通气量过大,患者吞入过多的气体。②气管插管或气管切开套管气囊漏气,气体反流入胃内。③肠鸣音减弱还应警惕低钾血症。腹胀严重者,遵医嘱给予胃肠减压。

(6)体温:呼吸机治疗期间,因人工气道的建立、不断吸痰及分泌物增多、肺不张、机体抵抗力低下等,常可并发感染。发热常提示感染。体温升高会使氧耗量和 CO_2 产生增加,应酌情调节通气参数。高热时还应适当降低湿化器的温度以减少呼吸道的散热作用。

(7)液体出入量:准确记录 24 小时液体出入量,尤其是尿量变化,因为机械通气可能并发肾功能不全及抗利尿激素分泌增多,使尿量减少。尿量反映肾的血液灌流情况,间接反映心排血量的变化。如机械通气治疗后,低氧血症和高碳酸血症得到缓解,肾功能改善,尿量可增多,水肿逐渐消退。尿量减少或无尿要考虑体液不足、低血压和肾功能不全等原因。吐咖啡色胃内容物或出现黑便,要警惕应激性溃疡引起上消化道出血。

(8)痰液:观察痰液的色、质、量和黏稠度,为肺部感染的治疗和气道护理提供依据。

(三)仪器及实验室检查结果监测

(1)胸部 X 线检查:床旁胸部 X 线检查能及时发现肺不张、气压伤、肺部感染等机械通气引起的并发症。亦可了解气管插管的位置。

(2)呼吸机参数:密切观察呼吸机及各种监测仪器的工作情况,及时记录监测仪上显示的主要参数,分析并解除呼吸机报警的原因。如气道压力突然升高常见于患者咳嗽,痰液过多或黏稠阻塞气道,或输入气体管道扭曲、受压等;气道压力过低报警多与气体管道衔接不紧、气囊漏气或充盈不足有关。

(3)血气分析:是监测机械通气治疗效果最重要的指标之一。有助于判断血液的氧合状态,指导呼吸机参数的合理调节,判断机体酸碱平衡情况,判断肺内气体交换情况。

(4)呼气末 CO_2 浓度:通过在呼气管道中连接一个红外线传感器装置,监测呼气末的 CO_2 浓度,可用于评价通气效果。呼气末 CO_2 浓度为 $4.5\%\sim5\%$,表示通气恰当;$<4.5\%$ 为通气过度;$>5\%$ 则通气不足。

(5)血流动力学参数:机械通气对循环功能有一定的影响,尤其应用 PEEP 时。可通过插入漂浮导管监测右心房压力、右心室压力、肺动脉压、肺毛细血管楔压及心排血量等参数,判断心功能和血容量情况,亦可抽取混合静脉血进行血气分析,指导呼吸机参数的调节。

(四)呼吸机工作状态的监护及护理干预

护士应能熟练解释呼吸机各种报警的意义,掌握呼吸机常见故障及排除故障的方法,以维持呼吸机的正常运转,从而维持呼吸系统的正常生理功能,防止并发症。

(1)呼吸机不启动:可能的原因有电源未插好、接触不良、呼吸机保险烧断等。

(2)压力监护仪报警:可能的原因及处理方法如下。①气管导管脱落、管道漏气:最常见的原因是系带固定不牢,呼吸机管道牵拉和患者烦躁导致不合作。注意检查有无管道连接处脱落、漏气。此时若患者有自主呼吸,则消除以上原因即可。若患者无自主呼吸,处理时切勿紧张,行鼻导管给氧的同时尽快插入套管。②气管痉挛:呼吸机管道的重量可以在口腔、鼻腔及咽喉处造成压迫而引起组织疼痛和气管痉挛。应协助患者采取适当姿势,调整管道的支架装置以及使用可弯曲的连接系统以减轻对患者的压迫。③呼吸机气源不足:当氧气钢瓶气体接近用完,压力不足失去动力作用时,可致呼吸机不能正常工作,供气不足造成患者严重缺氧或心脏停搏。护理人员需要调整气源压力确保供应压力正常,及时更换氧气瓶。如果压力正常,则检查呼吸管道、测压管以及与患者连接处是否漏气、有无打折或受压并做相应处理。经上述检查故障仍在,就应检查低压报警指示器位置是否设置正确,正确的设置应该低于吸气峰压 $2\sim3cmH_2O$。④气道阻塞:气道内分泌物黏稠,痰痂堵塞;通气管路进水、湿化器水过高、呼出末端积水瓶水满后未及时倒掉。应注意及时清除呼吸道痰液,调整导管位置、倾倒管路和积水瓶中的水。⑤人机对抗:呼吸模式设置不当。报告医生,调整模式或参数。⑥报警值设置不当:气道压力高限过低。调整报警限值。

(五)人工气道的护理

(1)加强气道的湿化:使用呼吸机通气时,由于通气的气量大于生理状态下的气量,压缩氧和空气较为干燥,呼吸道蒸发失水,气管、支气管黏膜受到破坏和纤毛活动停止,失去了天然产生滤过和湿化作用,导致气管、支气管黏膜干燥,分泌物结痂而堵塞气道,致气道压力明显升高。因此要注意呼吸道的湿化。蒸汽加温湿化:将水加热后产生蒸汽混入吸入气中,达到加温和加湿作用,一般呼吸机均有此装置。吸入气(气道口气体)的温度需维持在 $35\sim37℃$,不可超过 $40℃$,因此无菌湿化瓶内的水温不能超过 $60℃$,其湿度以 $95\%\sim100\%$ 的相对湿度较为理想。注意湿化罐内只能加无菌蒸馏水,禁用生理盐水或加入药物,因为溶质不蒸发,将在罐内形成沉淀。湿化罐内水量要恰当,尤其要注意防止水蒸干。连续应用呼吸机时,其 24 小时汽化耗水量不应少于 250mL,湿化瓶内的水每 24 小时更换 1 次。长期使用呼吸机的患者每周更换呼吸机管道 1 次。直接向气管内滴入生理盐水或蒸馏水,可以采用间断注入或持续滴注 2 种方法。间断注入,每次注入液体量不超过 $3\sim5mL$,每 $20\sim60$ 分钟 1 次。持续滴注方法为将安装好的输液装置用头皮针直接刺入气管插管导管,或将输液器直接连接在气管切开导管,滴速可为 $4\sim6$ 滴/min,亦可应用输液泵持续滴注,速度为 $15\sim25mL/h$。根据病情、痰液黏稠度调整每天湿化液总量和速度,以患者分泌物易吸出为目标。气道湿化液总量为每天 $300\sim500mL$。雾化吸入,有些呼吸机本身有雾化装置,或用超声雾化吸入器。雾粒直径 $3\sim5\mu m$,可到达小支气管和肺泡。每天 2 次,每次 $15\sim20$ 分钟,雾化液遵医嘱加入药物,起到减轻气道的炎症和水肿、稀释痰液利于排出的作用。

(2)人工气道痰液的吸引:人工气道正压通气患者通常需要机械吸引,以清除呼吸道内分泌物。①吸引频率应根据分泌物量而决定。呼吸道痰液滞留量达一定程度时,可在患者床旁或胸部听到痰阻声或痰鸣,提示需要吸痰。②严重缺氧者在吸引前应适当增加氧浓度和通气量,防止因吸痰加重缺氧和通气不足。③吸痰时应注意无菌操作,手法正确,避免产生肺部感染、支气管黏膜损伤以及支气管痉挛等不良后果。一般先吸引气管内分泌物,后吸口、鼻腔分泌物;吸痰前后结合翻身拍背使痰液从周边肺野流向中心气道,便于吸出;吸引管插入深度即碰到阻力或出现咳嗽反应时退出 1cm,再提供负压,一般压力不易过大($225\sim275mmHg$),以防损伤气管黏膜;吸引时动作要迅速轻柔,吸痰管一边退出一边旋转,每次吸痰时间控制在 15 秒内,吸痰间歇时间 $1\sim2$ 小时为宜。在吸痰过程中,如果出现心率加快或减慢、血氧饱和度

（SpO_2 或 SaO_2）大幅度下降、患者面色发绀等，应立即停止，迅速接呼吸机辅助给氧。

（六）预防感染与防止意外

（1）保障插管位置稳定：妥善固定气管插管或气管切开套管，防止移位、脱出和阻塞。气管套管位置不当、气管外囊脱落，加之坏死黏膜组织、黏液、呕吐物及异物等掉入气管内，极易造成气道阻塞。护士应注意调节好气管插管位置，测量气管插管顶端至门齿的距离，并用记号标明刻度，每班交班、定时检查，气管插管应该用胶布固定；在给患者翻身时要注意气管插管、呼吸机管道的位置，防止过度牵拉致插管脱出。

（2）气管套囊充气恰当：应用最小压力充气技术，既不让导管四周漏气，又使气管黏膜表面所承受的压力最小，气囊压力不宜超过 15mmHg。充气过多、压力过大，阻断局部黏膜的血供应，导致黏膜溃疡、缺血坏死，气管狭窄、变形等，甚至导致日后气道狭窄。气囊应定时放气，若使用橡胶气囊时，每 2～4 小时放气 1 次，如为低张气囊每 4～8 小时放气 1 次，每次 3～5 分钟，使局部受压处血供改善。放气时，先抽吸气道内分泌物，再缓慢抽吸囊内气体，尽量减轻套囊压力下降对气管黏膜产生的刺激。

（3）及时倾倒呼吸机管道中的积水，防止误吸入气管内引起呛咳和肺部感染。

（4）做好气管切开处的皮肤护理，每天更换气管切开处敷料和清洁气管内套管 1～2 次。

（5）定期进行翻身、叩背，促进痰液引流，预防肺部并发症和褥疮的发生。

（6）做好口腔护理和留置导尿、胃肠减压的护理。

（七）改善营养状态

供给足够的热量，可采用鼻饲、全胃肠外营养方法。应准确记录出入量，按时完成补液计划，并注意维持水、电解质平衡。

（八）停机前后的护理

此阶段包括从准备停机开始，直到完全停机、拔除气管插管后的一段时间。做好本阶段的护理可帮助患者安全地脱离呼吸机。

（1）帮助患者树立信心：长期接受呼吸机治疗的患者，由于治疗前病情重，经治疗后病情缓解，患者感觉舒适，对呼吸机产生依赖心理，担心停用呼吸机后病情会反复，精神紧张。为此，撤机前要向患者（包括家属）解释撤机的重要性和必要性。

（2）按步骤有序撤机。①调整呼吸机参数，如逐渐减少进气量、进气压力及给氧浓度。间断使用呼吸机或调节呼吸机模式。如可选用同步间歇指令通气、压力支持通气等，锻炼呼吸肌，帮助患者恢复呼吸功能。要特别注意循序渐进，不可操之过急。②当患者具备完全脱离呼吸机的能力后，需按以下 4 个步骤进行：撤离呼吸机→气囊放气→拔管→吸氧。

（3）呼吸机的终末消毒与保养：呼吸机用后要按说明书要求进行拆卸，彻底清洁和消毒，然后再按原结构重新安装调试备用。

（九）心理社会支持

对机械通气患者，无论其意识是否清醒，均应尊重与关心，要主动亲近患者，与其交谈，给予精神鼓励，要让患者学会应用手势、写字等非语言沟通方式表达其需求，以缓解焦虑、恐惧等心理反应，起到增强患者战胜疾病的信心和改善通气效果的作用。

第二节　心电、血压、血氧饱和度监测

一、心电图监测

(一)应用范围

心电图(ECG)主要是反映心脏激动的电学活动。对各种类型的心律失常和传导障碍,具有独特的诊断价值。到目前为止,还没有其他方法能够替代心电图在这方面的作用。心电监测是对心电活动的动态观察,一直被视为常规的急危重症的监测手段。特别是对各类心脏病患者如严重心律失常、心力衰竭、心绞痛和心肌梗死患者,施行心脏或非心脏手术,休克患者,严重电解质紊乱和各种脏器衰竭患者更具有重要意义。

(二)临床意义

1.及时发现和识别心律失常

危重患者的各种有创的监测和治疗、手术操作、酸碱失衡和电解质紊乱等均可引起心律失常,严重时,可引起血流动力学改变。心电图监测对发现心律失常、识别心律失常性质、判断药物治疗的效果,均十分重要。

2.心肌缺血或心肌梗死

严重的缺氧、高二氧化碳血症、酸碱失衡等诸多因素,均可导致心肌缺血、心律失常的发生。心率的增快和血压的升高,均可使心肌耗氧增加,引起或加重心肌缺血的发生。因此,持续的心电监测可及时发现心肌缺血。

3.监测电解质改变

危重患者在治疗过程中,很容易发生电解质紊乱,最常见的是低钾和低钙,持续心电监测对早期发现有重要意义。

4.观察起搏器的功能

安装临时及永久起搏器患者,监测心电图,对观察心脏起搏器的起搏与感知功能,均非常重要。在做与起搏器无关手术,特别是手术中应用高频电刀时,也应做心电图监测,以免发生意外。

(三)心电图监测的方法

1.心电图监测仪的种类

(1)心电监护系统:重症监护治疗病房内,常配备心电监护系统。心电监护系统由1台中央监测仪和4~6台床边监护仪组成,现在的床边监护仪,常以生命体征监测仪代替。床边监护仪的心电图信号可以通过导线、电话线或遥控输入中心监测仪。中心或床边心电图监测具有以下功能:①显示、打印和记录心电图波形和心率数字。②一般都设有心率上、下限报警的视听装置,报警时可同时记录和打印。有心律失常分析功能的监护仪室性早搏每分钟>5次即可报警,在心脏停搏发生4秒以上可自动报警。③图像冻结功能,可使心电图波形显示停下来,以供仔细观察和分析。双线ECG显示,连接下来的第二行ECG波形,可以冻结,并能及时记录。④数小时至 24 小时的趋向显示和记录。⑤有的生命体征监测仪配有计算机,可分析多种类型的心律失常,识别 T 波改变,诊断心肌缺血。

(2)遥控心电图监测仪:该监测仪不需用导线与心电图监测仪相连,遥控半径一般为 30m,中心台可同时监测 4 个患者,患者身旁可携带 1 个发射仪器。

2.心电导联连接及其选择

监护使用的心电图连接方式有使用 3 只电极、4 只电极及 5 只电极不等。①综合Ⅰ导联正极放在左锁骨中点下缘,负极放在右锁骨中点下缘,无关电极置于剑突右侧,其心电图波形类似Ⅰ导联。②综合Ⅱ导联正极置于左腋前线第四肋间,负极置于右锁骨中点下缘,无关电极置于剑突下偏右,其优点是心电图振幅较大,心电图波形近似 V_5 导联。③CM 导联是临床监护中常选用的连接方法。另外,每种监护设备,都标有电极放置示意图,请参照执行。

二、血压监测

(一)影响血压的因素

影响动脉压(BP)的因素包括心排血量、循环血容量、周围血管阻力、血管壁的弹性和血液黏滞度等五方面。血压能够反映心室后负荷,心肌耗氧及周围血管阻力。虽然血压能反映循环功能,但不是唯一指标,应结合多项指标综合分析。

(二)测量方法

1.无创性血压监测

常用的自动化无创伤动脉压监测(NIBP),是用特别的气泵自动控制袖套充气,可定时间断测压。目前临床上应用最广泛的 NIBP 是采用振荡技术,即上臂缚上普通橡胶袖套,测压仪内装有压力换能器、充气泵和电子计算机,可定时自动使袖套充气或放气。测压仪能够自动显示收缩压、舒张压、平均动脉压和脉率。注意低温、外周血管收缩、血容量不足以及低血压时,均影响测量的结果。

2.动脉穿刺插管直接测压法

动脉穿刺插管直接测压法是一种有创伤性的测量血压的方法。通过动脉穿刺直接测压方法仍能连续监测动脉压,了解每一心动周期内的收缩压、舒张压和平均压。通过动脉压的波形能初步判断心脏功能,并能计算其压力升高速率(dp/dt),以估计心室的收缩功能。手术时应用的高频电刀,对心电图可形成交流电干扰,此时可通过动脉波形的描记了解心脏情况,判断是否有心律失常。体外循环转流时,由于动脉搏动消失,用无创方法不能测到血压。由于直接测压方法具有上述诸多优点,可以弥补无创血压监测中的不足,因此,是 ICU 中最常用的监测血压的方法之一。但该法具有创伤性,有动脉穿刺插管的并发症如局部血肿、血栓形成等,故应从严掌握指征,熟悉穿刺技术和测压系统的原理与操作。

(三)血压监测的临床意义

1.收缩压

正常值范围为 90~140mmHg。其重要性在于克服各脏器的临界关闭压,保证脏器的供血。如肾脏的临界关闭压为 70mmHg(9.33kPa),当 SBP 低于此值时,肾小球滤过率减少,发生少尿。

2.舒张压

正常值范围为60～90mmHg。其重要性在于维持冠状动脉灌注压。

3.平均动脉压

心动周期的平均血压,平均动脉压=舒张压+1/3脉压,正常值范围为60～100mmHg。平均动脉压与心排血量和体循环血管阻力有关,可反映脏器组织灌注的情况,受收缩压和舒张压的双重影响。

三、血氧饱和度监测

血氧饱和度(SpO_2或SaO_2)系指血红蛋白(Hb)氧合程度的百分比,也就是氧含量与氧容量的百分比。通常采用的是动脉的血氧饱和度,正常值为96%～100%。无创性血氧饱和度仪可连续监测血氧饱和度和脉搏容积图,其原理是通过置于手指末端、耳垂等处的红外线传感器来测量氧合血红蛋白的含量。所测的经皮血氧饱和度和动脉血气血氧饱和度的相关性很好,其绝对值十分接近。

(一)监测方法

将血氧饱和度的探头夹在患者手指上,其红光侧正对着指甲侧,它测定的是从传感器光源一方发出的光线有多少穿过了患者的组织(手指和耳),到达了另一方的接收器,可同时监测脉搏。

(二)临床意义

临床证明,它能够及早发现患者组织缺氧情况,以便及时调节呼吸机氧浓度及导管的吸氧流量;能及时反应全麻术后患者麻醉清醒程度,为拔除气管插管提供依据;且能在无创情况下,动态监测患者病情发展趋势,是危重患者监护的重要手段之一。

(三)影响血氧饱和度的因素

(1)血氧饱和度降低见于肺通气或换气功能障碍性疾病,它指示有关呼吸系统和心脏以及体内氧传输的情况。

(2)氧气管道被分泌物堵塞或半堵塞,氧气管扭曲、受压等,使氧气不能进入或不能顺利进入肺泡,造成组织缺氧和无效供氧,使血氧饱和度下降。

(3)指套与患者手指接触不良,造成血氧饱和度监测值降低,与患者实际血氧饱和度有误差。

(4)由于休克、体温过低和血管活性药物的使用,导致动脉中脉动血流量的减少,将使测量不准确。

第三节　中心静脉压检测及护理

中心静脉压(CVP)是指胸腔内上、下腔静脉的压力。CVP监测是反映右心功能的间接指标,对了解循环血量和右心功能具有重要的临床意义。持续监测CVP动态变化,结合其他血流动力学参数综合分析,对指导临床治疗具有很高的参考价值。

一、正常值及临床意义

CVP 正常值为 $5\sim12cmH_2O$。$2\sim5cmH_2O$ 表示右心房充盈不佳或血容量不足；$15\sim20cmH_2O$，表示右心功能不良。CVP 高低，主要反映右心室前负荷和血容量，与静脉张力和右心功能有关，不能反映左心功能。当患者出现左心功能不全时，单纯监测 CVP 失去意义。

二、中心静脉置管途径

经皮穿刺监测 CVP，一般包括 4 种途径：经颈内静脉、股静脉、锁骨下静脉及颈外静脉穿刺。临床常用经颈内静脉或锁骨下静脉，将导管插至上腔静脉或可经股静脉用较长导管插至下腔静脉。目前外周导入中心静脉置管应用增多。

三、中心静脉置管并发症

(一)感染

中心静脉置管感染率为 $2\%\sim10\%$，致病菌以革兰阴性杆菌占 75%，阳性球菌占 25%。

(二)出血和血肿

误穿破颈动脉、椎动脉、锁骨下动脉等邻近动脉，形成血肿，肝素化后或凝血机制不好的患者更易发生。

(三)其他

包括气胸、血胸、气栓、血栓、神经和淋巴管损伤等。

四、护理

深静脉导管的维持及并发症的预防主要依靠精心护理。优质的护理能有效地延长置管的时间。

(一)操作前准备

(1)用物准备：中心静脉导管、静脉穿刺包、测压套件、无菌肝素生理盐水(软包装或塑料瓶，每 500mL 盐水加 2500U 肝素)、压力传感器、监测仪。连接一次性压力套装于肝素盐水袋，排尽管道内空气。将持续冲洗装置一端与传感器相接，传感器的导联线接监护仪，连接紧密后，监护仪上会出现压力监测道，点击监护仪菜单，变更压力监测道名称为 CVP。

(2)护士准备：衣帽整齐，洗手、戴口罩、手套。

(3)环境准备：创造开阔空间，拉围帘，减少人员走动。

(4)患者准备：清醒患者置管前做好解释工作，给予心理支持。指导术中配合，如屏气、保持平稳呼吸。暴露穿刺部位，穿刺点周围皮肤备皮。彻底清除皮肤上的血迹和污物。取合适体位。经颈内静脉置管首先让患者去枕平卧，颈背下垫一小枕，使穿刺点向前挺出，穿刺侧上肢外展 $90°$，头转向对侧 $45°\sim60°$，头低足高 $20°$。

(5)操作前注意核对中心静脉置管同意书。

(二)协助医生连接中心静脉导管

(1)置管成功后，将冲洗装置的另一端与中心静脉导管连接，如果导管为双腔或三腔，请与置入最远端的一腔(标有"distal"的一腔)连接。

(2)调试零点患者取平卧位，将传感器放在患者床旁，高度在腋中线第 4 肋间，与右心房同一水平。旋转三通关闭中心静脉导管端，使传感器压力室通大气，按监护仪上零点校正键"ZERO"。当屏幕上显示为"0"时，表示零点调整完毕。

（3）冲洗按压持续冲洗装置的快速洗钮，将针头内与导管内回血冲尽。

（4）观察记录压力值旋转三通关闭压力室的大气通道，此时传感器与中心静脉导管相通，测压开始。监护仪上可连续显示中心静脉压的数据和波形。

（三）导管护理

（1）冲洗及封管：每次输液前用0.9%氯化钠注射液冲洗导管，输液完毕，用0.9%氯化钠注射液3mL推注后封管。封管要紧密，也可用封管液（0.9%氯化钠注射液100mL，氢化可的松25mg、肝素50mg）2mL在输液后推注，或用肝素稀释液（25U/mL）1mL经肝素帽注入，然后用无菌纱布包裹固定。

（2）导管的固定：妥善固定，防止滑脱。除了导管出皮肤处缝线固定、无菌敷贴固定外，距穿刺点5cm处再用长3cm、宽2cm胶布固定，固定部位避开关节及凹陷处。翻身或神志不清患者活动、躁动时，事先预防，注意查看导管有无脱落。

（3）换管：使用时间长、受药物刺激等致管径变细，或导管被压折、血液回流阻塞时，报告医生处理。可在严格消毒导管周围皮肤后，通过原穿刺点换管。

（4）保持导管通畅：导管堵塞是导管留置过程中最常见的问题。为保持导管通畅，注意以下事项：①输注刺激性药物及黏附性强的药物，前后应用生理盐水冲管；在输注酸、碱药物之间用生理盐水冲管。②先输乳剂，后输非乳剂。③从导管抽取血标本后立即用生理盐水冲管。④测量中心静脉压的时间不宜过长。⑤导管不用时应定期冲洗。每周用肝素液冲洗2次可有效预防导管阻塞。

（四）预防感染

静脉留置引起的局部感染或全身感染是中心静脉置管最重要、最严重的并发症，是导管废用的主要原因之一。

（1）严格无菌操作：减少导管感染的关键是无菌操作。所有操作者必须具有无菌观念，操作前后要洗手，操作过程中需戴口罩。

（2）穿刺处皮肤护理：掌握正确的局部消毒、换药方法能有效地预防感染，延长置管时间。目前主要采用的换药方法是：0.5%碘附局部消毒，用3M一次性黏胶带固定，每周换药2～3次，在ICU则每2天1次。不主张用抗生素膏，因研究表明抗生素膏的应用与链球菌感染增加有关。另外要保持局部干燥，敷料被浸湿时及时更换。注意观察导管周围皮肤有无红肿、分泌物，观察患者体温，定期进行血培养。

（3）病情稳定后要及早拔除导管，以免引起上行性感染。

（五）预防栓塞

每次测压完毕或在三通注射药物后，将三通拧回到输液位置，以免堵塞静脉。导管更换时，确保连接管牢固可靠。

（六）正确解读CVP值

掌握CVP正常值、升高降低的意义，动态分析病情，为治疗提供依据。根据CVP和血压值调节输液速度，避免液体过量，预防心力衰竭。

第四节 给氧术

氧气疗法是临床上针对缺氧的一种治疗方法,即给予缺氧患者吸入氧气,目的在于提高患者肺泡内的氧分压,从而提高动脉血氧分压(PaO_2),纠正低氧血症及其带来的危害,挽救患者的生命。给氧前应评估患者的一般状况:年龄、病情、意识状态、缺氧程度及呼吸道状况;评估患者的心理状态对操作的认识及合作程度。分析不同的缺氧原因,缺氧对机体的影响及缺氧的临床症状,可提出相应的护理诊断,如气体交换受损(肺部疾患)、清理呼吸道无效(昏迷状态)、体液不足(失血)、组织灌流量的改变(循环障碍)等。

一、氧气吸入的适应证

(1)肺活量减少:因呼吸系统疾病影响了肺活量者,如哮喘、支气管肺炎、气胸等。

(2)心肺功能不全使肺部充血而致呼吸困难者,如心力衰竭导致急性肺水肿时出现的呼吸困难。

(3)各种中毒引起的呼吸困难使氧不能由毛细血管渗入组织而产生缺氧,如巴比妥类药物、中毒、麻醉剂中毒、CO中毒等。

(4)昏迷患者,如脑血管意外或颅脑损伤者。

(5)其他:某些外科手术前后患者、大出血休克患者、分娩时产程过长或胎儿心音不良者。

二、氧浓度与氧流量的换算

(一)给氧浓度

医疗用氧有2种,即含有98%~99%的氧;或混有5%二氧化碳的氧。空气中氧含量为20.93%,吸入气体中的氧含量要高于空气中的氧含量,才能达到治疗效果。给氧浓度分为低、中、高三级。①低浓度给氧,吸氧浓度低于35%。②中浓度给氧,吸氧浓度为35%~60%。③高浓度给氧,吸氧浓度高于60%。

(二)氧浓度和氧流量的换算法

(1)用鼻导管、鼻塞、漏斗法给氧,吸入氧气浓度可按以下公式换算:吸氧浓度(%)=21+4×氧流量(L/min)。

(2)面罩给氧:氧浓度与氧流量的关系,密闭罩给氧,氧流量必须大于5L/min,以免呼出气体在面罩内被重新吸收,导致CO_2蓄积。吸入气中的氧浓度随氧流量的增加而增加,但超过8L/min增加幅度则很小,如需增加吸入气中的氧浓度,可在面罩后结接一贮气囊。

(3)简易呼吸器给氧:若氧流量为6L/min时,吸入气中的氧浓度为40%~45%。

(4)呼吸机(定容型)氧浓度计算:一般机器氧浓度(FiO_2)从21%~100%可调。既要纠正低氧血症,又要防止氧中毒。一般不宜超过50%~60%,如超过60%时间应小于24小时。目标是以最低的吸氧浓度使动脉血PaO_2大于60mmHg(8.0kPa),使动脉血氧饱和度>88%~90%。如给氧后发绀不能缓解可加用PEEP。复苏时可用100%氧气,不必顾及氧中毒。

(5)氧气帐给氧:氧流量约20L/min,需30分钟能使氧浓度达到60%。改进的氧气帐给氧 10～20L/min,氧浓度可提高到 60%～70%。

(6)高压氧:在特殊的加压舱内,将纯氧在 2～3kg/cm² 下供给患者。

三、氧气吸入装置与设备

医院供氧有 2 种装置,即氧气管道供氧装置和氧气筒供氧装置。管道式集中供氧,使用方便节省时间,但离开医院设备时,还必须使用氧气筒装置。

(一)氧气筒供氧装置

(1)氧气筒:包括筒身、总开关、气门。

(2)氧气表:包括压力表、减压器、流量表、湿化瓶、安全阀。

(二)中心供氧装置

医院的氧气供给可集中由供应站供给,该管道通至各病区床单位、门诊或急症室。供应站有总开关进行管理,各用氧单位,配有氧气表。

(三)氧气枕

在抢救危重患者或转运患者时,由于来不及准备氧气筒或携带不方便,可用氧气枕替代氧气装置。将枕内灌满氧气,接上湿化瓶,连接导管,用调节夹控制氧流量。新购的氧气枕,因枕内含有粉粒,充气前应用自来水灌满氧气枕,在枕外用手揉捏放水,再灌水揉捏,如此反复多次,直到放出水洁净为止(否则可引起吸入性肺炎,甚至有窒息的危险)。

(四)鼻导管和鼻塞

此类设备的特点是简单、经济、方便、易行。但给氧浓度只能为 40%～50%,氧流量一般小于 6L/min。

(1)单侧鼻导管:为一根细导管,使用时插入一侧鼻孔,此法节省氧气,但可刺激鼻腔黏膜,使鼻腔分泌物结痂,易造成鼻导管堵塞,故需 8 小时更换 1 次鼻导管。长时间使用,患者感觉不适。

(2)双侧鼻导管:鼻导管有 2 根短管,可分别插入 2 个鼻腔。较少限制患者吃饭、谈话,较受欢迎。

(3)鼻塞:鼻塞大小以恰能塞住鼻孔为宜,勿深入鼻腔。适用于长期给氧的患者,感觉舒适,使用方便,但吸氧浓度一般小于 50%。

(五)漏斗

以漏斗代替鼻导管连接橡胶管,调节流量 4～6L/min,将漏斗置于患者口鼻处,距离 1～3cm,用绷带设法固定。此法使用较简便,但耗氧量大,多用于婴幼儿或气管切开术后患者。漏斗可用塑料或胶片制成。

(六)面罩

将简易面罩置患者口鼻部,用松紧带固定,可提高吸入氧的浓度,高于 50%以上。常用吸氧面罩有 2 种:①开放式面罩,无活瓣装置,利用高流量氧气持续喷射所产生的负压,吸入周围空气以稀释氧气,面罩底部连接一中空管,管上有一阀门,通过阀门调节空气进入量,从而调节吸氧浓度。呼出气体可由面罩上呼气口排出。②密闭式面罩,面罩上设有单向活瓣,将吸气与呼气通路分开,给氧浓度可达 60%。面罩给氧对气道黏膜刺激小,给氧效果好,简单易行,患者感觉较舒适。缺点是饮食、吐痰时都要去掉面罩,中断给氧。

(七) 头罩

适用于婴幼儿输氧。方法简便,无导管刺激黏膜和敷贴刺激等缺点,长期给氧时不会产生氧中毒。头罩给氧易于观察病情变化,能任意调节罩内氧浓度,以适应多种病情需要。头罩用无毒有机玻璃制成,正好罩住婴幼儿头部。其规格有 3 种:大号适用于 4 周岁以上病儿;中号适用于新生儿至 4 周岁病儿;小号适用于早产儿至新生儿。上述适用范围只是相对的,使用时可根据病儿的头、颈部大小,灵活使用。头罩顶板上有 3 个露孔,通过改变开、闭露孔的数目调节氧流量,可控制罩内氧浓度。头罩底部的槽是静脉输液管及胃管的入口。

(八) 氧气帐

一般用于儿科抢救时。特制的氧气帐或用透明 1 塑料薄膜制成帐篷。其大小为床的一半,下面塞入床垫下,使用时将患者头部放在密闭的帐篷内,氧气流量为 6~10L/min,氧浓度为 45%~60%。每次放开帐后需加大氧流量至 12~14L/min,持续 3 分钟,以恢复帐内氧浓度。氧气帐虽有优点,但帐内氧浓度不易维持恒定,需定时换气,否则有 CO_2 积蓄之虑,此外,有护理不便、清醒患者不能很好耐受、价格昂贵等缺点,故临床应用不广。

四、操作准备

(一) 患者准备

了解氧疗的目的和注意事项,能主动配合。

(二) 环境准备

保持环境清洁、安全(远离热源、明火等危险因素)。

(三) 用物准备

供氧装置(氧气管道装置或氧气筒)、氧气表、鼻导管或鼻塞(酌情备面罩、漏斗、头罩或氧气枕)、小药杯(内盛冷开水)、棉签、胶布、弯管、玻璃接管、弯盘、安全别针、扳手、纱布、氧气记录单、笔等。

(四) 护士准备

衣帽整洁,洗手、戴口罩。

五、操作要点

(1)核对患者,向患者解释吸氧的目的,以取得患者的合作。

(2)氧气表的安装:①吹尘:用扳手打开氧气筒的总开关,使少量气体从气门流出,随即迅速拧紧总开关。②装表:将氧气表与气门处相接,拧上螺旋接头,并用扳手旋紧,查看有无漏气。③接湿化瓶:将湿化瓶长管上端接氧气表的流量表。④安装后的检查安装完毕后,打开总开关,再旋开流量表,检查氧气的流出是否通畅,连接处有无漏气,全套装置是否适用等。

(3)给氧的方法:①单侧鼻导管法:湿润棉签,清洁鼻孔;连接鼻导管,检查氧气流出是否通畅,根据缺氧程度,调节氧流量;湿润鼻导管,轻插至鼻咽部,插管深度约为鼻尖至耳垂 2/3 长度;用胶布将鼻导管固定在鼻翼或一侧面颊;记录用氧开始时间及氧流量;停止用氧时,先取下鼻导管,关流量表,关氧气筒总开关,再旋开流量表放出表内余气,再关紧流量表;擦去患者脸上的胶布痕迹;记录停止用氧时间及用氧后病情改善情况。②双侧导管法:擦净患者鼻腔,将特制双侧鼻导管连接橡胶管,调节氧流量,同上法将双侧鼻导管插入双鼻孔内,深约 1cm,用松紧带固定。③鼻塞法:用塑料或有机玻璃制成带有管腔的球状物,塞于鼻孔,代替鼻导管用氧的方法。鼻塞大小以恰能塞鼻孔为宜。④面罩法:将面罩置患者口部,用松紧带固定,再将氧气接于氧气进孔上,调节流量。⑤氧气枕法:氧气枕为一长方形橡胶枕、枕的一角有橡胶管,上有调节器以调节流量。使用前先将枕内灌满氧气,接上湿化瓶、导管或漏斗,调节流量即可给氧。⑥氧气帐法:一般用于儿科抢救时,无氧气帐时,可用塑料薄膜制成帐篷,其大小约为病床的一半,氧气经过湿化瓶,由橡皮管通入帐内。⑦头罩法:将患者头部置于头罩内,头罩顶板上有多个露孔,通过开闭露孔的数目,可调节罩内的氧浓度,以适合病情需要。⑧人工气道给氧法:将头皮针针头剪掉,与输氧管末端连接,开口置于人工气道中,固定。⑨若为呼吸机辅助呼吸,根据病情调节氧流量,将呼吸机管道末端连接到人工气道(气管套管或气管插管)。

六、注意事项

(1)安全用氧,做好"四防",即防火、防热、防油、防震。

(2)湿化给氧,可减轻氧气的干燥及对呼吸道的刺激作用。常用的湿化液为蒸馏水,急性肺水肿患者常选用 20%～30% 的乙醇作为湿化液降低肺泡内泡沫的表面张力,使泡沫破裂,改善气体交换功能。

(3)用氧过程中密切观察缺氧改善情况如呼吸、面色、神志。

(4)氧气筒内的氧气不可用尽,当压力降至 $5kg/cm^2$ 时,应停止使用,以防外界灰尘进入氧气筒内,再次充气时引起爆炸。对未使用或已用尽的氧气筒应分别悬挂"满"或"空"的标志,便于急用时搬运,提高抢救速度。

(5)防止交叉感染:氧疗装置中的导管、湿化瓶、面罩等,应定时更换,并清洁消毒,一次性物品用后应废弃。

(6)护理记录:记录氧流量、给氧的方式、患者的各项参数和治疗的反应。

七、给氧的副作用及其防治

(一)CO_2 潴留

低氧血症时,PaO_2 的降低可刺激周围化学感受器,反射性兴奋呼吸中枢,增加肺部通气。如果患者的呼吸是靠这一反射兴奋维持时(如肺源性心脏病),吸入高浓度的氧后,造成 $PaCO_2$ 上升,甚至可出现肺性脑病。故对这类患者应持续低流量给氧,同时应用呼吸兴奋剂,并监测患者的 PaO_2 变化。

(二)吸收性肺不张

吸入高浓度氧后,肺泡内氮气被大量冲洗出去,肺泡 PaO_2 逐渐升高。当有支气管阻塞时,肺泡内的氧可被肺循环的血液迅速吸收,导致肺泡塌陷,产生肺不张。可采取降低给氧浓度(小于 60%),加强痰液排出。使用呼吸机的患者,可加用呼吸末正压通气(PEEP)来预防。

(三)晶状体后纤维组织形成

使用高浓度氧疗,PaO_2 达到 19kPa(140mmHg),可能引起新生儿晶状体后纤维组织形成,从而导致不同程度的视力丧失或失明。因此新生儿给氧浓度应严格控制在 40% 以下,并注意监测 PaO_2。

(四)氧中毒

氧为生命活动所必需,但 0.5 个大气压以上的氧对任何细胞都有毒性作用,可引起氧中毒。吸入氧分压过高,肺泡气 PaO_2 也升高,使血液与组织细胞之间氧分压差升高,氧弥散加速,组织细胞内获氧过多而中毒。氧中毒有两型。

(1)肺型氧中毒:发生于吸入 1 个大气压左右的氧 8 小时后,患者出现胸骨后锐痛、咳嗽、呼吸困难、肺活量减小、PaO_2 下降。3 天后,可有肺不张,晚期表现为肺间质纤维化及多脏器功能受损,以至死亡。

(2)脑型氧中毒:吸入 2~3 个大气压以上的氧,可在短时间内引起脑型氧中毒。患者出现视觉或听觉障碍,恶心抽搐、晕厥等神经症状,严重者可昏迷、死亡。临床上预防氧中毒主要是通过控制氧的吸入浓度与时间。在常压下吸入 60% 以下的氧是安全的,60%~80% 氧吸入时间不超过 24 小时,100% 氧吸入时间不要超过 4~12 小时。采用高压氧吸入时,应严格控制氧分压及氧疗时间。

第五节　导尿术

导尿术是在严格无菌操作下,将无菌导尿管经尿道插入膀胱并引出尿液的技术。

一、导尿术目的、操作及注意事项

(一)目的

(1)为尿潴留患者导出尿液,以减轻痛苦。

(2)协助临床诊断,如留取不受污染的尿标本做细菌培养,测量膀胱容量、压力及检查残余尿,进行尿道或膀胱造影等。

(3)在盆腔脏器手术前为患者导尿,并留置导尿管,保持膀胱空虚,以免妨碍手术或误伤膀胱。

(4)通过导尿管向膀胱内注入药物,为膀胱肿瘤患者进行膀胱内化疗。

(二)操作准备

1.患者准备

患者了解导尿的目的、方法、注意事项以及配合方法。

2.环境准备

病房内应整洁安静,关闭门窗,适当调节室温,用床帘或屏风遮挡,注意视觉隐蔽。

3.用物准备

(1)常用导尿管的种类及用途:常用的导尿管一般由塑胶、硅胶、橡胶材料制成,全长约 40cm。如留置尿管时间较长选用硅胶或塑胶管较好。导尿管有不同规格,根据管径大小标号,一般儿童用 8~10 号,成年女性用 14~16 号,成年男性用 18~20 号。若选用不当,管径过小,导管易扭曲,管腔易阻塞;管径过大,则易对尿道周围组织形成压力,导致组织糜烂。导尿管种类及用途如下。①单腔导尿管:只有一个管腔的导管,但头端有不同形状。一种是圆头,头端呈钝圆形,一侧有一椭圆形孔,这种尿管直径一致,易于插入,很少引起损伤,但较容易滑出,常用于一次性导尿。另一种是蕈状头,近头端膨大,扁平形似蘑菇,头部平面有 3 个孔,置入膀胱后不易滑出,用于较长期留置导尿。膀胱造瘘。还有一种是星状,头端分裂膨出,形似花瓣,易于引流,且不易滑出。②双腔或三腔导尿管:有 2 个或 3 个管腔的导尿管,一腔用于导尿,另一腔距头端 4cm 处连有一气囊,注入无菌生理盐水或空气使之膨起,可达到固定导管,防止滑脱的目的;若三腔则加上灌洗作用的管腔。可用于留置导尿和膀胱冲洗时使用。

(2)物品准备:①一次性导尿管(硅胶管带气囊导尿管 16～18 号),一次性集尿袋,10mL 无菌注射器 2 支、无菌导尿包(内装血管钳 2 把、小药杯内置棉球若干、液状石蜡棉球瓶、洞巾、弯盘 1 个、有盖标本瓶或试管)、无菌持物钳、无菌手套、无菌生理盐水、碘附、治疗碗(内盛碘附棉球若干、血管钳 1 把)、消毒手套 1 只或指套 2 只、弯盘 1 个、小橡胶单和治疗巾(或一次性尿垫)、绒毯或浴巾、便盆、屏风、别针、胶布、橡皮圈、留取尿标本容器、一次性手套等。②男患者导尿时加纱布 2 块。③拔管时备 10mL 注射器。

4.护士准备

(1)掌握男女尿道的解剖结构及生理。

(2)穿戴整洁,洗手,戴口罩,准备好用物。

(三)注意事项

(1)确认患者,向患者解释导尿的原因、目的及配合方法。

(2)操作过程中注意及时遮盖肢体,防止着凉。注意保护患者隐私,尊重患者,维护患者尊严。

(3)操作过程中严格无菌操作,防止污染,避免尿路逆行感染。女患者导尿时若导尿管误入阴道应立即更换导尿管重新插入。

(4)插管动作轻柔,避免损伤尿道黏膜。

(5)操作后向患者及其家属解释留置导尿管的护理方法,使其认识到预防泌尿系统感染的重要性。

(6)拔除导尿管前应夹闭导尿管定时放尿,以锻炼膀胱的收缩功能。

(7)插管后记录插管时间,尿液性状、量,患者反应,护士签名。拔管后记录拔管时间、尿液引流量、患者反应,护士签名。

(四)留置导尿管患者的护理

(1)向患者及其家属说明留置导尿管的护理方法,使其认识到预防泌尿系统感染的重要性,并主动参与护理。

(2)防尿路感染、尿结石,鼓励患者每天摄取足够的水分,维持尿量在 2000mL 以上,使之产生自然冲洗尿道的作用,以减少尿路感染的机会,预防尿结石的形成。

(3)保持引流通畅,避免导尿管受压、扭曲、堵塞。

(4)防止逆行感染。防止尿液反流,集尿袋不得超过膀胱高度。保持尿道口清洁。女患者用 PVP-碘棉球消毒外阴及尿道口,男患者用 PVP-碘棉球消毒尿道口、龟头及包皮,每天1～2

次。每天更换集尿袋 1 次,定时排空集尿袋,并记录尿量。每周更换导尿管 1 次,硅胶导尿管可酌情延长更换周期。

二、女患者留置导尿术

(1)携用物至床旁,核对解释,关闭门窗,用屏风遮挡。

(2)指导并协助患者清洗外阴。

(3)开启生理盐水瓶盖,消毒瓶口,用注射器抽取 10mL 生理盐水备用。

(4)协助患者脱裤,取屈膝仰卧位,两腿略外展,露出外阴,垫橡胶单和治疗巾于患者臀下,将治疗盘、治疗碗置于近会阴处。

(5)初步消毒外阴左手戴手套或指套,右手持血管钳夹碘附棉球,依次消毒阴阜、大阴唇,接着左手分开大阴唇消毒小阴唇、尿道口,消毒毕,脱下手套将弯盘、治疗碗移至治疗车下层。

(6)导尿包放于患者两腿之间,打开包布,用无菌操作法将一次性导尿管、集尿袋、另一支注射器置入包中。倒碘附溶液于小药杯内。

(7)戴无菌手套,铺洞巾,使洞巾和内层包布形成一无菌区。

(8)测试尿管是否通畅及球囊部是否漏气。用液状石蜡棉球润滑导尿管前端。

(9)再次消毒外阴左手分开并固定小阴唇,右手用血管钳夹碘附棉球自上而下依次消毒尿道口、双侧小阴唇、尿道口,拭毕左手仍固定小阴唇,右手将弯盘移至包布右后边。

(10)嘱患者缓慢呼吸,右手将另一只无菌弯盘置近会阴处,将导尿管末端置弯盘内,用血管钳夹导尿管轻轻插入尿道 4～6cm,见尿流出再插入 5～8cm。

(11)左手下移固定导尿管,将尿液引流入弯盘,如需做尿培养,用无菌标本瓶或试管接取尿液 5mL。

(12)导尿毕,向球囊内注入 5mL 生理盐水后缓慢拉尿管至拉不动为止。撤洞巾,将尿管与集尿袋连接起来,脱下手套,撤除导尿包、治疗巾和小橡胶单。

(13)用胶布将尿管固定在大腿内侧,用别针和橡胶圈固定引流管于床单上。

(14)协助患者穿裤,整理床单位,询问患者感受,交代注意事项,感谢患者合作。

(15)洗手,记录,尿标本贴好标签并送检。

三、男患者留置导尿术

(1)携用物至床旁,核对解释,关闭门窗,遮挡患者。协助清洗外阴。消毒生理盐水瓶口备用。

(2)协助患者取仰卧位,两腿平放略分开,露出阴部。垫橡胶单和治疗巾于患者臀下。

(3)用血管钳夹消毒液棉球依次消毒阴囊及阴茎。再用无菌纱布裹住阴茎,将包皮向后推,以显露尿道口,自尿道口向外旋转消毒尿道口、龟头及冠状沟。

(4)打开导尿包,将一次性导尿管、集尿袋、注射器置入包中。倒碘附溶液于小药杯内。戴无菌手套,铺洞巾,测试尿管功能同女患者导尿法。润滑导尿管前端。

(5)用无菌纱布裹住阴茎并提起,使阴茎与腹壁成 60°角,将包皮向后推以露出尿道口,再次消毒。

(6)用血管钳夹导尿管,轻轻插入尿道 20～22cm,见尿液流出后再插入 5～8cm。将尿液引出。

(7)留取标本、留置尿管同女患者留置导尿术。

四、拔除导尿管

(1)准备用物：治疗盘、弯盘、10mL 空针、无菌棉签等。

(2)携用物至患者床旁，核对解释，关闭门窗，注意遮挡。

(3)协助患者采取适宜体位。

(4)拔管前应间歇夹闭引流管。

(5)嘱患者排尽尿液，轻轻撕脱胶布，抽出球囊中的液体，嘱患者深呼吸，轻稳地拔出导尿管。

(6)用棉签擦净尿道口周围污物。

(7)协助患者穿裤，置舒适体位。

(8)洗手，记录。

第六节　危重患者的代谢改变

一、代谢改变的机制

危重患者在严重创伤、大手术、严重感染等情况下机体产生应激反应，中枢神经系统立即产生适应性反应，从而引起一系列神经内分泌效应。

首先是交感神经高度兴奋，肾上腺髓质儿茶酚胺大量释放，从而引起一系列内分泌的改变，包括胰岛素、特别是胰高血糖素的释放增多，胰高血糖素/胰岛素的分子比率明显增高。其次是下丘脑-垂体轴的兴奋，促激素的分泌增多，血循环中糖皮质激素、醛固酮、生长激素、甲状腺素也均明显增高。上述激素可分成两类，一类为促分解代谢作用，有儿茶酚胺、糖皮质激素、胰高血糖素、甲状腺素；另一类是促合成代谢作用，有胰岛素、生长激素。在创伤、感染等情况下，促分解代谢的激素的分泌及其在血液循环中的水平都增高，占明显的优势，引起糖原迅速消耗，葡萄糖利用障碍，脂肪动员分解，蛋白质合成减慢、减少而分解加速、血糖增高。

出现胰岛素阻抗现象使机体葡萄糖的分解氧化发生障碍。生长激素一般被认为是一种促合成激素，在应激状态下升高，但与血糖水平相反，在高血糖和葡萄糖不耐受时，生长激素受到抑制，生长激素的抑制可以增加血液中氨基酸的水平，以利于糖异生。

二、代谢改变的特征

在严重创伤性应激和严重感染时，机体的糖代谢、脂肪代谢和蛋白质代谢均发生了一系列的代谢反应和改变。处于高分解代谢状态，静息能量消耗（REE）增加。一般体温每增加 1℃，基础代谢率将增加 16%，同时氧耗增加，代谢加快，肌肉等周围组织由合成代谢进入分解代谢。

(一)糖代谢的改变

危重患者在创伤性应激和感染时，机体由于得不到足够的外源性能量供给，肝糖原被迅速分解消耗。一方面组织缺血缺氧，细菌毒素和炎症介质的作用，过度的神经内分泌反应，使肝细胞的有氧代谢障碍,出现了无氧糖酵解,丙酮酸不能进入三羧酸循环,使血中乳酸和丙酮酸升高。在葡萄糖有氧化障碍时,糖异生作用明显增强,这一改变与激素的调节改变有关。另一方面还与葡萄糖的酵解产物乳酸,脂肪动员形成的甘油及肌肉蛋白分解,释放的氨基酸特别是丙氨酸的增多有关。故在多系统器官衰竭(MSOF)早期血糖明显升高,而高糖血症又成为机体的应激反应,形成恶性循环。

(二)脂肪代谢改变

在创伤、感染的急性期,脂肪动员加速,脂肪的储存减少,游离脂肪酸的周转和氧化增加,机体外周组织可直接摄取游离脂肪酸作为燃料,血中三酰甘油的清除率也相应增加。而酮体生成则相对受抑,这与饥饿时酮症是一个明显的区别,其机制尚不清楚。

(三)蛋白质代谢改变

由于葡萄糖的无氧酵解,高胰岛素血症抑制游离脂肪酸释放和酮体的形成,故当能量需求增大时,患者将减少潜在性脂肪能的最大储存。由于脂肪和以肝糖原形式的糖类储存均有限,机体就加强糖的异生,但是葡萄糖不耐受,能量消耗就依靠肌肉蛋白及细胞结构蛋白的大量分解,机体必须把1/3的主要能量底物——蛋白质,"燃烧"于高代谢反应。

体内蛋白质分解后,一方面丙氨酸等成糖氨基酸被血液循环运送到肝用于糖异生,形成肌肉与肝之间的燃料循环。其糖异生所利用的碳架结构是由瘦体群释放的氨基酸衍生而来,所以 Cerra 等把这种进行性过程描述为"败血性自身相食作用"。另一方面支链氨基酸(BCAA)可直接被肌肉组织摄取氧化供能。在肝糖异生作用的同时,氨基酸脱氨基生成含氮的最终产物——尿素,合成增加,血中尿素水平增加,尿中尿素排出增多。

当临床出现此现象,应首先想到内源性蛋白质处于分解代谢所致。并出现明显的负氮平衡,每天尿氮排出量为 15~20g。随着外周和内脏蛋白质分解增加,虽然肝的蛋白质合成在早期增加,主要是急性相蛋白(APP),但总体的净蛋白质合成是降低的。在肝功能损害时,糖异生受抑,肝合成蛋白质障碍,从肌肉释放出来的大量芳香族氨基酸(AAA)和含碳氨基酸的血浆浓度明显升高。支链氨基酸(BCAA)因肌肉蛋白分解释放增加,但又不断被外周组织摄取利用而消耗,其血浆水平正常或降低。BCAA/AAA 的比例明显下降,当组织释放和利用 BCAA 都出现抑制时,机体的能量代谢衰竭患者即要死亡。

三、肝衰竭时的代谢改变

感染等导致肝损害,引起严重的代谢异常。肝葡萄糖生成减少,氨基酸的摄入减少,酮体生成和脂肪利用下降,蛋白质代谢也降低。

第七节 危重患者的代谢支持

随着对危重患者代谢变化的深入研究,发现高代谢是严重创伤、严重感染等危重患者伴随发生的代谢特点。由于儿茶酚胺、肾上腺皮质激素等分解激素分泌增加,机体很快就会继发严重的身体组织的分解与自身相食现象。

脏器功能受损,出现生命器官功能的不全或衰竭。若不适当地提供过多或过少的营养物,将使脏器功能恶化。如输糖较多时,CO_2 生成增加,呼气通气负担加重,使呼吸衰竭更易发生或加重。肝脂肪变性、淤胆,导致肝功能不良。提供氮量不足,出现负氮平衡、尿氮排出增加,以及使组织修复和免疫功能受到抑制。现在越来越认识到原来的营养治疗原则不适用于危重患者(代谢亢进患者及 MSOF 的患者)。

Cerra 等提出了代谢支持。其应用对象是代谢亢进(创伤、严重感染、脏器受损)的危重患者。为此,应该及时积极地对危重患者进行代谢支持治疗。它是营养治疗在代谢亢进患者具体应用中的发展,目的不仅是为了满足危重患者代谢过程中对能量、蛋白质、电解质微量元素、维生素等的需求增加的需要,同时为了维持或增强危重患者的免疫能力及对抗感染的防御机制,促进组织的修复、维护器官的结构和功能。

近来对营养物的生物化学细胞生物学等进一步的研究和认识,从而指导临床工作,使代谢支持治疗更完善更合理,成为抢救危重患者的重要措施之一。

应用原则包括:①强调由脂肪与糖类混合提供能量,两者的能量比为 4∶6。②减少葡萄糖负荷,每天提供非蛋白质热量不超过 125～145kg/kg(30～35kcal/kg),每分钟输入葡萄糖不超过 5mg/kg。③将非蛋白质热量与氮的比例降至 418kJ(100kcal)∶1g 氮以下,蛋白质量增至 2～3g/(kg·d)。④特殊物质如谷氨酰胺、精氨酸等的应用。

一、代谢支持途径

可经肠外(PIN)或肠内(EN)或肠外加肠内途径进行代谢支持治疗。根据患者的具体情况选择而定,如果肠道结构和功能完整,应该首选并尽量利用肠内营养。但是常见严重创伤和腹腔感染术后患者的胃肠功能常有功能减退,或食欲减退而进食量很少,或由于严重创伤及手术造成胃肠道的完整性和功能破坏等情况发生,患者不能进食,而禁食是一种治疗方法,目的是使消化道休息。

又由于危重患者术后胃功能受损,临床多见胃排空延迟,如急性出血坏死性胰腺炎术后,胃潴留的发生率很高。有资料统计达 100％,潴留时间最长达 60 日。对于这类患者所提供的营养物质开始必须完全从胃肠道外途径给予(TPN),这样才能保证机体每天能得到足够的热量和氮量、电解质、微量元素、维生素等。但一旦这类患者的胃肠功能恢复,应尽早开始实施肠内营养,并逐步增加肠内营养的量,最后完全过渡到肠内营养。因为对于危重患者来讲,较长时间的 TPN,具有更多的风险,容易出现并发症,影响肠道免疫功能。

文献报道,严重创伤患者肠外营养时,并发症的发病率较肠内营养时显著增高。经肠营养能逆转 TPN 引起的免疫抑制。食物团块刺激胃肠道,激活肠道神经内分泌免疫轴,有助于维持肠道免疫功能。

长期 TPN 引起的肠道免疫抑制不是这种营养方式本身有特殊缺陷,而是可能与肠道缺乏食物营养和刺激致使肠黏膜屏障功能破坏的结果。如果早期恢复肠内营养,能维持肠道黏膜的屏障功能,预防细菌易位和内毒素吸收所导致的肠源性感染,对保护患者的防御功能是有益的。

(一) 肠内营养 (EN)

1.实施方法和时间

危重患者经口实施肠内营养有一定的困难,因此往往根据患者的不同情况,采取不同的方法,如经鼻胃管或胃造瘘管,滴注营养液。前者适用于昏迷患者等,后者适用于食管损伤、食管肿瘤者。

对十二指肠、胃功能障碍者,可选用空肠造瘘置管,滴注肠内营养液。其他如十二指肠损伤,急性出血性坏死性胰腺炎术后,胰头癌根治术吻合口欠满意者,均可在手术结束前加做空肠造瘘术,主张术后早期肠功能恢复后即可开始实施肠内营养。小肠的活动和吸收功能在手术后一直存在,因此是安全有效的。

2.肠内营养液的选用

危重患者选用的肠内营养液建议应用要素膳(ED),ED 能提供机体足够的热量、氮量、电解质、微量元素、维生素、纤维素等,并含有谷氨酰胺(Gln),它是肠黏膜细胞、淋巴细胞和纤维细胞的必需营养物质,可使肠黏膜细胞结构保持整,并保护肠道黏膜的屏障,减少肠道细菌易位,减少肠源性感染的发生。

另一方面,ED 能在肠道不经过消化即被全部吸收粪便量少。一般只要注意滴注的速度,营养液的温度(30℃左右)、浓度等,腹胀、腹痛、腹泻等并发症可以避免,危重患者一般能够接受,并可持续较长时间,空肠造瘘置管时间最长可达 120 日。在抢救危重患者中经空肠造瘘实施早期肠内营养对提高存活率起到积极作用。

3.肠道免疫营养的实施

近年来提出早期术后肠道免疫营养的实施。有学者报道这方面的研究,选择了外科重症监护室的 164 例患者进行免疫营养组和对照组的治疗效果比较。发现术后早期 EN 对多数患者是可以耐受的,免疫营养组的营养液中补充了精氨酸、食物核苷酸和 ω-3 脂肪酸,可以明显减少手术后的后期感染,包括肺炎、吻合口漏、尿路感染、导管败血症以及伤口感染的发生。有学者报告对严重创伤和大手术的危重患者给予富含精氨酸、核苷酸和 ω-3 脂肪酸的饮食,患者的免疫功能恢复明显优于标准肠内营养。

(二) 肠外营养 (PN)＋肠内营养 (EN)

对于术后早期不宜 EN 或不能耐受 EN 的危重患者,应选用完全胃肠外营养(TPN),或 PN＋EN。近来认为对于 TPN 期间少量经肠营养是有益的。Lucas 证实 TPN 期间少量饮食刺激即能使胃肠道激素达到生理水平,激活肠道神经内分泌轴对维持肠免疫功能有利。

对急性出血坏死性胰腺炎、肠瘘、短肠综合征等一些长期需 TPN 的病例,经鼻十二指肠插入导管或空肠造瘘置管实施少量肠内营养,可给予肠道必要的肠内刺激,减少肠黏膜的萎缩和免疫抑制所致的肠屏障功能的下降,从而保了肠黏膜的结构和健康,减少肠道细菌易位,减少细胞因子释放,维持肌肉体积,改善氮平衡。少量肠内营养能尽可能完善 TPN,且能加速向全肠内营养转变。

(三) 完全胃肠外营养

危重患者术后或并发消化道出血、肠梗阻、肠道完整结构受到损伤的情况下,不宜首选

EN。首先采用 TPN 进行支持,此途径供给的水分、热量和氨基酸均可多于 EN,并能补足及调整电解质的量。

1.能量的供给

1)葡萄糖

危重患者的代谢支持与外科患者的饥饿性营养不良的营养治疗有区别。

对后者的营养治疗原则是以高渗葡萄糖提供热量,以蛋白质或氨基酸提供氮源。每天供给蛋白质 1.0～1.5g/kg 体重,要求热氮比例为 150：1～300：1。但此原则若用于代谢亢进的危重患者是不利的,会使病情加重恶化。因为上述原则所生成 CO_2 增多,呼吸通气负担加重,可使得呼吸功能不全加重,肝出现淤胆,肝功能损害,脂肪肝,形成无结石性胆囊炎;高糖血症引致高渗性非酮性昏迷、糖尿。同时,应激程度升高,又增加了能量消耗需要量,负氮平衡得不到改善。但是当减少总热量和葡萄糖负荷时,临床表现即明显改善。此时要求增加脂肪和氨基酸负荷,减少葡萄糖负荷。

在代谢支持中,非蛋白质热量的供给必须适当,123～146kJ(30～35kcal)/(kg·d)为宜。葡萄糖是常用的能量物质,应用葡萄糖需加外源性胰岛素。由于创伤和严重感染后糖代谢紊乱,有时虽给胰岛素也难控制高血糖。因此临床应用时必须随时根据血糖、尿糖浓度作胰岛素量的调整,以防高糖血症的发生。同时会产生电解质紊乱如低钾,低钠、低磷、低钙、代谢性酸中毒等情况。因此,治疗时应监测血电解质浓度。在一般情况下,机体代谢葡萄糖的最大速率是每分钟 22.20～33.31μmol/kg(4～6mg/kg),较好的耐受量是每分钟 11.10～16.65μmol/kg(2～3mg/kg)。目前认为高代谢危重患者输注的葡萄糖每分钟不超过 5mg/kg。所需热量的其他部分可用脂肪形式来供给。

果糖、木糖醇可替代部分葡萄糖,果糖和木糖醇在代谢初期可不需要加胰岛素,但在代谢后期仍需胰岛素的参与,同时还有产生乳酸与尿酸过高的不良反应。

2)脂肪

(1)用脂肪作为热源可使机体减少对葡萄糖的依赖,并且在创伤应激反应中,由于胰岛素分泌的下降,葡萄糖的节氮效应受到限制,而脂肪乳剂则避免了对胰岛的依赖。实验表明输入脂肪乳剂后,应激状态下机体尿氮排泄量明显下降。这是因为脂肪乳剂提供了机体合成蛋白质所必需的 ATP。此外,脂肪乳剂还能促进氨基酸进入肌肉组织,尤其能促进内脏组织对氨基酸的摄取和内脏蛋白质的合成。在脂肪代谢过程中,甘油及脂肪酸裂解产生的乙酰辅酶 A 在进入三羧酸循环后所产生的一系列中间代谢产物,如酮戊二酸等都为机体合成非必需氨基酸提供原料。因此,脂肪乳剂除了供能外,还能促进机体蛋白质的合成,起到良好的节氮效应。

(2)提供人体必需脂肪酸。亚油酸、亚麻酸、花生四烯酸等不饱和脂肪酸,是人体内不能合成的,必须由外源性供给。在创伤应激反应中,倘若只供给葡萄糖、氨基酸等进行营养治疗,势必造成体内必需脂肪酸缺乏,引起必需脂肪酸缺乏症(EFAD)。其结果引起机体免疫功能、血小板功能下降,皮肤、毛发及神经组织的正常生理功能遭到破坏。因此高分解代谢患者静脉营养配方中,必须提供脂肪乳剂。由于花生四烯酸可以由亚油酸在体内衍生而得,因此,尤以提供亚油酸更为重要。

（3）没有 CO_2 负荷过重的不良反应。

（4）脂肪乳剂能加重感染患者的高三酰甘油和高非化脂肪酸血症。这种高三酰甘油血症能抑制网状内皮系统、肺和心肌功能。高浓度的血清非脂化脂肪酸还有潜在心律失常的可能。脂类可单独应用或与葡萄糖和氨基酸联合应用。如果摄入量超过氧化能力，这些脂类可能堆积并引起不良反应。脂类作为非蛋白质能量的来源应占总能量的 30%～50%，当给予脂类大于总能量的 70% 时，可导致脂肪储存的增加，对保持氮平衡非但没有益处，反而可导致感染患者的病死率增加。

脂肪乳剂可经周围静脉输入，可与氨基酸、葡萄糖混合输入，无高糖引起的高渗性利尿等现象。但是单用脂肪乳剂无明显的节氮作用，而与葡萄糖合用能提供更多的能量与改善氮平衡。因为中枢神经系统的神经细胞与红细胞必须依赖葡萄糖供能 100～150g/d，若无葡萄糖供给则需消耗蛋白质进行糖异生作用供能。此外脂肪分解后的脂肪酸需要有一定量的乙酰乙酸，才能在三羧酸循环中被氧化利用。而乙酰乙酸由糖类产生，因此必须同时供给葡萄糖。我国成年人应用脂肪乳剂的常用量为每天 1～1.5g/kg。在创伤高代谢状态可适当增加一些，所供应的热量一般不超过总热量的 50% 为宜。危重患者不能耐受过于积极的静脉输注脂肪，应该审慎地使用脂肪。监测血浆三酰甘油和游离脂肪酸水平。可以及时发现脂肪利用或清除障碍。

采用全营养混合液（TNA）方式在 24 小时内均匀输注脂肪，并由小剂量开始逐渐增加到所需要的剂量，可改善机体对输入脂肪的廓清和代谢。一般剂量是从每天 0.5g/kg 开始，逐渐增加 2.5g/（kg·d）。同时监测血浆三酰甘油的水平，调整剂量和速度。脂肪乳剂所供给的热量占总热量的 30%～50% 为合适。近来认为中链三酰甘油在体内分解生成的中链脂肪酸（MCFA）由门静脉系统廓清，可保护肝巨噬细胞（库普弗细胞）的功能，比长链脂肪酸（LCFA）更为安全。因为 LCFA 由淋巴管清除，不持续方式输注时可损害肝的肝巨噬细胞影响肝巨噬细胞的吞噬功能。

2.蛋白质或氮的供给

因为机体无贮备的蛋白质，人体每天用于合成蛋白质的氨基酸（AA），1/3 依赖饮食供给。若无外源供给，只能靠分解自体血浆蛋白、肌肉蛋白和其他组织器官的蛋白质来提供氮源，以满足机体合成急需的蛋白质。

因此危重患者的机体蛋白质丧失增加，如创伤后机体的蛋白质分解明显增加，氮丢失量为 20～40g/d，最近认为蛋白质的供给量以每天 1.5～1.7g/kg 较为合适。补充足够的能量能有效地阻止蛋白质的分解，有效地节省氮的消耗而改善氮平衡。但由于氮的缺乏，将会使负氮平衡不能纠正，因此氮的补充很重要，起到纠正负氮平衡，修复组织，合成蛋白质的作用。因此供给热量的同时必须供给氮源。补充的蛋白质一般都是以 AA 的形式摄入体内。

总之，因为饥饿与危重患者的高代谢所致病理改变有明显差别。所以危重患者的代谢支持不同于标准的营养治疗，其主要区别在于代谢支持的底物是由糖类、脂肪、氨基酸混合组成，每天所供给的代谢底物中蛋白质增加到 2～3g/kg，热量与氮的比例则下降为 100∶1，30%～40% 的非蛋白质热量由静脉输注的脂肪乳剂所供给。

3.其他营养物质的供给

(1)维生素:严重腹腔感染创伤 MSOF 等危重患者,对各种维生素(水溶性、脂溶性维生素)的需要量均大为增加。这与患者的高代谢率有密切关系,由于细菌的生长繁殖亦从机体获得维生素,造成维生素的消耗增加。机体的组织修复时需要足够的维生素 C 用来产生正常的胶原。由于维生素 A、维生素 E 与创伤的愈合、内脏损伤的修复并与机体免疫功能有密切关系。维生素 E 是抗氧化剂,在严重创伤等应激状态下可清除体内自由基,降低脂质过氧化物。因此为提高患者抵抗力及术后机体的恢复,应保证补足维生素 A、维生素 E 的摄入量。我们认为在营养治疗的同时供给各种水溶性维生素脂溶性维生素是不可忽视的物质。

(2)电解质和微量元素:严重感染患者术后早期,由于机体处于应激状态,胃肠道功能障碍,大量体液或消化液的丧失,机体往往存在低钾、低钠、低钙、低磷的现象,并发现低磷血症的发生率高,资料统计,严重创伤的患者的低磷血症的发生率为 76.5%,腹腔严重感染患者的低磷血症发生率为 61.5%。40 例死亡的危重患者中有 31 存在低磷血症,占 77.5%。也有文献报道严重感染会造成血清锌、铁、铜代谢的改变。当全身性感染、炎症反应与内毒素侵入时,锌进入肝内致血清锌浓度的下降。铁大部分蕴藏在肝,一部分在网状内皮系统与骨髓之中。当有炎症时,血清铁浓度就下降。有学者认为铁的供应减少,会降低杀灭病原菌的能力,亦即营养性免疫的能力。低铁血症有利于细菌的繁殖,当血清铁下降,血清铜与铜蓝蛋白将增加。这些均说明在临床营养治疗除了供给足够的热量、氮量、维生素外,还需根据患者的具体情况,及时供给电解质。并根据电解质浓度的监测结果,及时进行调整供给电解质的量。并对于微量元素的补充也应引起重视,并应在微量元素的总储量未受到影响之前补充,而不应该在有明显的缺乏症时再去纠正。

二、代谢支持的时机

严重感染的初期,由于细菌、内毒素等的作用,神经内分泌紊乱,过多的分泌分解代谢激素,如儿茶酚胺、胰高糖素、促生长激素等。出现胰岛素/胰高糖素比例失调,骨骼肌蛋白质分解,血浆中游离氨基酸、脂肪酸增加,血糖浓度增高和糖耐量下降等现象,同时出现水和电解质的紊乱,酸碱平衡失调,易于潴水、潴钠,并发代谢性酸中毒。

这一阶段不适当地进行营养治疗,非但不能达到营养治疗的目的,反会引起更多的代谢紊乱。因此,在感染患者的治疗初期,首先应积极纠正水、电解质紊乱和酸碱平衡,补充血容量,降低肾素血管紧张素醛固酮的活性,潴留于体内的水分加速排出,恢复正常的胰岛素与胰高糖素的比例,并且要积极控制感染,及时手术,清除感染病灶和引流。对严重创伤、大手术后也应先积极纠正休克、补充血容量。然后争取尽早给予代谢支持。根据创伤感染的严重程度给予能量与蛋白质,从而防止机体的过度消耗。

实施后再根据患者具体情况,调整能量与蛋白质的补充量,并选择合理的脂肪乳剂与氨基酸以及特殊营养物质的应用。

综上所述,危重患者营养治疗的途径和时间是决定治疗过程的重要因素。早期经肠营养及必要的营养素在缩短危重患者的高代谢期,促进合成代谢,促进机体恢复,维持肠免疫功能中起着重要的作用。

当无法完全经肠营养来维持机体的营养需要时,需实施 TPN 或将肠外营养与肠内营养结合使用,每小时经肠道输注 10～20mL 营养液,不仅可维持肠道结构与功能的完整性,而且也避免了全肠外营养(TPN)可能引起的肠道细菌和毒素的易位,改善氮平衡,加速向 TEN 转变。

第八节　特殊营养物质在危重患者中的作用

长期以来已认识到营养是产生免疫反应的一个重要组成部分,并且营养物和免疫功能之间存在复杂的相互作用。

在危重患者中,中、重度的蛋白质热量缺乏性营养不良会引起细胞介导免疫、吞噬细胞功能,补体系统和黏膜抗体反应等的很大异常,而特殊营养物质对免疫活性的特殊方面产生不同程度的作用,同时在促进蛋白质的合成与降低蛋白质的分解方面也有一定的作用。近几年来对特殊营养物质在危重患:者中的特殊作用并应用于临床已有许多实验和临床的研究。

一、精氨酸(Arg)

精氨酸是条件非必需氨基酸。但在危重患者高代谢状态下,精氨酸是必不可少的营养物质,成为必需氨基酸。因为肾在创伤、感染时对氨基酸,尤其是精氨酸、谷氨酰胺的再吸收能力下降,导致负氮平衡。

(一)精氨酸可增加体内氮潴留,促进蛋白质合成,增强免疫反应

因为精氨酸具有刺激激素分泌的活性,包括刺激垂体释放生长激素和泌乳素;胰腺释放胰岛素和胰高糖素;肝和小肠释放胰岛素样生长因子(IGF-1)和肾上腺释放儿茶酚胺。

通过其还能影响胸腺的作用,增强损伤后有丝分裂原刺激的 T 细胞增生。它也牵涉到蛋白质合成和伤口愈合,可能通过刺激产生生长激素而增加创伤后蛋白质的潴留。因此精氨酸可增加体内氮潴留、促进蛋白质合成、改善机体氮平衡。

有研究表明,创伤后早期精氨酸的需要增加,给予正常浓度的精氨酸能增强组织的修复能力,增强代谢和免疫功能。在肠内与肠外营养制剂中,适当地强化精氨酸,能有效地发挥细胞免疫作用。

(二)精氨酸能有效改善肠黏膜屏障,减少细菌易位

全肠外营养(TPN)引起肠黏膜屏障损伤,肠道细菌易位及肠源性脓毒血症已引起广泛重视。大量实验和临床研究证明,由于 TPN 的应用,常引起肠道黏膜"饥饿",在 1 周内即可发生肠黏膜或绒毛萎缩症,从而导致肠黏膜的形态和功能发生改变;肠壁的通透性增高,增加了潜在的肠道致病菌易位的机会。

有资料显示易位的肠道内菌群主要为埃希杆菌、奇异变形杆菌;其次为念珠菌、表皮样肠球菌等。这些条件致病菌,内毒素和其他毒性混合物,可穿透肠黏膜溢出肠腔而进入腹腔,最终经淋巴管和血管播散到全身,导致肠源性菌血症或脓毒血症。而添加精氨酸的营养液对

TPN 并发症的预防和机体康复将起着重要作用。

实验和临床研究证明精氨酸强化的营养液可以改善 TPN 的黏膜损伤状态和功能,增加肠黏膜的总厚度及小肠绒毛细胞计数,降低肠黏膜的通透性,减少肠道细菌易位。而且精氨酸具有改善 T 细胞的功能,促进 T 辅助细胞分泌白介素-2 产生一氧化氮(NO),增强巨噬细胞的细胞内杀伤作用,促进多胺、瓜氨酸、鸟氨酸。酮戊二酸等肠黏膜滋养因子合成,恢复肠黏膜结构完整性。因此精氨酸及其代谢产物是有效改善肠黏膜免疫障碍,减少细菌易位,是防止TPN 并发症发生的保护剂。

(三)精氨酸在免疫防御及免疫调节中的作用

严重创伤的患者因应激反应使蛋白质处于亢进的高代谢状态,而肾对氨基酸尤其是精氨酸、谷氨酸的再吸收能力下降,从而导致负氮平衡。创伤使大量的 IL-1、IL-6、TNF 释放,以及IL-2 水平下降。若持续时间过长将导致细胞群的衰竭,损伤免疫功能,增加潜在并发症的发生机会。

在多种动物实验中观察到,给予精氨酸后导致胸腺增大和细胞计数增多,促进植物凝集素(DHA)、刀豆蛋白 A(Con-A)等有丝分裂原的产生,并且显著提高 T 淋巴细胞对有丝分裂原的反应性,从而刺激 T 淋巴细胞的增生,增强巨噬细胞的吞噬能力和天然杀伤细胞对肿瘤细胞的溶解作用;增加脾单核细胞对 IL-2 的分泌活性,以 IL-2 受体的活性,显著降低前列腺素 E(PGE_2)的水平,进一步促进 IL-2 合成,最终产生以提高 T 淋巴细胞间接反应为中介的免疫防御与免疫调节的强力作用。精氨酸在肠内营养中的强化对严重创伤大型手术患者的营养状态和免疫功能的恢复以及免疫防御和免疫调节机制的正常运行发挥了重要作用。

因此强化精氨酸的肠内营养治疗中,精氨酸的作用是:①可增加机体内氮潴留。②有效地发挥调节作用,控制蛋白质更新。③促进肌肉内蛋白质的合成。④有助于改善机体氮平衡,提高机体的免疫状态。

(四)精氨酸及其体内代谢活性产物

一氧化氮(NO)在腹腔严重感染对急性胰腺炎(AP)具有保护作用外源性 Arg 对急性胰腺炎的保护作用已有许多报道,在新近的研究中还发现存在 NO 的免疫调节机制。NO 是体内多种组织及细胞产生的一种多功能的气态生物信使,而 L 精氨酸是合成 NO 的唯一底物。L 精氨酸在两种 NO 合酶催化下经过氧化脱氨基作用生成 NO,并同时生成 L 瓜氨酸。NO 的活性高,不稳定,可迅速代谢为稳定的终末产物—硝酸盐及亚硝酸盐,并以硝酸盐的形式从尿中排出体外。

目前认为 NO 对免疫系统的调节作用可能有几个方面:①NO 抑制 T 淋巴结增生、抑制抗体应答反应,抑制肥大细胞反应性。②促进天然杀伤细胞活性,激活外周血中的单核细胞。③调节 T 淋巴细胞和巨噬细胞分泌细胞因子。④介导巨噬细胞的细胞凋亡。近来体外研究表明,精氨酸通过巨噬细胞和淋巴细胞对肿瘤和感染细胞发挥毒性的关键作用,是继于 NO 的产生和释放所致。在危重患者的营养治疗中有它特殊的作用。

二、谷氨酰胺(Gln)

谷氨酰胺对许多器官、组织有特殊的营养作用。可作为肠黏膜细胞、免疫细胞等快速生长和分化细胞的主要能源及核酸合成的前体,用于维持肠道的结构和功能,促进免疫功能(包括肠道免疫和全身免疫功能)等,Gln已日益受到重视。

以往认为谷氨酰胺是一种非必需氨基酸,但是在机体应激状态下,此时肠道黏膜上皮细胞、免疫细胞等对谷氨酰胺利用明显增加,血液和组织中谷氨酰胺浓度却急剧下降,因此在外科危重患者中谷氨酰胺可能是一种非常重要的必需氨基酸。

谷氨酰胺在外科危重患者治疗中有以下作用。

(一)降低危重患者机体的高代谢状态

大手术、创伤、脓毒症后机体处在高代谢状态,氮的丧失量可超过 2g/d。骨骼肌游离谷氨酰胺浓度的下降是蛋白质分解代谢中常见的现象。肌肉细胞谷氨酰胺含量的下降往往影响患者的生存率,而肌肉蛋白质合率高低与谷氨酰胺含量的多少有关。临床研究表明,给予不含谷氨酰胺的标准 TPN 者,不能纠正肌肉谷氨酰胺含量的降低,而加入谷氨酰胺的 TPN 患者中骨骼肌内谷氨酰胺下降程度明显改善,证实了谷氨酰胺在减少肌肉游离谷氨酰胺浓度下降和促进蛋白质代谢中有积极作用。

(二)维持和恢复危重患者肠道屏障的结构和功能

危重患者中由于谷氨酰胺的缺乏可导致不同程度的肠黏膜萎缩,增加肠道的通透性,破坏肠道的屏障功能。

(三)改善机体的免疫功能

危重患者出现免疫功能受抑制伴有肌肉和血浆谷氨酰胺浓度的显著降低。谷氨酰胺对肠道免疫功能的改善已有报道。在危重患者应激状态下,Gln 在各器官间的氮流动中起着极为重要的作用,是依赖 Gln 氧化供能的器官如肠道和组织细胞如血管内皮细胞、巨噬细胞、黏膜和肺泡上皮细胞、成纤维细胞等的重要营养底物和调节因子。

提供外源性 Gln 既有利于改善体内平衡,纠正危重患者的代谢性酸中毒,增强免疫细胞和肠黏膜屏障功能,降低肠源性细菌和内毒素易位,又可有效地减轻缺血-再灌注损伤和内毒素介导的血管内皮细胞和黏膜上皮的损伤,促进各种免疫活性细胞的分化、增生、增强机体非特异性防御能力,并调节免疫活性细胞的各种介质、细胞毒素和免疫球蛋白的分泌和相互作用。因此认为在危重患者的抢救中,提供外源性 Gln 是很有益的。

三、脂肪酸

膳食中的脂类是必需脂肪酸和热量的来源,是脂溶性维生素如 A、D、E 和 K 的转运载体,而且调节机体的免疫功能方面有它重要的作用。它对特异性和非特异性免疫系统的一些免疫细胞、单核细胞、巨噬细胞、淋巴细胞和多形核细胞产生很大的作用。

在创伤应激反应中,如果只给葡萄糖及氨基酸,必会造成必需脂肪酸的缺乏,从而引起必需脂肪酸缺乏症。其结果会引起机体免疫功能下降、血小板功能下降,皮肤、毛发及神经组织的正常生理功能遭到破坏。

四、生长激素

近年来许多研究证实适当地应用重组人生长激素(rhGH)能够逆转和改善危重患者机体的高代谢状态,对预后产生积极的作用。生长激素是垂体前叶分泌的一种蛋白质激素,其生物功能是直接的代谢作用和间接的促生长作用。主要表现为促进葡萄糖氧化,从而提高能量水平促进脂肪分解和糖异生,改善蛋白质分解,促进蛋质的合成。

临床应用方法:代谢支持治疗同时加用生长激素,一般采取低热量的肠外营养[63.68kJ/(kg·d),30~35kJ/(kg·d)]加生长激素。①剂量:多数学者主张 0.1~0.2mg/(kg·d)或8~12IU/(kg·d)。②途径:1 次/d 或 2~3 次/d 皮下注射。③注意点:GH 能导致高血糖,故应掌握指征并严格监测血糖。孕妇及哺乳期妇女应慎用。避免身体同一部位反复多次用药。rhGH 在应用过程中导致高血糖和胰岛素抵抗,而 IGF-1 具有合成代谢效应外尚有降低血糖作用,因此 rhGH 与 IGF-1 的联合应用,合成代谢效应明显增强。

第九节　危重患者的营养护理

护理工作者在危重患者的急救及康复过程中,起着重要作用,营养护理就是其中一个重要组成部分。24 小时密切观察病情,发现问题,及时、慎重处理,是对每一名 ICU 护士最基本的要求。下面论述在营养护理中,护士应该如何观察病情,以及发现问题后如何正确处理。

一、危重患者营养支持的监测指标

(一)体重

体重用以评价患者的营养状态,估算营养需要量。危重病患者由于存在水肿、水钠潴留等,使体重的变化较大。因此,这类患者在估算营养需要量时,应考虑理想体重和患病前体重,并动态测定。

(二)能量消耗的测定

过低与过度营养均会给机体造成损害,尤其是对于代谢紊乱、能量消耗变异较大的危重患者,提供适量的营养底物非常重要。理想的营养支持应按照实际测量的能量消耗量供给营养底物。间接能量测定法使这成为现实。

(三)液体平衡

准确测量 24 小时的出入量,包括尿量、胃肠引流液、腹泻、各种体腔引流及伤口渗出量等。根据丢失的液体来考虑需要补充的液体量。心功能不全及肾衰竭等严重限制液体入量的患者尤为重要。

(四)血气分析检查

危重病患者常存在多重酸碱紊乱,营养支持,特别是肠外营养支持,又常影响体内的代谢状态,应监测血气。

(五)内脏蛋白测定

内脏蛋白测定是常用的观察指标,反映体内蛋白质储存情况与代谢状态。监测内脏蛋白水平,可指导制订营养支持的方案以及判定营养支持的效果。

1.C 反应蛋白

C 反应蛋白为急性相蛋白,应激反应时合成增加。C 反应蛋白浓度变化与血浆阴性蛋白及氮平衡无明显相关。

2.清蛋白

清蛋白半寿期较长,代表体内较恒定的蛋白质含量。异常丢失时使血浆清蛋白迅速降低。清蛋白过低将影响营养底物转运与代谢、药物作用及血浆胶体渗透压等。

3.快速转换蛋白

包括前清蛋白、转铁蛋白、纤连蛋白、维生素结合蛋白、铜蓝蛋白等。由于快速转换蛋白半寿期短,是评价蛋白质合成状况及营养支持效果的常用指标。

(六)免疫功能测定

1.淋巴细胞计数

正常参考值 $1.5\sim3.0\times10^9/L$,$<1.5\times10^9/L$ 为营养不良。

2.免疫球蛋白

在营养不良、感染、肿瘤等疾病状态下,可导致免疫球蛋白合成减少和(或)应答能力下降,导致机体对致病微生物的抗病能力下降。

3.T淋巴细胞亚群

营养不良、蛋白质丢失、应用皮质激素等,均可使 T 淋巴细胞受抑制,损害免疫功能。CD4/CD8 可作为评估机体细胞免疫状态的指标。细胞免疫受抑制时 CD4/CD8 下降。

(七)氮平衡测定

氮平衡系每天人氮量与排出量之差。氮平衡测定是估算营养支持效果的一种方法,也可用于了解机体代谢状态及体内蛋白质分解程度。

氮平衡测定结果有 3 种可能:①摄入与排出氮量基本相等,称为总平衡,表示体内蛋白质的分解与合成代谢处于动态平衡之中;②摄入氮量>排出氮量,称为正氮平衡,表明摄入氮或蛋白质除补偿组织的消耗外,尚有部分构成新的组织而被保留;③摄入氮量<排出氮量,称为负氮平衡,表明体内蛋白质分解>合成。创伤、感染等应激或营养供给不足时,表现为明显负氮平衡。

鉴于机体代谢过程产生的氮大部分(85%~90%)由尿排出,且尿中以尿素氮占大多数,经尿排出的其他含氮物约 2g/d,故氮的排出量可根据 24 小时尿中尿素氮的量计算得出。

肠内营养时应计入每天粪便测定的含量。血制品系整蛋白,不计入氮平衡计算中。接受血滤和透析治疗的患者,排氮量中还应计入透析液与超滤液中氨基酸或氮含量。

(八)3-甲基组氨酸

3-甲基组氨酸是肌肉蛋白质分解代谢产物。严重创伤、烧伤和全身感染后,尿 3-MH 排泄增加;反之,代谢率降低时,其排泄量减少。动态观察可了解肌肉蛋白质的变化。

(九)并发症监测

1.体温

注意营养支持中的体温变化以及时发现感染性并发症。

2.血糖监测

应激状态下机体糖代谢常处于不稳定状态,严重感染、创伤、

MODS 以及既往糖代谢异常的危重患者尤为明显。应加强血糖监测,调整葡萄糖供给及胰岛素使用。

3.血浆渗透压

当怀疑有高渗情况时应作测定。无测定仪器的单位可按以下公式计算:血浆渗透压分子浓度(mmol/L)＝2(Na⁺＋K⁺)＋血糖＋BUN(各项单位为 mmol/L)。

4.血清电解质

危重病患者容易出现电解质紊乱。应注意电解质的检测。

5.血清微量元素与维生素

一般不列为常规检测。某些疾病,特别是危重时

期,可诱发体内微量元素含量与分布变化,并影响机体代谢与生理功能,需要时应予检测。

6.血常规

营养支持期间可每周检查 1～2 次。

7.肝功能

一般情况要求每周测定 1～2 次,全肠外营养＜TPN,治疗 2～3 周后,尤应注意肝功能的监测。

8.血脂测定

可每 1～2 周测定 1 次。输注脂肪乳剂的过程中,应监测血脂情况,即每天在脂肪乳剂输注完后,6 小时取血标本,以评价输注的脂肪乳剂是否被利用。肝功能障碍、低清蛋白血症及胆红素代谢异常等情况下,应特别注意监测血脂。

9.尿电解质检查

留取 24 小时尿液,主要测定尿液中钾、钠的含量,每天 1 次。

10.胆囊 B 超

检查胆囊容积、胆汁稠度、胆泥形成等,评价肝胆系统损害与淤胆情况。

11.粪常规与细菌学检查

全肠外营养期间,特别时间较长,可发生肠道菌群失调,导致腹泻。肠内营养时亦可因营养液污染导致肠炎、腹泻。应注意粪常规与细菌学检查。

(十)肠黏膜通透性检测

测定肠黏膜通透性,可间接评价肠黏膜完整性及判断肠黏膜屏障功能。可测定尿乳果糖排泄率/甘露醇排泄率。肠黏膜缺血/再灌注损伤后,可导黏膜细胞萎缩、吸收面积减少,同时细胞间紧密连接破坏,致乳果糖通过增加、乳果糖/甘露醇排泄比率增加。

二、危重患者营养支持的原则

营养支持是危重患者的重要治疗措施,应重视营养支持的时间、量与方法,否则加重代谢紊乱。

(一)营养支持的适应证

(1)既往存在营养不良,如慢性呼吸衰竭、肝疾病、心功能衰竭、或肾功能不全等导致营养不良,又合并了急性病变的患者。

（2）既往营养状况良好，因严重烧伤、严重创伤、全身性感染等高代谢疾病，使患者处于高度消耗状态。

（3）肠道因损伤或疾病不能进食或不宜进食超过 5 天的患者，如重症急性胰腺炎、肠梗阻、肠损伤并发肠瘘。

（4）胃肠功能减退，食欲差，胃肠道手术或损伤后，进食量不足或不能进食超过 1 周。

（5）接受机械通气治疗的患者，尤其是合并呼衰的患者，如营养状态不能得到改善或维持，将导致感染难以控制，呼吸肌萎缩及脱机困难甚至难以撤离。

（二）营养支持的时机

患者循环稳定，水、电解质与酸碱失衡得到初步纠正后，为了维持细胞代谢与器官功能，防进一步的营养耗损，应及早给予营养支持。一般在初期治疗后 24～48 小时可开始。应用营养支持前需进行代谢与营养状态的评估。

（三）能量与营养物质的供给

应用间接能量测定法或氧耗测定后发现应激患者的代谢率增加较以往估计的要低。根据应激时的代谢特点及支持原则，一般认为危重患者的能量供给常规以 25～30kcal/（kg•d）为宜，亦可按实际测定的静息能量消耗（REE）×1.1～1.2 计算。非蛋白质热量中糖脂比为 6：4～5：5，葡萄糖供给量通常为 2.5～3.0mg/（kg•min）。但血糖应＜11mmol/L，8～10mmol/L 较为理想。脂肪供给按 1～1.5g/（kg•d），一般不会造成脂肪负荷过剩及脂肪代谢障碍。氮的供给在 0.2～0.35g/（kg•d）。

（四）营养支持的方式与选择营养

支持分为肠外营养与肠内营养两大类方法。肠外营养成为许多危重患者，尤其肠功能障碍患者主要的营养支持方式，起到保持机体的结构与功能，改善氮平衡与蛋白质合成等作用。肠内营养具有简单、并发症少、有利于促进肠道运动与释放胃肠激素、增加门脉血流等优点，并且更全面地提供营养素，维护肠黏膜屏障功能，提高营养的效价比等。危重患者营养支持方式的选择，主要依赖于病情和疾病状态，特别是肠功能状态。

原则上肠内营养应是首选，可通过鼻营养管、胃或空肠造瘘管。当患者存在肠功能障碍、腹腔内存在严重感染灶、循环不稳定，肠外营养便成为主要的营养供给途径。胃无张力时，应限制肠内营养量，以防胃滞留或误吸。

肠外与肠内两大途径起着互补作用，需合理选择。部分肠外营养＋肠内营养也许是一些危重患者更切实的营养支持模式，但应尽量争取肠内营养比例达到 25%。

三、危重患者肠内营养的护理

临床上危重患者肠内营养治疗的原则是：只要有胃肠功能应尽早使用。但是使用中应遵循由少到多；由低浓度到高浓度；速度由慢到快循序渐进的原则；不要急于求成，不要公式化；要因人而异，选择不同的支持途径、不同方法、不同的营养素；在配制营养素时操作要规范；减少并发症的发生；同时要了解患者的心理状况，做好相应的工作；使肠内营养的治疗作用收到实效。

（一）肠内营养的指证

胃肠道功能状态因疾病状态不同个体差异较大。相当部分危重患者由于肠道缺血/再灌注损伤、腹腔炎症使肠壁水肿、粘连等,以及手术、创伤使胃肠道吸收、分泌、消化能力与蠕动能力部分受到损害,难以达到理想的完全肠内营养,且易出现不耐受现象。

近年来的研究证实了大手术、烧伤、创伤等应激后早期肠道营养的可行性与益处。只要危重患者肠功能状态允许,特别是小肠运动、吸收、消化功能允许,应该尽早考虑给予肠内营养。临床应用时应考虑以下因素。

(1)不能经口摄入正常固体食物以获得所需足够热量与营养物者。如机械通气的患者或经口摄食量<2/3需要量。

(2)可建立胃肠道喂养的通路以保证营养的供给。

(3)经过早期复苏与抗休克治疗,循环稳定,水、电解质与酸碱失衡纠正。

(4)严重低蛋白血症予以纠正,血浆清蛋白水平 28～30g/L。临床资料显示,血浆清蛋白<25g/L 者,腹泻发生率较血浆清蛋白>28g/L 者明显增高。

(5)胃液潴留量不多,24 小时<200～300mL,临床无腹胀存在,或可闻及肠鸣音。

(二)肠内营养支持的禁忌证

某些危重患者或疾病的危重时期不宜选用肠内营养,主要包括以下几点。

(1)严重应激状态:血流动力学不稳定,水电酸碱失衡未纠正,应先处理全身情况,待内环境稳定后,再酌情考虑肠道喂养的时机。

(2)腹腔感染未予控制导致肠管运动障碍,出现明显腹胀、肠鸣音消失或腹腔大量炎性积液时,不能耐受肠道喂养。

(3)机械性完全性肠梗阻和麻痹性肠梗阻。

(4)肠瘘早期,腹腔感染较重且未局限。

(5)急性肠道炎症伴有持续腹泻、腹胀者吸收功能差。

(6)较严重消化道出血及剧烈呕吐。

(三)肠内营养支持的时机

近 10 年来,人们越来越认识到早期肠道喂养的重要意义。在维持营养代谢的同时,其重要的药理作用在于维护、支持了肠黏膜屏障与消化功能,改善于组织灌注,明显降低了感染性疾病与 MODS 的发病率等。

为此提出的"当肠道有功能,能安全使用时,使用它"的观点,并在临床实践中遵循这一原则。具体可参考以下几方面因素。

(1)危重患者早期肠道喂养建议在患病 24～48 小时开始。前提是血流动力学基本稳定腹腔感染灶清除或得到控制。研究显示,严重烧伤患者早期出现的高代谢反应,而早期(48 小时内)肠内营养明显降低了肠源性高代谢反应,使能量消耗降低,同时维护了肠黏膜屏障功能,改善肠通透性;大手术、创伤后的危重患者早期肠内营养,可从手术后 12～48 小时开始实施,但较理想的是 24 小时内。术后早期的肠内营养有助于改善营养状态,促进伤口愈合,减少并发症等。

(2)全身性感染和 MODS 危重患者,病情往往较重,受累的器官多,相当部分患者存在不同程度的肠道功能障碍,肠内营养特别是早期肠内营养难以理想实现,腹胀、胃液储留以及误吸等并发症也较多。这类患者肠内营养的药理作用大于其营养作用,争取在适宜的时期开始肠道喂养,以肠外营养+肠内营养形式实现危重患者的营养支持,并使肠内营养比例超过 20%。

(四)肠内营养支持途径选择及建立

肠内营养置管类型包括鼻胃管、鼻肠管、胃造口或空肠造口置管。鼻胃管、鼻肠管可通过非手术方法置入,而胃造口或空肠造口置管则通过手术或内镜协助下完成。胃肠功能良好、神志清醒的患者,应放置鼻胃管,但存在反流,误吸等并发症,而且常常需要进行胃肠减压。因此,鼻胃管不宜首选。

应选择放置鼻、空肠导管,导管尖端应达到幽门以下。达屈氏韧带以下更为理想。急性胰腺炎患者导管顶端位置应更低,以减少对胰腺分泌的影响。鼻肠导管与胃或空肠造口置管是 ICU 患者常常选择的肠内营养通道。

1.经鼻肠导管

合并吞咽困难或放置气管插管的患者,经鼻置管不易成功,或难以通过幽门,可采用经导丝置管或内镜协助下,将营养管送入食管以及通过幽门。此法成功率高,患者易于耐受,绝大多数患者置管过程中不需镇静。导管留置时间亦可延长。

2.经空肠造口置管

空肠造口置管常与开腹手术同时进行,操作简单,置管确实、可靠。而空肠穿刺置管(NCJ)使这一方法更加简化,损伤小,简单易行,但管腔较细,要求肠内营养液溶解性更好。主要适应证包含以下几点。

(1)手术时存在有营养不良。

(2)较大上消化道手术。

(3)手术后可能接受放射治疗或化疗。

(4)严重创伤行开放手术。

3.经皮内镜导管胃造口及空肠造口

经皮内镜导管胃造口术(PEG)和空肠造口术(PEJ)是在内镜协助下,经腹壁、胃壁造口置管的方法,床旁即可实行。经内镜引导下十二指肠或空肠造门术(PED 和 PEJ)的操作难度大,安全性方面不如 PEG,主要的并发症是导管移位和穿刺部位外瘘。目前更多采用的方法是 PEGJ,即通过 PEG 放置一较细的空肠营养管,由此施行肠道喂养,PEG 导管可同时行胃肠减压。

一般来说,鼻肠导管与空肠造口导管更适用于危重患者。需要较长时间肠内营养支持者及经鼻置管困难者,可考虑空肠造口置管法。应强调导管顶端达幽门以下,屈氏韧带以下更理想,使得反流与吸入性肺炎等并发症的发生率明显降低。贲门功能不良、反流明显、颅脑损伤严重及意识障碍的危重患者更应如此。

(五)肠内营养液的输注方式

营养支持投给方法,一般有分次推入法、间断重力滴注法、连续滴注法(可采用重力或输液泵)。采用任何投给方式取决于配方饮食的性质,喂养管的类型与大小,管端的位置及营养需要量。

1.分次推入法(定时灌注)

将配好的液体饮食吸入注射器内,缓缓地注入胃内。每次 200mL 左右,每天 6～8 次。适用于胃肠运动良好、贲门功能正常、神志清醒的非机械通气支持的患者,适用于鼻胃管或胃造口管注入匀浆膳食,以及由肠内营养向口服饮食过渡的患者。

部分患者对此种方式耐受性差,易引起恶心、呕吐、反流、腹胀、腹泻及腹部痉挛性疼痛,有的患者经过几天后可以耐受。但对于大多数危重期患者不宜采用此方法。

2.间断重力滴注法

将配好的液体膳食或营养素放入管饲容器内,经输液管及莫非滴管与喂养管相连缓慢滴注,每次 250～500mL,速率 30mL/min,每次持续 30～60 分钟,每天 4～6 次。此方式适合鼻胃管和胃造口管,优点患者活动方便,缺点可能有胃排空缓慢。

3.连续滴注法

与间断重力滴注法的装置相同,通过重力滴注或输液泵连续 24 小时输注。输注匀浆膳外,采用营养素目前多主张此种方式,特别适合危重病患者,其优点在于腹胀、腹泻、腹痛的并发症减少。输入速度采用循序渐进的方法,从少到多,从低浓度到高浓度。温度常温或 42℃左右。连续滴入从每分钟 15 滴开始,维持在 50 滴左右。也可以用泵维持开始每小时 40mL,以后递增。但此法肺炎的患病率较高,因为胃液 pH 呈碱性,有助于肠道内细菌的定居,并进一步从胃移居至气管和咽部。

此外,可以间歇持续输注法:在持续匀速输注期间有一定的间歇期,如连续输注 16～18 小时,停止输注 8～6 小时,有助于保持胃液 pH 处于正常范围,抑制上消化道细菌的生长。

(六)肠内营养的类型与选择

肠内营养制剂根据其组成分为要素饮食、整蛋白配方饮食、匀浆膳和管饲混合饮食等。危重患者较常应用要素饮食和整蛋白配方饮食。

要素饮食是指由氨基酸或水解蛋白(短肽)、葡萄糖、脂肪、电解质、微量元素、维生素制成的混合物。可提供人体所需的营养素与热量,不需胃液、胰液、胆汁等参与消化、直接吸收或稍加消化即可吸收;不含残渣或极少残渣,粪便形成少。要素饮食是早期肠内营养和危重患者施行肠道喂养时选择的膳食。根据其氮源的不同,要素饮食又分为水解蛋白为氮源的要素饮食和氨基酸为氮源的要素饮食。要素饮食配成液体后的热量密度一般为 1.0～1.5kcal/mL。

随着营养支持的发展,根据不同疾病状态下机体对某些营养素的特殊需要,制成特殊配方要素饮食,如适用于危重患者的免疫增强配方的要素饮食等,使肠内营养支持更趋合理。

氨基酸要素饮食是危重病患者理想的肠内营养制剂。小肠黏膜细胞具有游离氨基酸以及二肽和三肽的转运吸收系统,如要素饮食所含为游离氨基酸和二肽及三肽的混合成分,氮的吸收成分将因此会增加,但较长的肽链将影响氮的吸收。

对于某些氨基酸吸收障碍的疾病,短肽类要素饮食可被较好的吸收。随着对早期肠内营养重要意义的认识,除上述配方要素饮食外,还增加了疾病状态下对组织细胞有特殊作用的营养素,如谷氨酰胺、精氨酸、中链脂肪酸、Ω-3 脂肪酸(鱼油)、核苷酸、支链氨基酸、酪氨酸、牛磺酸,以及含有乳酸杆菌、双歧杆菌的生态免疫营养。

被认为有免疫促进作用的营养因子还有维生素 E、β-胡萝卜素和微量元素 Zn、Se 以及中草药中的人参皂苷和黄芪多糖等。在标准的肠内与肠外营养配方中加入某种或几种免疫营养因子，可以上调机体免疫机能。膳食纤维的重要的作用近年来受到重视，特别是可溶性膳食纤维在结肠内酵解后形成短链脂肪酸(SCFA)，进一步影响结肠、小肠的结构与功能。目前临床上应用的膳食纤维制品有含大豆多糖的液体肠内营养制剂、果胶。在补充膳食纤维时应注意水的补充。

(七)肠内营养的并发症与处理

1.反流、误吸与肺部感染

营养液和消化液的反流、误吸，导致吸入性肺炎。相关因素包括以下方面：

(1)肠内营养管移位与折返。

(2)胃排空不良及腹胀：这类患者强调营养液肠内输注而不能胃内灌注，营养管尖端位于屈氏韧带以下较为安全。此外，可应用胃动力药物甲氧氯普胺、普瑞博斯等促进胃的排空及肠蠕动。同时注意监测患者胃或肠内营养液的潴留量或胃肠减压量与 pH。

(3)胃液 pH 升高：胃液 pH 升高，导致肠道细菌移位、定殖。研究认为连续输注 16～18 小时后间断 8～6 小时，则有助于保持胃液的正常酸度，降低肠道菌的移位与口咽部定殖，从而有助于降低革兰阴性杆菌的肺部感染发生。

(4)意识障碍：宜将肠内营养管置于屈氏韧带以下空肠或幽门以下十二指肠，且在接受肠内营养治疗时将头及上半身抬高＞30°，需长时间接受肠内营养支持者可考虑行 PEG 或 PEGJ。

(5)呼吸道防御能力降低：危重患者呼吸道自我防护能力下降。机械通气的肠内营养危重患者，十二指肠-胃反流较常发生，反流液碱化胃液，pH 升高。防治方面亦应使肠内营养管达到足够深度，以保证营养液从小肠内输注，并注意监测胃内容物酸碱度及残留量。

2.胃肠不良反应

(1)肠内营养相关腹泻：腹泻是肠内营养较常见的并发症，肠内营养期间发生腹泻的相关因素包括：①配置营养液与开放容器时，造成肠内营养液被污染；②悬挂时间较长或存留有前期未输完的营养液；③营养不良；④低清蛋白血症；⑤全身性感染；⑥MODS；⑦存在感染灶；⑧发热或低温；⑨应用广谱、强力抗生素。另外，腹泻发生还与输注速度过快、溶液渗透压较高及温度较低等有关。

对于腹泻的防治，应注意以下几方面：①营养液的无菌配制，并置于封闭容器中，每天更换输注用品。②血浆清蛋白＜25g/L 者应先予补充纠正。③适当控制体温，清除体内感染病灶。④输注速度由慢逐渐增加。⑤若腹泻与抗生素应用有关，则应停用抗生素，并补充肠道生态菌。⑥注意输注过程中营养液的温度及浓度，以不同个体能够耐受为标准。

(2)腹胀、便秘和腹痛：危重患者在肠道喂养时易出现不同程度的腹胀，重者使肠内营养无法继续。这类患者在开始肠道喂养时，更应注意减慢输注速度，降低浓度，配合胃肠动力药物及密切监测胃或肠内潴留量，如胃内潴留量＞100mL、小肠内潴留量＞200mL，应予注意减量或停用。便秘者可增加膳食纤维的补充。

（3）恶心与呕吐：常常是肠内营养液应用不当所致，特别是采用间歇性一次性投给喂养方式。此外，胃肠排空障碍导致的胃、肠内液体潴留，也可导致呕吐。

（4）倾倒综合征：放置空肠营养管的危重患者，可出现倾倒综合征，多因高渗溶液快速进入小肠所致。减慢输注速度，适当稀释营养液以降低渗透压，多可使症状缓解。

3.机械性并发症

（1）肠内营养管堵塞：应用营养液均要输注前检查营养液的性状，每次营养液输注完及注射药物后均应用＞30mL盐水或温开水冲洗导管以确保无堵塞。

（2）鼻咽食管和胃黏膜损伤及炎症：留置时间长、管径粗、质地硬的导管，可造成鼻腔、咽部、食管黏膜受刺激及黏膜受损，并由此导致炎症。鼻黏膜炎症肿胀，可影响鼻窦分泌物引流而发生鼻窦炎，甚至进一步引发颅内感染。对于无症状发热的患者，应注意鼻窦区域的物理检查，必要时可行头颅CT检查。留置鼻导管者注意鼻咽部分泌物清除，保持鼻窦开口通畅。长期留置营养管的患者可考虑行空肠造瘘。

（3）与PEG/PEGJ相关并发症较严重的有腹壁下脓肿和筋膜坏死，其他有穿刺造口局部感染、胃液漏出或出血以及气性腹膜炎等。随着内镜技术的成熟与PEG材料及器械的不断改进，相关并发症已逐渐减少。

4.代谢性并发症

随着临床营养支持的发展与对胃肠道重要地位的认识，危重患者营养支持的选择中越来越多地注重肠内营养的特殊作用与应用。但由于应激对胃肠结构与功能的影响，使患者对肠道喂养的耐受性与相关并发症的发生率均不同于一般患者，不恰当地使用加重肠功能紊乱，增加并发症。因此，肠内营养在应用时应注意以下几点。

（1）符合肠内营养的基本条件：具有有功能的、可安全使用的肠道。

（2）肠道喂养前确定营养管位置正确：营养管应达幽门以下，最好达屈氏韧带以下。

（3）营养液输注速度与浓度：要素饮食的渗透压较高，需要适应过程。应掌握由低浓度、低速度开始逐渐增加。如出现不良反应，应减量甚至停药。某些肠功能状态较差或脆弱的患者，开始浓度可更低，甚至从温水/盐水开始。

（4）营养膳食的选择：选择肠内营养素时应考虑病种、胃肠道消化和吸收主要营养素的能力、全部营养素的需要量、水电解质情况等。

肠功能状态较好的，可选择整蛋白或肽类（或多聚物配方）肠内营养膳食。否则可选择短肽或结晶氨基酸为氮源的要素饮食；商品营养制剂其中有能全力、能全素、百普素、纽纤素、纽纯素、瑞素、瑞高、复方营养要素等。医院营养科配制的匀浆膳、混合奶：天然食物加食品营养制剂、天然食物加单一营养素。

应激较重的危重患者，能量消耗增加，可适当增加配方中脂肪比例，添加支链氨基酸、谷氨酰胺等特需营养成分。

重症胰腺炎及肠道炎症疾病者，可选择短肽或氨基酸为氮源的要素饮食以减少对胰腺分泌的刺激和肠道消化负担。

小儿及肝、肾功能障碍者选择特殊配方的要素饮食。

（5）胃排空状态评定：胃残留量被广泛用于评价胃的排空状况，但对于残留量多少来判断排空状态的标准尚不一致。多数学者认为胃残留量＞100mL 或小肠残留量＞200mL 时，应密切观察胃肠运动状态与排空功能。治疗可应予减量，加用促进胃排空药物，如仍不改善则应停输。空肠喂养同时留置胃引流管者，每天胃液引流应＜400mL 为宜。否则，应注意胃肠运动状态、引流液性状与 pH。

（6）加强相关并发症的监测：鉴于危重患者胃肠功能减退及易出现不耐受情况，肠内营养期间应加强护理与反复定时的监测胃液 pH、残留量、肠鸣音、腹胀情况、排便次数等。

（八）危重患者肠内营养的监测与护理

（1）常规进行口腔护理。

（2）观察使用 EN 后患者的胃肠道反应，有无腹胀，反流等不适。如果腹胀应减慢速度，为防止反流，给予推入方法时床头应抬高 45 度，并持续餐后 1 小时。

（3）注意营养液的温度、速度、浓度，给人时每小时从 40mL 开始，3 小时后 60mL；以后逐渐调整；一般可维持 100～120mL。控制输注速度，可用输液泵控制速度。

（4）监测患者的水、电解质变化、出入量、尿糖、血糖、肝功能变化，糖尿病或高血糖给予胰岛素。

（5）营养管及输注的管理。

①妥善固定管道，防止导管移位、脱出。②胃造口及空肠造口处的敷料应每隔 2～3 日更换 1 次。③为预防管道堵塞，定期冲洗管道：每次喂养后用无菌水（或温开水）冲洗管道，连续滴注时每更换液体时可滴入无菌水（或温开水）30～50mL、分次推入时应在每次推入前抽吸胃内容物大于 150mL 应暂停喂养、经营养管给药需在给药前后用温开水至少 30mL 冲洗营养管、每天输注完毕，应用冲洗管道。④鼻饲瓶（袋）和接营养管的输注导管每 24 小时应更换。⑤胃内输注时，患者应取头高 30°～45°卧位，以减少误吸发生率。

（6）观察大小便并进行记录，对于有腹泻患者应分析情况，排除菌群失调或肠黏膜低蛋白水肿时，在给予药物治疗同时，可采用纤维型肠内营养制剂。

（7）对神志清醒的患者必须进行心理状况的了解，消除手术对其造成的心理紧张，讲解肠内营养的必要性和有效性，安全性，询问食物过敏史和口味，让其认识到肠内营养对其康复的重要作用，得到配合，必要时介绍成功的病例，增强患者的信心，长期肠内营养者，同时讲解使用方法，以便让患者参与实施管理。及时处理管饲过程中出现的问题，提高患者的安全感。

（九）营养治疗室的条件和制度

由于 EN 营养有液体和粉状制剂之分，同时患者使用的浓度不一，因此需要专门的肠内营养治疗完成配置工作。

1.治疗室的面积和设备要求

治疗室面积应在 30～60m² ，分准备间和制作间，室内地面应水磨石或瓷砖，墙壁应瓷砖到顶，设施有上下水道、空调、照明和紫外线消毒设备、操作台。仪器包括电冰箱、微波炉、食物粉碎机、胶体磨、消毒柜、烘干机、药品储存柜、食品储存柜、秤、天平、电磁炉、蒸锅、玻璃量筒、漏斗、搅拌器、剪刀、无菌纱布等，器械应采用不锈钢材质的。有条件的要备干燥箱。

2.治疗室规章制度

(1)室内应保持清洁干净。

(2)操作人员进入治疗室应 2 次更衣。

(3)严格按食品卫生要求,生熟食品必须分开存放要有明确的标示。

(4)营养制剂要单独存放。

(5)机械使用前须清洗;器皿每周消毒 1 次,3%的 TD 浸泡 30 分钟,再用净水冲洗。

(6)每天操作后做好室内卫生,地面用 3%来苏擦拭,紫外线照射 45 分钟。

(7)室内严禁存放与本室无关的物品。

(8)电冰箱定期除霜。

3.配制营养液的操作步骤

(1)操作者先将配制肠内营养制剂的台面用净水擦拭 1 遍,再用消毒液擦拭。

(2)配制前操作人员应用肥皂洗手,用纱布擦干,戴口罩和帽子。

(3)配制酒精擦拭营养制剂外包装,检查药品出厂日期和有效期。

(4)仔细核对营养制剂品名。

(5)用热水冲洗水龙头、器具和容器。

(6)将一天所需要的营养制剂倒入无菌的不锈钢容器内,先用 300mL 左右的少许温开水(30~40℃)将营养制剂搅拌成糊状,再用量筒量好需要的水量到入营养制剂中搅均匀成混悬液,然后用无菌纱布过滤,放入无菌容器内,有条件的留 10mL 营养溶液进行定氮。

(7)在配制好的营养液容器上贴好患者的姓名,床号,配制日期。

(8)配好的营养液存放在冰箱内,在 24 小时用完。

(9)清洁室内卫生、登记配制内容和患者姓名等情况。

4.匀浆膳的制备

根据病情的营养治疗原则,采用不同种类的匀浆,按营养医嘱执行。操作前的准备工作同营养制剂的标准。

(1)粮谷类食物首先制熟,肉蛋类食品应按烹调原则制备。

(2)蔬菜根据病情挑选菜的品种,选好可食部,洗净,制熟,可直接食用的蔬菜应先消毒,再用清水冲洗,切碎备用。

(3)奶类豆类制品应制熟。

(4)其他配料按需要称重备用。

(5)按营养处方要求将各种食物混合投入粉碎机或胶体磨中(胶体磨先开机后投料,粉碎机先投料后启动机器。

(6)制备后的匀浆按个体要求存放在 250~500mL 专用的玻璃瓶内。

(7)制备后的匀浆用蒸汽消毒,再贴好标识。

(8)清理好所用的所有器皿和机械,以备再用。

四、危重患者肠外营养的护理

肠外营养是指营养底物从肠外,如静脉、肌肉、皮下、腹腔内等途径供给。其中以静脉为主要途径。肠外营养亦可狭义地称为静脉营养。

(一)营养途径选择

1.经中心静脉肠外营养

适用于静脉置管时间长、营养液浓度较高者。对于代谢率明显增高的危重患者,能量、营养素以及液体量需求均较高,常选择中心静脉途径,同时可监测中心静脉压。

置管部位以上腔静脉系统为首选,因下腔静脉导管多经股静脉插入,易污染,同时肾静脉平面以下的腔静脉血流量较上腔静脉小,血栓形成、栓塞及损伤的危险性增加,故一般较少采用下腔静脉途径行肠外营养支持。

2.经外周静脉肠外营养

对于代谢率中等度增加的患者,能量与氮量的需求不高,全营养混合液(TNA)的渗透压和总容量不是很大,逐渐由肠外营养+肠内营养向全肠内营养过渡,均可首选经外周静脉的肠外营养。

外周静脉穿刺操作简单,无中心静脉穿刺相关并发症。但由于营养液葡萄糖浓度与渗透压较高,pH低时,常常引起局部疼痛与不适,甚至静脉炎。营养液量较大时,患者多不耐受。外周静脉可耐受的渗透压最高为860mOsm/L脂肪乳剂的渗透压与血浆相似,所以对外周血管无刺激性,而氨基酸液的渗透压多较高,复方微量元素注射液的渗透压为1600mOsm/L。因此,应以TNA液的形式输注。外周静脉输注葡萄糖液的浓度应为12%～15%。

外周静脉营养支持时应考虑以下问题:①采取TNA的形式输注;②每天更换输注静脉;③总疗程不宜太长,一般少于10～14天;④患者总热量、氮量及液体的需要量不宜太高。

经外周静脉至中心静脉置管是近年来开展的一项穿刺置管技术,操作安全、简便,避免了中心静脉插管的并发症,也降低了导管相关性感染的发生率;并解决了经外周静脉输注营养液时对浓度与剂量的限制,导管保留时间延长。但液体的输注速度受到一定影响,在液体负荷较大及无输液泵控制的情况下较为突出。

(二)营养素的成分及需要量

常规的营养素成分包括糖类、脂肪(包括必需脂肪酸)、氨基酸、电解质、维生素、微量元素和液体。

1.糖类

糖类是当前非蛋白质热量的主要部分,临床常用的是葡萄糖,其他还有果糖、木糖和山梨糖醇等。葡萄糖每天最低需要量为$100\sim150g/kg$,以保证依赖葡萄糖氧化供能的细胞所需。在应激状况下,尽管胰岛素分泌增加,胰岛素的反应伴随血糖的升高而增强,但对葡萄糖的处理能力却受到抑制,葡萄糖的氧化代谢发生障碍,糖的利用受限制。补充过多将加重其代谢紊乱,并增加CO_2的产生,增加呼吸做功及肝代谢负担等。应激患者葡萄糖的供给一般低于$4mg/(kg \cdot min)$,输注速度应限制$20\sim2.5mg/(kg \cdot min)$。血糖升高者增加外源性胰岛素的补充。果糖、山梨糖醇、乙醇等亦可作为能量来源,适用于不能耐受葡萄糖的应激患者。但果糖代谢后使血液中的乳酸浓度升高,甚至发生乳酸酸中毒;山梨糖醇在肝转化为果糖。木糖醇代谢亦不依赖胰岛素,但利用率不如葡萄糖,尿中排泄多。木糖醇、山梨糖醇、果糖输入量过大将发生高尿酸血症。在肝肾功能障碍及酸中毒时不宜使用。

2.脂肪

脂肪乳剂是可供给较高的热量,并提供必需脂肪酸,代谢不依赖胰岛素。溶液 pH 值在 6.5 左右,可经外周静脉输入。脂肪乳剂本身并不产生渗透压,渗透压系由等张剂甘油产生。

以脂肪乳剂替代一部分葡萄糖提供非蛋白质热量,有利于减轻葡萄糖代谢障碍,保证热量供给及补充必需脂肪酸。其补充量可占非蛋白质热量的 30%～50%,脂肪乳剂与葡萄糖同时应用提供非蛋白质热量,有较好的节氮效应。脂肪提供量一般可在 1～3g/(kg·d)。

目前临床常用的脂肪乳剂根据其碳链短分为含长链三酰甘油的脂肪乳剂和含中链三酰甘油的脂肪乳剂。MCT 在严重创伤、感染的危重患者及肝功能障碍、黄疸患者的营养支持中较 LCT 具有优势。目前使用的多是 MCT 与 LCT 各占 50%物理混合乳剂。

结构三酰甘油是近年来研制的一种新型脂肪乳剂,被认为比物理混合 MCT/LCT 具有更小的毒性并能改善脂肪的氧化与氮的利用,以及不影响网状内皮系统功能。

3.氨基酸

现静脉输注的氨基酸液,含有各种必需氨基酸(EAA)及非必需氨基酸(NEAA)。EAA 与 NEAA 的比例为 1∶1～1∶3。提供热量为 4kcal/g。在危重患者的营养支持中,需要降低非蛋白质热量与氮量之比(NPC∶N),NPC∶N 为 100kcal∶1gN,氮的补充量为 0.25～0.35g/(kg·d)。但应激状态下肝代谢功能下降,氨基酸代谢亦受影响,提高氮补充,常不能获得理想的代谢效应,并可加重肝代谢负担。应视病情选择不同的氨基酸液。

一般营养支持治疗常选用平衡氨基酸液,不但含有各种必需氨基酸,也含有各种非必需氨基酸,且各种氨基酸间的比例适当。蛋白质代谢的效率与每种氨基酸含量有关。当氨基酸不平衡时,合成的蛋白不仅含量少,而且其组成也不合适。对于危重患者来说,绝大多数复方氨基酸制剂中缺乏其所需要的谷氨酰胺、酪氨酸、胱氨酸和牛磺酸。在危重患者的营养支持中,应根据需要,添加不同的氨基酸,达到营养、药理的双重作用。

(1)支链氨基酸:当患者处于应激状态或肝功能障碍时,血浆氨基酸谱发生改变,芳香族氨基在肝代谢下降,而且血浆浓度升高,支链氨基酸在骨骼肌等肝外组织氧化代谢,出现血浆支链氨基酸/芳香氨基酸比例失调,此时如不适当地补充复方氨基酸液可加重失衡,甚至导致血氨升高与脑病发生。增加支链氨基酸比例,既增加可利用的氨基酸,又能调整血浆支链氨基酸与芳香族氨基酸的比例,预防肝性脑病。

(2)精氨酸:精氨酸不足可产生高氨血症。精氨酸是应激状态下体内不可缺少的氨基酸,影响应激后的蛋白质代谢。药理剂量下的精氨酸能上调机体免疫功能,使机体对感染抵抗能力提高。此外,精氨酸还具有促进蛋白及胶原合成的作用。因此,危重患者营养支持应补充精氨酸。静脉补充量可占氮量的 2%～30%,静脉补充量一般 10～20g/d。

(3)谷氨酰胺:对蛋白质合成及机体免疫功能起调节与促进作用,是肠黏膜细胞、淋巴细胞、肾小管细胞等快速生长细胞的能量底物。在创伤、感染等应激状态下,需要量明显增加被称为组织特殊营养素。但是谷氨酰胺在溶液中不稳定,现有的复方氨基酸液中不含谷氨酰胺。为增加谷氨酰胺的输入量,可用甘氨酰-谷氨酰胺或丙氨酰谷胺酰胺等二肽或谷胺酰胺前体物质鸟氨酸 a 酮戊二酸,输入体内后再分解出谷氨酰胺。谷氨酰胺的补充量宜达到氨基酸供氮的 25%。

(4)牛磺酸:牛磺酸是分解代谢应激和尿毒症时不可缺少的营养素,牛磺酸结合物可增强牛磺酸的细胞内转移。

4.电解质

(1)钾:肠外营养支持期间,钾的需要量一般在 40～60mmol/d。危重患者内环境多不稳定,体液出入变化较大,尤在应用胰岛素及给予利尿等治疗时,钾的补充应根据血钾浓度的监测酌情考虑,防止低钾或高钾。

(2)磷:危重患者磷的需要量常常是增加的,且营养支持中的某些因素亦可加重低磷血症。低磷血症可导致红细胞、白细胞功能不良,代谢性酸中毒,骨软化,心肌收缩无力及呼吸肌收缩无力等。因此,在危重患者的营养支持时,注意磷的补充与监测。磷制剂有两种剂型,即无机磷注射液与有机磷制剂。前者可与全营养混合液(TNA)中的钙结合产生磷酸钙沉淀物,从而影响磷与钙的吸收。有机磷制剂避免了上述欠缺,输注后不形成钙磷沉淀。磷的需要量与疾病状态有关,严重分解代谢的患者需要量增加,可达 0.5mmol/(kg·d)。脂肪乳剂中的磷脂亦可以提供部分磷。

(3)钠和氯:在出入量变化大,第三间隙积液及肾衰竭、颅脑损伤等患者更应注意监测。

(4)镁:危重病患者常存在严重低镁血症,诱发恶性心律失常,但易被临床医师忽视。每天需输入镁 7.5～10mmol,在额外丢失增加的患者(利尿、肠瘘等)应适当增加补充。

(5)钙:一般情况下,每天应输入钙 2～5mmol。总之,危重患者电解质的补充量除按每天的需要量外,还应考虑额外丧失,以及心、肾功能和疾病状态。

5.维生素与微量元素

维生素与微量元素在体内的含量低、需要量少,称为微量营养素,但具有重要生理作用。

目前已有分别供成人和小儿应用的、含有多种维生素的静脉注射剂(脂溶、水溶),一般情况下可以满足机体的日需要。但严重创伤后应适当增加维生素的用量。维生素 C 参与蛋白和组织细胞间质的合成有利于减轻组织损伤及促进修复。

维生素 B_1 的需要量与摄入能量成比例的增加,维生素 B_2 的排出量与氮排出量成正相关。近年来,维生素 C、E、β-胡萝卜素(维生素 A)的抗氧化特性日益受到重视,实验研究显示有助于氧自由基的清除及防治组织细胞的过氧化损伤等。

微量元素在体内的含量较少(<0.01%的体重)。一般情况下只需要若干微克即可维持体内的平衡,但应注意手术患者是否已伴有微量元素的代谢紊乱。微量元素的日需量有多种推荐量,应注意的是,非生理状态下的全肠外营养对于微量元素的补充有特殊要求,因为消化道对不同微量元素的吸收率差异很大。肠外营养如同消化短路,使消化道对一些依赖其吸收或排泄的微量元素的生理调节作用丧失,而完全受静脉补充的控制,补充不当可使其在循环中的浓度过高甚至达到药理剂量产生毒副作用。必要时可根据其浓度测定结果进行调整。

(三)静脉营养液的输注方法

1.持续输注法

将 1 天内预定输入的液体量均匀地在 24 小时内输入。由于氮和能量同时输入,输入的速度在一定的范围内变动时,不致出现低血糖或高血糖。可应用输液泵,使液体均匀输入。

2.循环输注法

持续输入高糖全静脉营养液,使部分输入的能量未能进入代谢机制内,而以脂肪或糖原的形式贮存在体内。这一现象在肝特别明显,可导致脂肪肝或肝大。即使在输入的氮量超过排出的氮量呈正氮平衡时也是如此。24小时的输注过程中,可停输葡萄糖8~12小时,其间仅输入3％氨基酸或3％氨基酸加脂肪乳剂,以产生与胃肠道进食相似的吸收后期,将以脂肪形式储存的过多热量加以利用,使其更接近生理要求。

(四)肠外营养的并发症

1.导管相关并发症

(1)气胸、血胸和大血管损伤:锁骨下静脉穿刺的并发症发生率较高。

(2)空气栓塞:导管质量的提高与营养袋应用,已使这一并发症的发生率大大减少。一旦发生空气栓塞,应立即将患者左侧卧位头低脚高,必要时右心室穿刺抽气。

(3)导管栓塞与静脉栓塞:如发生导管栓塞应予拔管,亦可试用尿液酶溶解,但切不可采取加压注水的方法,以免血栓脱落而造成肺栓塞。营养液多为高渗,长时间输注发生静脉炎及血栓形成。此外导管材料亦有影响,如聚乙烯导管发生静脉栓塞较其他材料多。临床表现为该静脉侧支增粗,其回流范围内可见皮下出血或瘀斑。

(4)导管相关性感染。

2.代谢并发症

(1)糖代谢紊乱:主要表现为高血糖伴渗透性利尿。肠外营养支持,特别是初期,往往会使血糖升高更加严重。常见的原因包括:①营养液输注速度过快或输注量过高。②原发疾病影响胰岛素分泌及糖代谢。③药物对血糖的影响。

防治措施:①减少葡萄糖的输注量,适当提高脂肪乳剂在非蛋白质热量中的比例,以脂肪提供40％~50％的非蛋白质热量。②逐步增加葡萄糖的输注量,使内源性胰岛素的分泌量逐渐增加以适应高浓度的葡萄糖的输注。③补充外源性胰岛素,以调整血糖于满意范围。最好应用微量输液泵单独补充,以便随时调整用量及保证药物作用效果。④营养液持续、匀速输注,避免血糖波动。⑤输注过程中密切监测血糖浓度,同时亦应注意血钾及尿量改变。长时间肠外营养支持,使内源性胰岛素持续分泌。如突然停止可出现低血糖,应逐渐降低用量及输液速度。

(2)脂代谢异常:在严重应激的患者,可能会很快出现必需脂肪酸的缺乏,其原因:①必需脂肪酸及维生素E补充不足。②持续的葡萄糖输注,使血胰岛素水平升高或外源性补充大量胰岛素,从而使体内储存脂肪的动员受到抑制。

防治措施:每天输入20％Intralipid 250mL可补充必需脂肪酸30g,补充维生素E与B,可增加亚麻酸的生理功能。

应用外源性脂肪时,应注意降低脂肪的补充量0.5~1g/(kg·d),并从1/3或半量开始,在血脂以及呼吸商的严密监测下,酌情调整用量,并减缓输注速度。

(3)蛋白质和氨基酸代谢紊乱。①血清氨基酸不平衡:不适当的补充复方氨基酸液,将加重氨基酸失衡,甚至导致血氨升高与脑病发生。②高氨血症:精氨酸以及天冬氨酸、谷氨酸不足可产生高氨血症。在肝硬化、肝移植等危重患者更应注意。③血尿素氮升高：蛋白质、氨基酸补充过多还可导致肾前性氮质血症，尿素、氮升高。

（4）电解质失衡。①低血钾与高血钾：治疗过程中注意监测。②低镁血症：尿量增加及腹泻，使镁的排出增加；镁的补充不足；某些基础疾病易合并低镁血症。防治措施：静脉补充，一般补充 0.04mmol/(kg·d)，在额外丢失患者增加补充量并及时测定镁浓度。③低磷低钙：外科危重患者经常发生磷缺乏，应注意监测血磷浓度，及时补充。长时间卧床患者骨钙吸收增加，可导致低血钙，应注意监测与补充。

（5）微量元素改变：消化道对不同微量元素的吸收率差异很大，肠外途径的不适当补充，均可使其循环浓度升高。相反，供给不足则使其血浓度降低。

（6）维生素变化：与口服维生素剂量相比，静脉补充量常常是增加的，特别是水溶性维生素。但某些情况下，TNA 中维生素在输入到患者体内之前已明显降解，严重时可降解一半以上。因此，必要时监测维生素血浓度予以调整。

3.胆汁淤积

胆汁淤积和肝功能损害是长时间肠外营养的常见并发症。多发生在全肠外营养支持期间。临床表现为肝酶与胆红素升高，重者出现右上腹痛、发热、黄疸、胆囊肿大等症状。

一般发生在较长时间肠外营养支持，特别是腹腔感染患者，肝功能异常与胆汁淤积的防治：①降低非蛋白质热量，特别是葡萄糖的热量，并以脂肪替代部分葡萄糖，将有助于防治肝功能异常与淤胆；②及早地应用胃肠道将有助于功能恢复及黄疸减轻；③八肽缩胆囊素（CCR-OP）有一定效果；④感染的有效控制对于防治淤胆亦很重要。近年来有报道应用谷氨酰胺及牛磺酸亦可使淤胆减轻。

4.感染

严重创伤、感染、休克等应激情况下，肠道的缺血与再灌注损伤，不仅影响胃肠道本身结构与功能，造成肠黏膜受损与细菌/毒素移位，并可进一步引发肠源性感染（全身性感染）及远隔器官的功能损害。

第五章 影像科护理

第一节 CT常规检查护理

一、CT普通检查护理

(一)检查前护理

1.信息确认

患者凭检查信息通过PACS系统进行预约、登记确认。留取联系电话,遇特殊情况便于通知患者。

2.检查分检

护士或登记员根据检查信息进行分检,指导患者到相应地点等待检查。

3.评估核对

护士仔细阅读检查申请单,核对患者信息(姓名、性别、年龄、检查部位、检查设备等)。详细询问病史,评估患者病情,核实患者信息、检查部位、检查方式,对检查目的要求不清的申请单,应与临床申请医师核准确认。

4.健康教育

护士进行分时段健康教育,特殊患者采取个性化健康教育,讲解检查整个过程、检查所需时间、交代检查注意事项,以及需要患者配合的相关事宜。健康教育形式:口头宣教、健康教育手册、视频宣教等。

5.去除金属异物

指导或协助患者去除被检部位的金属物件及高密度伪影的衣物,防止产生伪影。

6.呼吸训练

护士耐心指导胸、腹部检查患者进行呼吸训练。胸部检查应指导患者先吸一口气,再闭住气,保持胸、腹部不动,防止产生运动伪影;腹部检查可以直接屏气。

7.镇静

对小儿、昏迷、躁动、精神异常的患者,采取安全措施防止坠床,必要时遵医嘱使用镇静药。

8.PACS系统呼叫

及时应用PACS系统呼叫患者到检。

(二)检查中护理

(1)再次核对患者信息,协助患者进检查室、上检查床,避免坠床或跌倒。有引流管者妥善放置,防止脱落。

(2)按检查部位要求设计体位,指导患者勿移动身体变换体位。

（3）检查时注意保暖，避免患者着凉。

（4）做好患者非照射部位的 X 线防护。

（5）检查结束后询问患者情况，协助下检查床。

（三）检查后护理

告知患者及家属取片与报告的时间、地点。

二、CT 增强检查护理

（一）检查前的护理

（1）信息确认：患者凭检查信息通过 PACS 系统进行预约、登记确认；在申请单上准确记录患者身高、体重、联系电话。

（2）评估核对：护士仔细阅读检查申请单，核对患者信息（姓名、性别、年龄、检查部位、检查设备等），详细询问病史（既往史、检查史、用药史、现病史、过敏史等），评估患者病情，筛选高危人群。核实患者信息、检查部位、检查方式。

（3）心理护理和健康宣教：在常规宣教的基础上重点告知增强检查的目的及注意事项、合理水化的重要性，注射对比剂后可能出现的正常现象（口干、口苦、口腔金属味、全身发热、有尿意等）和不良反应（如恶心、呕吐、皮疹等），进行针对性护理，消除患者紧张、焦虑的不良情绪。

（4）指导患者或家属签署碘对比剂使用知情同意书。

（5）认真评估血管，安置 18～20G 静脉留置针；注意保护，防止留置针脱出。

（6）对比剂常规加温准备。

（二）检查中的护理

（1）高压通道的建立与确认：连接高压注射器管道，试注水，做到"一看二摸三感觉四询问"，确保高压注射器、血管通畅。

（2）患者沟通：再次告知检查注意事项，以及推药时的身体感受，缓解患者紧张情绪。

（3）心理安慰：对高度紧张患者在检查过程中护士通过话筒给予安慰，鼓励患者配合完成检查。

（4）严密观察：注射对比剂时密切观察有无局部和全身症状，防止不良反应的发生，做到及时发现、及时处理。

（5）防止渗漏：动态观察增强图像对比剂进入情况，及时发现，渗漏。

（6）检查结束后询问患者情况，评估有无不适，协助下检查床。

（7）指导患者在观察区休息 15～30 分钟，如有不适及时告知护士。

（三）检查后的护理

（1）定时巡视：准备护士定时巡视观察区，询问患者有无不适，及时发现不良反应。

（2）合理水化：指导患者进行水化（每小时不少于 100mL）以利于对比剂的排出，预防对比剂肾病。

（3）拔留置针：观察 15～30 分钟，患者无不适后方可拔取留置针，指导正确按压穿刺点，无出血方可离开观察区。

（4）告知患者及家属取片与报告的时间、地点，以及回家后继续观察和水化，如有不适及时电话联系。

第二节 CT常见部位检查护理

一、头颈部与五官CT检查护理要点

头颈部与五官CT包括颅脑、鞍区、眼眶、鼻和鼻窦、颞骨及内听道、鼻咽口咽、喉部、口腔颌面部等部位肿瘤、炎症、外伤等病变的检查和头部及颈部血管成像等。

(一)检查前的准备要点

(1)评估核对:核对患者信息,阅读检查单,确定检查方式(平扫、增强)。

(2)心理护理与健康教育:护士主动与患者沟通,组织患者观看健康教育视频和健康教育手册。

(3)患者适当进食、饮水。

(4)去除头颈部所有金属异物(包括活动性义齿)。

(5)女性患者检查前将发结打开,指导扫描时头部保持不动。

(6)鼻咽部及颈部检查时训练患者屏气,不能做吞咽动作。

(7)增强者指导患者或家属签署碘对比剂使用知情同意书,筛查高危因素、建立静脉留置针等。

(二)检查中的护理要点

(1)体位设计:患者仰卧于检查床,头先进,头部置于头架上,保持正中位,人体长轴与床面长轴一致,双手置于身体两旁或胸前。

(2)眼部扫描时要求闭眼,并保持眼球固定不动,因故不能闭眼者,可指导患者盯住一目标保持不动。小儿做眼部CT需要自然睡眠或遵医嘱口服水合氯醛,安睡后方可检查。

(3)鼻咽部及颈部检查时按技师口令进行屏气,不做吞咽动作。

(4)增强检查患者需观察注射对比剂后有无局部和全身的异常反应。

(三)检查后的护理要点

参照CT普通检查和增强检查后的护理。

二、胸部及食管纵隔CT检查护理要点

(一)检查前的准备要点

(1)评估核对:核对患者信息,阅读检查单,确定检查方式(平扫、增强)。

(2)心理护理与健康教育:主动与患者沟通,组织患者观看健康教育视频和健康教育手册。

(3)患者适当进食、饮水。

(4)去除胸部所有的金属异物(包括文胸、带有拉链的衣服)。

(5)指导训练患者屏气。

(6)婴幼儿或不配合者检查前采取药物镇静。

(7)增强者指导患者或家属签署碘对比剂使用知情同意书,筛查高危因素、建立静脉留置针等。

(8)食管纵隔 CT 检查前准备碘水,碘水配制:100mL 温开水＋2mL 碘对比剂,浓度0.02%。

(二)检查中的护理要点

(1)体位设计:患者仰卧于检查床上,可以取头部先进或足先进,保持正中位,人体长轴与床面长轴一致,双手置于头上方。

(2)食管纵隔检查体位设计前需指导患者喝两口碘水,再含一口碘水在口腔内。检查时技师通过话筒指示患者将口腔里的碘水慢慢咽下即刻扫描。通过碘对比剂缓慢下咽的过程扫描查看检查部位的充盈缺损像,提高周围组织的分辨率和对比度。

(3)扫描时配合技师的口令进行屏气,叮嘱患者尽量避免咳嗽,并保持肢体不动。

(4)增强检查患者需观察注射对比剂后有无局部和全身的异常反应。

(三)检查后的护理要点

参照 CT 普通检查和增强检查后的护理。

三、冠状动脉 CTA 检查护理要点

多层螺旋 CT 冠状动脉造影(MSCTCA)作为一种无创、安全性高的新技术已广泛应用于临床。冠状动脉造影检查是评价冠状动脉变异和病变,以及各种介入治疗后复查随访的重要诊断方法,具有微创、简便、安全等优点。但是冠状动脉 CTA 检查受多种因素的影响,如心率、呼吸配合、心理、环境等因素的影响,检查前护理准备质量是决定检查是否成功的关键。

(一)检查前的准备要点

(1)环境及物品的准备:为患者提供安静、清洁、舒适的环境,安排患者到专用心脏检查准备室或候诊区域;挂心脏检查识别牌。物品准备:脉搏血氧饱和度仪(Prince 100B)、心电监护仪、氧气、计时器或手表等。药品准备:美托洛尔(倍他乐克)药片。

(2)评估核对:阅读申请单,核对患者信息,明确检查目的和要求,评估患者病情、配合能力、沟通能力(听力)、心理状态,详细询问病史(既往史、检查史、用药史、现病史、过敏史等)、筛查高危人群,必要时查阅心电图和超声心动图检查结果,重点掌握患者基础血压、心率和心电图情况,并记录在申请单上。

(3)健康教育和心理护理:护士集中对患者进行健康宣教,讲解检查目的、心率准备和呼吸配合的重要性,以及检查中快速注射对比剂时全身发热的现象,让患者对检查过程和可能出现的问题有较全面的了解,尽量减少由于紧张、恐惧心理而导致的心率加快。告诉患者检查当日可适当进食、不禁水,避免空腹或饱餐状态下检查;空腹时间过久易导致低血糖,引起心率加快或心率不稳(特别是糖尿病患者);过饱出现不良反应时易发生呕吐。

(4)心率准备

①患者到达检查室先静息 10～15 分钟后测心率。②测心率,按心率情况分组,60～80次/min 为 1 组;80～90 次/min 为 2 组;90 次/min 以上或心律波动＞3 次、心律失常、老年人、配合能力差、屏气后心率上升明显的为 3 组。64 排 CT 心率控制在 75 次/min 以内,双源 CT或其他高端 CT 可适当放宽。③对静息心率＞90 次/min、心律波动＞3 次或心律失常,对 β 受体阻滞药无禁忌证者,在医师指导下服用 β 受体阻滞药,以降低心率和(或)稳定心律;必要时

服药后再面罩吸氧 5～10 分钟,采用指脉仪或心电监护仪持续心电监护,观察服药及吸氧前后心率或心律变化情况,训练吸气、屏气,心率稳定后可检查。对于心律失常的患者,了解心电图检查结果,通过心电监护观察心率或心律变化规律,与技师沟通、确认此患者是否进行检查;对于心率>100 次/min 或无规律的心律者可以放弃检查。

(5)呼吸训练:重点强调如何吸气、屏气,什么时候出气的要领,训练方式分四种:①用鼻子慢慢吸气后屏气;②深吸气后屏气;③直接屏气;④直接捏鼻子辅助。根据患者不同情况采取不同训练方式,重点强调呼气幅度保持一致,防止呼吸过深或过浅,屏气时胸、腹部保持静止状态,避免产生呼吸运动伪影,屏气期间全身保持松弛状态,观察屏气期间心率和心律变化;1 组患者心律相对平稳(波动在 1～3/min),训练吸气、屏气后,心率呈下降趋势且稳定可直接检查;2 组反复进行呼吸训练,必要时吸氧(浓度为 40%～50%)后继续训练,心率稳定可安排检查,检查时针对性选择吸氧。

(6)选择 18G 静脉留置针进行肘前静脉穿刺。对旁路移植(搭桥)术后患者在对侧上肢建立静脉留置针。

(二)检查中的护理要点

(1)设计体位:仰卧位、足先进、身体置于检查床面中间,两臂上举,体位舒适。

(2)心电监测:安放电极片,将电极片、导线及双臂置于心脏扫描野外。连接心电门控,观察心电图情况,确认 R 波信号清晰,心率控制理想,心律正常,心电图波形不受呼吸运动和床板移动影响。

(3)呼吸训练:再次训练患者呼吸和屏气,观察患者可稳定大约 5 秒屏气的时间及屏气后心率和心律变化规律。

(4)必要时指导患者舌下含服硝酸甘油片。

(5)连接高压注射器管道,试注水,做到"一看二摸三感觉四询问";确保高压注射器、血管通畅。

(6)再次告知检查注意事项,以及推药时的身体感受,缓解患者紧张情绪,对高度紧张的患者在检查过程中护士通过话筒给予安慰,鼓励患者配合完成检查。

(7)动态观察增强图像对比剂进入情况,及时发现渗漏。

(三)检查后的护理要点

参照 CT 增强检查后的护理。

四、主动脉夹层患者 CT 检查护理要点

主动脉夹层是指动脉腔内的血液从主动脉内膜撕裂口进入主动脉壁内,使主动脉壁中层形成夹层血肿,并沿主动脉纵轴扩张的一种较少见的心血管系统的急性致命性疾病,早期正确诊断是取得良好治疗效果的关键。

(一)检查前的准备要点

(1)开设绿色通道:对怀疑有主动脉夹层的患者应提前电话预约,按"绿色通道"安排检查。告知家属检查相关事宜和注意事项,要求临床医师陪同检查,通知 CT 室医师和技师做好检查准备。

(2)护士准备好急救器材、药品、物品,随时启动急救程序。

(3)病情评估:包括意识、面色、血压、心率、呼吸、肢体活动、肾功能以及发病时间与发病过程,快速查看检查申请单、核对信息、详细询问病史,筛查高危因素。

(4)呼吸训练:检查前指导患者正确呼吸及屏气,屏气一定要自我掌握强度,以能耐受为准,切忌过度屏气,以防引起强烈疼痛不适及夹层破裂。

(5)指导家属签署碘对比剂使用知情同意书,快速建立静脉通道。

(二)检查中的护理要点

(1)正确转运:搬运患者时动作要轻稳,避免大动作引发夹层破裂。

(2)体位设计:仰卧位、足先进、身体置于检查床面中间,两臂上举(无法上举的患者也可以放于身体的两侧)。

(3)注意保暖:避免受凉引起咳嗽而导致夹层破裂。

(4)技师扫描时注意控制注射对比剂的量和速度。

(5)患者监测:严密观察病情和监测生命体征,出现脉搏细速、呼吸困难、面色苍白、皮肤发冷、意识模糊等症状,提示可能因动脉瘤破裂出现失血性休克,应立即停止扫描,通知医师抢救,必要时行急诊手术,做好记录。

(6)疼痛性质的观察:如突发前胸、后背、腹部剧烈疼痛,多为撕裂样或刀割样,呈持续性,患者烦躁不安、大汗淋漓,有濒死感,疼痛放射范围广泛,可向腰部或下腹部传导,甚至可达大腿部,提示动脉瘤破裂,应启动急救应急预案。

(三)检查后的护理要点

(1)扫描中发现有主动脉夹层应按放射科危急值处理,禁止患者自行离开检查室,并立即电话告之临床医师检查结果,由专人或在医师陪同,用平车将患者立即护送回病房或急诊科,勿在 CT 室停留过久。

(2)告知家属 30 分钟内取片及报告。

五、肺栓塞 CT 检查护理要点

肺栓塞是指以各种栓子阻塞肺动脉系统为其发病原因的一组临床病理生理综合征,其发病率高、误诊率高和死亡率高。多层螺旋 CT 肺动脉造影是对急性肺动脉栓塞的一种无创、安全、有效的诊断方法。

(一)检查前的准备要点

(1)开设绿色通道:对怀疑有肺栓塞的患者应提前电话预约,对病情急、重、危者应立即按"绿色通道"安排检查。告知家属相关检查事宜和注意事项,要求临床医师陪同检查,通知 CT 室内医师和技师做好检查准备。

(2)护士准备好急救器材、药品、物品,随时启动急救程序。

(3)病情评估:查看检查申请单,核对信息,严密观察其有无口唇发绀、呼吸急促、胸闷、气短、胸痛、咯血等表现;心电监护,测量生命体征及血氧饱和度的变化;评估心、肺、肾功能情况。重点了解胸痛程度,必要时提前使用镇痛药。

(4)吸氧:给予高浓度氧气吸入,以改善缺氧症状,缓解患者恐惧心理。

（5）呼吸训练：检查前指导患者正确呼吸及屏气，屏气一定要自我掌握强度，以能耐受为准，切忌过度屏气，以防引起强烈疼痛、不适及栓子脱落。

（6）去掉胸部所有金属物品及高密度衣物，防止产生伪影，影响图像质量。

（二）检查中的护理要点

（1）正确转运：重点指导正确转运患者，摆好体位，避免大动作导致静脉血栓脱落，发生意外。

（2）体位设计：仰卧位、足先进、身体置于检查床面中间，两臂上举（无法上举的患者也可以放于身体的两侧）。

（3）注意保暖，避免受凉，防止咳嗽引起栓子的脱落。

（4）技师扫描时注意控制注射对比剂的量和速度。

（5）患者监测：严密观察病情和监测生命体征，重点观察呼吸频率和血氧饱和度的变化，并做好记录。

（三）检查后的护理要点

（1）扫描中发现有肺栓塞应按放射科危急值处理，禁止患者自行离开检查室，告诉患者及家属制动，并立即电话告之临床医师检查结果，由专人或在医师陪同下用平车将患者立即护送回病房或急诊科，勿在 CT 室停留过久。

（2）告知家属30分钟内取片及报告。

（3）其他参照普通或增强检查后的护理。

六、腹部 CT 检查护理要点

CT 腹部检查分上腹、中腹、盆腔、全腹，包括肝、胆、脾、胰、胃、肾、肾上腺、肠、膀胱、子宫和附件等。腹部脏器复杂、相互重叠，空腔脏器（胃、肠、膀胱）因含气体和（或）液体及食物残渣，位置、形态、大小变化较大，可影响图像质量和检查效果，因此做好腹部 CT 检查前各环节的准备至关重要。

（一）检查前的准备要点

1.患者评估

仔细询问病史、检查史、过敏史，注重患者其他检查的阳性体征和结果，如 B 超、肝功能、胃镜、肠镜、消化道钡剂及甲胎蛋白等，确定患者能否饮水、饮水量和时间，确认是否进行增强检查。

2.胃肠道准备

①检查前1天晚餐进清淡饮食，晚饭后禁食4～8小时，不禁饮（急诊除外）；②检查前1周禁止胃肠钡剂造影，必要时对胃肠钡剂造影者可先行腹部透视，以了解钡剂的排泄情况；③年老体弱者胃肠道蠕动减慢，必要时给予清洁灌肠或口服缓泻药帮助排空。

3.心理护理

护理人员可针对不同文化层次患者的心理状态，分别进行解释和疏导，用通俗易懂的语言讲解与患者病情有关的医学知识，使患者对疾病的发展和转归有较明确的认识，缓解患者紧张情绪，使其积极配合检查。

4.患者准备

防止金属伪影,患者需取下身上所有带金属的衣裤、物品、饰品,解除腹带及外敷药物,提供检查服。

5.呼吸训练

呼吸运动是影响 CT 检查质量的重要因素,扫描时呼吸运动不仅会引起病灶遗漏和误诊,而且对于判断胃肠道走行和分析病变的结构都有很大影响。因此检查前需对患者进行屏气训练,保持呼吸平稳,均匀一致,直至患者能够准确接收口令。

6.对比剂准备

1)常用对比剂种类

(1)高密度对比剂:常用的有 1‰～2％有机碘溶液,800～1000mL 温开水加 10～20mL 碘对比剂,这种对比剂在 CT 上显影良好,能满意地标记被检器官,便于观察胃肠道的走行。但浓度过高、剂量较大时常能遮蔽部分胃壁组织,对胃黏膜改变不能较好显示,限制了对癌肿的检出和浸润深度的判断。

(2)等密度对比剂:纯水作为对比剂方便、价廉、无不良反应;不会产生高密度的伪影。CT 平扫时即可与胃壁构成良好的对比,有利于病变的诊断和分期,是胃部 CT 检查最理想的对比剂。

(3)低密度对比剂:气体是 CT 仿真结肠内镜检查中理想的肠道内对比剂,气体能较好地充盈扩张肠管,气体的弥散性好,比液体对比剂更容易到达盲升结肠;气体扩张肠管均匀,使用气体作为对比剂,可以通过定位片来判断肠道内气量是否充足,可随时补充气量。

2)对比剂的应用

(1)水可用于上、中腹的胃肠充盈。

(2)1.2％的口服对比剂适宜于胃部平扫患者的充盈准备。

(3)1.5％的口服对比剂较适宜于胃部直接增强的对比剂充盈准备。

(4)0.8％的口服对比剂适宜于中消化道的肠道充盈准备。

(5)0.6％的口服对比剂适宜于下消化道的肠道充盈准备。

3)饮用对比剂的量和时间

(1)上腹检查前 0.5 小时服水 200～300mL,检查前 10 分钟服水 200～300mL。

(2)上中腹部:患者于检查前 1 小时、30 分钟各服用 300mL,检查时加服 200～300mL。

(3)下腹部检查前 4 小时、3 小时、2 小时分别服用 300mL,检查前 1 小时排空膀胱 1 次,加服 300mL,患者自觉膀胱充盈即行 CT 检查。膀胱造瘘者应夹闭引流管,待膀胱充盈后再做检查。

(4)全腹部检查前 4 小时、3 小时、2 小时分别服用 300mL,检查前 1 小时排空膀胱 1 次,再服 300mL,患者自觉膀胱充盈后加服 300mL 口服对比剂即行 CT 检查。

(5)胰腺 CT 扫描时,往往出现胰头、胰体、胰尾与胃、十二指肠及空肠部位分辨不清的情况,从而导致诊断困难,为了使胰腺与胃肠道影像区分开来,衬托出胰腺的轮廓与形态,提高诊断正确性,因此选择最优良对比剂浓度及吞服时间帮助医师判断及区分病变与生理解剖部位,提高诊断率。扫描前 30min 口服 2% 的对比剂 300mL，空肠部分得到充盈满意，达到衬托目的，扫描前加服 2% 的对比剂 200mL，以达到胃体部及十二指肠空肠完全显示。

4）饮用对比剂的目的

（1）使胃及十二指肠充盈与邻近组织形成对比度，便于观察胃壁、黏膜及胃腔情况。胃充盈使肠道下移，充分暴露肝、胆、脾、胰。

（2）充盈膀胱与邻近组织形成对比度，便于观察膀胱壁、黏膜及腔内情况，尤其是膀胱腔内充盈缺损性病变的显示。

（3）子宫、附件与邻近组织形成对比度。

（4）胃肠道充分扩张，获得了腹盆腔各段肠道的良好充盈相，有助于胃肠道病变的早期发现、病变的定位和定性，同时因伪影的减少或消除，图像质量明显提高，更有利于实质脏器的显示与观察。

5）饮用对比剂的注意事项

筛查患者无碘过敏、结石、胰腺炎、出血、严重腹水、排尿困难、重大急诊外伤及禁食、禁水等情况后再指导患者喝碘水。重症胰腺炎、急性消化道出血、穿孔、肠梗阻等患者禁食禁水，对体质较弱、心肺功能不全的患者禁止大量饮水。

7.检查前用药

必要时扫描前 10 分钟肌内注射山莨菪碱注射液 20mg，山莨菪碱针为胆碱能神经阻滞药，能对抗乙酰胆碱所致的平滑肌痉挛，使消化道的平滑肌松弛，使胃和肠管充分扩张，以减少胃肠蠕动。青光眼、前列腺肥大、尿潴留等患者禁用。

（二）检查中的护理要点

（1）体位设计：患者仰卧，足先进，双臂上举伸直，身体尽量置于床面正中间，侧面定位线对准人体正中冠状面。特殊情况可根据观察部位的需要采用侧卧位或俯卧位。

（2）女性盆腔检查时必要时用 2%～3% 的碘水 300～600mL 保留灌肠，使盆腔内的小肠、乙状结肠、直肠显影。

（3）对已婚女性患者，推荐检查时置入阴道气囊或填塞含碘水的纱条，以显示阴道和宫颈的位置。

（4）特殊患者的护理。①严重腹水的患者因横膈受压迫平卧困难，可垫高胸部高度以不影响扫描床进出为准。②神志不清者，需家属陪同（陪护人员进行合理的 X 线安全防护）。③幼儿检查时护士将室内灯管调暗，家属陪同，防止患儿坠床，同时注意保暖。④CT 尿路成像患者进行延迟扫描时，技师可根据肾盂积水情况决定延迟扫描时间，一般 15～30 分钟进行第一次延迟扫描，中、重度积水者 3 小时左右再进行第二次扫描，护士要告知患者延迟扫描时间。⑤为诊断或鉴别肝血管瘤可于注射对比剂后 5～7 分钟再做病灶层面扫描，护士注意提示患者扫描时间。

（三）检查后的护理

（1）腹部检查前禁食，检查完毕需协助患者下检查床，防止发生低血糖、直立性低血压。

（2）膀胱过度充盈者小便时排泄不易过快、过多，防止发生虚脱和低血压。

(3)检查后可进食。

七、CT 仿真肠镜检查护理要点

CT 仿真肠镜指将螺旋 CT 扫描所获得的原始数据进行后处理,对空腔器官内表面进行三维重建,再利用计算机的模拟导航技术进行腔内观察,并赋予人工伪色彩和不同的光照强度,最后连续回放,即可获得类似纤维肠镜行进和转向直视观察效果的动态重建图像。目前 CT 仿真肠镜检查技术临床应用的可靠性和实用性日趋成熟,在结肠癌定位、定量和定性诊断中发挥着重要的作用,但是检查前肠道的准备和检查中配合的好坏是决定检查成功与否的关键因素。

(一)检查前的护理要点

1.患者评估

排除检查禁忌证(月经期、妊娠期、肠道出血等)。检查前 1 周是否做钡剂检查,评估患者肠道准备及排便情况,判断是否可以进行检查。

2.饮食准备

患者检查前 1 天吃清淡、无渣饮食(稀饭、面条等),晚餐后禁食,20:00 至 24:00 可饮糖盐水,以减轻患者饥饿感,24:00 后禁水。

3.肠道准备

(1)蓖麻油:取蓖麻油 30mL,在检查前晚餐后服用,然后饮温开水 800mL,蓖麻油服后 3～4 小时排便,2～3 次排便后肠道清洁。

(2)番泻叶:番泻叶作用慢,因此要求患者在检查前 1 天午餐后以番泻叶 30g 用沸开水 500mL 浸泡 0.5 小时后饮服,番泻叶服后 7～8 小时排便,3～5 次排便后肠道清洁。晚餐后再用 20g 番泻叶泡水 100mL 服用,效果更佳。由于导泻作用非肠内所致,故患者常有腹痛、腹胀,甚至血便。因腹泻持续时间较长,因此年龄大、体弱者应慎用。

(3)和爽:规格为 1 包 68.56g,检查前晚餐后禁食,晚餐后 1 小时给药,1～2 包溶水 2～4L,以 1L/h 的速度口服,排出物为透明液体时结束给药,或遵医嘱。

(4)清洁灌肠:对于便秘患者,服用蓖麻油、番泻叶效果不好者,可提前 1 天清洁灌肠再服泻药。

4.心理准备健康宣教

检查前要耐心、细致地向患者讲解 CT 仿真肠镜检查的必要性和过程,告诉患者此检查无痛苦、无创伤,消除患者紧张心理,取得患者信任与配合,完成检查。

5.呼吸训练

指导患者扫描时正确屏气,避免产生呼吸伪影,影响图像质量。

6.检查前用药

扫描前 30 分钟肌内注射山莨菪碱注射液 10～20mg,以抑制肠道痉挛,降低管壁张力,充分扩张肠管,减少因肠蠕动而造成的伪影,注射前询问患者有无禁忌证。

(二)检查中的护理要点

(1)物品准备:双腔止血导尿管(18～20 号)1 根、20mL 空针 1 副、血压计球囊 1 个、止血钳子 1 把、液状石蜡(石蜡油)、棉签 1 包、纱布 2 张、手纸、治疗巾 1 张。

(2)左侧卧位:双下肢弯曲,臀部垫治疗巾;选择双腔止血导尿管(18~20 号),充分润滑导管前端及肛门口,呈螺旋式插入肛门 6~10cm,气囊内注入 10mL 气体。

(3)充气体位:取左侧、右侧、俯卧位经肛门注入空气(1000~1200mL)充盈肠道,总注气量因人而异,以结肠充分扩张,患者感觉轻微腹胀为宜,嘱患者尽量控制排气。保留肛管,在定位片上观察结肠管充气情况,以基本显示各段结肠(八段法:直肠、乙状结肠、降结肠、脾曲、横结肠、肝曲、升结肠、盲肠)作为充盈良好的参照;如果结肠充气不理想,可继续追加 1 次,当患者诉腹胀明显时停止打气,夹闭导管,嘱患者平卧,立即行 CT 扫描,扫描时嘱患者平静吸气后屏气。

(4)观察病情:肠道充气时根据患者具体情况,注意打气的速度、压力和插管深度,打气时主动与患者交流,询问患者的感觉,有无头晕、恶心、腹痛,观察患者面色等。

(5)扫描时发现肠腔内有液平面时立即俯卧位扫描。

(6)扫描完毕图像质量符合要求后通过尿管抽出肠腔内气体,抽出气囊内气体。观察有无腹胀、腹痛、呃逆等症状。拔出尿管,清洁肛门。

(三)检查后的护理要点

(1)扫描结束后留观 30 分钟,密切观察腹部体征。

(2)肌内注射山莨菪碱注射液的患者检查结束待肠蠕动恢复、肛门排气后方可进食。

(3)腹部胀气时可按顺时针方向按摩,加速气体排出,减轻腹胀。对检查结束后出现腹痛、腹胀明显者,应严密观察病情变化,并指导适当走动。并交代患者如腹部异常、不适立即就诊。

(4)为避免发生低血糖反应,必要时可静脉补液。

八、CT 仿真胃镜检查护理要点

胃溃疡和胃癌是消化科常见的疾病,以往主要依赖于胃镜或 X 线钡剂检查。胃镜检查仅能观察病灶的腔内改变,在有食管狭窄的患者,胃镜无法顺利通过,无法明确病灶下端的情况;胃镜和 X 线钡剂对于病灶的浸润程度和病灶与周围脏器的关系以及远处转移的情况都无法明确。CT 仿真胃镜检查可以弥补上述缺陷。

(一)检查前的准备要点

1.饮食准备

检查前 1 天晚上吃少渣易消化的食物,20:00 后禁食,24:00 后禁饮。

2.消化道准备

如遇幽门梗阻患者,在检查前 1 天晚上洗胃,彻底洗净胃内容物,直到冲洗液清晰为止。幽门梗阻患者不能在当天洗胃,因洗胃后可导致胃黏膜颜色改变,影响诊断。

3.患者评估

排除检查禁忌证(胃出血、穿孔等)。评估患者消化道准备情况,判断是否可以进行检查。

4.心理护理、健康宣教

向患者讲解整个检查过程及身体感受,缓解患者紧张情绪,使其主动配合检查。

5.呼吸训练

指导患者扫描时正确屏气,避免产生呼吸伪影而影响图像质量。

6.检查前用药

扫描前 30 分钟肌内注射山莨菪碱注射液 10~20mg。注射前询问患者有无前列腺疾病、青光眼等禁忌证。

(二)检查中的护理要点

1.体位设计

常规为患者仰卧,足先进,双臂上举伸直,身体尽量置于床面正中间,侧位定位线对准人体正中冠状面。特殊情况可根据观察部位的需要采用侧卧位或俯卧位。

2.口服产气剂

检查时先设计好体位,嘱患者口服产气剂 1~2 包后快速仰卧位扫描。发现液平面时再俯卧位扫描。

3.呼吸配合

扫描时在技师的口令下配合吸气与屏气,扫描时勿打嗝。

(三)检查后的护理要点

(1)检查后指导患者休息 15~30 分钟无不适后方可离开。

(2)肌内注射山莨菪碱注射液的患者检查后待肠蠕动恢复、肛门排气后方可进食。

(3)为了避免引起低血糖反应,必要时可静脉补充液体。

第三节　特殊患者CT检查护理

一、气管切开患者CT检查护理要点

气管切开患者由于意识障碍,气道内分泌物多,检查时平卧位导致分泌物不易排出,而引起呛咳、呼吸不畅、缺氧等症状,使患者无法顺利完成检查,因此做好气管切开患者 CT 检查前的气道管理非常重要。

(一)检查前的准备要点

1.患者预约

开设绿色通道,临床医师确定患者是否能完成 CT 检查,提前将检查信息传至 CT 室,提前电话通知并送入检查单。迅速阅读检查单,提前录入患者信息。

2.医师沟通

电话通知检查时间,由家属、护士或医师陪同,检查气管导管是否为金属材质,必要时请医师进行更换后再检查,以免影响扫描产生金属伪影。

3.患者评估

到达 CT 室后护士阅读检查申请单、核对信息、评估病情,重点评估患者呼吸道是否通畅,患者有无痰鸣音,是否需要吸痰。

4.患者沟通

可采用笔、纸、写字板等工具，让患者将自己的感受、想法写出来进行交流。对于文化层次比较低的患者，仔细观察患者的表情、手势，并鼓励其重复表达，与家属配合能起到很好的交流与配合作用。

5.清理呼吸道

护士准备好吸痰装置和吸痰盘，进入 CT 检查室前充分吸氧、吸痰，保持呼吸道通畅，防止检查时患者呛咳导致检查失败。

6.吸氧

备好氧气袋给氧，维持有效的血氧饱和度。

(二)检查中的护理要点

(1)体位设计：调整检查床高度与平车平行，由医师、技师与护士共同将患者转移到检查床，动作要轻，将头放于舒适的位置，避免咳嗽。妥善固定患者身体所有通路管道，防止脱落、移位。

(2)患者监测：检查中监测生命体征的变化，发现异常立即处理。必要时氧气枕低流量吸氧，保持呼吸道通畅。

(3)注意保暖：由于扫描房间温度较低，注意保暖，防止受凉诱发咳嗽。

(4)对于躁动不配合患者遵医嘱提前使用镇静药，检查时由家属陪同，注意安全，防止坠床。

(三)检查后的护理要点

(1)检查结束后将患者安全转移至平车上，再次评估患者情况，必要时清理呼吸道，在医师或护士的陪同下将患者安全送回病房。

(2)其他参照普通或增强检查后的护理。

二、多发伤患者 CT 检查护理要点

多发伤是指多系统、多脏器损伤，其具有病情急、重、伤情复杂、变化快、失血量大、易发生休克、生理功能紊乱、处理难、易漏诊、病死率高等特点。MSCT 在多发伤检查中的应用是一种革命性进步，能在极短时间内，以单一检查方法、单一检查体位完成多部位多系统检查，已逐渐广泛用于创伤患者的伤情评估，被公认为是目前评估多发伤的首选检查方法。

(一)检查前的准备要点

(1)开设绿色通道：急诊科医师评估患者是否能配合完成 CT 检查，提前将检查信息传至 CT 室，电话通知并送入检查单，告知检查相关事宜和注意事项。迅速阅读检查单，录入患者信息。并向医师确认检查方式(平扫或增强)，预先建立静脉留置针，告知检查相关事宜和注意事项。

(2)医师沟通：电话通知检查时间，要求临床医师陪同检查，放射科医师和技师做好检查准备。

(3)急救准备：护士准备好急救器材、药品、物品，随时启动急救程序。

(4)环境准备：调节好室内温度(22~24℃)，检查床上铺上一次性床单、尿垫保护设备，防

止血液、呕吐物、分泌物渗漏,影响设备的性能。

(5)患者评估:到达 CT 室后护士阅读检查申请单、核对信息、评估病情、询问病史。严密观察瞳孔、意识、SpO_2、皮肤颜色、生命体征的变化,保持呼吸道通畅,及时清除口腔、鼻腔、气管内的血凝块、呕吐物、分泌物,充分吸氧。检查静脉通道及各类引流管是否通畅。

(6)心理护理:针对多发伤清醒的患者处于极度恐惧状态,护士应给予安慰和鼓励。

(7)自身防护:医务人员戴好口罩、帽子、手套、防止被患者的血液、体液污染,接触患者后及时洗手。

(8)患者镇静:对于躁动不配合的患者必要时在医师指导下使用镇静药,防止运动伪影产生。

(9)多发伤患者一般无家属陪同,需要增强检查的患者由经管医师代为签署碘对比剂使用知情同意书。

(二)检查中的护理要点

(1)体位设计:多发伤患者一般为多部位扫描。常规取仰卧位,头先进,双臂放于身体的两侧,身体尽量置于床面正中间,侧位定位线对准人体正中冠状面。

(2)患者转运:指挥和协助搬运患者,调整检查床高度与平车平行,利用平车上的床单轻、稳、平移动患者于检查床上。对怀疑有骨折的部位应重点保护,避免拖拉而造成骨折断端移位,刺伤周围的神经、血管、组织造成患者不必要的痛苦。妥善保护好各种管道,防止牵拉、脱落、引流液倒流。妥善放置监护设备,便于检查中观察患者生命体征的变化。

(3)防止坠床:对于躁动、神志不清的患者检查时注意安全,妥善固定,留人陪伴,防止坠床。

(4)注意保暖:多发伤患者由于失血性休克,救治中输入大量冷的液体或血液,而导致低体温综合征,检查时要注意保暖。

(5)保持静脉补液的通畅,维持有效的血容量。

(6)持续吸氧:便携式氧气瓶或氧气袋持续吸氧。

(7)严密观察:检查中严密观察患者生命体征的变化。对于病情严重、意识障碍、休克等患者,病情容易掩盖对比剂不良反应的症状,重点观察对比剂注射前后生命体征的细微变化及皮肤症状。

(三)检查后的护理要点

(1)检查结束严密观察患者情况,在医师或护士的陪同下将患者快速转移到病房或急诊科,多发伤患者多处于脱水状态,检查后告知陪同医师合理水化、进行肾功能监测、记录尿量,预防对比剂肾病的发生。

(2)检查后及时将危及生命的阳性体征通知临床医师,便于医师制订治疗方案。

(3)告知医师或家属 30 分钟取片及报告。

(4)其他参照普通或增强检查后的护理。

三、机械通气患者 CT 检查护理要点

机械通气患者一般病情危重,外出检查存在风险。近年来临床医师为了尽快查明疾病的

原因,为了给患者提供最佳的治疗方案,而选择 CT 检查来满足临床及患者的需求。如何保证机械通气患者 CT 检查的安全性,是 CT 室护士需解决的难题。

(一)检查前的准备要点

(1)风险评估:由医师与家属详谈 CT 检查的必要性与危险性,家属签字同意后方可安排检查。主管医师认真评估及权衡检查的必要性与转送风险,制订检查计划。

(2)开设绿色通道:临床医师评估患者是否能配合完成 CT 检查,提前将检查信息传至 CT 室,提前电话通知并送入检查单。迅速阅读检查单,确认患者到达时间。并向医师确认检查方式(平扫或增强),预先建立静脉留置针,告知检查相关事宜和注意事项。

(3)急救准备:护士准备好急救器材、药品、物品,如小型呼吸机、简易人工呼吸器、足够的氧源、微量泵、便携式监护仪等,随时启动急救程序。

(4)检查前遵医嘱查血气分析,待血氧饱和度及生命体征较稳定情况下由护士和医师陪同检查,更换专用便携式小型呼吸机或简易呼吸器。

(5)患者评估:按照预约时间到达 CT 室,护士快速查看检查申请单、核对信息、询问病史、评估患者意识、生命体征、呼吸道及静脉输液是否通畅、配合程度,确保患者检查安全。并填写危重患者检查记录单。

(6)清洁呼吸道:检查前评估气道有无痰液,吸痰前给予高流量吸氧,再清理呼吸道,提高患者血氧饱和度。

(二)检查中的护理要点

(1)体位设计:由医师、技师与护士共同将患者安全转移到检查床,动作要轻,将头部放于舒适位置;妥善放置呼吸机、监护设备,固定所有管道通路,防止脱落、移位、引流瓶倒流等情况发生。

(2)专人陪同:必要时由家属陪同患者完成检查。

(3)患者监测:检查时持续心电监护、血氧饱和度监测,严密观察呼吸机运行情况,并做好记录。

(4)注意保暖:由于扫描房间温度较低,注意保暖,防止受凉诱发咳嗽。

(5)对于清醒的患者告知检查时一定要保持不动,防止移动体位和咳嗽等动作。

(6)保持静脉补液的通畅,维持有效的血容量。

(三)检查后的护理要点

(1)检查结束将患者安全移下检查床,观察呼吸机运行情况,再次评估患者气道是否通畅,生命体征是否平稳,在护士和医师陪同下立即返回病房。

(2)检查后整理呼吸机,消毒呼吸机管理,及时充氧备用,做好使用记录。

四、躁动患者 CT 检查护理要点

躁动是颅脑功能区损伤或病变后出现的精神与运动兴奋的一种暂时状态。CT 检查是颅脑损伤术前诊断和术后评估的首选检查方法。如何保证躁动患者顺利完成检查是 CT 室护士一项非常重要的工作。

(一)检查前的准备要点

1.开设绿色通道

临床医师评估患者是否能配合完成 CT 检查,提前将检查信息传至 CT 室,电话通知并送入检查单,确认患者到达时间。向医师确认检查方式(平扫或增强),预先建立好静脉留置针,告知检查相关事宜和注意事项。

2.医师沟通

对于躁动的患者,CT室护士应与临床医师沟通,提前使用镇静药、镇痛药,提供护理干预,待患者安静后立即安排检查,最好由医师陪同检查。

3.患者评估

阅读检查申请单、核对信息、询问病史,评估病情及配合程度。了解患者躁动的原因,如颅脑外伤(额叶或颞叶脑挫伤、蛛网膜下隙出血)、术后疼痛等。

4.环境准备

声、光、冷的刺激可诱发患者躁动的发生,检查前将检查室光线调暗、调节室温、尽量减少刺激。

5.镇静的监护

重点观察使用镇静药后患者呼吸是否平稳,血氧饱和度的变化。必要时给予持续吸氧。

(二)检查中的护理要点

1.体位设计

技师与护士转运患者时动作要轻、快、稳,肢体制动。妥善固定所有管道通路,防止脱落、移位、引流液倒流等情况发生。

2.专人陪同

必要时由家属陪同,适当固定患者肢体,指导家属正确按压的方法。

3.患者监测

技师与护士通过防护窗严密观察患者的情况,防止坠床。监测血氧饱和度变化,注射对比剂时观察患者有无局部和全身不良反应发生,并做好记录。

4.快速扫描

由经验丰富的技师实施扫描,动态观察CT图像,及时发现异常征象,并上报值班医师。

(三)检查后的护理要点

(1)检查结束后将患者安全转移至平车,评估患者病情,住院患者由医师陪同立即返回病房。

(2)门诊患者在观察室留观,待生命体征平稳后方可离开。

五、CT引导下^{125}I粒子置入术护理要点

CT引导下^{125}I粒子置入近距离放射治疗肿瘤是根据三维内放射治疗系统计划,通过CT引导下将微型放射源^{125}I按肿瘤形状精确置入肿瘤组织中,通过其发出的低能量射线持续照射、杀伤或抑制肿瘤细胞的增生,从而控制肿瘤的发展及消除肿瘤。

(一)术前的准备要点

1.环境准备

调节检查室温度(22~24℃),防止患者受凉。

CT检查间采用紫外线消毒30分钟,光线充足。

2.资料准备

查看相关检查是否完善,如术前 3 大常规、肝肾功能、凝血酶原时间,以及 B 超、CT、X 线、心电图等检查。

3.心理护理及健康教育

针对患者存在疑虑、焦虑、恐惧不安的心理变化,应主动与患者进行沟通,耐心、细致地向患者及家属解释,说明置入完全封闭的放射源^{125}I 能有效持续杀伤肿瘤细胞,^{125}I 辐射直径只有 1.7cm,经系统规划治疗,可使正常组织不受到辐射,是目前治疗肿瘤较好的方法,并讲解检查中配合的方法及重要性。

4.严格查对制度

评估患者基本情况,签署 CT 引导下^{125}I 粒子置入术知情同意书。

(二)术中的护理要点

(1)体位摆放:通常采用仰卧位俯卧位、侧卧位,将患者固定于最舒适的体位,以便能更好地配合手术。需要俯卧位的患者,胸腹部垫一小枕,足背垫一软枕,头侧向一边,侧卧位的患者身体两侧用软枕固定,患者制动以免置入针移位。

(2)固定穿刺针:根据穿刺部位深浅的不同选择不同长度的穿刺针,固定好穿刺针尾端不受污染。

(3)指导患者在操作过程中若出现疼痛、皮肤发麻、寒冷、体位不舒服时应及时告知,做好术中沟通工作。

(4)对于表浅部位如咽部肿瘤患者,在置入过程中严密注意是否有粒子随着唾液的下咽而进入胃肠道,如有发生,嘱患者术后第 1 次大便注意观察。

(5)粒子置入前、中、后均应清点粒子的颗数,并做好登记工作,怀疑有粒子丢失立即用粒子监测仪监测,直至找到为止。术毕立即监测扫描床、地面及丢弃的废物,甚至操作者鞋底,防止粒子遗漏。

(6)术中严密观察患者的病情变化,认真听取患者主诉,必要时行心电监护,及时发现并发症。

(7)检查中做好患者与医护人员安全防护。

(三)术后护理要点

1.交代注意事项

放射性粒子置入治疗后可能出现粒子移位、肺栓塞、腹腔内出血,局部组织液化、感染、胆管狭窄、胆漏、放射性肠胃炎、腹部切口延迟愈合等并发症。出院后应定期回医院复查血象、X 线检查放射源在体内的数量及位置。

2.注意防护

儿童、孕妇不宜接触患者,6 个月后通常无须特别防护。

六、CT 引导下经皮肺穿刺活检术护理要点

在 CT 引导下经皮肺穿刺活检获得病变组织进行病理学检查,检查的准确率为 86%～95%,极大地提高了病变的诊断和鉴别诊断的准确性,对疾病治疗方案的制订,病情预后评估

具有重要的参考价值。

（一）术前准备要点

（1）环境准备：调节检查室温度（22～24℃），防止患者受凉。CT 检查间采用紫外线消毒30 分钟，光线充足。

（2）物品、药品及器械准备：准备无菌穿刺包、小容器、穿刺活检针和枪；10％的甲醛、95％乙醇、2％利多卡因。

（3）资料准备：检查相关检查是否完善，如术前 3 大常规、肝肾功能、凝血酶原时间、B 超、CT、X 线、心电图等检查资料。

（4）心理护理与健康教育：护士应耐心讲解该项检查的过程和穿刺的必要性，以及对治疗的指导意义。增强患者信心和勇气，取得患者和家属的理解及配合，使患者保持良好的心理状态，从而保证穿刺的顺利进行。

（5）严格查对制度，评估患者基本情况，履行告知义务并签署穿刺同意书。

（6）其他参照普通或增强检查前的护理。

（二）术中的护理要点

（1）体位摆放：根据穿刺的位置设计体位，以患者感觉舒适为准。

（2）呼吸训练：训练患者穿刺或扫描中吸气、屏气和配合方法。

（3）操作者准备：洗手、戴口罩、严格无菌技术操作，防止交叉感染。

（4）配合医师进行消毒和铺无菌单，协助取活检，10％的甲醛进行标本固定。

（5）观察病情：术中认真听取患者的主诉，严密观察患者面色及生命体征的变化，必要时心电监护。

（6）做好患者与医护人员的安全防护。

（7）穿刺结束后评估病情，有无出血、气胸及其他并发症发生。穿刺点局部加压包扎，防止出血。

（三）术后护理要点

（1）交代注意事项：嘱患者卧床休息 6～12 小时，避免剧烈运动。可能会出现疼痛、出血、气胸等并发症，如有不适请及时告诉医师或护士。

（2）将病理标本及时交给穿刺医师，标贴患者信息。

（3）观察 30 分钟无异常情况由护士或医师陪同返回病房。

七、颈外静脉高压注射碘对比剂护理要点

（一）检查前的准备

1.检查前的评估

（1）掌握适应证：为穿刺特别困难者提供一条安全的增强检查途径。主要用于上肢血管条件特别差，长期放疗、化疗，肥胖，糖尿病，穿刺失败 2 次以上的患者。

（2）掌握禁忌证：颈部粗短、呼吸困难、颈部有淋巴结肿大、颈部有肿块、颈部损伤、气管切开或其他颈部手术、穿刺侧静脉回流障碍、心功能差，不配合者。

（3）心肺功能评价：严重心肺功能不全的患者禁止行颈外静脉高压注射对比剂。

2.物品准备

常规消毒物品 1 套、静脉留置针 1 副、一次性无菌透明敷贴 1 张、无菌注射用水 1 支。

3.穿刺方法

(1)选择美国 BD 公司生产的 20G 浅静脉留置针,针尾接 0.9%氯化钠注射液空针,排尽空气。

(2)患者取平卧位,头后仰偏向一侧,暴露颈部,选择颈外静脉直且充盈一侧。

(3)操作者站在患者头侧,助手在穿刺侧。

(4)穿刺部位常规消毒,消毒范围为 8~10cm,待干。

(5)助手按压锁骨上方颈外及胸锁乳突肌上下缘,使穿刺区域相对平坦易于穿刺,同时便于颈外静脉充盈。必要时嘱患者屏气,颈外静脉充盈会更加明显。

(6)操作者左手按压颈外静脉上段并绷紧皮肤,右手持静脉留置针,选择颈外静脉上 1/3~2/3 进针,进针角度以 15°~30°为宜,见回血或落空感,回抽空针,见回血后抽出针芯少许,降低穿刺角度送软管,使针与血管平行再潜行 2~3mm,拔出针芯,推注生理盐水 5~10mL,用 3M 敷贴固定。

4.健康教育

嘱患者头部制动,避免剧烈咳嗽。

5.立即安排检查

避免等待过久。

(二)高压注射操作方法

(1)体位设计:双人扶患者上检查床,妥善放置患者头部,保持静脉留置针通畅。

(2)更换高压注射连接管、排气。

(3)用带生理盐水的空针回抽颈外静脉留置针,见回血后推注生理盐水,询问患者有无疼痛、胀感。

(4)连接高压注射管路,试注射水,观察穿刺部位有无疼痛、肿胀、皮肤发红。

(5)推注对比剂时严密观察患者反应和生命体征变化,发现异常立刻停止注射。

(6)检查完毕,分离高压注射管道。

(三)检查后的观察

检查后嘱患者休息 15~30 分钟无任何不适方可拔除留置针,按压 5~10 分钟。

第四节　MRI 检查护理

一、MRI 普通检查护理

(一)检查前护理

(1)患者预约:患者凭检查信息通过 PACS 系统进行预约、登记确认。正确留取患者身高、体重,并记录在申请单上。

(2)检查分检:护士或登记员根据检查信息进行分检,指导患者到相应地点等待检查。

(3)评估核对:护士仔细阅读检查申请单,核对患者信息(姓名、性别、年龄、检查部位等),详细询问病史,明确检查目的和要求;评估患者病情,确认患者信息、检查部位、检查方式的正确;对检查目的要求不清的申请单,应与临床申请医师核准确认。

(4)风险筛查:确认受检查者无 MRI 检查绝对禁忌证,患者进入机房前需将身上一切金属物品摘除,包括义齿、钥匙、手表、手机、发夹、金属纽扣,以及磁性物质和电子器件。安置有金属节育环的盆腔受检查者,应嘱其取环后再行检查;由于某些化妆品含有微量金属,必要时检查之前卸妆。

(5)消化道准备:腹部脏器检查者于检查前 6~8 小时禁食、禁水;做盆腔检查者禁止排尿(膀胱内保持少量尿液);并进行严格的呼吸训练。

(6)心理护理和健康宣教:介绍检查的目的、禁忌证、适应证、注意事项、配合、环境及机器情况,过度焦虑紧张可由家属陪同(筛查有无焦虑症、恐惧症等)。告知患者扫描检查大概所需的时间,磁场工作时会有嘈杂声响或发热,均属正常,扫描过程中平静呼吸,不得随意运动,以免产生运动伪影(如吞咽动作易导致颈、胸部检查时出现运动伪影,眨眼和眼球运动易导致头颅、眼眶等检查时出现运动伪影,腹部运动过于明显易导致盆腔检查时出现运动伪影等)。若有不适,可通过话筒和工作人员联系。

(7)对于咳嗽的患者检查前遵医嘱止咳后再安排检查。

(8)婴儿检查前 0.5 小时不可过多喂奶,防止检查时溢乳导致窒息发生。需行监测麻醉者需禁食、水 4~6 小时。

(9)镇静准备:对小儿、昏迷、躁动、精神异常的受检者,应在临床医师指导下适当给予镇静处理(10%水合氯醛、苯巴比妥钠、监测麻醉等)。

(二)检查中护理

(1)体位设计:按检查部位要求设计体位,安放线圈,指导患者保持正确的姿势,确保体位不动。严禁患者体位在体内形成回路(两手不能交叉放在一起,双手不与身体其他部位的皮肤直接接触,其他部分的裸露皮肤也不能相互接触,以免产生回路),同时患者皮肤不能直接触碰磁体内壁及各种导线,防止患者灼伤。

(2)患者沟通:再次告诉患者检查时间、设备噪声和发热现象。有特殊需要的患者给予保暖,防止患者着凉。

(3)听力保护:提供听力保护装置(比如耳塞、棉球或 MRI 专用耳麦等),保护受检者听力。

(4)观察病情:检查中注意观察患者有无异常反应。

(5)检查结束后询问患者情况,协助下检查床。

(三)检查后护理

告知患者及家属取片与报告的时间及地点。

二、MRI 增强检查护理

MRI 增强扫描可提供更多的诊断信息,可显示微小病灶,能够更清晰地分辨病灶的性质及范围,有助于明确诊断和鉴别诊断。磁共振增强扫描成功与否直接影响到疾病的诊断,患者配合的好坏是扫描成功的关键因素之一,全程有效的护理干预不但能保证患者安全,而且有利于提高图像质量和诊断效果。

(一)检查前的护理

(1)患者预约:患者凭检查信息通过 PACS 系统进行预约、登记确认;正确记录患者身高、体重,并记录在申请单上,便于计算注射对比剂使用量。

(2)评估核对:护士仔细阅读检查申请单,核对患者信息(姓名、性别、年龄、检查部位、检查设备等),详细询问病史(既往史、检查史、用药史、现病史、过敏史等),明确检查目的和要求;评估患者病情,筛选高危人群;确认患者信息、检查部位、检查方式的正确。对检查目的要求不清的申请单,应与临床申请医师核准确认。

(3)心理护理和健康宣教:在常规宣教的基础上重点告知增强检查的目的及注意事项、合理水化的重要性,注射对比剂后可能出现的正常现象(口干、口苦、口腔金属味、全身发热、有尿意等)和不良反应(如恶心、呕吐、皮疹等),进行针对性护理,消除患者紧张、焦虑的不良情绪。

(4)必要时镇静:对小儿、昏迷、躁动、精神异常的受检者,应在临床医师指导下适当给予镇静处理(10%水合氯醛、地西泮、监测麻醉等)。

(5)建立静脉通道:认真评估血管,安置 22G 留置针;嘱患者等待中穿刺侧肢体制动,防止留置针脱出。

(6)指导患者或家属签署钆对比剂使用知情同意书。对于危重患者,原则上不做增强检查,如果特别需要,必须由有经验的临床医师陪同。

(7)急救准备:因 MRI 设备的特殊性,应在 MRI 检查室隔壁,设立抢救室,常备各种急救药品和仪器,固定放置,定期查对。护理人员应熟悉抢救药品的药理作用、常用剂量及使用方法,熟练使用抢救器械。若患者发生了对比剂不良反应,应及时地进行抢救。并向临床医师说明发生意外不能在机房内实施抢救,必需转移到抢救室处理。

(二)检查中的护理

(1)再次沟通:告诉患者检查时间、设备噪声、发热现象以及注射对比剂后可能出现的反应,减轻患者紧张情绪;有特殊需要的患者给予保暖,防止患者着凉。

(2)确保静脉通畅:按要求抽吸钆对比剂,连接高压注射器管道,试注水,做到"一看二摸三感觉四询问";确保高压注射器、血管通畅。

(3)严密观察:注射对比剂时密切观察患者有无局部和全身症状,防止不良反应的发生,及时发现、及时处理。

(4)检查结束后询问患者情况,评估有无不适,协助下检查床。

(5)指导患者到观察区休息 15~30 分钟,如有不适及时告知护士。

(三)检查后的护理

(1)定时巡视:准备护士定时巡视观察区,询问患者有无不适,及时发现不良反应。

(2)合理水化:MRI 对比剂的半衰期为 20~100 分钟,24 小时内约有 90%以原型在尿液中排出。若病情允许,指导患者进行水化(100mL/h)以利于对比剂的排出,预防肾源性系统纤维化(NSF)的发生。

（3）观察 15～30 分钟患者无不适后方可拔取留置针，指导正确按压穿刺点，无出血方可离开观察区。

（4）告知患者回家后继续观察和水化，如有不适及时电话联系。

第五节　MRI 常见部位检查护理

一、头部 MRI 检查护理要点

头部 MRI 检查包括颅脑、鞍区、内听道、眼部、鼻旁窦、鼻咽、颅底、腮腺、内耳等部位。

(一)检查前准备要点

参照 MRI 普通或增强检查。

(二)检查中护理要点

1.线圈选择

头部专用线圈。

2.体位设计

患者仰卧在检查床上，头先进，头置于线圈内，人体长轴与床面长轴一致，双手置于身体两旁或胸前。头颅正中矢状面尽可能与线圈纵轴保持一致，并垂直于床面。

3.成像中心

颅脑、鞍区以眉间线位于线圈横轴中心；内听道、鼻旁窦、鼻咽、颅底、腮腺、内耳以鼻根部位于线圈横轴中心；眼部以眶间线位于线圈横轴中心。即以线圈中心为采集中心，锁定位置，并送至磁场中心。

4.制动并保护眼部

嘱患者保持头部不动，平静呼吸，眼球检查时嘱患者闭眼，双眼球不能转动，避免产生运动伪影。对于眼睑闭合不全的患者，可用纱布遮盖患者双眼。

(三)检查后护理要点

参照 MRI 普通或增强检查。

二、颈部 MRI 检查护理要点

颈部 MRI 检查包括颈部软组织、颈部血管成像、喉及甲状腺。

(一)检查前准备要点

参照 MRI 普通或增强检查。

(二)检查中护理要点

（1）线圈选择颈部专用线圈。

（2）检查体位患者仰卧在检查床上，头先进，颈部置于线圈内，人体长轴与床面长轴一致，双手置于身体两旁或胸前。头颅正中矢状面尽可能与线圈纵轴保持一致，并垂直于床面。

（3）成像中心线圈中心对准甲状软骨，移动床面位置，使十字定位灯的纵横交点对准线圈纵横轴中点。即以线圈中心为采集中心，锁定位置，并送至磁场中心。

（4）嘱患者保持安静，平静呼吸，叮嘱患者尽量避免咳嗽或吞咽，以免产生伪影影响图像质量。确实无法控制咳嗽时，可在扫描间隙期进行动作（即机器没声音时）。

（三）检查后的护理要点

参照 MRI 普通或增强检查。

三、胸部 MRI 检查护理要点

（一）检查前准备要点

（1）呼吸训练：正确指导患者呼吸训练，耐心解释说明屏气重要性，使患者在实际检查过程中适应憋气扫描。

（2）其他内容参照 MRI 普通或增强检查。

（二）检查中护理要点

（1）线圈选择：体表线圈或者专用心脏线圈。

（2）体位设计：患者仰卧在检查床上，头先进，人体长轴与床面长轴一致，双手置于身体两旁。

（3）成像中心：线圈中心对准胸部中点（胸骨柄切迹与剑突连线中点和正中矢状面），移动床面位置，使十字定位灯的纵横交点对准线圈纵横轴交点对准胸部中点，即以线圈中心为采集中心，锁定位置，并送至磁场中心。

（4）呼吸控制：呼吸门控放置于呼吸动度最大处，如呼吸动度过大，可加用腹带捆绑以限制患者的呼吸。

（5）在检查过程中，叮嘱患者尽量避免咳嗽或吞咽。

（三）检查后护理要点

参照 MRI 普通或增强检查。

四、冠状动脉 MRI 检查护理要点

冠状动脉 MRI 受到心跳、呼吸等各种生理运动的影响，其成像质量与这些生理参数的控制密切相关，而患者在检查中的配合也至关重要。

（一）检查前准备要点

1.指导呼吸训练

呼吸运动是影响呼吸导航采集率的关键因素，直接影响图像的采集速度和质量。告知患者浅慢、均匀呼吸，避免深呼吸是冠状动脉检查成功的关键环节。耐心解释说明屏气重要性，使患者在实际检查过程中适应憋气扫描。

2.控制心率

心率过快引起伪影是影响磁共振冠状动脉成像的主要因素之一，适当控制心率<75/min 有助于减轻或消除冠状动脉的运动伪影。必要时给予 β 受体阻滞药（美托洛尔）口服，适当降低心率。

（二）检查中护理

1.线圈选择

体表线圈或者专用心脏线圈。

2.体位设计

患者仰卧在检查床上,头先进,人体长轴与床面长轴一致,双手置于身体两旁。

3.成像中心

线圈中心对准胸部中点(胸骨柄切迹与剑突连线中点和正中矢状面),移动床面位置,使十字定位灯的纵横交点对准线圈纵横轴交点对准胸部中点。即以线圈中心为采集中心,锁定位置,并送至磁场中心。

4.安放电极

嘱患者保持体位不动,心脏检查者正确安放电极,右上电极(黄色)放右锁骨中线,左上电极(绿色)左侧第2肋间,左下电极(红色)放心尖处。告知患者在扫描过程中体表线圈和身体下矩阵线圈有发热感,属正常现象。

5.呼吸控制

呼吸门控放置于呼吸动度最大处。如呼吸动度过大,可加用腹带捆绑以限制患者的呼吸。

(三)检查后护理

参照 MRI 普通或增强检查。

五、乳腺 MRI 检查护理要点

MRI 是目前诊断乳腺疾病重要的检查手段,但是由于其检查环境的特殊性、检查时间长、俯卧位,以及检查中需动态增强等因素导致患者不舒适,而影响图像质量。因此检查前护士准备质量、检查中患者的配合程度是检查成功与否的关键因素。

(一)检查前准备要点

(1)更换开式检查服或病员服。

(2)建立静脉通道:选择适宜的注射部位,建立静脉留置针,保持畅通。

(3)心理护理和健康教育:重点向患者说明乳腺检查时间,俯卧位可能导致体位不舒适、胸部及面部皮肤的压迹,如有其他特殊不适,请及时告诉技师。

(4)乳管内乳头状瘤的患者可有乳头溢液的现象,溢液通常是血性、暗棕色或者黄色液体,会污染内衣,在检查前协助患者用温水拭去外溢的分泌物,避免污染检查线圈,必要时在线圈内铺上治疗巾。

(5)乳腺囊性增生病主要是由于女性体内雌、孕激素比例失调,临床突出表现是乳房胀痛和肿块,疼痛与月经周期有关,在月经前疼痛加重。可以采用预约检查,也就是错过周期性疼痛的时间进行检查。

(二)检查中护理要点

(1)线圈选择:乳腺专用线圈。

(2)体位设计:取俯卧位,将头置于专用海绵圈内,双乳自然悬垂入线圈内。双手上举或放身体两旁,膝部、足部垫上软枕以起到支撑作用。乳腺癌及乳腺纤维腺瘤患者如疼痛感明显,采用俯卧位同时把乳腺线圈的头侧垫高 $15°\sim30°$,以防止乳腺过度受压引起疼痛,尽量让患者保持舒适的体位,嘱患者保持体位不动。

(3)成像中心:线圈中心对准双乳头连线,移动床面位置,即以线圈中心为采集中心,锁定位置,并送至磁场中心。

(4)检查中注意保护患者的隐私。

(5)对乳腺癌术后体质虚弱的患者,检查中技师与护士重点观察呼吸情况,发现异常应及时处理。

(三)检查后护理

参照 MRI 普通或增强检查。

六、腹部 MRI 检查护理要点

腹部 MRI 检查包括肝、胰腺、肾、前列腺、女性盆腔、尿路造影。

(一)检查前准备要点

(1)消化道准备:腹部检查前需禁食、水 6～8 小时,尿路造影检查前 12 小时禁食、禁水,排便,禁服促进肠液分泌药物,如泻药等。

(2)正确指导呼吸训练:耐心解释说明屏气重要性,训练方式为:深吸气-屏气-呼气,告知患者在扫描时需数次屏气,每次吸气幅度保持一致。另外,训练患者屏气最长时间达 22 秒,使患者在实际检查过程中适应憋气扫描。对一些屏气较差的患者,可采取加腹带及捏鼻的方法,使其被动屏气,也可获得很好的效果。

(3)盆腔检查者需要憋小便使膀胱充盈以便更好地显示盆腔脏器,女性在盆腔 MRI 检查前需取掉节育环。

(二)检查中护理要点

1.线圈选择

体表线圈。

2.体位设计

患者仰卧在检查床上,取头先进,体线圈置于腹部并固定于床沿,人体长轴与床面长轴一致,双手置于身体两旁或双手上举。

3.成像中心

肝、胰腺线圈中心对准脐与剑突连线中点,肾、肾上腺线圈中心对准脐中心,盆腔线圈中心对准脐和耻骨联合连线中点,前列腺线圈中心对准脐和耻骨联合连线下 1/3 处前列腺中点。移动床面位置,开十字定位灯,使十字定位灯的纵横交点对准脐与剑突连线中点。即以线圈中心为采集中心,锁定位置,并送至磁场中心。

七、胰胆管水成像(MRCP)护理要点

(一)检查前准备要点

1.消化道准备

禁食、禁水 6 小时,可使胆胰管充分扩张,管壁显示清晰。

2.对比剂准备

检查前 15 分钟左右饮温开水 300mL 加枸橼酸铁铵泡腾颗粒铁剂 3g(0.6gl 包),或 100mL 温开水中加入 1～2mL 静脉用钆喷酸葡胺口服,目的在于抑制周围肠道水信号,使十二指肠充盈良好,从而使十二指肠壶腹及乳头显示清晰,能更准确地判断该处是否存在梗阻占

位病变。

3.减少胃肠道蠕动

必要时检查前 10～15 分钟肌内注射山莨菪碱注射液 10mg,以减少胃肠道的蠕动,避免出现运动性伪影。

4.呼吸训练

于检查前训练患者屏气(深吸气屏气-呼气),告知患者在扫描时需数次屏气,每次吸气幅度保持一致。另外,训练患者屏气最长时间达 22 秒,使患者在实际检查过程中适应屏气扫描,清晰显示胰胆管的结构及十二指肠的形态。耐心说明屏气的重要性,如屏气不成功,会影响图像质量与诊断。

5.必要时镇静或镇痛

胆胰疾病的患者伴有不同程度的疼痛,对于耐受力差的患者,必要时按医嘱给予镇痛药或镇静药,以解除疼痛,防止过度疼痛影响检查质量。

(二)检查中的护理要点

(1)线圈选择:体表线圈。

(2)体位设计:患者仰卧在检查床上,头先进,体线圈置于腹部并固定于床沿,人体长轴与床面长轴一致,双手置于身体两旁或双手上举。

(3)成像中心:线圈中心对准脐与剑突连线中点,移动床面位置,开十字定位灯,使十字定位灯的纵横交点对准脐与剑突连线中点。即以线圈中心为采集中心,锁定位置,并送至磁场中心

(4)患者制动:嘱患者在检查中避免咳嗽及身体运动,以免造成运动伪影。对于精神紧张的患者,此时再次耐心指导患者检查时如何配合,允许家属陪同,并采取腹部加压,盖上软垫或床单,以减少伪影的产生。

(5)对一些屏气较差的患者,可采取加腹带及捏鼻的方法,使其被动屏气,也可获得很好的效果。

(三)检查后的护理要点

参照 MRI 普通或增强检查。

八、脊柱及四肢关节 MRI 检查护理

脊柱 MRI 检查包括颈椎、胸椎、腰椎、骶椎、髋关节,四肢关节包括肩关节、肘关节、腕关节、膝关节、踝关节等。

(一)检查前准备要点

参照 MRI 普通或增强检查。

(二)检查中护理要点

1.线圈选择

根据不同的部位选择相应的线圈。颈椎选用颈线圈,胸椎、腰椎、骶椎、髋关节选用体表线圈,肩关节选用专用肩关节线圈,四肢关节选用专用四肢关节线圈。

2.体位设计

脊柱 MRI 患者仰卧在检查床上,头先进,人体长轴与床面长轴一致,双手置于身体两旁。

四肢关节 MRI 根据相应线圈和机器选择合适的检查体位。患者取仰卧位,用海绵垫垫平被查肢体并用沙袋固定,使患者舒适易于配合。单侧肢体检查时,尽量把被检侧放在床中心。可用体线圈行两侧肢体同时扫描,以便对照观察,或用特殊骨关节体表线圈。

3.成像中心

颈椎成像中心在喉结处,胸椎对准双锁骨连线处,腰椎对准脐上两横指;肩关节对准喙突,下肢以踝关节为中心,膝关节以髌骨为中心,四肢关节成像中心应根据不同的关节部位而定。

(三)检查后护理要点

参照 MRI 普通或增强检查。

第六节 特殊患者 MRI 检查护理

一、老年患者 MRI 检查护理要点

老年患者因机体器官功能逐渐减退,身体贮备能力下降,加上本身疾病因素、心肺功能不全、环境改变、MRI 噪声的影响,部分患者会出现紧张、焦虑、恐惧等不良情绪,给 MRI 检查带来了一定困难。因此,认真做好老年患者 MRI 检查前准备是检查成功的关键。

(一)检查前准备要点

(1)患者评估:阅读申请单,评估患者病情、配合程度、精神状态,增强者重点评估过敏史和肾功能情况。仔细询问有无 MRI 禁忌证,因老年患者体内接受置入物的相对频率较高,常见的有

冠状动脉支架、人造心脏瓣膜、血管夹、人工耳蜗、胰岛素泵等,对此类患者除详细阅读 MRI 申请单外,还需向患者及家属进一步核实,发现有疑问应及时与临床医师核实,确认体内置入物是非铁磁性材料方可进行检查。对携带动态心电图的患者择日安排检查。

(2)心理护理、健康教育:向患者及家属交代 MRI 检查环境、设备噪声特点、检查时间等,组织患者观看视频,了解整个检查过程,消除患者焦虑、紧张、恐惧的心理,使患者愿意接受 MRI 检查。要求患者检查过程中制动,任何轻微的动作如咳嗽、吞咽、喘息等均会造成图像伪影;嘱患者平稳呼吸,手握报警球,如有不适随时与医护人员沟通。

(3)呼吸训练:胸腹部检查需使用呼吸门控、心电门控及屏气扫描技术,老年患者反应迟缓、听力差,检查前需反复进行呼吸训练,对屏气扫描者要求扫描前深呼吸 3～5 次,吸气末进行屏气,尽可能延长屏气时间。必要时由家属协助患者完成呼吸训练。

(4)检查前排空膀胱。

(5)必要时镇静。

(二)检查中的护理要点

(1)体位设计:上检查床时,护士与技师注意搀扶患者,防止跌倒。

(2)专人陪同:必要时检查中专人陪同患者完成检查。

（3）患者监测：危重患者检查时启用心电门控或使用 MRI 专用指夹式脉搏血氧仪，监测生命体征的变化。必要时氧气枕低流量吸氧，保持呼吸道通畅。扫描过程中严密观察患者情况，话筒开放，随时询问有无不适。

（4）注意保暖：由于扫描房间温度较低，防止受凉引起咳嗽。

（5）告知患者检查时一定要保持不动防止移动体位和咳嗽等动作。

（三）检查后的护理要点

（1）检查结束后询问、观察患者有无不适，协助患者下检查床，做到"一动、二坐、三下床"。"一动"就是检查结束时四肢活动；"二坐"是在"一动"的基础上缓慢坐起；"三下床"是指扶患者下床并至安全位置休息以防跌倒，同时避免因体位突然改变引起不适。

（2）其他参照 MRI 普通或增强检查。

二、幽闭症患者 MRI 检查护理要点

幽闭恐惧症是被幽闭在限定空间内的一种病态恐惧，是一种心理疾患，在 MRI 检查过程中经常可以遇到（占 5%～10%），部分患者主动放弃检查。产生原因：MRI 扫描仪中央孔洞幽闭狭长、光线暗淡、视野受限、扫描中噪声刺激、活动受限、较长的检查时间和担心检查结果不好。曾有神经系统病变、肥胖、心肺疾病的患者发生率较高。因此，针对性地做好幽闭恐惧症患者检查的全程管理是检查成功的关键。

（一）检查前准备要点

（1）患者评估：阅读申请单，评估患者病情、配合程度、精神状态。对曾有幽闭恐惧症病史的患者，护士应了解其发生过程、发生程度、临床表现、检查结果等，做到心中有数。

（2）心理护理与健康教育：检查前多与患者沟通，简单介绍 MRI 原理及步骤，如检查环境、MRI 扫描孔径的大小、噪声强度、检查时间等，组织患者观看健康教育视频，使患者了解整个检查过程及配合方法。必要时让已检查成功的患者介绍检查中的体会。

（3）熟悉环境：检查前让患者进检查室观看其他患者的检查过程，感受一下 MRI 噪声的特点，测试患者是否能承受。

（4）演示报警球的使用方法。机房播放轻音乐，分散患者注意力。

（5）药物控制：经准备仍无法完成检查者，在患者及家属同意后遵医嘱使用镇静药。

（二）检查中配合要点

（1）抚摸患者的肢体：可让家属陪同一起进入扫描室，让家属握住患者的手或抚摸患者的肢体使其有安全感。

（2）随时沟通：医务人员在检查时可通过话筒和患者保持通话，让患者感觉到近距离的接触，心情自然会放松。

（3）保护听力：让患者戴上耳塞，播放舒缓的音乐。

（4）改变体位：如仰卧位改为俯卧位，头先进改为足先进等。

（5）必要时吸氧：对检查前诉有头晕、胸闷、心悸者可给予氧气袋低流量吸氧。

（6）患者进入磁体腔之前嘱其闭上眼睛或戴上眼罩使患者不知道自己在密闭环境中，或者让受检者俯卧位抬高下巴，使其可以看到磁体腔外的环境，同时在磁体内安装反光镜，可以使

患者看到磁体外的环境,分散患者的注意力。

(7)打开扫描孔内的灯,增加空间感。

(8)操作者要技术娴熟,定位准确,合理缩短检查时间,必要时可采用快速成像序列以缩短扫描时间。

(三)检查后的护理要点

(1)检查完后立即将患者退出检查床,同患者交谈,给予鼓励、表扬等,缓解其紧张、恐惧、焦虑心理。

(2)其他参照 MRI 普通或增强检查。

三、气管切开患者 MRI 检查护理要点

气管切开患者由于丧失了语言交流及呼吸道完整性,气道内分泌物多,检查时平卧位导致分泌物不易排出,而引起呛咳、呼吸不畅、缺氧等症状,使患者无法顺利完成检查,因此做好气管切开患者 MRI 检查全程的气道管理非常重要。

(一)检查前准备要点

(1)患者预约:开设绿色通道,临床医师确定患者是否能完成 MRI 检查,提前将检查信息传至 MRI 室,提前电话通知并送入检查单。迅速阅读检查单,提前录入患者信息,确认患者到达时间。

(2)评估核对:患者到达检查室快速核查信息、评估病情(生命体征、意识、呼吸道是否通畅、有无气道危险)、配合程度等,详细询问病史(手术史、检查史、过敏史),筛选高危人群。将金属套管更换为一次性塑料套管,并妥善固定。

(3)患者沟通:可采用笔、纸、写字板等工具,让患者将自己的感受、想法写出来进行交流。对于文化层次比较低的患者,仔细观察患者的表情、手势,并鼓励其重复表达,与家属配合能起到很好的交流及配合作用。

(4)清理呼吸道:进入 MRI 检查室前充分吸氧、吸痰,保持呼吸道通畅,防止检查时患者呛咳导致检查失败。

(5)备好氧气袋持续给氧,维持有效的血氧饱和度。

(二)检查中护理要点

(1)体位设计:由医师、技师与护士共同将患者转移到检查床,动作要轻,将头放于舒适的位置,避免咳嗽。

(2)专人陪同:由医师、护士或家属陪同患者完成检查。

(3)患者监测:检查时启用心电门控或使用 MRI 专用指夹式脉搏血氧仪,监测生命体征的变化。必要时给予氧气枕低流量吸氧,保持呼吸道通畅。扫描过程中严密观察患者情况,发现异常立即处理。

(4)注意保暖:由于扫描房间温度较低,防止患者因受凉引起咳嗽。

(5)对于清醒的患者告知检查时一定要保持不动,防止移动体位和咳嗽等动作。

(三)检查后护理要点

(1)检查结束后将患者安全转移至平车上,再次评估患者情况,必要时清理呼吸道,在医师

或护士的陪同下将患者安全送回病房。

(2)其他参照 MRI 普通或增强检查。

四、机械通气患者 MRI 检查护理要点

MRI 检查由于环境及设备的特殊性,检查中观察患者存在盲区,一些监测设备及抢救设备无法进入检查室,如何保证机械通气患者 MRI 检查的安全性是目前面临的难题。

(一)检查前准备要点

(1)风险评估:由医师与家属详谈 MRI 检查的必要性与危险性,由家属签字同意后方可安排检查。主管医师认真评估及权衡检查的必要性与转送风险,制订检查计划。要求医师将金属气管导管更换为一次性塑料气管导管,并妥善固定。

(2)患者预约:开设绿色通道,临床医师确定患者是否能完成 MRI 检查,提前将检查信息传至 MRI 室,提前电话通知并送入检查单。迅速阅读检查单,确认患者到达时间,并向医师确认检查方式(平扫或增强),预先安置好留置针。

(3)检查前需遵医嘱查血气分析,在血氧饱和度及生命体征较稳定情况下由护士和医师陪同检查,更换专用的便携式小型呼吸机或简易呼吸器。

(4)MRI 专用呼吸机准备:接通电源、开机、氧气充足、自检、设置患者体重、测试管道的密闭性、根据病情设置模式。

(5)评估核对:患者到达检查室后快速核查信息、评估病情(生命体征、意识、呼吸道是否通畅、有无气道危险),详细询问病史(手术史、检查史、过敏史),筛选高危人群。并填写危重患者检查记录单。

(6)清理呼吸道:进入 MRI 检查室前充分吸氧、吸痰,保持呼吸道通畅。分离普通呼吸机管道,接好 MRI 专用呼吸机管道,调节参数,观察呼吸机运行是否正常,观察生命体征情况,并做好记录。

(7)嘱陪同医师、家属去除患者身上的一切金属异物,包括监护仪、微量泵等急救设备。护士运用金属探测器再次检查,确认患者身体无金属异物的存在。

(8)家属准备:询问家属有无手术史,禁止体内安有金属异物的陪护进入检查室,并取下身,上的一切金属物品,护士运用金属探测器再次检查以确保安全。并交代家属所有转运患者的工具不能进入检查室,并指导转运方法。

(9)保持静脉补液通畅,暂时夹闭其他引流管。

(二)检查中护理要点

(1)体位设计:由医师、技师与护士共同将患者安全转移到检查床,动作要轻,将头放于舒适的位置;并将呼吸机放置于检查室指定的位置,妥善放置呼吸机管道及引流管,防止脱落,并观察呼吸机是否能正常运行。

(2)专人陪同:由医师、护士或家属陪同患者完成检查。

(3)患者监测:检查时启用心电门控或使用 MRI 专用指夹式脉搏血氧仪,监测生命体征的变化。检查时医师、护士定时巡视,重点观察血氧饱和度的变化、呼吸机运行情况,并做好记录。

（4）注意保暖：由于扫描房间温度较低，注意保暖，防止患者因受凉引起咳嗽。

（5）对于清醒的患者告知检查时一定要保持不动，防止移动体位和咳嗽等动作。

（三）检查后护理要点

（1）检查结束后将患者安全转移至平车上，检查管道有无脱落，开放引流管并妥善放置。

（2）再次评估患者气道是否通畅，生命体征是否平稳，清理呼吸道后分离专用呼吸机管道，接好普通呼吸机管理；连接心电监护仪、微量泵等，在医师或护士的陪同下将患者安全送回病房。

（3）检查后整理呼吸机，消毒呼吸机管理，及时充氧备用，做好使用记录。

五、癫痫患者 MRI 检查护理要点

癫痫是大脑神经元突发性异常放电，导致短暂的大脑功能障碍的一种慢性疾病。MRI 技术是目前诊断癫痫疾病的首选方法。但由于 MRI 检查时间长、噪声大、空间密闭等因素，检查中可能会诱发或突发癫痫发作，存在安全隐患。如何确保癫痫患者 MRI 检查中的安全性，是目前 MRI 室护士应解决的问题。

（一）检查前的准备要点

（1）患者评估：认真阅读检查单，针对有癫痫病史的患者 MRI 护士应详细询问癫痫发作症状、发作时间、持续时间、有无规律、服药情况、诱发因素等。评估患者是否能进行 MRI 检查。

（2）医师沟通：对于癫痫频繁发作的患者，护士应与临床医师沟通，告知癫痫患者 MRI 检查中发作的风险，检查前进行对症处理，待症状控制后再检查，最好由医师陪同到 MRI 室检查。

（3）心理护理与健康教育：癫痫患者因反复发作，治愈困难，给患者及家属带来巨大的经济负担和精神压力。应加强与患者的沟通，给予心理辅导，告知患者 MRI 检查的必要性、注意事项、检查时间及配合要领。检查前应告知患者适当进食，避免饥饿与脱水；避免过度疲劳，保持充足的睡眠，勿大量饮水；禁饮酒；防止滥用药物与突然停药等。

（4）环境及物品准备：MRI 机房温度设置在 22～24℃，检查区光线柔和舒适，通风效果要好；准备眼罩，减少光线的刺激；准备棉球或耳塞。尽量减少刺激，防止癫痫发作。检查前让患者进检查室感受一下 MRI 噪声的特点，看患者是否能适应。

（5）准备好急救物品、药品，重点准备氧气袋和地西泮。

（6）演示报警球的使用方法，告知患者检查中如出现发作先兆症状，请按报警球。

（7）药物控制：对于癫痫频繁发作的患者，检查前遵医嘱给予静脉缓慢推注地西泮后立即检查。同时技师、护士加强观察，防止出现呼吸抑制。

（二）检查中护理要点

1.专人陪同

由医师、护士或家属陪同患者完成检查。让家属握住患者的手或抚摸患者的肢体使其有安全感。

2.随时沟通

医务人员在检查时可通过话筒和患者保持通话，让患者感觉到近距离的接触，心情自然会

放松。

3.患者监测

医师、护士定时巡视，重点观察有无癫痫发作先兆，当出现癫痫发作时，立即停止检查，退出并降低检查床，陪同人员站在检查床两边，避免患者坠床，通知医师的同时立即静脉缓慢推注地西泮，头偏向一侧，保持呼吸道通畅，高流量吸氧。必要时迅速将压舌板或者纱布成卷垫在患者上下牙齿中间，预防牙关紧闭时咬伤舌部。待患者抽搐痉挛控制后，迅速将患者转移到抢救室处理与观察，并做好记录。抢救时禁止将铁磁性抢救设备带入磁体间。

4.注意保暖

由于扫描房间温度较低，防止患者受凉诱发癫痫发作。

(三)检查后护理要点

(1)检查完后立即将患者退出检查床，安排患者到候诊室休息，无任何不适方可离开。对于检查中有癫痫发作的患者，待病情平稳后由专人送回病房。

(2)其他参照 MRI 普通或增强检查。

六、躁动患者 MRI 检查护理要点

躁动是意识障碍下以肢体为主的不规则运动，表现为患者不停扭动肢体，或大声叫喊等，是颅脑功能区损伤或病变后出现的精神与运动兴奋的一种暂时状态。MRI 检查是诊断颅脑疾病的重要手段，由于 MRI 检查环境的特殊性，检查前患者的准备质量是保证躁动患者顺利完成检查的关键。

(一)检查前准备要点

1.开通绿色通道

提前电话预约，告知检查相关事宜、注意事项、检查时间。

2.患者评估

阅读检查申请单、核对信息、询问病史，评估病情及配合程度。了解患者躁动的原因：如颅脑外伤(额叶或颞叶脑挫伤、蛛网膜下隙出血等)、术后疼痛、颅内压增高、缺氧(呼吸道分泌物阻塞气道)、昏迷患者尿潴留、管道的刺激(气管插管、气管切开等)等。

3.医师沟通

对于躁动的患者，护士应与临床医师沟通，告知躁动患者 MRI 检查中的风险，提前使用镇静药、镇痛药，提供护理干预，待患者安静后立即安排检查。最好由医师陪同到 MRI 室检查。

4.环境及物品准备

声、光、冷的刺激可诱发患者躁动的发生，检查前调节室温、光线调暗、准备好棉球和或耳塞。尽量减少刺激。

(二)检查中的护理要点

(1)体位设计：技师与护士转运患者时动作要轻、快、稳，妥善固定肢体。

(2)专人陪同：检查时由家属陪同，适当固定患者的肢体，指导家属正确的按压方法，防止坠床。

(3)快速扫描：由经验丰富的技师采用快速扫描方式进行检查，检查时间不宜过长。

（4）推注对比剂时密切观察穿刺部位有无肿胀和肢体回缩现象，及时发现对比剂渗漏先兆，确保高压注射的安全。

（5）患者监测：医师、护士定时巡视，观察呼吸是否平稳，监测血氧饱和度的变化，并做好记录。

（三）检查后的护理要点

参照 MRI 普通或增强检查。

第七节　常见 X 线造影检查护理

一、食管吞钡(碘水)检查患者护理要点

食管吞钡(碘水)造影检查是诊断食管病变的基本方法，检查是以透视为先导，摄取适当的点片，以显示病变的细节，结合形态及运动功能变化做出诊断。

(一)适应证

(1)有吞咽困难或咽部不适需明确诊断者。

(2)疑食管肿瘤、异物、贲门痉挛、食管静脉曲张及食管先天性疾病。

(3)了解纵隔肿瘤、甲状腺肿快、心血管疾病所致的食管外压性或牵拉性改变。

(4)疑食管肿瘤或经食管镜及拉网检查发现而常规检查未发现者和食管癌普查或常规检查疑有食管肿瘤及食管病变，但不能确诊者，应做双对比检查。

(5)疑有食管穿孔、食管气管瘘、吞咽动作失调、腐蚀性食管炎，用食管碘水检查。

(二)禁忌证

(1)腐蚀性食管炎的急性炎症期。

(2)食管穿孔、食管静脉曲张大出血时。大出血后，检查时服用稀钡。

(3)食管气管瘘、食管纵隔瘘者，但此时确需检查，可用水溶性碘剂或碘油。

(4)完全肠梗阻者禁用钡剂检查。

(5)先天性婴幼儿食管闭锁者气管食管瘘或球麻痹(延髓性麻痹)者。

(6)对碘过敏者禁用碘水检查。

(7)心肺功能不全，重度衰竭的患者。

(8)抗胆碱药物禁忌者，不宜做双对比检查。

(三)护理要点

1.检查前的护理要点

(1)患者的评估：护士仔细阅读检查申请单，核对患者信息(姓名、性别、年龄、检查部位等)，详细询问病史，评估患者病情，确认患者信息、检查部位、检查方式的正确。

(2)消化道准备：检查前一般不需禁食，但进食后不宜立即进行食管检查，以免因有食物残

渣黏附在黏膜上影响检查结果。贲门痉挛、食管裂孔疝、食管下端贲门部肿瘤者需禁食空腹；食管内食物潴留多时,造影前要尽量抽出。

(3)环境准备:调节室内温度为 22～24℃,湿度 40％～60％,保持环境清洁、整齐,冬天注意保暖。

(4)心理准备与健康教育:加强与患者的沟通,给患者讲解食管吞钡(碘水)检查的目的、过程和注意事项及配合技巧。钡剂色白、气香、无味,碘剂无色透明、味略苦涩,检查时先让患者含一大口钡,在医师的指令下嘱咐患者一口咽下,同时进行摄片,含在口腔里的钡剂量不宜过多,避免吞下时呛咳;过少不能充分充盈食道黏膜;尽量全部吞下,避免喷出污染屏幕或衣物,造成照射伪影;吞下过程中,头尽量后仰,保持头部不动,以保证检查质量。

(5)对比剂准备:稠钡剂,钡水比(3～4):1,调成糊状,约 40mL;碘剂 40～50mL。配制钡剂浓度应适宜,太浓导致患者吞咽困难,头部的摆动不便于食管的透视观察及摄片;太稀的钡剂使食管黏膜显影不充分,有可能导致小病灶的遗漏,造成漏诊;若为观察食管异物,可吞服钡棉,观察其钡棉搁置和挂住在异物上的特征。有梗阻者,用 40％～50％稀钡。

(6)急救物品、药品、器材的准备:配备急救车、各种抢救药品、氧气筒、氧气枕、血压计、心电监护仪、吸痰器、平车、急救包等,定期检查,保持 100％完好无损。

(7)碘水造影的患者检查前签署碘对比剂使用知情同意书。

(8)指导或协助患者去除被检部位的金属物件及高密度伪影的衣物,以防止伪影的产生。

2.检查中的护理要点

(1)再次核对患者信息。

(2)协助患者进机房,让其取站立位,后背紧贴检查床,必要时用约束带固定患者于检查床上,避免检查床转动时患者跌倒。

有引流管的应妥善固定,防止牵拉、脱落。

(3)将准备好的钡剂放置在固定架上,便于患者取放。

(4)再次交代检查中的注意事项及配合事宜。

(5)先胸腹常规透视,再根据病情采用不同的体位,在医师的指令下吞服钡剂(碘剂)检查。

(6)检查中注意观察患者的反应。

3.检查后的护理要点

检查完毕后协助患者清洁口腔,根据病情嘱其多饮水,多食含粗纤维的食物,加速钡剂的排泄;同时告知患者次日解大便为白色,不用紧张;如排便困难者可使用缓泻剂和灌肠促进排便。碘水造影的患者需观察有无不良反应的发生。

二、上消化道钡剂(碘剂)检查患者护理要点

上消化道造影是指从口咽至十二指肠水平部,包括食管、胃、十二指肠造影检查。

(一)适应证

(1)胃:慢性胃炎、胃下垂、胃黏膜脱垂、胃排空延迟、胃癌、胃溃疡、贲门失弛缓症、胃食管反流、胃和十二指肠反流、胃空肠吻合狭窄。

(2)十二指肠:十二指肠壶腹炎、十二指肠球部溃疡、十二指肠憩室、肠系膜上动脉综合征、

十二指肠手术后复查。

(3)先天性胃肠道异常者。

(4)腹上区肿块需明确与胃肠道的关系。

(二)禁忌证

(1)见食管吞钡(碘水)检查禁忌证。

(2)急性胃肠道穿孔、急性胃肠炎者。

(3)急性胃肠道出血,一般在出血停止后 2 周,大便隐血试验阴性后方可检查。如临床急需检查,可在准备应急手术的条件下进行。

(4)肠梗阻,尤其是结肠梗阻者。但对单纯不全性或高位小肠梗阻,为明确原因可酌情用稀钡或碘剂检查。

(三)护理要点

1.检查前的护理要点

(1)患者的评估:护士仔细阅读检查申请单,核对患者信息(姓名、性别、年龄、检查部位等),详细询问病史,评估患者病情,确认患者信息、检查部位、检查方式的正确。

(2)消化道准备:造影前 1 天不要服用含铁、碘、钠、铋、银等药物;造影前 1 天不宜多吃纤维类和不易消化的食物。造影前 1 天晚餐吃少渣、不易产气饮食,如稀饭等。禁食、水 6~8h。

(3)环境准备:调节室内温度为 20~24℃,湿度 40%~60%,保持环境清洁、整齐,关闭门窗。冬季注意保暖。

(4)心理护理与健康教育:向患者讲解上消化道钡剂检查的目的、过程和注意事项,训练配合技巧。说明钡剂色白、气香、无味,碘剂无色透明、味略苦涩,检查时在医师的口令下吞服钡剂,可能会出现恶心、呕吐症状,深呼吸可以缓解;检查中体位会出现改变,如有不适及时告诉医务人员;检查后嘱患者多饮水,加速钡剂的排泄,同时告之患者次日所排大便为白色,不用紧张。

(5)对比剂准备:钡水比例为 1:1.5,总量 60~100mL 或碘水 60~100mL。

(6)急救物品、药品、器材的准备:配备急救车、各种抢救药品、氧气筒、氧气枕、血压计、心电监护仪、吸痰器、平车、急救包等,定期检查,保持 100%完好无损。

(7)碘水造影的患者检查前签署碘对比剂使用知情同意书。

(8)指导或协助患者去除被检部位的金属物件及高密度伪影的衣物,以防止伪影的产生。

2.检查中的护理要点

(1)再次核对患者信息。

(2)协助患者进机房,让患者背靠于检查床上,双手交叉上举拉住头顶固定环,用约束带固定患者。有引流管的应妥善固定,防止牵拉、脱落。

(3)将准备好的钡剂放置在固定架上,便于患者取放。

(4)再次交代检查中的注意事项及配合事宜。

(5)按照医师指令吞服造影剂,依次进行各部位的摄片检查。

(6)检查过程中密切观察患者的病情变化,发现异常及时处理等。

(7)加强安全管理,防止体位改变引起不适或坠床。

3.检查后的护理要点

同食管吞钡(碘水)检查。

三、钡灌肠检查护理要点

钡灌肠即从肛门插入一根肛管,利用灌肠机灌入钡剂,再通过 X 线检查,可用于诊断结肠占位、肠息肉、炎症、溃疡、梗阻、先天性巨结肠等病变,也可作为下消化道内镜检查的补充检查。

(一)适应证

(1)结肠肿瘤、息肉、溃疡、憩室、结核等器质性病变及腹腔肿瘤。

(2)肠梗阻:鉴别低位小肠梗阻与结肠梗阻。

(3)肠套叠(有一定的治疗作用,但要注意套叠的时间,避免肠道因长时间缺血而坏死,灌肠时压力过大而穿孔)。

(4)结肠先天性异常如巨结肠等。

(二)禁忌证

(1)结肠活动性大出血、穿孔、坏死。

(2)急性阑尾炎、急性肠炎或憩室炎者。

(3)妊娠期妇女。

(4)结肠病理活检后(24 小时内)。

(5)心力衰竭、呼吸衰等全身情况差者。

(6)高龄患者(相对禁忌)。

(三)护理要点

1.检查前的护理要点

(1)患者的评估:护士仔细阅读检查申请单,核对患者信息(姓名、性别、年龄等),详细询问病史、过敏史,评估患者病情,确认患者信息的正确。同时了解患者有无其他检查,如同时进行CT 腹部检查,应安排患者先做 CT,再做钡灌肠。

(2)消化道准备:造影前 2 天不要服用含铁、碘、钠、铋、银等药物;造影前 1 天不宜多吃纤维类和不易消化的食物;造影前 1 天晚上,吃少渣饮食,如豆浆、面条、稀饭等。禁食、水 6~8 小时。检查前排空大便,清洁灌肠后 2~3 小时行钡灌肠(若查巨结肠则无须洗肠)。

(3)环境准备:调节室内温度 22~24℃,湿度 40%~60%,保持环境清洁、整齐,备好屏风和窗帘,保护患者的隐私,关闭门窗,注意保暖。

(4)心理护理与健康教育:为患者及其家属讲解钡灌肠的目的、过程和注意事项。告知患者在灌钡肠的过程中,感到腹胀有便意时,尽量憋住,深呼吸可缓解,如不能耐受,请及时告知。检查中床会转动,不要紧张。

(5)灌肠溶液准备:常用 1:4 的钡水悬浊液(800~1000mL 水中加入 150~200g 的硫酸钡)。成人每次用量 800~1000mL,小儿 200~500mL。溶液温度 39~41℃。

(6)灌肠物品准备:灌肠机、肛管、血管钳、液状石蜡、棉签、卫生纸、纱布、手套、一次性中单、治疗巾，便盆、温度计。

（7）急救物品、药品、器材的准备：配备急救车、各种抢救药品、氧气筒、氧气枕、血压计、心电监护仪、吸痰器、平车、急救包等，定期检查，保持100％完好无损。

（8）指导或协助患者去除被检部位的金属物件及高密度伪影的衣物，以防止伪影的产生。

2.检查中的护理要点

（1）再次核对患者信息，询问是否行清洁灌肠，评估患者的情况，有无高危因素。

（2）携用物至检查床旁，解释操作目的、灌肠时的反应、配合要点及注意事项。

（3）洗手、戴口罩；关闭门窗，打开屏风。

（4）扶患者上检查床取左侧卧位，臀下垫一次性尿布，脱裤至膝部，将臀部移至床沿，双膝屈曲。用棉被遮盖患者胸、背、腹部及下肢，给患者保暖，注意保护患者隐私。

（5）戴手套，将准备好的灌肠液充分搅拌后倒入灌肠机水封瓶内，连接好管道和肛管。用棉签蘸液状石蜡润滑肛管前端8～10cm。

（6）左手暴露肛门，用液状石蜡润滑肛门，右手持肛管轻轻插入肛门7～10cm，嘱患者张口呼吸。

（7）协助患者取平卧位，改变体位时注意防止肛管脱落（将肛管用钳子固定在床沿），嘱患者双手交叉抓住检查床上的铁环，用约束带固定好患者，防止坠床。

（8）先行腹部透视，再行钡剂灌入及适当充气。正确使用灌肠机遥控器，设置灌肠压力为7～8kPa；按压顺序，气泵→充气→压力→充钡→关充钡→关充气。

（9）当钡剂充盈至回盲部时根据医师指示停止灌钡。

（10）停止摄片后，解开约束带，用止血钳夹闭橡胶管，弯盘置于肛门前，左手暴露肛门，右手用纱布包住肛管并将其拔出，放入弯盘内，用纸巾擦净肛门，协助患者穿好衣裤，搀扶患者下检查床，嘱患者自行排便。

（11）操作中的注意事项。①插管时应轻柔，避免损伤直肠黏膜而引起出血与疼痛。②妥善固定患者，避免床转动时患者从检查床上坠落或肢体撞伤。③灌肠过程中严密观察患者神态、面色、呼吸，询问有无腹痛、腹胀等异常情况，及时发现、及时处理。④观察钡剂灌入是否通畅，肛管有无打折、脱落等。⑤严格掌握灌肠液的温度、量与灌肠的压力，温度过低易引起肠痉挛，过高易烫伤，量太少达不到回盲部，量太多会使腹内压过度增高。

3.检查后的护理要点

（1）整理用物。

（2）告知患者因钡剂不吸收，排出的大便为白色属正常现象，检查后2～7天大便仍是白色。

（3）检查后嘱患者立即上厕所，尽量排出注入直肠内的钡剂。为老年、体质虚弱、行动不便的患者提供移动的坐便器。

（4）嘱患者多饮水，食粗纤维食物，促进钡剂的排出。若为长期便秘者，可使用缓泻剂或灌肠帮助排便，避免钡剂长时间遗留于肠道内形成钡石。

四、排粪造影检查护理要点

排粪造影是一种检查肛门直肠部功能性疾病的新兴检查方法。是将一定量的钡糊注入被检者直肠内,在符合生理状态下对肛门直肠及盆底行静态和动态观察。如直肠黏膜脱垂、直肠套叠、直肠前突、会阴下降综合征、盆底痉挛综合征、子宫后倾、直肠癌术后和肛门成形术后功能观察等,也是决定治疗方式的可靠依据。

(一)适应证

(1)临床上有排便困难、便秘、黏液血便、肛门坠胀、排便时会阴及腰骶部疼痛,而经临床指肛、钡灌肠和内镜检查未见异常者。

(2)大便失禁、直肠癌术后及肛门成形术后了解肛门直肠功能者。

(二)禁忌证

(1)病重、体质弱、心肺功能衰竭者。

(2)肛门手术或外伤未痊愈者。

(三)护理要点

1.检查前的护理要点

(1)患者的评估:护士仔细阅读检查申请单,核对患者信息(姓名、性别、年龄等),详细询问病史、过敏史,评估患者病情,确认患者信息的正确。同时了解患者有无其他检查,如同时进行CT腹部检查,应安排患者先做CT,再做排粪造影。

(2)环境准备:调节室内温度22～24℃,湿度40%～60%,保持环境清洁、整齐,备好屏风和窗帘,保护患者的隐私,关闭门窗,注意保暖。

(3)心理护理:讲解检查程序,帮助患者了解检查相关内容,消除紧张心理;了解患者在自制便桶上,X线透视下进行排便有胆怯、羞愧、紧张的心理,不能正确用劲排便,钡糊排出不符合排粪要求,影响检查结果和诊断,多用激励性语言鼓励、肯定,避免用生硬、埋怨、责怪的语气。

(4)健康宣教:①检查前嘱患者排空小便,避免膀胱过度充盈压迫直肠,影响钡糊保留。检查前不需要做肠道准备,因为直肠通常处于空虚状态,对检查无影响。清洁灌肠后,直肠内残留液体将冲淡对比剂,使对比剂和直肠黏膜的黏附性降低,影响检查结果,因此不主张清洁灌肠。②注入钡糊时,嘱患者收紧肛门,有便意时深呼吸,在医师的指导下排出钡糊,否则影响检查结果;在排钡糊时教会患者正确使用腹压。③女性患者在检查结束后,要及时取出阴道内的标记物。④对于排便困难的患者,可使用缓泻剂或灌肠促进钡剂排出,以免钡剂遗留于肠道,加重排便困难。

(5)对比剂配制标准:250mL 水＋35g 医用淀粉＋1 袋(250g)钡剂,先将医用淀粉加入冷水搅拌均匀,水沸腾后将搅拌均匀的医用淀粉缓慢倒入,加入过程中不断搅拌以免成块,直至形成均匀稠厚的糊状物再加入钡剂,加热至沸腾后冷却备用。

(6)肛门和阴道标记物的制作:为使肛管显示清楚,用市售鸡肠线,缝制成约 3.5cm 长有一定硬度的小条浸泡钡剂,放入肛管内以显示其轮廓,便于准确画出排便前的肛管轴线。女性患者,用一浸钡纱条放入已婚女性患者阴道内,以显示直肠阴道隔。

(7)其他物品准备:注钡器、镊子、止血钳、肛管、液状石蜡、自制阴道标记物送入钢条、一次性手套、自制便桶、橡胶单、治疗巾、卫生纸、纱布等。

(8)指导或协助患者去除被检部位的金属物件及高密度伪影的衣物,以防止伪影的产生。

2.检查中的护理要点

(1)再次核对患者信息,评估患者的情况,有无高危因素。

(2)携用物至检查床旁,解释操作目的、配合要点及注意事项。

(3)洗手、戴口罩;关闭门窗,打开屏风。

(4)扶患者上检查床取左侧卧位,臀下垫橡胶单和治疗巾,脱裤至膝部,将臀部移至床沿,双膝屈曲。用棉被遮盖患者胸、背、腹部及下肢,给患者保暖,注意保护患者隐私。

(5)戴手套,润滑肛管前端。

(6)左手暴露肛门,用液状石蜡润滑肛门,右手将肛管轻轻插入直肠 2～3cm,嘱患者张口呼吸。

(7)右手用止血钳固定肛管位置,避免脱出,医师抽吸钡糊后经肛管注入直肠。

(8)注射完毕右手持止血钳夹闭肛管,用纱布包裹住肛管轻轻拔出。

(9)肛门内放入标记物,女性患者放入阴道标记物(未婚、未育女性除外)。

(10)协助患者标准侧位端坐于排便桶上,两足踏平、双腿并拢、双手放于膝盖处、两股骨平行,与身体纵轴呈直角,以显示耻骨联合下缘,照片要包括尾骨尖,否则测量不准,甚至无法测量。

(11)在透视下分别摄片。

(12)操作中的注意事项。①钡糊配制时要有一定的浓稠度和可塑性,与正常粪便相似:太稀排泄太快不能很好显示直肠黏膜的情况,影响检查结果和准确性;太浓影响操作。对于排便极其困难的患者,钡糊可相对稀薄些。②详细询问女性患者有无婚史,未婚女性阴道内不能放置浸钡标记物。③由于检查床过窄,患者转换体位时保护好患者,避免坠床。④注射钡糊时,严密观察患者神志、面色、呼吸等,有便意时嘱患者深呼吸,收紧肛门,避免钡糊溢出,影响检查结果。⑤插入肛管时,动作轻柔,避免损伤直肠黏膜。若患者肛周有痔(疮)或直肠脱出于肛门口,左手分开组织露出肛门口,再插入肛管。

3.检查后的护理要点

(1)整理用物。

(2)检查后嘱患者立即上厕所,尽量排出注入直肠内的钡剂。为老年、体质虚弱、行动不便的患者提供移动的坐便器。

(3)嘱患者多饮水,食粗纤维食物,促进钡剂的排泄。

五、盆腔造影检查护理要点

盆腔造影是在 X 线透视下,经右下腹穿刺点穿刺注射碘对比剂入盆腔内,以观察盆腔的解剖形态、轮廓,或结合排粪造影以诊断盆底功能性疾病。

(一)适应证

(1)有排粪造影检查的适应证者。

(2)做过肛门直肠功能性疾病手术后症状仍不改善或没有改善者。

(3)有盆底沉重感、直立时背痛.卧位症状缓解者。

(4)直肠腹膜疝、间隔腹膜疝、阴道腹膜疝、网膜腹膜疝等。

(二)禁忌证

(1)碘对比剂过敏者。

(2)腹膜炎、腹壁感染、腹膜粘连。

(3)尿潴留、肠道胀气、胃腹腔引流。

(4)出血体质。

(5)病重、体质弱、心肺功能衰竭者

(6)肛门手术或外伤未痊愈者。

(三)护理要点

1.检查前的护理要点

(1)患者的评估:护士仔细阅读检查申请单,核对患者信息(姓名、性别、年龄等),详细询问病史、过敏史,评估患者病情,确认患者信息的正确。

(2)环境准备:调节室内温度22~24℃,湿度40%~60%,保持环境清洁、整齐,备好屏风和窗帘。

(3)心理护理与健康教育:护士主动与患者交流、沟通,关心、爱护患者。为患者及其家属讲解盆腔造影检查的目的、过程和注意事项。告知患者碘对比剂应用的安全性及相关不良反应,碘对比剂具有一定的浓度和黏度,注入腹腔易刺激腹膜,可能会引起腹痛。

(4)对比剂的准备:碘对比剂20~30mL,检查前详细询问相关用药史及过敏史,签署碘对比剂使用知情同意书。

(5)检查前嘱患者排尽大小便。

(6)急救物品、药品、器材的准备。

2.检查中的护理要点

(1)再次核对患者信息,评估患者的情况,有无高危因素。

(2)携用物至检查床旁,解释操作目的、配合要点及注意事项。

(3)洗手、戴口罩,打开屏风,保护患者的隐私。

(4)穿刺的护理:检查床倾斜45°,患者斜靠上面,穿刺部位选择在右下腹或肚脐下两横指处,严格无菌操作,以防腹腔感染。穿刺针头选择9井针头,穿刺不能过深或过浅,过深对比剂会进入肠腔;过浅则注入腹腔,使对比剂刺激腹膜引起疼痛。盆腔造影穿刺时应用无痛注射技术,解除患者的思想顾虑,分散其注意力,取合适体位,便于进针。注射时做到"二快一慢",即进针快、拔针快、推药速度缓慢并均匀,在X线的透视下注射对比剂20~30mL。

(5)病情的观察:由于注射体位及穿刺部位的特殊性,患者有恐惧害怕的心理,在穿刺注射时,应严密观察患者的神志、面色、呼吸等,患者有无面色苍白、大汗淋漓等表现;与患者交流,鼓励患者表达,从患者的语言中进行病情的观察;在摄片过程中,患者若感觉不适可及时告诉医师。

3.检查后的护理要点

(1)让患者在候诊室休息30分钟,观察有无腹痛、恶心、呕吐等症状。发现病情变化及时处理,并做好记录。

(2)嘱患者多饮水,以促进对比剂的排泄。

六、膀胱造影检查护理要点

膀胱造影是运用导尿术注 100~150mL 对比剂入膀胱内,以观察排尿形态动力学变化,主要用于排尿困难或尿失禁的患者查找病因。

(一)适应证

(1)膀胱肿瘤、憩室、结石、结核、慢性炎症及其所伴随的挛缩。

(2)瘘管。

(3)膀胱功能性病变。

(4)脐尿管未闭、囊肿、输尿管反流,输尿管囊肿等先天性畸形。

(5)膀胱外压性病变。

(二)禁忌证

(1)严重血尿。

(2)泌尿系统感染。

(3)尿路狭窄。

(4)碘对比剂过敏。

(5)严重的心、肝、肾功能不全及其他严重的全身性疾患。

(三)护理要点

1.检查前的护理要点

(1)患者的评估:护士仔细阅读检查申请单,核对患者信息(姓名、性别、年龄等),详细询问病史、过敏史,评估患者病情,确

认患者信息的正确。

(2)环境准备:调节室内温度 22~24℃,湿度 40%~60%,保持环境清洁、整齐,备好屏风和窗帘,以保护患者隐私。

(3)签署碘对比剂使用知情同意书。

(4)配制对比剂:碘剂∶0.9%氯化钠注射液=1∶1 配制量 100~150mL。

(5)用物的准备:一次性导尿包、消毒剂、急救药品及物品。

(6)心理护理与健康教育:护士主动与患者交流、沟通,关心、爱护患者。为患者及其家属讲解膀胱造影检查的目的、过程和注意事项。

2.检查中的护理要点

(1)再次核对患者信息,评估患者的情况,有无高危因素。

(2)携用物至检查床旁,解释操作目的、配合要点及注意事项。

(3)医师洗手、戴口罩,打开屏风,保护患者的隐私。

(4)体位的摆放:患者平卧于检查床上,臀下垫橡胶单及中单,脱下右裤腿,两腿分开放于检查床两侧,充分暴露会阴部;患者双手上举,握住头顶固定环。

(5)插管的护理:插管时按照导尿术进行消毒,严格遵守无菌技术操作原则,动作轻柔;插

管成功后,排空膀胱内的尿液,避免对比剂浓度的稀释造成膀胱及尿路显影的清晰度不够。

(6)注入配制好的对比剂后先摄一张保留尿管的影像片,再摄患者排尿形态的动力学变化。患者因紧张或自身疾病的原因排不出尿而无法观察时,应多鼓励患者。

(7)病情的观察:注射碘对比剂时严密观察患者病情的变化,有无不良反应的发生。

3.检查后的护理要点

检查结束后再次询问患者有无不适的异常感受,要求患者在候诊处休息 15～30 分钟,严密观察患者血压、心率、呼吸,防止迟发反应的发生。

七、四重造影检查护理要点

四重造影即排粪造影、盆腔造影、膀胱造影和女性阴道内放置浸钡标记物四者结合同时造影。先盆腔造影,再行膀胱造影(不摄排尿动力学变化),最后结合排粪造影观察排便及排尿形态动力学变化。

(一)适应证

除有排粪造影和盆腔造影适应证者外,同时伴有泌尿系症状,如压力性尿失禁者。

(二)禁忌证

同盆腔造影禁忌证,同时有膀胱、尿道炎者。

(三)护理要点

1.检查前的护理要点

(1)患者的评估:护士仔细阅读检查申请单,核对患者信息(姓名、性别、年龄、检查部位等),详细询问病史、过敏史,评估患者病情,确认患者信息、检查部位、检查方式的正确。

(2)环境准备:调节室内温度 22～24℃,湿度 50%～60%,保持环境清洁、整齐,备好屏风和窗帘。

(3)心理护理与健康教育:护士主动与患者交流、沟通,关心、爱护患者。为患者及其家属讲解四重造影检查的目的、过程和注意事项。告知患者碘对比剂应用的安全性及相关不良反应;碘对比剂具有一定的浓度和黏度,注入腹腔易刺激腹膜,可能会引起腹痛。

(4)对比剂的准备:碘对比剂 20～30mL;碘剂：生理盐水＝1：1 比例配制 200mL 备用。检查前详细询问相关用药史及过敏史,签署碘对比剂使用知情同意书。

(5)检查前嘱患者排尽大小便。

(6)急救物品、药品、器材的准备。

(7)备一次性导尿包 1 个。

2.检查中的护理要点

(1)再次核对患者信息,评估患者的情况,有无高危因素。

(2)携用物至检查床旁,解释操作目的、配合要点及注意事项。

(3)洗手、戴口罩,打开屏风,保护患者的隐私。

(4)穿刺的护理:检查床倾斜 45°,患者斜靠上面,穿刺部位选择在右下腹或肚脐下两横指处,严格无菌操作,以防腹腔感染。穿刺针头选择 9 号针头,穿刺不能过深或过浅,过深对比剂会进入肠腔;过浅则注入腹腔,使对比剂刺激腹膜引起疼痛。盆腔造影穿刺时应用无痛注射技术,解除患者的思想顾虑,分散其注意力,取合适体位,便于进针。注射时做到"二快一慢",即进针快、拔针快、推药速度缓慢并均匀,在X线的透视下注射对比剂20~30mL后行盆腔造影。

(5)按导尿术放置尿管,排净尿液,从尿管注入配制好的对比剂200mL,拔出尿管。

(6)安排粪造影的操作步骤注入钡糊,在肛门和阴道放置标记物。

(7)协助患者标准侧位端坐于排粪桶上,左侧靠近荧光屏,双腿并拢,双手放于膝盖处。

(8)在X线的透视下,同时进行尿路造影、排粪造影和阴道造影检查。

(9)检查完毕,协助患者穿好裤子,再次查对患者。

3.检查后的护理要点

(1)让患者在候诊室休息30分钟,观察有无腹痛、恶心、呕吐等不良反应。发现病情变化及时处理,并做好记录。

(2)嘱患者多饮水,以促进对比剂的排泄。

(3)嘱患者多食粗纤维食物,以便钡剂的排出,若为长期便秘的患者,可口服缓泻剂或灌肠帮助排便,避免钡剂长时间遗留于肠道内形成钡石。

第六章　产科护理

第一节　母乳喂养的护理

一、母乳喂养的重要性

母乳喂养是大自然赋予人类的本能喂养方法。但自从 20 世纪 70 年代以来，我国特别是城市母乳喂养率有所下降。

保护、促进和支持母乳喂养是 1990 年联合国召开的"世界儿童问题首脑会议"提出的重要目标之一，是国际社会继儿童计划免疫之后倡导的保护儿童健康的又一重大技术对策。1991年 3 月我国总理李鹏代表中国政府在《儿童生存、保护和发展世界宣言》和《执行九十年代儿童生存、保护和发展世界宣言行动计划》的两个文件上签名并做出承诺，在中国创建爱婴医院，并于 1992 年国务院颁发了《九十年代中国儿童发展规划纲要》。

为了实现我国政府对国际社会的承诺及《九十年代中国儿童发展规划纲要》的目标，自1992 年以来，我国开展了大规模的以"促进母乳喂养，创建爱婴医院"为起点的爱婴行动，并培训了大批妇产科医生、儿科医生、护士、助产士和妇幼保健工作者。按照创建爱婴医院的十条标准，更新和改变了医护人员对母乳喂养的知识、态度和行为。改革了传统的产儿科制度，实行母婴同室，早开奶。创建爱婴医院规范了医疗保健机构的爱婴服务，成功地保护、促进和支持了母乳喂养。

通过多年的调查研究，证实母乳在免疫学、营养学、生殖生理学和心理学等方面有着特殊的功能，因此母乳喂养对母亲、婴儿的健康有诸多益处。

母乳含有婴儿所需的全部营养。母乳中含乳清蛋白较多，约占蛋白质总量的 2/3，可在胃内形成较细小的凝块，容易消化。脂肪中亚油酸含量较高，并含有较多的脂肪酸，脂肪颗粒较小，易于消化、吸收。乳糖完全溶于乳汁中，乳糖分解产酸，使新生儿粪便 pH 较低，不利于大肠埃希菌等病菌生存，而使不致病的双歧杆菌大量繁殖，从而减少新生儿患腹泻及被大肠埃希菌感染的机会。母乳中钙磷比例合适，含铁量甚微，但易吸收，各种维生素含量与乳母所进食物有密切关系。母乳中大部分乳清蛋白是由抗感染蛋白组成，主要为分泌性 IgA。此外母乳中含有乳铁蛋白、转铁蛋白、溶菌酶、补体和巨噬细胞以及其他酶类，故母乳有较强的抗感染作用。在初乳中免疫物质更丰富，含蛋白较高，脂肪及糖较少，能满足出生婴儿的需要。初乳具有轻泻的作用，能促进胎粪的排出，减轻新生儿黄疸的发生。

母乳喂养可增进母子感情，使母亲有一种情感上的满足，这样有利于婴儿的生长发育，有研究证明母乳喂养与高智商有关。

母乳喂养可促进子宫收缩，预防产后出血，并可减低母亲患乳腺癌、卵巢癌的发病率，延长排卵时间。

母乳直接从乳腺分泌,温度适宜,无污染,喂养方便,可减少家庭经济上的开支。

二、纯母乳喂养与母婴同室

婴儿从出生至产后 6 个月,除给母乳外不给婴儿其他食品及饮料,包括水(除药品、维生素、矿物质滴剂外),称为纯母乳喂养。

母婴同室是指生后母婴 24 小时在一起,母婴分离不应超过 1 小时。母婴同室可使母亲对孩子有反应,有助于母婴感情的联络,婴儿哭闹减少,母亲对母乳喂养信心增加,并可随时喂养孩子。

三、影响母乳喂养成功的因素

(一)母亲的因素

1.心理因素

(1)产前母乳喂养心理准备是影响母乳喂养的保护性因素。产前母乳喂养心理准备越充分,在产后便更有信心坚持较长时间母乳喂养。因此,保证在孕期做好母乳喂养心理准备是产前母乳喂养宣教工作的重点。

(2)产后焦虑、抑郁,不良的分娩体验,分娩后的疲劳,缺乏自信,是影响第一个月纯母乳喂养的重要因素。因此,应在分娩中减少产妇的痛苦,保证产后休息,使产妇能保持一个良好的心态。

2.社会因素

产后访视是影响母乳喂养的又一个保护性因素,它是提供母乳喂养支持与帮助的又一途径。这对持续进行母乳喂养具有积极的影响。如果母亲缺乏支持系统,加之工作负担过重,家庭模式的改变,孩子由他人照顾使母婴分离等,都可影响母乳喂养的成功率。

3.生理因素

严重的心脏病,子痫,传染病,营养不良,乳房问题,睡眠不足,或使用某些药物如麦角新碱、甲硝唑、巴比妥类等。

(二)婴儿的因素

早产儿,婴儿畸形如唇腭裂,产时并发症如颅内出血,新生儿窒息等。

四、护理评估

(一)健康史

了解母亲妊娠史、分娩史、用药史、疾病史。注意搜集新生儿的出生情况,如阿氏评分、体重等。

(二)母婴身体状况

1.评估母亲的身体状况

(1)全身情况:有无急性传染性疾病,身体发育,营养状况,有无严重的心脏病、妊娠期高血压疾病等。

(2)乳房情况:乳房的形态,乳头有无凹陷,乳头有无皲裂或乳头是否平坦等。

(3)乳汁的质和量:乳汁的颜色,初乳是质稠、半透明,成熟乳呈白色。

(4)休息和饮食:产后是否母婴同室,母亲能否和婴儿同步休息。产后饮食易清淡,注意摄入高蛋白、高营养的饮食。

2.评估婴儿的身体状况

婴儿的吸吮能力,喂奶时能否听见吞咽声,两次喂奶之间,婴儿是否满足、是否安静,体重增长如何。大小便情况,有无畸形如唇腭裂,有无分娩并发症如颅内出血等征象。

(三)心理-社会评估

评估产妇有无焦虑、抑郁的表现,如时常哭泣,情绪不稳定,对周围事情不感兴趣,不愿意触摸、照顾孩子。

评估产妇的家庭情况,如经济状况,产后有无支持系统照顾母婴等。

五、护理诊断和医护合作性问题

1.母乳喂养无效

与母亲缺乏哺喂的技巧和知识、自信心不足、母亲疲劳等因素有关。

2.乳房肿胀

与婴儿含接姿势不正确,未做到按需哺乳有关。

3.乳头疼痛

与婴儿含接姿势不正确引起乳头皲裂有关。

4.有感染的危险

与乳头皲裂,致病菌侵入有关。

六、计划与实施

(一)预期目标

(1)母亲能掌握母乳喂养的知识和技巧。

(2)新生儿喂养后每天尿量增加,体重增长理想。

(3)促进亲子关系建立。

(4)母亲能坚持母乳喂养4~6个月。

(二)计划与实施

1.产前喂养知识教育

在孕妇学校由护士向孕妇讲解婴儿的营养需求,母乳喂养的好处,孕期妇女的营养,除必需的饮食外,应禁烟酒、咖啡和禁忌药物。并使孕妇了解乳房的大小与泌乳量无关,母乳喂养不会影响产妇的外形,反而会促进子宫的复旧。护士应用模型向孕妇示范母乳喂养的体位,如何怀抱婴儿等,如有可能请孕妇自己进行练习,以增强孕妇母乳喂养的自信心。

2.产前乳房护理

(1)擦洗乳头:告之孕妇在妊娠7个月后用湿毛巾擦洗乳头,每天1次,擦洗时用力适当,不要损伤皮肤,不能用肥皂和酒精。产前经常擦洗乳头能使乳头、乳晕皮肤坚韧,可预防喂奶时乳头疼痛和皲裂,但有流产及早产先兆的孕妇应禁止刺激乳头。

(2)乳房按摩:指导孕妇在妊娠7个月后用手掌侧面轻按乳房壁,露出乳头,并围绕乳房均匀按摩,每天1次,其目的是增加乳房的血液循环,促进乳汁分泌。

3.乳母的心理准备

(1)产后产妇常担心自己乳汁少,不够喂养婴儿。因此,护理人员应消除产妇紧张的心理,告之产妇婴儿是伴着水、葡萄糖和脂肪储存而诞生的,产后几日的少量初乳完全能满足婴儿需要。只要让婴儿勤吸吮,注意饮食及休息,母乳会分泌很快。

(2)出生最初几日婴儿体重呈生理性下降的趋势,只要坚持频繁吸吮,婴儿体重会很快恢复。但婴儿体重下降不应超过出生体重的10%。

(3)坚持按需哺乳,婴儿啼哭或母亲觉得乳房肿胀或觉得需要哺乳时,就给婴儿喂奶。因为婴儿早期频繁吸吮,按需哺乳有助于母亲分泌乳汁,并让婴儿吸吮到营养和免疫价值极高的初乳,以促进胎粪排泄。产后1小时内开始哺乳,产后1周内,哺乳次数应频繁些,每2~3小时哺乳1次,每次15~20分钟或更长些,只要婴儿想吃就不要停止。每次哺乳时,母亲用一手托扶并轻轻挤压乳房,手呈"C"字形,协助乳汁外溢,防止乳房堵住婴儿鼻孔。哺乳后,应将婴儿抱起轻拍背部1~2分钟,以便排出胃内空气,防止婴儿溢乳。

(4)注意休息,母婴同室打乱了产妇以往的睡眠习惯,常感到疲劳,产妇应与婴儿同步休息,以保证充足的体力和精力。

4.母乳喂养的技巧指导

(1)母亲的体位:母亲可采取坐位或卧位,全身肌肉放松抱好婴儿。母亲的手指贴靠在乳房下的胸壁上,拇指轻压乳房上部,这可改善乳房形态,使婴儿容易含接。注意托乳房的手不要太靠近乳头处,示指支撑着乳房基底部。婴儿的头与身体呈一直线,脸对着乳房,鼻子对着乳头,婴儿身体紧贴母亲,若是新生儿,应托着其臀部。

(2)婴儿含接姿势:婴儿的下颌接触到乳房,嘴张得够大,让乳头和大部分乳晕都含在婴儿口内,下唇外翻,婴儿嘴下方露的乳晕比上方少。

5.乳头皲裂的护理

由于婴儿含接姿势不良可造成乳头皲裂,母亲常感到乳头疼痛。发生皲裂后,若症状较轻,可先喂健侧乳房,再喂患侧。喂奶结束时,母亲用食指轻轻向下按压婴儿下颌,避免在口腔负压情况下拉出乳头而引起局部疼痛或皮肤损伤。

如果母亲因疼痛拒绝哺乳时,应将乳汁挤出收集在一个消毒容器内,用小勺喂哺婴儿,每3小时1次,直至好转。每次哺乳后,再挤出数滴奶涂于皲裂的乳头、乳晕上,因乳汁具有抑菌作用且含有丰富的蛋白质,能起修复表皮的作用,并将乳房暴露在新鲜的空气中,使乳头干燥,有利于伤口愈合。

6.乳房肿胀的护理

(1)原因:产后开奶时间晚、婴儿含接姿势不良、限定喂奶时间、未做到按需哺乳。

(2)预防:首先于分娩后尽早开奶,确保正确的含接姿势,做到充分有效的吸吮,鼓励按需哺乳(只要婴儿想吃或母亲乳胀时)。

(3)处理:如果婴儿能吸吮应采取正确的含接姿势频繁喂养,若因乳房过度肿胀,婴儿无法吸吮时应将乳汁挤出喂哺婴儿,挤奶前先刺激射乳反射。可采用热敷、按摩、拍打等方法,母亲应精神放松,然后再用手或吸奶器将乳汁挤出,每次挤奶时间一般为20~30分钟。

（4）手工挤奶方法：护士要教会母亲自己做。让母亲把双手彻底洗净，将已消毒的挤奶容器靠近乳房。拇指及示指放在乳晕上，距乳头根部 2cm 处，二指相对，其他手指托着乳房。用拇指，及示指向胸壁方向轻轻下压，不可压得太深，否则将引起乳导管阻塞。压力应作用于乳晕下方的乳窦上，反复一压一放。第一次挤压可能无奶水滴出，如果射乳反射活跃，奶水还会流出甚至喷出。挤压乳晕的手指不能滑动或摩擦，应依各个方向挤压乳晕，使每个乳窦的乳汁都被挤出。一侧乳房至少挤压 3～5 分钟，待乳汁少了，就可挤另一侧乳房，如此反复数次持续20～30 分钟。

7.乳腺炎护理

产妇的乳房若出现红.肿、热、痛的症状，或有硬结，提示可能患有乳腺炎。轻度时，哺乳前湿热敷乳房 4～6 分钟并按摩乳房，由乳房外侧向乳头方向环行按摩。哺乳时先喂患侧，因饥饿时的婴儿吸吮力最强，有利于吸通乳腺管。同时按摩患侧乳房，充分吸空乳汁，并增加哺乳的次数，每次哺乳 20～30 分钟。哺乳后，母亲应充分休息，给予清淡饮食。体温高时应多喝水，遵医嘱给予抗生素或镇痛药。

8.平坦或凹陷乳头的护理

产后应树立母亲的信心，向母亲讲清楚婴儿吸的是乳晕而不是乳头。帮助母亲哺乳时采取正确的体位，尝试不同的哺乳体位，如环抱式。

也可采取其他方法，如用手刺激乳头，手动吸奶器或用空针筒抽吸乳头将乳头竖立起来，有利于婴儿含接。

9.出院指导

出院时应通知社区保健部门，以便母亲能得到进一步的母乳喂养方面的支持。嘱咐母亲在出院后，应合理安排饮食，保持精神愉快，注意个人卫生，注意休息和睡眠。如果母亲需外出工作时，可在上班前将乳汁挤出存放于冰箱内，白天由他人用奶瓶继续喂母乳，母亲下班后及节假日时间仍坚持母乳喂养，时间为 4～6 个月。

七、护理评价

母亲能叙述母乳喂养的知识并能进行有效的喂养。婴儿小便次数正常，体重增长理想。母亲能很好地照顾婴儿，母子感情亲密。

八、母乳喂养成功的十项措施

要求每个妇幼保健机构都应做到以下方面。

（1）有书面的母乳喂养政策，并常规传达到所有的保健人员。

（2）对所有保健人员进行必要的技术培训，使她们能实施这一政策。

（3）要把有关母乳喂养的好处及处理方法告诉所有的孕妇。

（4）帮助母亲在产后 1 小时内开奶。

（5）指导母亲如何哺乳，以及在需与其婴儿分开的情况下如何保持泌乳。

（6）除母乳外，禁止给新生儿喂任何食物或饮料，除非有医学指征。

（7）实行母婴同室，让母亲与其婴儿 24 小时在一起。

（8）鼓励按需喂养。

(9)不要给母乳喂养的婴儿吸橡皮奶头,或使用奶头作安慰物。

(10)促进母乳喂养支持组织的建立,并将出院的母亲转给这些组织。

第二节　产褥感染的护理

产褥感染是指在分娩期和产褥期病原体侵入生殖道引起的局部或全身性炎症反应。产褥感染发病率约为 6%。产褥病率指分娩 24 小时后的 10 天内,每天用口表测体温 4 次,间隔 4 小时,有 2 次体温大于等于 38℃。产褥感染与产褥病率之间,既有区别又有联系。产褥病率的主要原因是生殖道感染,但也可能是其他系统、器官的感染,如常见的上呼吸道感染、泌尿系感染、乳腺炎等。

一、病因

(一)诱因

能够造成产妇生殖道防御功能和自净作用降低的因素均为产褥感染的诱因。

(1)胎膜早破,病原体侵入子宫。

(2)胎盘残留,组织坏死有利于病原体生长。

(3)产程延长、难产时,手术助产造成产道损伤,病原体入侵。

(4)妊娠期生殖道感染未得到控制,妊娠后期性生活不注意卫生,感染扩散。

(5)孕期贫血、产后出血,导致产妇身体虚弱,抵抗力下降。

以上因素增加了病原体侵入生殖道的机会。

(二)病原体

妊娠期、产褥期女性生殖道内寄生着大量病原体,有厌氧菌、需氧菌、真菌、支原体、衣原体等,其中一部分是非致病菌,但在特定环境下可以致病。

1.需氧性链球菌

是外源性产褥感染的主要原因,其中以 β-溶血性链球菌致病性最强,感染迅速扩散,可引起败血症。

2.厌氧革兰阳性球菌

正常情况下阴道中寄生着消化链球菌和消化球菌,当有产道损伤、胎盘残留、局部组织坏死缺氧时,细菌迅速繁殖,与大肠埃希菌混合感染,分泌物有异常恶臭气味。

3.葡萄球菌

主要是金黄色葡萄球菌和表皮葡萄球菌。前者多为外源性感染,可引起严重的伤口感染。后者存在于阴道菌群中,引起的感染较轻。

4.大肠埃希菌属

大肠埃希菌与其相关的革兰阴性杆菌、变形杆菌常寄生于阴道、会阴、尿道口周围,能产生内毒素,是菌血症和感染性休克的最常见原因。

5.其他病原体

厌氧芽孢梭菌产生的外毒素可溶解蛋白,产生气体和溶血,产气荚膜梭菌可引起子宫内膜炎、腹膜炎,严重时引起溶血、急性肾衰竭、气性坏疽导致死亡。厌氧革兰阴性杆菌可加速血液凝固,引起感染临近部位的血栓性静脉炎。沙眼衣原体寄生在女性生殖道内,可引起感染,但临床表现轻微,多无明显症状。

(三)感染来源

造成产褥感染的病原体来源有两个:一是内源性感染,正常孕妇生殖道和身体其他部位寄生有病原体,多数不致病,当身体抵抗力下降时可转化为致病菌引起感染。研究表明内源性感染更为重要,因为孕妇生殖道内的病原体不仅可以引起产褥感染,还可以透过胎盘、胎膜、羊水感染胎儿,导致流产、早产、胎膜早破、胎死宫内等。二是外源性感染,病原体可通过被污染的手术器械、敷料、衣服,甚至医务人员的手传播。

二、护理评估

(一)健康史

了解患者的既往健康状况,有无泌尿系统及生殖道感染史;全身营养状况,是否有严重的贫血、营养不良;个人卫生习惯。

(二)本次妊娠、分娩经过

重点了解妊娠、分娩的经过。是否合并糖尿病、心脏病,是否并发妊娠期高血压疾病;分娩过程中有无产程延长、胎膜早破、手术助产、产道损伤;产后评估会阴、腹部伤口状况、恶露性状、子宫复旧情况以及产妇体温变化。

三、临床表现

发热、疼痛、恶露异常是产褥感染的三个主要症状,一般出现在产后 3~7 天,血栓静脉炎症状出现在产后 7~14 天。症状因感染的病原体、部位、严重程度不同而不同。

1.急性外阴、阴道、宫颈炎

通常由自然分娩时损伤或手术助产引起,病原体主要为葡萄球菌和大肠埃希菌。会阴裂伤或侧切伤口可见红肿,有压痛,产妇不能取坐位,伤口裂开,有脓性分泌物,感染蔓延可出现发热。阴道裂伤或挫伤时表现为阴道黏膜充血、溃疡、脓性分泌物增多。感染部位较深时,可引起阴道旁结缔组织炎。宫颈裂伤感染可出现黏膜充血,溃疡、分泌物增多,向深部蔓延可达宫旁组织,引起盆腔结缔组织炎。

2.急性子宫内膜炎、子宫肌炎

病原体经过胎盘剥离面侵入子宫内膜形成子宫内膜炎,侵入子宫肌层形成子宫肌炎。临床表现为子宫内膜坏死,恶露增多,脓性,有臭味。炎症侵入子宫肌层,子宫复旧不佳,恶露呈脓性,下腹痛加重,宫底部有压痛,伴寒战,体温升高达 38℃,白细胞数量增多。

3.急性盆腔结缔组织炎、急性输卵管炎

病原体侵入宫旁组织,形成炎性包块,并波及输卵管,形成输卵管炎。产妇可出现寒战、高热、腹胀、下腹压痛、反跳痛、肌紧张等症状和体征,严重时病变可波及整个盆腔形成"冰冻骨盆"。淋病奈瑟菌沿生殖道粘膜上行感染,达输卵管与盆腹腔,形成脓肿后,高热不退。患者白细胞持续升高,中性粒细胞明显增多,核左移。

4.急性,盆腔腹膜炎及弥散性腹膜炎

病原体还可扩散至子宫浆膜层,形成盆腔腹膜炎,继续发展为弥散性腹膜炎,出现高热、恶心、呕吐、腹胀等全身中毒症状,下腹部有明显的压痛、反跳痛。急性期治疗不彻底可转为慢性腹膜炎。

5.血栓性静脉炎

以厌氧菌感染为主。血栓来自胎盘剥离处,随血液循环播散,侵入子宫静脉、卵巢静脉、髂内静脉、髂总静脉,盆腔静脉炎向下扩散可形成下肢深静脉炎。盆腔内血栓静脉炎患者表现为寒战、高热。下肢静脉血栓的产妇可出现下肢持续性疼痛,局部静脉压痛或触及硬索状物,血液回流受阻,皮肤发白、疼痛,下肢水肿,俗称"股白肿"。

6.脓毒血症及败血症

脱落的感染血栓或大量病原体进入血液循环,引起脓毒血症、败血症,患者可出现持续高热、寒战等全身中毒症状,严重时可出现感染性休克,危及生命。

四、辅助检查

1.血常规

白细胞总数增高,中性粒细胞升高明显,血沉加快。

2.药物敏感试验

会阴伤口分泌物、宫腔分泌物培养、血液细菌培养和药物敏感试验,寻找病原体,为选择抗生素提供依据。

3.B超

检查子宫及盆腔组织,可发现炎症包块、脓肿的位置及性质。

4.C-反应蛋白

检测血清C-反应蛋白$>8mg/L$,有助于早期诊断感染。

五、社会-心理评估

产褥感染的产妇因发热、腹痛等身体不适,可能降低母乳喂养和对新生儿的照顾能力,感染严重时,因治疗需要可能停止母乳喂养甚至造成母子分离,产妇常表现为疲劳、烦躁、睡眠不佳、焦虑等。

六、治疗原则

1.抗生素治疗

先根据临床表现选用广谱高效抗生素,然后根据细菌培养和药物敏感试验结果调整抗生素种类和剂量。对于中毒症状严重的患者,为提高机体的应激能力,可加用肾上腺皮质激素。

2.支持疗法

为患者提供高热量、高蛋白质易消化的食物,以增加机体抵抗力。高热患者应行物理降温;病情严重者注意纠正水、电解质失衡;贫血患者可少量多次输血。

3.局部治疗

会阴伤口或腹部切口感染的患者,行切开引流;盆腔脓肿者可经后穹隆切开引流;胎盘胎

膜残留者应清除宫腔内容物;产妇取半坐卧位以利恶露引流,使炎症局限于盆腔。

4.血栓性静脉炎的治疗

在应用抗生素治疗的同时,加用肝素、尿激酶进行溶栓治疗,用药期间注意监测凝血功能。口服双香豆素、阿司匹林等。

七、护理诊断和医护合作性问题

1.体温过高

与产褥感染有关。

2.体液不足

与发热消耗、摄入减少有关。

3.疼痛

与伤口裂开有关。

4.焦虑

与担心自身健康及新生儿喂养有关。

5.母乳喂养中断

与产褥感染有关。

八、计划与实施

(一)预期目标

(1)产妇炎症得到控制,体温及各项生命体征恢复正常。

(2)产妇液体的摄入能够满足机体需要,未出现电解质失衡。

(3)产妇主诉疼痛缓解。

(4)产妇能复述疾病、自我护理及新生儿喂养相关知识。

(5)新生儿得到有效喂养,生长发育正常。

(二)护理措施

1.一般护理

(1)做好生活护理,满足患者基本需要,提供舒适的休养环境,保证患者能够充分休息;协助取半坐卧位,促进恶露排出。

(2)增加营养,提供高热量、高蛋白、高维生素的食物,补充消耗,增强机体抵抗力,同时要保证液体的摄入,保持电解质平衡,必要时可通过静脉输液补充液体。

2.病情观察

(1)监测患者的体温、脉搏及其他生命体征;观察患者全身状况,有无寒战、腹痛等;监测血清电解质、白细胞计数变化;准确记录出入量。

(2)评估会阴、腹部伤口情况;观察恶露的量、颜色、性状、气味;每天定时检查子宫复旧情况。

(3)观察患者有无下肢持续性疼痛、局部静脉压痛或触及硬索状物,下肢是否水肿及皮肤颜色。

3.配合治疗

(1)遵医嘱给予抗生素治疗,保持有效血药浓度;定期采血检查,了解白细胞计数、分类。

(2)协助医生进行脓肿引流、伤口清创或清除宫腔残留物,术后注意观察引流液的量、性状、伤口愈合情况,子宫收缩及阴道出血情况。

4.预防感染

妊娠、分娩过程中注意预防感染,减少阴道操作。产妇的便盆等用物应一人一物,用后消毒,防止交叉感染。医护人员在操作过程中要严格执行无菌操作原则,被污染的物品要按规定处理,避免医源性感染。

(三)健康教育

(1)产褥感染的预防:平时应养成良好的卫生习惯,积极治疗生殖道炎症。妊娠后期避免性生活及盆浴。

(2)指导产妇注意个人卫生,做好会阴部护理。每天用1：5000高锰酸钾溶液或1：40络合碘溶液冲洗外阴两次;产后10天可温水坐浴,每天2次;教会产妇正确、及时地更换会阴垫。

(3)指导母乳喂养,新生儿吸吮乳头,反射性地刺激子宫收缩,促进恶露排出。

(4)向产妇讲解产褥感染及其治疗的相关知识,缓解产妇的焦虑情绪。如母婴分离,指导产妇家属如何挤出和贮存乳汁,喂养新生儿。

(5)教会产妇及家属识别产褥感染的症状、体征。有发热,腹痛、恶露异常应及时就医。

(6)提供产后休养、饮食、活动、产后复查等相关信息。

九、评价

产妇的感染症状得到及时控制,体温恢复正常,疼痛缓解,心理状态趋于稳定,能够进行产后自我护理,新生儿生长发育正常。

第三节　晚期产后出血的护理

分娩结束24小时后,在产褥期内发生的子宫大量出血,称晚期产后出血。多发生在产后1～2周,也有发生在产后6周者。表现为阴道少量或中量出血,持续或间断,严重者可大量出血,患者昏厥甚至休克。

一、病因

1.胎盘、胎膜残留

是自然分娩产妇晚期产后出血的主要原因,多发生在产后10天左右。残留在宫腔内的胎盘组织发生变性、坏死、机化,形成胎盘息肉,当坏死组织脱落时,暴露基底部血管,引起大量出血。

2.蜕膜残留

正常情况下蜕膜多在产后1周内脱落,随恶露排出。若蜕膜剥离不全、长时间残留,也可影响子宫复旧,继发子宫内膜炎症,引起晚期产后出血。

3.子宫胎盘附着面感染或复旧不全

子宫胎盘附着面的血管在胎盘娩出后形成血栓,继而血栓机化,出现玻璃样变,血管上皮增厚,管腔,上皮增厚,管腔变窄、堵塞。胎盘附着部边缘有内膜向内生长,底蜕膜深层的残留腺体和内膜亦重新生长,使子宫内膜得以修复,这个过程需要6～8周。如胎盘附着面感染、复旧不全,可引起血栓脱落,血窦重新开放,子宫出血。

4.剖宫产术后子宫伤口裂开

多见于子宫下段剖宫产横切口两侧。主要原因是止血不良、切口选择过低或过高、缝合技术不当,切口感染等,这些原因均可使得肠线溶解脱落后,血窦重新开放,产妇大量阴道出血。

5.其他原因

产后子宫滋养细胞肿瘤、子宫黏膜下肌瘤等也可引起晚期产后出血。

二、护理评估

(一)健康史

除一般病史外,应特别注意收集与产后出血有关的资料,如是否有多胎史、全身出血性疾病史、产后出血史等。

(二)本次妊娠经过

了解胎儿大小、有无前置胎盘、胎盘早剥,分娩方式、是否有产程延长、有无宫缩乏力,剖宫产手术指征、手术方式、术后恢复情况,产褥期子宫复旧状况、恶露性状等。

三、临床表现

1.胎盘、胎膜残留出血

产后血性恶露多,持续时间长,子宫复旧差,子宫增大、软,宫口松弛,反复出血或突然大量阴道出血,有子宫底压痛、低热等感染征象。出血多发生在产后数天至十余天。

2.蜕膜残留出血

与胎盘残留出血相似,宫腔刮出物病理检查可见坏死蜕膜,但没有绒毛。

3.胎盘附着面感染或复旧不全出血

常于产后十余天突然发生阴道大量出血,妇科检查发现子宫大而软,宫口松弛,阴道及宫口有血块堵塞。

4.剖宫产后出血

发生于产后二十余天,表现为急性大量出血,也可反复出血,可因失血过多引起休克。

四、辅助检查

1.血常规

检查白细胞计数及分类和血红蛋白含量,了解感染和贫血情况。

2.宫腔分泌物培养、涂片检查

了解有无感染。

3.B超

了解子宫大小、宫腔内有无残留的胎盘、胎膜,子宫伤口愈合情况。

4.病理检查

行清官术,宫腔刮出物送病理检查。

5.血 β-hCG 测定

了解有无胎盘残留,排除绒毛膜癌。

五、社会-心理评估

晚期产后出血一旦发生,特别是出血较多时,产妇及家属均会产生恐惧、烦躁不安,甚至悲观绝望等心理,担心产妇生命安危,渴望得到紧急抢救,同时也担心婴儿的照顾。

六、治疗原则

(1)明确原因,通过血 hCG 检查、B 超检查,发现有无胎盘、胎膜、蜕膜残留、子宫伤口裂开。

(2)疑有胎盘、胎膜、蜕膜残留或胎盘附着部位复旧不全者,应行刮宫术,可起到止血的作用,刮出物应送病理检查,以明确诊断。刮宫后给予抗生素及子宫收缩剂。

(3)疑有剖宫产术后切口裂开者,根据出血情况做清创缝合及髂内动脉、子宫动脉结扎止血或髂内动脉栓塞术,组织坏死范围大者,行子宫次全切除术或子宫全切术。

(4)若因肿瘤引起的阴道出血,应作相应处理。

七、护理诊断和医护合作性问题

1.潜在并发症

出血性休克。

2.有感染的危险

与出血造成抵抗力降低或胎盘、胎膜残留有关。

3.组织灌注量改变

与晚期产后出血有关。

4.焦虑

与担心自身健康、生命安全及婴儿喂养有关。

八、计划与实施

(一)预期目标

(1)护士及时发现产妇出血性休克的症状体征,报告医生及时处理。

(2)产妇住院期间体温正常,未出现感染。

(3)产妇维持体液平衡,维持基本生理功能。

(4)产妇能复述产褥期自我照顾及新生儿照顾的知识。

(二)护理措施

(1)观察子宫复旧情况,阴道出血的量、颜色、性状和气味,剖宫产伤口愈合情况。监测患者的体温、脉搏等生命体征并注意其一般情况。

(2)大量出血、反复出血可导致贫血,应注意监测产妇的血红蛋白值及一般情况,遵医嘱应用止血药物,为其提供高热量、高蛋白、高维生素的饮食,以纠正贫血,增强抵抗力。

（3）怀疑胎盘、胎膜残留者应配血,建立静脉通路,准备行刮宫术,术中注意观察患者的一般情况及出血量,刮出物送病理检查。术后遵医嘱给予抗生素及缩宫素,并注意观察子宫收缩及阴道出血情况。

（4）剖宫产伤口清创者,应注意观察伤口的愈合情况。

（5）保持产妇外阴清洁,及时更换会阴垫,每天外阴冲洗2次。

（6）做好生活护理,满足产妇的基本需要。母婴分离者如无禁忌可将乳汁挤出,喂养婴儿。

（7）预防:分娩后仔细检查胎盘、胎膜是否完整,产后2小时内密切观察子宫收缩及阴道出血情况,产褥期密切观察并促进子宫复旧。

（三）健康教育

（1）通过孕妇学校授课及产后健康教育指导产妇及家属进行子宫按摩,观察子宫复旧情况、恶露的变化及会阴护理的技巧。

（2）讲解产褥期的康复技巧,强调营养、休息和运动的重要性。

（3）向产妇及家属强调出院后复查的时间、目的、意义,强调按时产后复查的重要性。出院后仍应注意继续观察产后出血的症状,发现异常情况及时返院就诊。

九、护理评价

产妇出血状况得到及时控制,未出现感染、休克,婴儿得到照顾。

第四节　产褥期抑郁症的护理

产褥期抑郁症是指产妇在产褥期内出现抑郁症状,是产褥期精神综合征中最常见的一种类型。有关其发病率,国外报道发生率高达30%,国内研究表明发病率在3.8%～16.7%。通常在产后2周内出现症状,表现为易激惹、烦躁、悲伤、焦虑、沮丧和对自身及婴儿健康过度担忧,常失去生活自理及照顾婴儿的能力,甚至自杀或伤害婴儿。

一、病因

造成产后抑郁的因素很多,包括生理、心理、社会因素,其中社会心理因素被认为是主要因素。

（一）生理因素

在妊娠、分娩过程中,体内激素水平发生变化,尤其是在产后雌、孕激素水平的突然下降及不平衡是产褥期抑郁症的可能原因,和产褥期抑郁症相关的激素还有人绒毛膜促性腺激素、胎盘生乳素,肾上腺类固醇等。

（二）遗传因素

有精神病家族史特别是有抑郁症家族史的产妇易患产褥期抑郁症。过去有情感障碍、经前抑郁者易患产褥期抑郁症。曾患过产褥期抑郁症的产妇再次妊娠分娩,复发率较高。

(三)心理因素

有学者指出患有产褥期抑郁症的产妇具有敏感、情绪不稳定、固执、自我为中心等个性特征,时常表现出焦虑以及强迫的特殊品质,或者出现过度自我控制和顺从,容易产生产后心理障碍。另外,对母亲角色有认同缺陷的产妇,时常有强烈的依赖需求,这种依赖需求会使产妇无法适应母亲角色,一直对自己的母亲角色产生冲突和适应不良,无法应对初为人母的角色期望所带来的压力,容易形成产褥期抑郁症。另外有些学者认为妊娠期间情绪压力大、高度焦虑、人际关系不协调、婴儿健康状况差等因素易诱发产后精神异常。

(四)产科因素

分娩过程不顺利、新生儿畸形、对分娩的恐惧导致躯体和心理应激增强,可诱发产褥期抑郁症。产褥感染对产褥期抑郁症的发生也有一定影响。

(五)社会因素

大多数产妇是第一次生育,缺乏育儿经验,可能出现角色适应不良,产生焦虑、罪恶感和敌意,并逐渐丧失自我照顾能力和照顾婴儿的能力,最终使她们产生无助和绝望感,导致抑郁。另外,目前以核心家庭居多,家中可以帮忙照顾新生儿的亲属极少,雇用月嫂的费用又很高,产妇面临经济与照顾孩子的双重压力。造成产后妇女压力源的 4 个主要因素有母亲角色不胜任、支持系统缺乏、面临抉择、身体心像改变等。

1.母亲角色不胜任

产妇特别是初产妇在照顾新生儿的过程中,常常遇到各种各样的问题,例如,"孩子哭闹不停是饿了还是病了""孩子打嗝吐奶怎么办""孩子穿多少衣服合适"等,由于缺乏经验,这些问题日复一日地困扰着产妇,使她们感到紧张、焦虑,丧失信心,造成心理压力而无法履行母亲的职责。

2.支持系统缺乏

产妇得不到来自家庭和社会的支持,尤其是丈夫、长辈以及专业人员在育儿方面的指导和帮助。丈夫也没有适应父亲的角色,没有参与家务或照顾婴儿的工作,不能理解产妇情绪的变化,不能提供育儿以及心理、精神方面的支持。另外,产妇经历的负性生活事件、家庭经济条件的恶化等也可诱发产褥期抑郁症。

3.面临抉择

孩子的出生使原来的家庭生活内容、节奏甚至结构都发生了变化,产妇面临着许多选择,例如"谁可以帮助自己带小孩""是否雇用保姆""哪一种品牌的奶粉更好""给孩子起什么名字"等。

4.身体心像改变

产妇因妊娠和分娩身体结构、身体功能、身体感觉和社会功能等方面发生改变,常常会担心"体形恢复不到理想状态""担心性生活后再次妊娠"等。

二、护理评估

(一)健康史

既往有无心理问题、精神疾病,有无精神病家族史。

（二）本次妊娠经过

本次妊娠、分娩是否正常，新生儿是否健康。

三、临床表现

产褥期抑郁症通常在产后 2 周出现症状，产后 4～6 周症状明显，表现为以下几个方面。

（1）焦虑、恐惧、易怒等情绪问题，产妇常感到心情压抑、沮丧、情绪淡漠、孤独、害羞、不愿见人，伤心、流泪等。

（2）自暴自弃、自责、自罪等自我评价降低表现，对身边的人有戒心甚至敌意，与家人、丈夫关系不协调，负向情绪，对自身和新生儿健康过度担忧。

（3）主动性降低，行动反应迟钝，注意力无法集中、健忘、工作效率和处理问题的能力下降。

（4）对事物缺乏兴趣，对生活缺乏信心，出现厌食、失眠、疲倦，可能伴有头痛、便秘、呼吸心率加快、泌乳减少等躯体症状。

（5）严重者常常失去生活自理和照顾新生儿的能力。一些产妇甚至出现伤害婴儿或自我伤害的行为。由于不能建立正常的母婴关系，可能影响婴儿的生理、认知及情感发育。

四、辅助检查

产褥期抑郁症至今尚无统一的诊断标准。

（1）美国精神医学学会在《精神疾病诊断与统计手册》一书中，制定了产褥期抑郁症的诊断标准。

（2）爱丁堡产后抑郁量表：应用广泛的自评量表，共 10 个项目，在产后 6 周进行调查。根据症状的严重程度，每个项目的评分设 0、1、2、3 四个等级。10 个项目分值总和为总分，总分≥13 分提示可能有抑郁障碍，在初级保健人员进行常规筛查时也可用 9/10 作为抑郁的区分点。

五、心理-社会评估

评估产妇的人际关系、情感表达方式、社会支持系统、近期有无重大生活事件发生、婚姻关系是否稳定等。

六、治疗原则

治疗包括心理治疗和药物治疗。

1.心理治疗

通过心理咨询，解除致病的心理因素（如婚姻关系紧张、想要男孩却生女孩，既往有精神障碍史等）。对产妇多加关心和照顾，尽量调整好家庭关系，指导其养成良好睡眠习惯，可减轻抑郁症状。

2.药物治疗

应用抗抑郁药，主要选择 5-羟色胺再吸收抑制剂、三环类抗抑郁药等，如帕罗西汀、舍曲林、氟西汀、阿米替林等。这类药物不进入乳汁中，可用于产褥期抑郁症。

七、护理诊断和医护合作性问题

1.个人/家庭应对无效

与产妇抑郁造成角色冲突有关。

2.父母不称职

与产妇的抑郁行为有关。

3.有自伤的危险

与产后严重的悲观情绪、自责、自罪感有关。

4.睡眠形态紊乱

与焦虑、恐惧等情绪有关。

八、计划与实施

(一)预期目标

(1)产妇的生理、心理舒适感增加。

(2)产妇和婴儿健康安全,产妇能照顾自己和婴儿。

(3)产妇的情绪稳定,能配合护理人员与家人采取有效应对措施。

(二)护理措施

(1)在妊娠、分娩及产褥期关注孕产妇的精神、心理状态,及时发现问题,加以干预。指导产妇认识产褥期的生理变化及其影响,调节情绪。

(2)协助产妇照顾新生儿,指导母乳喂养,保证产妇有充足的休息时间。帮助产妇掌握母乳喂养、照顾新生儿及产后自我护理的技巧,使其树立信心,尽快适应母亲角色。

(3)调动家庭及社会资源,为产妇提供支持。向产妇介绍社区卫生服务的资源,鼓励其在遇到困难时,积极寻求帮助。鼓励产妇的丈夫学习、参与新生儿的照顾,减轻产妇负担。

(4)药物治疗的护理:督促产妇按时服药,监测药物不良反应,严重时及时处理。

(三)健康教育

产褥期抑郁症的发生,受社会因素、心理因素及妊娠因素影响。产前利用孕妇学校等多种渠道普及有关妊娠、分娩常识,减轻孕妇对妊娠、分娩的紧张、恐惧心理,完善自我保健。开展心理教育、放松训练、社会支持干预疗法等预防产褥期抑郁症发生。分娩过程中,运用导乐分娩,助产士注意倾听产妇的主诉,提供全程连续护理。产后向产妇和家属介绍抑郁知识,社区护士提供家庭访视,帮助解决产后恢复和婴儿喂养中遇到的问题。

九、护理评价

产妇情绪稳定,掌握照顾新生儿的技巧,树立信心,适应母亲角色。

第五节 早产儿发育支持的护理

过去的十几年里早产儿的病死率大大下降,生存率的调查发现,从 20 世纪 70 年代新生儿重症监护室的成立到现在,极低出生体重儿(very low birth weight,VLBW)的生存率从 50%增加到 85%以上。但是早产儿生存率提高的同时,生存质量并没有显著提高,尤其是肺损伤以及神经系统的远期后遗症两方面问题。脑瘫的发生率没有有效降低，对极低出生体重儿随访至 8 岁，50％以上需要特别的辅导教育，15％在学校内有至少一次留级现象。早产儿远期发育结局是目前全球围生医学、新生儿医学神经学、康复医学、心理学、教育学以及社会学等多学科共同关注的重要问题。

近年来，发达国家 NICU 在积极救治早产儿各种并发症的同时，更关注如何保护早产儿神经系统发育，以改善其最终的预后。神经系统的发育成为衡量新生儿成功救治的标准之一，最早对发育结果的评估关注于一些严重的后遗症如中重度的精神发育迟缓，耳聋，失明，脑瘫，癫痫。目前采用更先进的评估技术进行监测发现了更多的神经发育问题，如学习障碍、平均 IQ分数低、注意缺陷多动障碍、视觉运动整合功能差、语言发育迟缓、自我调节功能障碍等。50％～70％的 VLBW 具有不同程度的发育问题，同时也导致其日后监管困难，人际关系困难等问题。

根据相关研究，发育支持护理已显示出有望改善极低出生体重儿的预后，在国外被广泛应用于对早产儿特别是极低出生体重儿的照顾。发育支持护理是指对早产儿实施减轻外部刺激因素的措施，如避光、避声，改变照顾方式（例如给早产儿适宜的屈曲卧位），从而为其宫外生活创造最理想的生长发育条件。最早由 Als 在 1986 年提出"协同发展"的理论并在该理论的基础上发展出早产儿个体化发育支持护理评估程序（NIDCAP），是采用统合理论模式观察早产儿的行为表现，指定和实行个体化照护计划。以早产儿表现出的行为暗示为依据，提供不同的环境及照护计划，有助于减少早产儿应激行为反应并促进行为功能的协同性发展。

早期的 RCT 研究显示 NIDCAP 对小龄早产儿结局和神经发育具有良性影响。对 28～33孕周的早产儿进行 NIDCAP 的研究，NIDCAP 干预时间从进入 NICU72 小时内，持续至纠正年龄 2 周，分别于纠正年龄 2 周及 9 个月进行健康状况、生长发育和神经发育评价，并在纠正年龄 2 周进行脑电生理、磁共振弥散张量成像（MR-DTI）等检查观察脑功能与结构。结果显示，NIDCAP 组早产儿神经行为、脑功能表现均好于对照组。NIDCAP 组与对照组比较，白质纤维较多，可见两组主要差异在左侧大脑前叶及部分枕顶叶白质。结构改变与脑功能相关性研究显示，NIDCAP 干预对神经行为的改善与大脑前叶发育成熟有关。

发育支持护理在中国处于起步阶段，相关理论和实践早在 21 世纪初即传入国内，但在各个新生儿病房真正的发育支持护理还没有全面展开，这与我国国情以及目前的临床护理人员缺乏等因素有关。

一、发育支持护理相关理论

有学者提出统合发展理论，理论中描述婴儿各系统的协同发育，包括自主系统、运动系统、意识状态系统、注意力互动系统以及自我调节系统。各个系统的发育与婴儿各器官及功能的发育有关，这些内在系统相互影响，同时也受环境影响。早产儿是一个独立个体，有其能力及目标，即使是一个非常脆弱的早产儿，也有其可观察到的行为，临床医护人员应根据对婴儿行为表现的观察来调整照护计划，为早产儿提供持续性的，个体化的照护，提供皮肤对皮肤接触的机会。在观察早产儿的行为之前先应了解早产儿脑以及各感官系统的发育以及环境对其发育的刺激和影响。

(一)感官系统的发育以及与环境的关系

1.早期脑的发育

大脑的发育主要有两个阶段:第一阶段从怀孕 10 周到 18 周,神经细胞的数量不断增加,母亲营养不良、药物或感染等因素都会影响大脑的发育,也就可能影响到新生儿期的行为反应。第二阶段是从孕 20 周到 2 周岁。这期间是大脑的快速发育期,也是大脑皮质细胞树突发育的关键期。婴儿大脑的成熟从他/她的行为中可以看出,一个孕周小的新生儿反应较为不成熟。这是因为胎儿在母亲的子宫内得到很好的发育,受到母亲的保护,胎儿持续从母体获得营养,周围温度恒定。而早产儿则在 37 周之前离开了母亲温暖、充满羊水的子宫,进入 NICU 的环境,早产打破了大脑结构的进一步分化和成熟,如大脑的重要区域的发育受影响,同时影响脑细胞的迁移、突触的髓鞘化等。医学上早产儿与足月儿脑组织容量比较发现,灰质容量无差异,但白质容量和白质髓鞘化明显减少。

2.胎儿感觉神经系统的发育

在胎儿时期,感觉系统发育的顺序是触觉、前庭感、嗅觉、味觉、听觉、运动/本体感觉、最后是视觉。胎儿在宫内 22~24 周时就听到母亲、父亲、兄弟姐妹们的声音,这些声音对于新生儿来说是非常熟悉的,所以他们能够分出家人和陌生人的声音。新生儿非常喜欢在宫内听到的妈妈的声音以及妈妈的语言。实验证明胎儿和新生儿都是有记忆的。他们对于在宫内听到的故事在出生后重新听时表现出熟悉,而对于没听过的故事则没有任何表现。胎儿在宫内时听到的声音不超过 85dB,当声音频率和音调都较低时新生儿表现出安静,高频和高调的声音使新生儿表现出警觉、焦虑,影响睡眠。对声音的习惯能力也体现出神经系统的完整性,足月儿相比早产儿对声音能更好更快地适应。眼睛的发育从孕 22 天就开始了,从孕 10 周开始到孕 26 周胎儿的眼睑都是融合的,眼睑睁开是一种功能上的成熟,孕周越大,该功能越成熟。

目光能够关注、跟随物体的移动,具有警觉性是神经系统完整性的体现。出生时,新生儿能够看到距自己面部 20cm 左右的物品。生后几秒钟新生儿便能辨认出自己母亲的脸,抱着新生儿在怀里吃奶的距离便是其能辨认母亲的脸的适当距离。嗅觉在出生时已经很好地发育了,嗅觉能够引导新生儿嗅到母亲乳头的香味。当早产儿出生后,在新生儿监护病房中开始接触视觉及听觉刺激,但过度的不良刺激会使早产儿过早启动大脑皮质路径,可抑制日后神经细胞的分化而干扰脑部的发育,尤其是影响与复杂的思维过程、注意力及自我调适有关的额叶。这可能是造成早产儿日后学习障碍、智商低、语言理解及表达障碍的原因。同时,动物实验表明,各感官系统之间的发育是互相影响的。

3.环境刺激对新生儿的影响

胎儿所处的环境明显与出生后所接触的环境不同,一般新生儿重症监护病房环境并不符合早产儿发育的需求。胎儿所在的环境是幽暗的,低分贝的,有羊水不断刺激其骨骼肌肉发育的环境。而出生后,早产儿很难适应 NICU 的环境,无论是亮度、噪声及医疗活动都可能过度刺激他的感官系统发育,并干扰他的睡眠清醒形态。

(1)过度的触觉刺激对新生儿的影响:在子宫内的胎儿被温暖的羊水所包围着,被羊水持续温柔的震动所抚触着。然而出生后在新生儿重症监护病房中,婴儿所接触的刺激多是不舒服的。观察发现,婴儿在新生儿重症监护病房中一天会接收到多次来自医疗人员的接触,而表现出心率、血压变化;颅内压力增加;血氧饱和度及皮肤血流降低。侵入性的操作可造成颅内血流及血氧饱和度的明显改变,增加脑室出血及脑室周围白质软化的机会。

另外婴儿可能会将所有的接触都认为是疼痛的来源,而表现出哭闹,反抗及逃避的行为。例如婴儿的口腔经验通常是不愉快甚至是疼痛的刺激,如口鼻腔吸引分泌物、经口气管插管或经口留置胃管等,这可能使婴儿口腔过度敏感,同时也影响婴儿的吸吮,造成日后吸吮、吞咽及喂食的困难。

(2)不良的味觉以及嗅觉刺激对新生儿的影响:胎儿在宫内不断吞咽羊水,故母亲身上的味道对其来说很熟悉,而出生后接触到的是生理盐水的味道。婴儿在新生儿重症监护病房中所接触的嗅觉刺激通常是消毒水、酒精、去黏剂、橡胶手套或者工作人员身上的香水等。婴儿可能为了避开这样的刺激而表现出心跳加速及呼吸的改变。

(3)噪声对新生儿的影响:人类胎儿的听力系统早在怀孕 23～25 周就对声音有生理上的反应。出生后,婴儿就可以分辨出母亲的声音。早产儿的听力系统在 30～32 周左右才能成熟,无须经由特别的训练。声音刺激对 23～25 周的早产儿就会造成生理上的影响。

在新生儿重症监护病房里所出现的许多声音,一般来自监护病房的设备包括各种报警声、来自墙式氧气空气的声音,人的嘈杂声。其中监护仪报警声和电话铃声等属于高振幅的声音。此外,有一些较少被预期且常是高振幅的声音,大于 70dB 或更高,这些声音主要来自工作人员的活动,包括大笑、沟通、查房、关暖箱门等。

在新生儿重症监护病房的婴儿其听力系统并未受到母亲的保护,后者可以明显降低超过 250Hz 的声音,所以婴儿比胎儿暴露在更多的高频声音下。新生儿重症监护病房的低频及高频声音都是高音量,因此婴儿周围的声音,包括人的声音和子宫内所听到的声音明显不同。噪声干扰婴儿的睡眠,增加其心率,导致其周围血管收缩;突发的噪声可导致婴儿血氧饱和度降低、哭泣、烦躁.颅内压升高、生长激素水平降低等。

(4)光线对新生儿行为的影响:中枢神经系统中,最晚发展的感觉系统是视觉系统,因此它也是出生时最不成熟的系统。然而大多数新生儿重症监护病房的光线是持续性、高亮度的荧光灯或白炽灯,很少有日夜的变化。早产儿还时常暴露在额外的光源下,如鹅颈灯、光疗仪以及过度的直接来自窗外的光线加上人工的照明。受光线的刺激早产儿视网膜病变机会上升,深睡期时间短,无法建立昼夜节律,体重增加缓慢,互动时无法睁开双眼。

较暗的背景光线可以增加深睡眠的时间,也便于眼睛睁开以及清醒期时间的增加。研究显示在光线有日夜差别的环境中,会增加早产儿的睡眠时间,减少活动以及心跳血压的变化,增加眼睛张开及清醒状态的持续时间,增加喂养的耐受性。对于稳定的婴儿可增加体重、促进早产儿的行为,使荷尔蒙分泌与外在环境的互动相整合。傍晚及晚上减少光线亮度可促进早产儿休息及有利于能量的储存。当光线被调整微暗时,工作人员的活动及噪声也相对减少。

（5）不舒适的体位对新生儿的影响：在子宫内胎儿接受着羊水温柔的刺激，发展成屈曲姿势，在子宫内有限的空间下胎儿有一种舒适感，能使胎儿在放松的姿势下发展其动作。早产儿在出生时运动系统尚未发展成熟，无法维持屈曲姿势。此种不成熟的反应，使婴儿在能量的耗损、呼吸功能及氧化作用上消耗巨大。

另外不舒适的体位会造成早产儿一系列的问题，如肩胛骨后缩和上提；髋部过度外旋和外展；颈部和躯干过度伸展；踝部过度内翻和外翻；四肢过度伸展造成压力、生理不稳定及能量消耗；因为重力的作用，使关节和肌肉过度伸展；头部位置不对称，可能影响方向感和导致畸形头。

（二）对早产儿行为状态的观察

作为早产儿的照顾者必须了解早产儿的各种行为状态提供的暗示，才能有针对性地提供个体化的照护。这些行为观察包括自主/内脏系统，状态，运动和注意力有关的行为表现。观察时根据相应的表格进行，各系统的评估内容包括以下方面。

1.自主系统行为

自主系统行为又分为呼吸、肤色、自主系统不稳定相关的运动形式、内脏和呼吸行为。

1）呼吸（分为以下情况）

（1）规则：呼吸间隔时间是平稳的。

（2）不规则：呼吸间隔时间不同，忽长忽短。

（3）慢：小于 40 次/min。

（4）快：超过 60 次/min。

（5）呼吸暂停：任何时候发生呼吸停止等于或长于 20 秒；呼吸停顿时间等于或长于 2 秒。

2）肤色

（1）黄疸：皮肤黄色。

（2）粉红：整个面部毛细血管充盈好，肤色粉红，包括口周以及两鬓；如果观察躯干和四肢，标准相同。

（3）苍白：发白，面部部分蜡黄，如前额、鼻或嘴的区域，两鬓或整个皮肤颜色。

（4）花纹：可见网状分布的血管，常位于面部、颈部、有时布满全身以及四肢。

（5）红：过于充盈，见于红细胞增多症。

（6）灰暗：紫色、面部部分暗沉或全身暗沉。

（7）青紫：口周或面部其他部分、躯干或四肢发绀。

3）自主系统不稳定相关的运动系统模式

（1）发抖：部分或全身的战栗和颤抖，例如腿部或下颌颤抖。

（2）受惊吓：突然大幅度臂部或躯干或腿部或全身的跳动。

（3）抽搐：（面部、身体或四肢）小幅度，骨骼肌短暂的收缩反应，由神经元引发的单个大的冲动导致的，应记录好发生部位。

4）内脏和呼吸系统行为表现

(1)呕吐:吐奶或者吐唾液,不是流口水。

(2)恶心:婴儿表现出瞬间哽咽以及呕吐表情,呼吸模式有所改变,经常伴有轻微张嘴。

(3)打饱嗝:婴儿呼气相时带出空气。

(4)打嗝:由于会厌以及膈肌痉挛引起一次或重复的吸气相尖锐的声音。

(5)肠道蠕动:肠道运动的声音,婴儿面部和身体表现出用力的样子,通常是因为肠道运动发出咕噜声,有气体或大便从肠道通过。

(6)叹息:婴儿在吸气或呼气时比平时的呼吸模式时间更长,深度更深,有时可以听到声音。

(7)气促:婴儿呼吸很困难,经常呼吸后出现暂停,明显吸气未完成即开始呼气。

2.运动系统行为

分为四肢以及躯干运动,面部运动行为以及特别的肢体行为。

1)四肢以及躯干行为

(1)上肢松弛:一只或两只手肌张力非常低,手臂放下或举起或移动时都表现松弛无力,屈曲或伸直体位时分别进行评估。

(2)下肢松弛:双下肢肌张力明显低,腿部放下、举起或移动时表现无力。

(3)手臂屈曲:①活动时:指手臂屈曲的运动。②固定体位时:保持手臂屈曲姿势的位置。

(4)腿部屈曲:①活动时:指腿部屈曲的运动,无论是否能保持,可能重复动作或者不断调整屈曲姿势。②固定体位时:保持腿部屈曲姿势的位置。

(5)手臂伸直:①活动时:指单个或双手臂伸直的运动。可能是单个或连续动作,经常与屈曲运动交替,这种情况下伸直和屈曲都需要评估。②固定体位时:指保持手臂伸直的体位,无论在半空还是在体表。

(6)腿部伸直:①活动时:指单腿或双腿伸直运动,可能是单个或连续性的动作,常与屈曲运动交替,这时,伸直以及屈曲都需评估。②固定体位时:指保持腿部伸直的姿势,无论在半空中还是体表。

(7)平滑运动:指手臂、腿部以及躯干的整体平稳运动,根据伸展和屈曲进行平衡,表示对调整运动的控制力。

(8)伸展:一种躯干部疲劳的伸展动作,经常伴有臂部的伸展,有时也有腿部的伸展,紧接着有明显的努力将躯干向后屈曲,这种,伸展和屈曲的动作可重复数次。有时这种伸展动作持续时间较长,经常伴有呼吸频率减少,甚至导致呼吸暂停。经常在这种运动模式的过程中,呼吸会停止,肤色会变深逐渐灰暗,这种运动类似于溺水时的挣扎,企图重新恢复呼吸。关注点应在于呼吸的恢复。通常又会发生呼吸过快,或表现为疲劳无力或呼吸暂停时间延长,需要将躯干和四肢屈曲,有时需要额外的刺激才能使其恢复呼吸。

(9)扭曲不停:指小的扭动,躯干部的小幅度扭动,常伴有肢体的运动。

(10)角弓反张:指躯干部弯成弓形,和(或)头的伸展,上肢可以也可不会伸展,下肢经常伸展。

(11)躯干屈曲:指躯干蜷缩或屈曲动作,或躯干保持屈曲姿势。婴儿蜷缩或缩起躯干部,和(或)肩膀屈曲位;经常婴儿屈曲腿部,同时也屈曲手臂。

(12)腿部支撑:婴儿将腿和(或)脚靠近暖箱壁、小床等,或照护者的手或身体,好像努力稳定和支撑。一旦触碰,婴儿便会屈曲腿部,保持支撑的同时放松,或又开始重新努力。婴儿可能把他的一只或两只脚支撑在床垫或毯子卷上。

2)面部行为

(1)伸舌:婴儿的舌头吐出在唇外,或伸出的舌头藏在下唇下。无论婴儿保持这种舌头姿势或者反复伸出和屈曲或者舌头的放松运动都要在这一行为表现上打钩。无力的下垂的舌头特别标记。柔软的能自我调整的演讲样子的舌头运动或嘴部运动不包括在此。

(2)手放面部:婴儿把一只或双手放在脸上或头上,或者放在耳朵上,能够持续短时间,有时可能可放置较久。这个动作具有保护性。

(3)面部张口:指嘴巴张开,下垂的形态,是下面部肌张力下降的结果,表现出面部无力或精疲力竭的样子。可能是对称的,双眼睁开观察周围。也可出现在活动期睡眠时。

(4)愁眉苦脸:指面部伸展的形态,经常伴有唇部收缩,面部收缩和变形。眉毛紧锁或皱眉不属于这一行为,因为眉毛紧锁代表面部屈曲而不是伸展。

(5)微笑:笑脸需要面部放松,但不伴有肌肉松弛。嘴角稍稍向上翘,伴有短时或长时间面部肌肉放松。

(6)嘴部:婴儿重复张开和关闭嘴唇和(或)下巴的运动。不同于觅食动作。

(7)觅食:婴儿将嘴唇向前或侧边伸出,张开嘴巴寻找食物,经常在觅食动作的同时需要。

(8)吸吮:婴儿吸吮手或手指,衣服,照护者的手指或妈妈的乳房,安慰奶嘴或其他婴儿能接触到的物品或者照护者塞到其口中的物品。

3)特别的肢体运动

(1)手指张开:婴儿手张开,手指伸展,手指之间张开。

(2)飞机姿势:婴儿手臂完全伸出肩膀以外,或上下臂之间有个角度,但也是伸出肩膀以外水平。

(3)敬礼姿势:婴儿的手臂完全伸到半空中,单手或双手。伴有或不伴有手指张开的动作。

(4)坐位姿势:婴儿的腿伸向半空中,单腿或双腿。仰卧、侧卧、俯卧或直立位置时都可能发生。

(5)双手交叉:婴儿在身体中线位置一只手抓住另外一只手或者双手相扣。

(6)双腿交叉:婴儿两只脚互相依靠,一只脚脚掌与另一只相对,或者一只脚脚掌对另一脚的脚踝或腿,或者婴儿两腿交叉,以脚靠着另一只腿的姿势。

(7)手傍口位:婴儿试着将一只或两只手或手指放在嘴边,努力像吸吮,这种努力不一定要记录。

(8)抓握:婴儿用手做出抓握的动作,无论是脸的方向或身体的方向,或是半空中,也可能是照护者的手或手指或身体,也可能是婴儿自己的奶瓶、管道或床等。

(9)握持:婴儿握住检查者的手或手指或手臂等;或照护者更换婴儿手的位置,婴儿开始握持。

(10)握拳:婴儿手指屈曲,握住自己的手,形成拳头。有时拳头中握住了一些东西例如毯子的边缘。

3.状态相关的行为

以下这些特别的、典型的、注意力相关的行为被分到状态组。不同的行为形态(包括眼部运动,睁眼和面部表情,全身运动,呼吸,肌张力等方面)被运用到特别的、短暂的判断婴儿处于何种意识状态中。在区分不同状态和意识反应有关的行为形态的动态转化中可能起到有意义的、系统的作用。以下观察状态的 6 种水平就是基于 Brazelton 新生儿行为评估量表(BNBAS)。状态分为状态 A 和状态 B,状态 B 是婴儿正常的、能自己协调的一种,状态 A 类似于状态 B,但并不能自己调整,是一种弥散、紊乱的状态。

1)睡眠状态

(1)状态 1:深睡眠。

状态 1A:弥散性的深睡眠,在有辅助通气的情况下,呼吸可以规则,闭眼,没有眼部运动,面部表情平静,没有其他活动,肤色较差。

状态 1B:深睡眠,大部分能自己调整呼吸,闭眼,眼睑下看不到眼部运动,面部表情放松,没有其他活动,有时会有惊跳。

(2)状态 2:浅睡眠。

状态 2A:弥散性的浅睡眠,闭眼,能观察到眼睑下快速眼运动,可能伴有低幅度的活动,但这些活动是弥散的紊乱的;呼吸不规则,有很多吸吮和嘴部动作,或者有微弱的啜泣声,面部、身体和四肢有抖动,有时有奇怪的面部表情,肤色较差。

状态 2B:浅睡眠,闭眼;能观察到眼睑下快速眼运动;活动幅度低,有时有微弱的跳动。比状态 2A 的运动幅度更小;婴儿有时表现为小的惊跳,呼吸更规则,可能偶尔有微小的吸吮和嘴部动作;可能听到一两次的啜泣声,也偶尔有叹息声或微笑。

2)过渡状态

状态 3:瞌睡。

状态 3A:弥散性的嗜睡,半睡半醒,眼睛半闭半睁,眼睑扑动或频繁眨眼;如果婴儿眼睛睁开的,则表现为呆滞的、面无表情的样子;可能有各种幅度的活动,伴有或不伴有惊跳;活动是弥散性的,有时表现出烦躁和(或)发出各种声音,做各种面部奇怪表情等。

状态 3B:想睡觉的样子,同上述表现一样,但是很少发出各种声音,很少做各种奇怪的面部表情等。

3)清醒状态

(1)状态 4:安静清醒和(或)警觉。

状态 4A:弥散性清醒。需区分两种类型的弥散性清醒。

4AL:警觉度低,眼睑下垂,清醒但表现出慵懒的样子;安静,活动度小,眼睛半睁半闭,目光呆滞,面无表情,给人很无力的印象,或者貌似聚精会神但又很疲劳。

4AH:高度警觉,眼睛睁得很大,给人极度恐惧的感觉,害怕,似乎与刺激有关,婴儿好像无法自我调整,对某物或某照护者表现出紧张的状况,而且无法转移注意力。

状态4B:警觉,忽闪着明亮的眼睛,面部表情活泼,婴儿似乎注意力集中在刺激或人的来源,而且似乎尝试着处理这些信息,做出调整,运动或活动都很少。

(2)状态5:活动清醒。

状态SA:弥散性活动清醒,眼睛可能睁开也可能不睁开,婴儿明显醒着的,但可表现为肌肉紧张、面部痛苦表情、奇怪的表情或者其他不舒服的症状。

状态SB:活动清醒,婴儿精力充沛,眼睛可能睁开或不睁开,婴儿明显醒着并且较为警觉,有明确的运动或活动,婴儿也可能明显受过惊吓,有哭声但没有很大声。

(3)状态6:高度觉醒,激动不安,大声哭。

状态6A:弥散性的高度觉醒,高度紧张,可以从紧张的表情和哭泣的脸看出来,然而哭声可能很疲乏、微弱,或者哭但没有声音,紧张的程度非常高。

状态6B:高度觉醒,哭声强壮的,有节奏的,紧张的,精力充沛的,有活力的。

(4)AA状态:连续的变换状态。

婴儿转入长时间呼吸暂停状态可能超过8s,表明婴儿已经连续从一种状态转移到另一种状态。

4.注意力相关的行为

这些行为似乎与注意力状态有关,而且是无法自我调整的征象,例如受惊吓、打喷嚏、打哈欠或表现为各种表情(如惊讶表情等)。

(1)惊讶:惊讶是状态5当中的组成部分,也不是必然存在的,有时出现在状态3或者状态2中。惊讶是一种可以听到的声音用以表达不舒服、不安、不高兴、紧张等。

(2)打哈欠:婴儿张大嘴,常伴深吸气。

(3)打喷嚏:婴儿间歇性爆发性地从口鼻强制性地喷出气的动作。

(4)面部特殊表情:婴儿眼睛睁开或闭眼,眉毛扬起,前额向上,可能发生在睡眠或清醒状态。

(5)眼睛飘浮:婴儿双眼运动飘浮,明显抑制的样子,经常双眼运动无法共轭。可能发生于眼睛半睁时或全部睁大时。

(6)转移目光:婴儿活跃地将目光从周围的人或物转移开,也可能瞬间地闭眼。

(7)皱眉:婴儿通过收缩眼周肌肉,使双眉紧锁或者眼睛变深,从而使上面部缩在一起。

(8)惊讶表情:婴儿口周变圆,嘴唇缩拢,嘴和唇向外嘟起,形成"O"字形状,可能伴有眼睛睁开或关闭。

(9)锁定:婴儿盯住某一物体或环境或照护者,或者紧紧凝视着某一方向,环境中的声音可能是导致这一状态发生的因素,婴儿是否能处理所看到的信息并不清楚,这项行为似乎是被强制的,很难改变。

（10）喔啊声：婴儿发出一种柔和的、愉悦的、自我调整的喔啊声。

（11）说话运动：婴儿的舌头和嘴唇做一种柔和的、有节奏的似乎在说话的样子，面部表情是非常放松愉快的，或者婴儿愉悦地凝视周围环境或照护者。

每2分钟进行以上内容的评估，尽可能进行长时间连续评估，并需要认真地进行记录，这之后进行总结，写出对婴儿观察结果的汇报，为临床进一步的治疗护理提供信息。

二、发育支持护理的临床实践

（一）婴儿室的物理环境

1.与产房和母亲产后室的位置关系

理想的位置关系应为：婴儿室、产房和母亲产后室离得很近，都在一层楼面，通过交通工具例如轮椅或移床，产后母亲就可以根据自己的意愿随时到床边看望婴儿；母婴同室婴儿床旁的设施对母亲、父亲和婴儿都是可用的，希望至少父母当中的一位和婴儿一直待在一起，医护人员也非常希望和支持父母和婴儿待在一起。

2.整体外观

理想的病区外观应为：婴儿室无论从家具、颜色搭配和灯光来说都完全是家庭的感觉，而且地板上铺有地毯，家居灯配有调暗的旋钮，可为婴儿提供个体化的需要；布置了各种美丽的植物，明显的个体化床旁物品，为父母提供了舒适的床旁物品和家具，照护者可为患儿提供舒适而宁静的护理（提供靠椅，双人沙发床，外线电话，边桌，橱柜等）。

3.婴儿区的环境设计

理想的婴儿照护区域的环境应为：婴儿和家庭有足够的空间，不受病区其他活动的影响。在个体化婴儿家庭照护房间里，具有完全的、舒适的和私密的生活空间，如母婴同室的浴缸和淋浴。婴儿室有足够的可供更换的房间，仪器储存离婴儿和家庭很远；治疗室、分检室和文书工作站、会议室和其他公共区域都是分开的，提供给婴儿和其家庭一个安静的环境。

4.床位大小，密度

婴儿照护区域是家庭化的、半私密的或者私密的空间，宽敞的照护区域设有一个或最多两个床位，有足够的空间提供给婴儿和家庭，有足够的休息和睡眠空间。

5.床位设计

经过很好的设计，一些仪器设备尽可能整合到婴儿床单位里，房间的设备和家具都是家庭式的，半私密或私密的。

6.家庭参与情况

婴儿室环境亲切，人员亲切，充满支持的和家庭化的氛围。父母床放在婴儿床旁或者个体化的房间里，床足够宽，可供父母两个人使用，夜间陪护，随时可做皮肤接触。床旁安装了私人电话供家庭使用，小椅子和小桌子提供给婴儿的兄弟姐妹使用。房间内设置有私人沐浴间，内有浴缸淋浴提供给和婴儿待在一起的父母或其他家庭成员。

7.提供给专业人士的可用设施以及服务支持

新生儿病区应有单独的支持服务，如实验室和药房、营养室等，工作人员区域包括会议室、值班室和休息区域,离婴儿室较近。

(二)婴儿床单位的物理环境

1.灯光

婴儿睡眠时给予幽暗的环境,警觉期和(或)婴儿被抱时提供适当的柔和的非直接的光线,根据婴儿的个体发育程序提供精确的调整,以促进健康以及自我调整能力的发育。床单位灯光个体化,根据特殊操作要求调整明暗度,强调光线应为非直接的,父母以及工作人员都应该掌握此原则。

2.声音

环境中声音要低,墙壁和地板的材质能够减轻声音或吸收噪声,非常小的垃圾回收以及开关抽屉的声音。关暖箱门以及橱门非常轻,设备移动非常安静,监护仪以及电话铃都很柔和,有条件的情况下尽量使用视觉和振动报警。工作人员保持安静。

3.活动

应该避免以下活动情况:婴儿室环境忙乱,持续存在各种活动,探视者、工作人员、技术人员,实验室人员来来往往,水流声、开关门、仪器设备移来移去。应该保持婴儿室总是很安静,工作人员处理各种情况包括急救都很安静地处理。

4.暖箱里/小床上视觉组合

应该避免以下组合:小床或暖箱的壁总存在复杂的高密度的视觉刺激排列,包括很多强烈图案(例如黑白棋盘)的玩具和汽车;总是存在于婴儿一睁眼就马上看到的区域,或者婴儿的视觉空间里充满了仪器设备和床,或者婴儿的视觉里空空荡荡,缺少材料,形式,颜色,即使婴儿醒着的时候。

为了支持婴儿的状态,支持其自我调整更稳健,应该给予婴儿不同的视觉刺激,包括父母和(或)照护者的脸,且这种视觉变化从有到无应该是渐变的,如父母离开时应该使婴儿,看到父母的脸由存在到变柔和到慢慢退出其视野。

5.嗅觉体验

应该避免以下嗅觉体验:有毒的气味经常性的存在于婴儿的嗅觉区域,如酒精棉片、手消毒液、去粘剂、清洁液、最近的一些画、照护者的香水、煮食的气味、脏的衣物、橡胶管道、手套、仪器和一次性隔离衣。而熟悉的和舒服的味道不存在,例如母亲的乳房和体味、父亲的体味。

应该创造熟悉的有父母体味的环境持续存在于婴儿周围。可以采用母亲贴身的小衣服或小手绢放置在婴儿鼻部使其感受到母亲味道的存在。

6.味觉体验

应该避免的味觉体验是:有毒的味觉例如咸的、苦的或酸的常存在于婴儿味觉区域,包括肥皂、洗手液、衣物洗涤剂、酒精棉片、去黏剂、清洁液、橡胶管道、手套和仪器。而熟悉的舒服的味道,例如母亲羊水、母亲的乳汁和父母体味缺乏。

应该创造的环境:持续提供来自母亲乳汁和父母体味的熟悉的味道,没有母亲乳汁的情况下可以适当提供例如蔗糖水这样的甜味体验。

7.触觉体验

应该避免严重的触觉体验例如粗糙、容易擦破/刮破皮肤的、锋利的、硬的、粘的材料或化学试剂刺激或皮肤刮伤。医护人员或父母应该避免大幅度的照护动作,例如突然的粗鲁的急躁的动作作用于婴儿大部分或全部的皮肤表面,避免突然的粗鲁的翻身动作或更换尿布以及其他的操作。触觉刺激的材料可能包括粗糙的床单和衣服、床垫、锋利的指甲、皲裂的手、尼龙搭扣、胶布、橡胶、尼龙绳、外露的缝线、旧的羊毛物、聚苯乙烯泡沫塑料、一次性塑料尿布。应该提供给婴儿熟悉的和舒服的触觉体验,例如父母柔软的肌肤、天然柔软的羊毛毯、100％棉质、天鹅绒、和(或)丝质的床单位用品和衣物。

应该创造的环境:婴儿总是感受到来自父母的手和身体提供的熟悉的触觉刺激。床上用物和照护用的材料总是提供支持婴儿发展的舒适的感觉。所有的材料和用物都是适合个体发展、适合婴儿皮肤的。婴儿接受来自 NICU 工作人员在护理过程中给予的持续的温柔的平稳的,与婴儿自己的运动合拍的感觉刺激。

8.照护温度和大气循环

应该避免:在婴儿室以及婴儿床周围的大气温度和循环波动厉害,经常性达到挑战婴儿体温自我调整和稳定能力的水平,故应小幅度逐步调整婴儿的环境温度以保持婴儿的体温维持在 36.5～37℃。

应创造的环境:婴儿室以及婴儿床周围的大气温度和循环总是稳定的,持续增强婴儿的体温自我调节能力从而维持稳定。

9.床上用品和衣物

应该避免发生的场景是:床上用品和衣物没有按照婴儿个体化的喜好和希望来提供,婴儿可能赤裸地躺在平坦的床面上,或者紧紧包裹了一块大小不合适又不舒适的尿布,或者婴儿被紧紧地包裹住。

应该创造的环境是:床上用物和衣物根据婴儿的喜好和希望进行个体化的提供,包括选择棉外套、吊床、小指形状的安慰奶嘴、和(或)床罩,用以给婴儿避光。也可用其他的个性化的物品对婴儿进行支持,例如合适的柔软的小尿布、合身的柔软的衣服、柔软的毯子。父母给婴儿提供最适合婴儿的"床",始终陪伴着婴儿。

10.婴儿自我调整的特殊支持

应该创造的环境:持续提供特殊支持来支持和促进婴儿的自我调整,相当个体化,符合婴儿的期望和需要。父母促进和支持他们的婴儿持续自我调整,抱着婴儿做皮肤与皮肤的接触,支持父母进行大部分时间甚至长达 24 小时的皮肤接触。医护人员总是支持父母为促进婴儿自我调整采取的措施,总是帮助父母促进婴儿的调整,确保父母对婴儿进行了很好的支持。以上的环境要求如果达不到,应该尽量朝这些方向去努力,希望逐步能够达到适合婴儿自我发展的环境和照护。

(三)直接婴儿照护的特殊方面

1.体位、运动、肌张力

避免发生的场景:婴儿在休息时或照护者进行操作时,仰卧位、俯卧位或侧卧位躺在平的光秃秃的床上。

应该提供以下支持行为:婴儿持续得到的个体化的支持,调整体位和运动,以及肌张力。照护者在婴儿休息或对其进行护理期间和(或)父母抱着婴儿时,不断地支持父母帮助调整婴儿躯干、手、腿和头部位置,调整其运动和肌张力,无论婴儿在暖箱、小床或其他的表面进行侧卧、俯卧或仰卧位时都能够得到相应的支持和调整。

2.喂养(管饲/母乳/奶瓶)

避免发生的场景:采用固定的时间表进行护理,营养支持的方法采用的是机械性的常规的喂养。管饲喂养时,将喂养管悬挂在暖箱上,或通过机械泵自动按照设定的流速注入婴儿胃内。在喂养的整个过程中和喂养后婴儿都保持着同一体位,照顾者远离婴儿的床旁。奶瓶喂养时,用奶瓶固定装置或者将床单位上的物品支撑奶瓶进行喂养;照护者手持奶瓶喂养时,另一只手支撑婴儿头后部,使其在暖箱内处于半坐卧位,或在小床上,或在照护者的双膝上,侧面看照护者与婴儿处于面对面的位置;照护者将奶头重复塞进婴儿嘴里以刺激其吸吮,或者将奶头在婴儿嘴里不停旋转,或者通过摇晃婴儿,转动婴儿的头,前后拉手臂或腿、脚等刺激方法来促进婴儿吸吮。医护人员不鼓励直接或间接的母乳喂养。婴儿喂养时房间里环境寒冷,声音嘈杂和(或)灯光明亮。

应该采用的照护方法是:照护者应仔细观察婴儿的状态,观察婴儿是否醒来,是否表示饿了,或者需要喂养的早期信号,照护者喂养婴儿与其状态周期相同步。房间安静、温暖、灯光柔和。婴儿得到很好的支持,在照护者或父母的臂膀里得到亲密的拥抱或依靠在他们的胸脯上休息,婴儿的手得到很好的支持,在喂养时抓握某样东西,表现很愉快。整个喂养过程安静,安全,轻轻包围婴儿,对其起促进作用。无论是在泵的帮助下,或管饲喂养时,或在母乳喂养时,婴儿吸吮强度的暗示决定了喂养的时机和速度。当得到休息的暗示,便需停下来。喂养的目标是婴儿愉快、满足并获得足够的营养。喂养后,支持仍在继续,确保婴儿很好地自我调整,并逐渐转入睡眠。鼓励婴儿用鼻子碰或嘴唇舔母亲的乳房。成功母乳喂养是喂养的目标,奶瓶喂养是因为明显的医学原因而不得已采用的一种喂养手段。在奶瓶喂养成为一种选择之前,也鼓励小杯子、调羹和手指喂养。父母被认为是给予婴儿营养的重要提供者。

3.打嗝

避免发生的场景:按照固定的时间间隔喂养婴儿,不考虑婴儿需要喂养的暗示,在喂养过程中反复的拍婴儿后背。可能给予婴儿直立坐位,支撑婴儿的下巴,托住婴儿的后颈部,婴儿手臂松散地荡在边上,或者婴儿坐在照护者的腿上,在照护者的帮助下打嗝。喂养时用一块布或围兜垫在前胸,防止衣服或毯子弄脏总是照护者过于关注的问题。或者婴儿被紧紧包裹,手臂包在包被里,喂养后竖直抱起,反复拍后背。婴儿同时受到视觉听觉的刺激,大部分时间照护者没有全神贯注地喂养,在思考其他问题,或与其他人边喂养边交谈。

应该提供的支持是:缓慢地轻柔地将婴儿竖直起来,贴近照护者的肩膀,或靠在照护者的前胸,所有的动作都是温柔、连贯而缓慢的。更换体位也是根据婴儿的暗示给予,明确的目标是放松婴儿。

4.更换尿布和皮肤护理

避免发生的场景:按照固定的时间表,以明显常规的方法给予婴儿更换尿布和皮肤护理。照护者不停走来走去,扔掉湿的脏尿布,再去拿东西来清洁婴儿的皮肤,再去拿新的尿布并裹在婴儿屁股上。调整灯光、声音和温度,对婴儿的体位、运动、肌张力进行的护理,以及其他护理都没有根据婴儿的暗示来做。照护者的注意力和情绪没有放在婴儿身上。婴儿在尿布更换和皮肤护理过程中和之后不得不承受觉醒、烦躁、精疲力竭、无力、呼吸困难等。

应该提供的支持是:更换尿布和皮肤护理之前、之中、之后对患儿状态、体位、肌张力和运动进行有效可靠的支持,对环境和设备进行个体化的适合婴儿的调整。照护者注意力和情感持续关注于婴儿,起支持性的作用,在进行尿布更换和皮肤护理之前、之中、之后都能给婴儿一个有效的、舒服的屈曲支持的体位。照护者确保环境安静,舒适,轻轻包围着支持着婴儿。婴儿所用的物品无论在尺寸、质地、形状都适合于婴儿且非常舒服,图案也非常好看。父母是进行尿布更换以及皮肤护理的最合适的人,专业的照护者包括父母。

5.沐浴

避免发生的场景:婴儿在用沐浴海绵在浴缸或水槽洗澡时完全要靠自己调整,婴儿可能在沐浴过程中是仰卧或半坐卧位,全身裸露。

应该提供的支持:沐浴前给予婴儿很舒服的体位,给婴儿很好的包裹。房间安静,温暖,光线柔和。沐浴期间给婴儿细致的使用毯子包裹。沐浴后,护理措施持续符合婴儿的节拍,确保婴儿的状态和运动系统能够平稳地转换,保持良好的自我调整。在婴儿室保护隐私的房间里,沐浴,父母和婴儿在整个过程中始终待在一起,沐浴应是一种愉快的家庭体验。

6.照护者与婴儿互动的时机与顺序

避免发生的场景:照护措施以及与婴儿的互动都是按照时间表定时进行,忽略了婴儿自身状态和机体水平的需要。睡眠被扰乱,同时为了进行相应的工作,如整理听诊器、体温表、尿布等或者整理婴儿床单位,把良好的互动扰乱了。作为婴儿的支持者,父母完全被排除在外,不允许父母陪伴或探视。

应该提供的支持:所有的照护计划包括其他专业的会诊例如眼科、神经科、超声、X线以及其他的专业,都会考虑婴儿的睡醒周期、喂养需求和其他出现的感受等,是以婴儿的需求为第一选择,而不是以时间表来进行的。在所有的操作中,父母都被鼓励是婴儿最重要最有价值的协调者和帮助者,加强婴儿的舒适性和健康是作为最重要的目标。

7.促进转换

避免发生的场景:照护内容的时机和节奏、措施和互动仅仅考虑工作人员的时间表。工作人员的喜好决定房间灯光的亮度、声音和室温。在照护措施实施之前、之中和之后以及在不同的照护措施之间,或婴儿需要努力回到休息状态时,婴儿都需要靠自己的能力水平来调整状态和能量、体位、运动和肌张力的维持。婴儿的需要一直被忽略,照护人员只努力维持护理的顺序以及措施实施的速度。

应该提供的支持:婴儿在所有的护理措施和互动之前、之中、之后都能持续得到良好的支持和调整,婴儿状态安静、柔和。日夜都能提供个体化的适合水平的支持,确保婴儿良好的自我调整能力的维持。照护者提供的照护计划和实施都能得到来自第二位照护者的顺利帮助,来保证对婴儿持续有效的促进。照护者在护理措施实施之后会延续温和的护理直至婴儿表现更加稳定,或者根据婴儿的力量和能量水平,更改一些护理内容,在时间、顺序、步骤、强度和持续时间方面调整照护内容。父母作为婴儿最有效的、最可靠的、最有价值的促进者被纳入照护过程中,婴儿似乎从每一个互动内容或者照护内容中都能获得力量和能力来恢复到休息和放松状态。

8.状态组织

避免发生的场景:照护措施只根据工作人员的时间表和喜好执行。照护者频繁地或突然与婴儿进行互动,无论婴儿是安静地醒着的还是睡眠过程中。照护者总是突然唤醒婴儿,当婴儿醒着的时候或烦躁、哭吵和(或)安静清醒的时候照护者又一直离开婴儿,没有陪伴在婴儿身边,规定父母是探视者的角色。

应该提供的支持:照护者持续提供支持,对婴儿提供完全个体化的关注,对婴儿出现的或增强的自主状态协助其进行自我调整,照护者为婴儿在醒睡之间转换逐步建立一个可靠的支持模式。婴儿稳定的睡醒周期,深睡眠的获得和保持,稳定觉醒期的增强等都获得持续的支持。父母是最重要的最有价值的婴儿状态调整者。

9.利用周围物理环境促进警觉

避免发生的场景:持续的强光和强声刺激婴儿。照护者反复打断婴儿的状态调整和(或)只基于照护者的时间表和喜好来执行照护措施。婴儿高警觉,或紧张地睁大眼睛似乎是与成人进行着有效的激烈的互动。规定父母是探望者。

应该提供的支持:持续的避光避声以促进警觉状态。个性化的愉快的,由父母、其他成员或近友选择的视觉和听觉刺激,对婴儿进行个性化的适合的护理时机,具有明确的目标,支持或增强婴儿愉快的警觉体验,促进自主系统的增强,以及警觉体验。

10.利用周围社会环境促进警觉

避免发生的场景:社会互动的时间、种类、复杂度、强度都是基于照护者时间表和喜好来决定。婴儿周围总是围绕着强光和强声。婴儿高警觉,紧张的睁大眼睛。照护者走近婴儿的脸,说话大声,很激烈。父母完全被排除在与婴儿社会互动之外。

应该提供的支持:持续地提供高度个体化的社会互动时间、种类,复杂度和强度,支持婴儿当前的不断增强警觉水平的调整。从一开始,婴儿与社会的互动就被持续地支持和加强。认为父母是最重要最有价值的婴儿惊厥状态的培养者,他们的脸和声音是最重要的。

(四)NICU 中发展性照顾指南的应用

应用于新生儿重症监护室(NICU)的发展性照顾指南是在床旁照护者的支持下得以发展的。意在支持并培训照护者与每个婴儿和家庭之间互动时能够加强自我意识,指南来自文献,并且在床旁个体化照护者的指导下强调了两个主要内容,婴儿的床单位和床上用物等直接物理环境的组成,照护者与婴儿和家庭的互动在内的护理内容的组成。指南在照护环境和护理内容的细节上进行了规范。

发展性照顾指南应用于 NICU,基于婴儿照护的基本准则,即强调婴儿期情感发育的重要性,婴儿体格的发育与认知,运动和社会情感的发育同等重要。性格的形成通常与婴儿得到的照护体验相符合,体验包括被感知、被关爱等;情感的亲密性,舒适性等体验;愉快和实际有效的感觉体验等。确保婴儿获得这些体验就需要持久的情感信赖。全身心投入的照护者,这就是父母的重要角色。因此父母与婴儿的关系是有优先权的,父母是婴儿一生中最重要的养育者,最适合的照护计划是支持父母来提供照护措施。需要每天预计照护的节奏,保证一个平静,身体和情感上都感觉温暖舒适的环境,确保持续给予体位的支持、舒适并具有安抚作用的床上用品。所有照护都保持安静,包括照护者提供照护时,喂养除了提供营养外确保是舒适的,确保睡眠,确保所有医疗护理措施实施的支持性和合作性。婴儿的自我感知、能力感知、体验愉快的机会都是必须发展的。

照护的复杂性、时机和持续时间以及强度等各方面需要根据婴儿个体化情况以及阈值,从良好组织功能向较弱的组织功能转化等情况进行特别指导。良好组织功能是指调整平衡,自主运动。和状态组织功能的相互支持。较弱的组织功能是指从良好的平衡转变为一个或所有的行为系统功能紊乱。照护的支持性组织需要照护者对婴儿的阈值有很好地理解,对神经发育系统在与环境不断作用的过程中得到不断分化以及良好调整的理解,支持性的照护系统也需要照护者在与婴儿进行互动时,能持续解释婴儿神经组织阈值以及神经发育目标。最重要的是需要照护者有自我意识,且能够反映在行动中,照护者对每个婴儿和家庭都很真诚,照护者为了婴儿和家庭给予了有效的支持和情感投入。父母也注意把专业的照护者看成其本身以及其婴儿最好的拥护者。提供给婴儿最好的照护支持,父母的这种无条件的情感投入增强了父母的信心、能力,这是发展性照顾最重要的内容。

1.环境

(1)床单位的设计:所有的仪器设备都要布置得有美感,随时确保处于备用状态。放置两把舒适的椅子,至少一把轮椅,有做袋鼠式护理所需要的寝具,方便父母过夜或者打盹。邀请并鼓励家庭一起设计婴儿的床单位,可以从家里带来物品(暖箱罩子、照片、动物玩具等)将婴儿的床单位设计得个性化,为家庭成员个人物品准备好抽屉或架子放置。

(2)灯光:婴儿睡觉的时候保证房间黑暗,其他时间调暗灯光保证支持婴儿的警觉性。确保所有的光线不直接照在婴儿脸上。可以使用窗帘遮光。照护一个光疗的婴儿,使用保护性眼罩,需要对婴儿进行其他照护活动时,确保先关掉治疗灯,轻轻地对婴儿说话并逐渐用手接触婴儿,轻柔地包绕婴儿直至感觉到婴儿全身肌张力放松,轻轻取掉眼罩,帮助婴儿从强光中恢复过来。接着开始正常的照护互动,互动完毕后,帮助婴儿恢复到休息状态,轻轻地再罩上眼罩,帮助婴儿适应,重新打开治疗灯,和婴儿待在一起直到婴儿完全适应暴露在灯光下。确保婴儿照强光时所需要的能量。在光疗时也可寻找最适合父母抱婴儿的方法,其他床位上的婴儿避免受到光线的照射。

(3)声音:始终采用最低音量说话和走路,只穿鞋底走路比较安静的鞋子。声音轻柔。关暖箱的门时永远是静静的没有声音。移动所有的仪器都非常轻,鼓励工作人员说话轻声。照护区域不能放置音响或广播。将监护仪报警声和电话铃声设置最低(但应保证能够听到),也最轻柔。确保床旁没有声音,为婴儿创造和保持一种安静祥和的区域。

(4)活动水平:总能保持安静、平静和舒适的环境,也能用安静的方式处理突发事件。欢迎父母进入照护区域并帮助父母一起采用安静的方式照护婴儿。帮助他们采用他们个性化的方式照护婴儿。在进行操作的时候帮助婴儿的父母一起促进婴儿的安静和休息。除非是针对婴儿进行的专门互动,否则,照护人员应远离婴儿床旁。

(5)婴儿暖箱、小床周围的视觉体验:谨慎选择婴儿暖箱或小床周围婴儿可视区域内的物品。自问一下该物品是令人舒适的还是对婴儿起唤醒作用的。总看见舒服的物品会使婴儿越来越舒适。暂时收起刺激性强的玩具和色彩反差比较大的图画,等到婴儿发育较好的时候再去看。照护者和婴儿父母熟悉的脸经常是对婴儿最有价值的视觉体验。永远保持一张温和的脸,当婴儿与其他陌生人接触时一直待在婴儿的身边。仅仅当婴儿足够成熟的时候才逐渐给他看一个新的视觉体验。当婴儿表现出困倦、高度警觉、难受或者目光漂浮的时候,应淡化或移去视觉体验。当婴儿出现目光紊乱、漂浮、高度警觉、担心或惊恐万分的表情时,表明婴儿刺激过度。

(6)嗅觉输入:移去婴儿照护区域所有的毒性以及不舒适的味道(如衣服上的香水、发胶、尼古丁味道)。当婴儿被照护者抱着或躺在暖箱里以及小床上的时候提供熟悉的,舒适的嗅觉环境。邀请婴儿的家长提供舒适的柔软的小毯子,小枕头,丝质的衣服,或婴儿父母穿过或正穿在身上的衣服。这些可用的物品中婴儿可以依靠一两样来自我安慰。父母身上的舒适味道提供给婴儿持续的熟悉的嗅觉环境。当婴儿父母照护婴儿并对其做皮肤接触护理时这种味道更加强烈。

(7)寝具和衣物:个体化的寝具和衣物符合婴儿的喜好和需要。包括提供水枕、"鸟巢",衣服要柔软,适合婴儿的尺寸,柔软的帽子,细致的包绕,柔软和适合大小的尿布,以及柔软的、长长的"拥抱枕"。

父母是婴儿最好的体位支持者,鼓励延长父母与婴儿皮肤接触的时间,帮助放松父母的上半身,确保父母的腿抬高,并得到很好的支持,鼓励父母入室与婴儿床旁互动。

(8)具体的支持调整系统:持续采用支持手段来进行调整,如拥抱、床上物品的使用,可以用来垫脚的物品,以及睡袋。轻柔地用你的手将婴儿包绕,尤其是当婴儿觉醒和难受时会有行为紊乱以及抗争性的动作时,或者婴儿变得精疲力竭,全身肌张力消失时都需要以手包绕婴儿。操作过程中或两个操作之间,给婴儿用小手指或安慰奶嘴提供吸吮的机会,管饲喂养的时候也应该采用此方法。操作期间还可提供婴儿抓握的机会。鼓励父母要支持他们的婴儿使他们感觉到平静和舒适。操作时皮肤接触也可以持续进行,婴儿父母不在场时,可以鼓励另一个比较熟悉的、被婴儿父母相信的照护者照护支持婴儿。

(9)适合的医疗物品:调整必要的与婴儿身体直接接触的医疗物品,使其能为婴儿提供最大的舒适性。确保所有的呼吸设备调整舒适,例如用一个足够大的到婴儿腰部的大头罩给氧,以便于婴儿能将手靠近脸。确保静脉固定小板包裹得小而柔软,安全地固定好其位置。使用柔软的适合婴儿皮肤的眼罩,柔软的探头贴,小而柔软的尿布,避免所有的尼龙的、塑料的和其他粗糙的材质。

2.直接婴儿照护的特殊方面

(1)靠近婴儿时:当你靠近婴儿的床旁时,总是要调整自己的位置以便于你能看清婴儿的脸。婴儿的面部表情能够帮助你意识到或理解婴儿的感受,能看出婴儿是否是安定的或者舒服的还是休息中的。自问一下婴儿上次看你的表情和接触你的手时的感觉。婴儿是否能熟悉你、认出你的手,还是你需要再次与婴儿建立熟悉的关系,让其熟悉你的手和脸使其意识到你在这里支持他。

(2)体位:无论婴儿是仰卧位、俯卧位或侧卧位,都应持续支持和促进婴儿的生理体位。不同操作之间,或者婴儿躺在父母怀里,或在暖箱里,或在小床上,注意婴儿的体位,进行专业化地调整。移动婴儿或改变婴儿的体位时,支持婴儿的手腿处于一种柔软放松的屈曲位。将手从婴儿背后到头后包绕,将婴儿的头轻柔地放在你的手里,同时,另一只手支持婴儿前部,帮助婴儿的头处于中线位放松体位,双手举起靠近脸。一旦婴儿的整个身体被你的手和臂膀包绕时,缓慢柔软地改变体位,和(或)举起婴儿,都很安全。将婴儿放回床上或将婴儿移到磅秤上称体重或其他表面时一定要先准备该表面,用软垫在表面上垫好。总是轻轻缓慢地将婴儿放在预先用信封式包绕法安全包绕的物体表面。确保婴儿的头总是处于中线位,尤其是婴儿仰卧位时。移动婴儿时,轻柔地包裹婴儿以提供支持,尤其是称体重时。一旦婴儿很适应你手臂里的毯子和睡袋的包裹之后,逐渐一个一个移开你的手臂,确保你逐渐减少你的直接支持时,婴儿能继续保持休息状态。确保没有你的手臂支持之后婴儿也能处于很好的休息状态。无论什么时候,婴儿表现出惊跳和不安定时应再次给予婴儿温柔地支持,以便于婴儿能再次恢复平静以及睡眠状态。

(3)喂养:从最早的喂养是婴儿睡醒周期的支持开始,婴儿就慢慢识别了饥饱的感觉。鼓励父母母乳喂养自己的婴儿。如果婴儿还没有足够的肌张力可以趴在母亲胸前进行母乳喂养时,可以将母乳泵出喂养。也可以根据需要做些安排,安排母亲在婴儿床旁泵奶,母亲会觉得很舒服,可能有助于减少泵奶的焦虑,确定母乳的价值,使她觉得靠近自己的孩子有种安全感。创造一个营养式的喂养环境,环境应该是平静的、温暖的、光线幽暗的。所有的管饲喂养时都应支持婴儿在一个很舒服的体位,安全地将婴儿依偎在母亲的怀里。在你将婴儿的手放在嘴边时,确保婴儿的手能够自由抓握。管饲婴儿时提供小手指或安慰奶嘴给婴儿吸吮。正确控制奶流量维持足够使婴儿舒服的较慢流量。喂养期间应提供休息,所有的管饲喂养时应将婴儿放置于父母的前胸,做皮肤接触。喂养后持续支持婴儿,确保舒服后转入睡眠,鼓励父母从一开始就是婴儿的最重要的营养者和营养提供者。

(4)打饱嗝:根据婴儿的暗示,可以将婴儿轻轻地靠近肩膀或靠着前胸,促进打饱嗝。移动应柔软缓慢,放松是目标。婴儿在竖立靠着你的时候,表现很不舒服,你的身体缓慢地上下移动,走路轻轻,这可以促使其打饱嗝,打完饱嗝后持续以竖立位抱着婴儿,直至缓慢将婴儿放置于喂奶或休息体位。

(5)更换尿布和皮肤护理:更换尿布和做皮肤护理前要准备各种物品。确保房间温暖,注意婴儿的状态和体位。一旦婴儿舒服地屈曲侧卧位时,开始进行操作。轻柔地包绕和支持婴儿。用柔软、舒服和合适尺寸、质地、形状的材料。清洁婴儿臀部,确保婴儿的踝部接近床上,轻轻抬起婴儿的大腿,保持双腿屈曲。避免仰卧位更换尿布,提高婴儿腿的时候脚踝离开床面,这会突然改变婴儿脑部的血流,且出现呼吸困难。鼓励并帮助父母成为更换尿布和提供皮肤护理最好的入选。

(6)沐浴:确保婴儿处于平静状态,有足够的体力应付沐浴。确保护理空间是平静的,灯光柔和的,温暖的。以手或毯子温柔地包绕婴儿,用一个罩在身上的沐浴毯,在将婴儿放低至浴盆时,该沐浴毯有助于将婴儿包裹。确保沐浴水的温度是温暖的,一旦婴儿各情况足够平稳时可以立即浸没婴儿的身体。使用床旁专业的浴盆,减少从暖箱或小床到沐浴盆之间的距离导致的不必要体温波动。沐浴后持续抱着婴儿支持他,确保婴儿是舒适的,平静的。根据婴儿的能量水平、睡眠/清醒状态和喂养周期决定沐浴的频率和时机,以增加休息和有效地消化。

(7)互动的时机和顺序:到了互动的时间,考虑婴儿的睡醒周期,婴儿是否具备喂养和安静清醒期需要的能量。如果可能的话还应该考虑以下时间,如专家会诊、超声、X线检查等,应在婴儿安静清醒期进行比较合适。确保在会诊前中后婴儿都是舒适的,在这个过程中注意对婴儿进行支持。

(8)各操作之间顺利转换:所有的操作包括放置外周静脉针、抽血等,给婴儿重新摆放体位,支持和帮助婴儿恢复平静。各项操作时提供给婴儿舒适、安静、柔和的包绕。操作后应持续支持,确保婴儿能恢复平静。计划和选用第二位照护者,确保婴儿的有效转换,包括父母成为婴儿最有效的舒适提供者。

(9)舒适和护理:每当婴儿出现不舒适的表现时,如婴儿不停扭动身体,或者慌乱的表情,都应该安慰婴儿。永远将感情和注意力放在婴儿的感受上,以便能理解你的所作所为与婴儿得到的照护和你为婴儿提供的环境相合拍。在NICU里照护婴儿会赢得婴儿和父母的信任。

(10)觉醒的重新组织:永远记住自己是婴儿的调整者和支持者。当婴儿醒过来的时候温柔地用一种柔和的面部表情看着婴儿,永远用温柔的轻的声音说话。有时婴儿可能很享受你温柔的歌声。当婴儿聚焦你的眼睛、温和的面部表情时,通常说明婴儿很享受这个互动过程。婴儿的目光飘移,不协调的眼部运动,面无表情,双眼睁大,苍白、咳嗽,打哈欠,流鼻涕等通常都是婴儿精疲力竭或受过度的刺激有关。重视这些信号,安静地抱着婴儿减少各种刺激,永远确保婴儿安静。特别注明对 XXX(婴儿的名字)的护理,不能用床号代替姓名,应自始至终都轻唤婴儿名字。

3.选择各种降低早产儿疼痛的措施

采用外周穿刺留置中心静脉导管的方法来减少外周留置套管针反复穿刺所导致的疼痛;采用经脐动脉或外周动脉置管的方法来抽取血标本,以此减少外周反复抽血对早产儿带来的疼痛。在实施各种有创操作时应尽量对患儿做好安慰工作。

4.袋鼠式护理

像许多天然的治疗方法一样,袋鼠式护理有它出现的必然性。最初的袋鼠式护理是1979年在哥伦比亚,暖箱缺乏的情况下,通过这种简便易行、费用低廉的方法来代替暖箱。在后来的一系列随机临床试验中发现,"袋鼠式母亲干预"在照顾低出生体重儿中是安全的,与标准暖箱中的早产儿相比没有增加病死率和发病率,随后对此方面的研究越来越多。

"袋鼠式护理"(kangaroo care,KC)或称"皮肤接触",指在早产儿出生后不久将其裸体放在母亲或父亲裸露的前胸进行持续性的皮肤接触,早产儿仅仅用一块尿布、戴一顶帽子,用母亲的衣服或毯子,将早产儿一起包裹着,就像他在子宫里一样与母亲亲密接触。早产儿在KC时完全放松而表现出发声、反应和躯体运动,这种皮肤接触类似有袋动物比如袋鼠照顾他们的刚出生的婴儿。母亲在接触的同时凝视婴儿,抚摸他们,与他们交谈、给他们唱歌等。

适用对象:①早产儿。父母将裹好尿布的早产儿垂直或俯卧在双乳之间以皮肤相接触,显示可以改善早产儿体温调节,促进氧合,增加深睡眠,增进与父母联系,减少哭吵。②足月儿。

来自马德里的一个研究中,研究者对比了25个KC干预的健康足月儿和25个出生后即被放进婴儿床的足月儿在体温、血糖水平和哭吵行为的差别,两组生后观察90分钟,KC组婴儿相比对照组婴儿有更理想的体温和血糖水平,哭吵更少。③对生后1周内疾病期和疾病恢复期的新生儿来说是耐受的。有学者在NICU里进行随机抽样,样本17例,平均孕周为28周(24~30周),平均出生体重1238g(766~1687g),平均日龄3天(0~7天)的早产儿,使其接受1小时或更长时间的KC。在KC前,11个早产儿呼吸困难和6个呼吸急促;其中10个早产儿需要CPAP,7个需要机械呼吸。分别测KC前和KC后的体温和酸碱平衡,在KC前和KC后监测心率、血氧饱和度、经皮测氧分压、CO_2分压和ECG。KC期间,氧气需要量在14个早产儿中没有变化,1个早产儿降低9%,2个婴儿分别增加5%和12%,有一例发生呼吸暂停。在KC前和KC后,酸碱平衡、CO_2分压、心率和体温变化很小。8例早产儿在KC期间鼻胃管喂母乳,胃管喂养没有负面反应。故得出结论KC对疾病期的婴儿适用。

通过以上实验证明了KC的安全性、有效性,KC的应用范围已扩大到各胎龄、体重组的新生儿。取得的效果包括以下几方面。

1)KC对新生儿的影响

(1)对生理方面的影响:来自哥伦比亚的第一次KC研究就发现袋鼠式接触对早产儿有一种抚慰作用。在皮肤接触中早产儿睡觉时间更多,心率慢而稳定,呼吸暂停和心搏迟缓发生较少,体温保持稳定,氧合和气体交换增加。

(2)对行为方面的影响:皮肤接触显示出有助于改善觉醒激励调节和压力反应调节。

有学者发现小床里的早产儿和接触中的早产儿同样哭10次,光谱学分析显示在母亲怀里的早产儿没有在小床里的早产儿哭得那么痛苦。实施KC的早产儿内啡肽减少,表明袋鼠式接触削弱了紧张反应。

(3)对神经成熟的影响:早产儿神经系统可能因为一些和刺激有关的因素而被破坏。在NICU中早产儿常常被一些无法抵抗的感官刺激所轮番轰炸,比如持续的灯光、永无停止的声音、和经常性暴露在疼痛中,他们未成熟的系统不能躲避这些因子,影响其继续发育成熟。有趣的是,提供构成"母亲接触"的任何部分,比如按摩,有节律地刺激,可以有助于促进早产儿神经成熟,特别是大脑和行为建立联系的特殊时期,应用 KC 干预措施能对神经功能包括生理调节、觉醒激励调节和紧张反应有长期的效果。

(4)对婴儿认知发展的影响:婴儿认知的发展基于两个中心环节:自我调节、注意力定位和觉醒感知的调节,敏感的母婴关系逐步支持婴儿的成长并为其探索和学习提供安全保障。因为 KC 干预能提高婴儿的自我调节和父母对婴儿的敏感性,故 KC 有利于婴儿的认知发展。

另外,母婴皮肤接触可以减少早产儿的疼痛反应。Johnston 等用交叉试验的方法在加拿大的 3 个的新生儿重症监护室抽取孕 32～36 周的、生后 10 天、没有辅助呼吸,没有给予止痛剂的 74 例早产儿随机分组进行研究。KC 组的新生儿在足跟采血过程前给予皮肤接触 30 分钟,并持续整个采血过程。而控制组新生儿在早产婴儿保育箱中取俯卧位。结果在 KC 条件下的早产儿疼痛表情得分在足跟采血的最初 90 秒明显低于控制组 2 分。故对孕周 32 周或更大一点的早产儿,KC 能有效降低足跟采血疼痛程度。

2)KC 对母亲的影响

皮肤接触除了有利于婴儿生理稳定和应对紧张压力源外,也是早产后母亲哺乳期的刺激源。母乳由蛋白、酶、微量元素、脂质和特殊的对早产儿生长发育重要的长链不饱和脂肪酸组成,并且能降低感染危险。尽管母乳对脆弱的早产儿来说尤其重要,但是当早产儿母亲面临挤奶困难时经常放弃母乳喂养。

(1)KC 可以提高早产儿母亲的照顾水平,从而缩短住院时间。评估极低出生体重儿母亲哺乳的相关性因素发现连续母乳喂养和 KC 相关。来自新德里的一个研究报道低出生体重的早产儿每天给予 4 小时 KC 体重明显增加,更早出院,他们的母亲比控制组更有效地进行母乳喂养。

(2)皮肤接触增加了母亲垂体分泌水平,从而促进了母亲的哺喂行为,减轻产后抑郁症。垂体分泌的是一种荷尔蒙,和生产有关,并且反射性促进乳汁释放,通常作为哺乳动物母亲行为的开始。KC 时,婴儿放在母亲的胸口,通过哺乳和手的移动刺激激素垂体的释放,并且母婴在婴儿生后立即进行 KC 更有助于提升垂体分泌水平。因为垂体激素的功能是降低紧张和抑郁,KC 被期望能减轻母亲的产后抑郁症。有学者对一个存在产后抑郁症多个危险因素的母亲进行研究,证实 KC 可以减轻母亲的抑郁。这些报道显示 KC 可以帮助逆转早产对母亲造成的负面影响,并且减少伴随早产而来的内疚和焦虑。

3)KC 对母婴间关系的影响

早产儿出生后,母婴间关系发展更难,交互作用更不理想。在交互作用中,母亲表现出更低的敏感性。早产儿视觉注意和感情表达经常不清晰,表达减少可能和母亲的敏感度降低有关,这是因为母亲对早产儿的同步观察水平下降,皮肤接触可以促进母婴间的交互作用模式,亲近的接触增加了母亲对婴儿的熟悉感,改善她的心情,增加她作为母亲的投入。母婴间关系的发展依赖母亲对婴儿的交往信号的逐步了解和学习。在母亲和婴儿密切接触的期间,可以获得这些信号。

4)KC 对父婴关系及家庭关系的影响

Bauer,Jacqueline 等比较了父亲和母亲对 VLBW 婴儿的 KC 效果。方法是对孕 28～34 周,出生体重 560～1450g 和生后 7～48 天的 VLBW 在父亲和母亲 KC 前、中、后进行研究。肤温、肛温、心率、呼吸、动脉氧饱和度、耗氧量(VO$_2$)、CO$_2$ 产出量(VCO$_2$)和行为状态比较。结果父亲和母亲 KC 显示出相似的生理学效果,故除了母亲做 KC 外应该提倡父亲做 KC。父母经常彼此探讨他们婴儿的行为,家庭成员间的交互作用更强,婴儿生长在这样一个更和谐的家庭环境中,可以展示出更好的社会适应性。

三、相关护理技能

(一)"鸟巢"护理

1.目的

(1)增加早产儿的舒适度。

(2)将早产儿放置于适宜的体位。

(3)有助于特殊疾病的治疗。

2.评估

(1)早产儿孕周、日龄、肌张力、活动度。

(2)早产儿疾病以及治疗等情况。

3.计划

(1)用物准备:"鸟巢"/毛巾或床单,自制"鸟巢"。

(2)患儿准备:戴好小帽子,裹好小尿布。

(3)环境准备:整洁、安静、安全。

4.实施

1)操作步骤

(1)洗手,备齐用物携至床旁。

(2)助手或家属协助抱起患儿。

(3)将患儿放于"鸟巢"上(也可用毛巾/床单绕成"鸟巢"的样子)。

(4)将患儿体位根据需要放置好。

(5)患儿体位应满足能自由活动同时躯干头部处于同一轴线上的中心位,手部可放置于嘴边方便吸吮。

(6)身体两边的"鸟巢"卷起很好的支撑作用。

(7)将观察内容记录于护理记录单上。

2)健康教育

患儿家属认识"鸟巢"护理的重要性,学会正确使用"鸟巢"进行护理的方法。了解各体位的优势,同时学会观察患儿在"鸟巢"中的生命体征情况。

5.评价

(1)体位摆放准确,身体中线位,手置于嘴边,"鸟巢"起边界和支撑作用。

(2)患儿家属知晓"鸟巢"的作用以及使用"鸟巢"进行体位摆放过程中的注意事项。

(二)袋鼠式护理

1.目的

(1)增加早产儿的安全感,增加亲子关系。

(2)有利于早产儿体温的稳定、情绪的稳定。

(3)有助于早产儿体重的增长、有助于睡眠、大脑的发育。

2.评估

(1)早产儿孕周、日龄、肌张力、活动度。

(2)早产儿疾病以及治疗等情况。

(3)父母亲的文化水平、身体状况等。

3.计划

(1)用物准备:摇椅、镜子、毛毯。

(2)患儿准备:戴好小帽子,裹好小尿布,各管道位置正确固定良好。

(3)环境准备:整洁、安静、安全、温暖。

4.实施

1)操作步骤

(1)洗手,备齐用物携至床旁。

(2)整理患儿身上的各种管道。

(3)嘱爸爸或妈妈坐于摇椅上,屏风进行遮挡,脱下上衣露出胸脯。

(4)将患儿放于爸爸/妈妈裸露的胸脯上。

(5)放置好患儿体位。

(6)毛毯将爸爸/妈妈和患儿包绕在一起。

(7)镜子放于摇椅后方和前方。

(8)将观察到的内容记录于护理记录单上。

2)健康教育

患儿家属认识袋鼠式护理的重要性,学会正确使用袋鼠式护理的方法。了解袋鼠式护理的关键点,同时学会观察患儿在袋鼠式护理中的生命体征情况。

5.评价

(1)患儿体位准确,安全,舒适,情绪稳定,安静入睡。

(2)患儿家属知晓袋鼠式护理的作用以及袋鼠式护理过程中的注意事项。

(三)治疗性抚触

1.目的

(1)安抚早产儿。

(2)增加早产儿免疫力,促进体重增加。

(3)有助于日后社会行为的发展。

2.评估

(1)早产儿孕周、日龄、肌张力、活动度。

(2)早产儿疾病以及治疗等情况。

(3)父母亲的文化水平,掌握能力等。

3.计划

(1)用物准备:按摩油。

(2)患儿准备:戴好小帽子,裹好小尿布,皮肤保持清洁。

(3)环境准备:整洁、安静、安全、温暖。

4.实施

1)操作步骤

做抚触时应该轻声与宝宝交流,宝宝睁眼时应与其保持目光交流。抚触时双手涂适量按摩油,动作轻柔,尽量使用手的掌部和手指的指腹。重复宝宝喜欢的动作,停止做宝宝不喜欢的动作,按摩时间控制在10分钟。

(1)洗手,备齐用物携至床旁。

(2)整理患儿身上的各种管道。

(3)抚摸宝宝的前额—头顶—后颈。

(4)沿脊柱抚摸宝宝的后背至臀部;而后打开尿布,从胸部抚摸至腹部。

(5)单手顺时针轻抚宝宝的腹部。

(6)线形或螺旋形轻抚宝宝的手臂部。

(7)线形或螺旋形轻抚臀部至脚踝。

(8)面部:前额-脸颊-鼻根-耳下-眼周-下颌。

2)健康教育

患儿家属认识抚触的重要性,学会正确使用抚触的方法。了解抚触的关键点,同时学会观察患儿在抚触中的生命体征情况。

5.评价

(1)患儿表现为安静,舒适,情绪稳定。生命体征平稳,体重增长适宜。

(2)患儿家属知晓抚触的作用以及抚触过程中的注意事项。

(四)非营养性吸吮

1.目的

(1)减少早产儿哭泣,促进口腔满足感。

(2)增加早产儿氧饱和度,安抚患儿,减轻疼痛。

(3)有助于早产儿食物消化、体重的增长、促进吸吮,吞咽-呼吸协调能力。

2.评估

(1)早产儿孕周、日龄。

(2)早产儿的吸吮情况,对安慰奶嘴的适应情况。

（3）早产儿疾病以及治疗等情况。

3.计划

（1）用物准备:各种型号的安慰奶嘴。

（2）患儿准备:摆好体位,清醒期。

（3）环境准备:整洁、安静、安全、温暖。

4.实施

1）操作步骤

（1）洗手,备齐用物携至床旁。

（2）整理患儿身上的各种管道。

（3）给患儿摆好体位,一般侧卧位方便患儿吸吮。

（4）安慰奶嘴放置于患儿口内。

（5）手扶住安慰奶嘴。

（6）患儿疲劳后需停止并取出安慰奶嘴。

（7）取出后放置于污染奶嘴盒子内。

（8）应煮沸消毒。

（9）每天观察患儿的吸吮能力有否提高,呼吸吞咽吸吮是否协调。

2）健康教育

患儿家属认识非营养性吸吮的重要性,学会正确使用奶嘴安慰患儿的方法。了解使用安慰奶嘴的关键点,同时学会观察患儿在非营养性吸吮过程中的生命体征情况。

5.评价

（1）患儿体位准确,安全,舒适,情绪稳定,安静入睡。

（2）患儿家属知晓非营养性吸吮的作用以及非营养性吸吮过程中的注意事项。

第六节　极低和超低出生体重儿的护理

极低出生体重儿（VLBWI）和超低出生体重儿（ELBWI）多见于胎龄小于 32 周的早产儿,由于各脏器发育不成熟,生活能力低下,易发生各种并发症,是新生儿发病率和病死率最高的人群,成为早产儿管理的重点。

一、围生期管理

(一)转运

极低和超低出生体重儿应尽量在设有 NICU 的医院进行分娩。通过母亲的子宫进行转运是最佳转运方式。研究表明,通过母亲子宫转运的早产儿比分娩后转运者具有更高存活率,更少发生远期并发症。

（二）了解病史

对于可能分娩极低和超低出生体重儿的孕妇，新生儿科医生应进行会诊，与婴儿父母建立信任关系并协助决策。

（三）父母参与决策

医护人员应提供客观、真实的信息，让婴儿父母参与决策，了解分娩和复苏极低和超低出生体重儿的挑战及未知情况。此外，应让父母感受到医护人员对其所做决策的支持。

二、分娩室管理

（一）分娩准备

1.做好分娩准备

医护人员应在分娩前明确分工，保障抢救工作有序进行。分娩时应有熟练掌握新生儿复苏术的新生儿科医生及 NICU 护士在场。

2.备好复苏用物

对分娩室进行预热，维持室温为 26～28℃。另外，预热辐射床及被单，准备聚乙烯塑料袋，以便包裹初生婴儿，减少体表热量散失和不显性失水。

（二）分娩处理

1.复苏

如果条件允许应延迟钳夹脐带至少 60 秒，并使婴儿位置低于母亲以促进母-婴输血。将婴儿放于辐射台上，立即评估呼吸、心率及肤色情况，监测脉搏血氧饱和度，必要时实施心肺复苏。如需人工正压通气可使用 T 组合复苏器（T-Piece 复苏器），以维持合适的呼气末正压。

不宜常规应用纯氧进行复苏，可使用空氧混合仪以最低氧浓度维持适宜血氧饱和度，生后 10 分钟的目标氧饱和度为 85%～93%。早产儿出生后 2 分钟可接受的 SpO_2 为 60%，3 分钟 SpO_2 为 70%，4 分钟 SpO_2 为 80%，5 分钟 SpO_2 为 85%，10 分钟时升至 90%。复苏起始氧浓度以 21%～30% 为宜，此后根据血氧饱和度及心率予以调节，脉氧饱和度探头置于婴儿右手腕。若婴儿对面罩正压通气无反应时应保留气管插管，对需要气管插管的婴儿应使用肺泡表面活性物质。胎龄小于 27 周和出生体重低于 1000g 的早产儿须在生后 15 分钟内给予肺泡表面活性物质（PS）治疗。研究表明，预防性应用 PS 能将早产儿或低体重儿 RDS 发生风险降低 20%～30%，RDS 死亡风险降低 40%。对于有 RDS 危险的早产儿，例如暂不需机械通气、胎龄小于 30 周的早产儿，可早期使用 CPAP 直至临床表现稳定。对于有自主呼吸的婴儿，面罩或鼻塞 CPAP 的压力为 5～6cmH_2O。

2.保暖

由于受到外界寒冷环境及蒸发散热的影响，婴儿娩出后热量快速丧失，生后 30 分钟内体温可下降 2～3℃。因此，应在出生后迅速采取保暖措施。对于胎龄小于 30 周的早产儿，分娩后 1 分钟内无须擦干皮肤即用保鲜膜袋包裹全身以减少热量蒸发，从脚趾到肩部放入聚乙烯塑料袋中。因头部面积占体表面积较大，经头部散失热量逾 50%，可覆盖聚乙烯塑料膜并戴上绒线帽以减少散热及氧耗。辐射台上的婴儿应在生后 10 分钟内使用伺服式温度调控以免温度过热。美国儿科学会及心脏病学会建议,在分娩室对出生体重低于 1500g 者实施复苏时用聚乙烯塑料袋保暖。此外,应注意监测核心温度与体表温度的差距以识别寒冷应激、感染及低血容量症等。当婴儿送到 NICU 入住暖箱,暖箱温度适宜且婴儿体温维持正常时则可撤除塑料膜。

3.体位

尽快将早产儿仰卧,头部呈轻度仰伸位(鼻吸气位),使气道处于开放状态,及时清理呼吸道分泌物。四肢置于屈曲位,并用布卷进行支持。放置尿布时避免快速提举双腿,以免增加颅内血流引发颅内出血,应将尿布平塞到婴儿臀部下面。生后 96 小时内保持极低和超低出生体重儿头部与躯干处于中线可以降低颅内压。

4.转运

尽快将极低和超低出生体重儿放入转运暖箱转往 NICU。转运暖箱应提早半小时开启,调节箱温至 35~38℃,并备好辅助保暖装置如加热床垫、塑料袋等。如果婴儿有气管插管,转运途中不宜采用简易呼吸器,因其容量和压力不稳定,可使用呼吸机以减少气胸的发生。

5.黄金小时管理

出生至生后数小时被视为黄金小时,对婴儿预后具有重要影响。黄金小时管理是以团队为导向、以任务为驱动的方案,关注复苏,体温调控、对可疑感染早期应用抗生素、早期静脉营养、低血糖管理等。实施基于循证的黄金小时集束化管理可以有效改善早产儿的近期及远期预后,集束化管理主要包括呼吸支持、体温调控、团队合作等。

三、NICU 管理

(一)体温管理

1.体温调节特点及常见并发症

体温平衡通过产热和散热来维持。极低和超低出生体重儿下丘脑体温中枢发育不成熟,缺乏寒战的物理产热机制和产热代谢的内分泌调节功能,体温容易随外界环境的变化而改变。

体表面积相对较大,皮下脂肪薄,血管较多,易于散热,保温能力差。产热方式主要为非寒战产热及化学产热,非寒战产热是早产儿通过代谢活动产热的主要机制,涉及游离脂肪酸氧化及棕色脂肪、5′-单脱碘酶、增温素等。棕色脂肪在 75mm 胎儿阶段开始发育,胎龄 25 周时重量可为体重的 1%~2%,但其代谢产热的功能未臻完善。增温素在 32 周时显著增加,使早产儿能够通过非寒战产热机制进行产热。5′-单脱碘酶于 25 周时激活,至 32 周时酶含量明显增加,至足月时增长 4 倍。32 周以前增温素和 5′-单脱碘酶水平低下是极低和超低出生体重儿难以实现非寒战产热机制的主要原因。

皮肤通过辐射,对流、蒸发及传导四种方式进行散热。辐射散热是胎龄大于 28 周早产儿热量丢失的主要途径,也是暖箱内裸体婴儿热量丢失的主要原因。室温对辐射散热具有重要影响,尤其是使用单壁暖箱时。虽然初生的超低出生体重儿较少辐射散热,但是在出生 1 周后辐射散热成为其主要散热方式。通过传导散热丢失热量多见于早产儿皮肤与其他低温物体表面接触。对流散热常见于将初生早产儿从产床转移至辐射保暖台,而辐射台上的早产儿主要受对流散热及蒸发散热的影响。蒸发散热是生后最初 10 天处于干燥环境的胎龄 25～27 周早产儿出现热量丢失的主要形式,机体每丧失 1g 水可散热 2.5kJ。有研究显示,胎龄越小则皮肤越薄,早产儿经表皮丧失水分量与胎龄呈负相关,胎龄 25 周早产儿经表皮丧失水分量是足月儿的 15 倍。随着日龄的增长,皮肤逐渐发育成熟,出生数小时及生后数天内的高蒸发散热也得以降低。

低体温是最常见的并发症之一,国外研究显示,VLBWI 低体温发生率为 40％～80％,ELBWI 低体温发生率为 33％～100％,主要为寒冷应激和中度低体温。低体温可表现为皮肤色暗、卷曲、少吮、少动、肢端凉,部分患儿可见皮肤硬肿,严重者可有多脏器损伤等。胎龄越小,体重越低,低体温发生率越高,并发硬肿症及多脏器功能受损更严重,体温越低则病死率越高。

2.治疗与护理

1)低体温的处理

低体温的处理主要包括复温、控制感染、供给热量、纠正酸中毒及水电解质紊乱、纠正器官功能障碍等。WHO 将低体温分为:①潜在寒冷应激(36.0～36.5℃),需要查找原因;②中度低体温(32.0～36.0℃),应立即保暖;③重度低体温(<32℃),予以紧急、高效的保暖措施。复温是治疗低体温的主要措施,应尽快在 12～24 小时内恢复正常体温,复温速度一般为每小时提高暖箱温度 1℃,若体重低于 1200g,胎龄小于 28 周或体温低于 32℃,复温的速度不超过每小时 0.6℃。严重低体温者(核心温度低于 35℃)可以采用快速复温,使用辐射保暖设备(伺服式控制设置为 37℃)或加热水床。复温期间每 30min 测量 1 次体温,体表温度与肛温之差不应超过 1℃。

2)低体温的预防

(1)严密监测体温变化:早产儿的正常腋温为 36.3～36.9℃,皮肤温度为 36.2～37.2℃,应持续监测体温。由于早产儿的寒冷应激主要表现为血管收缩,皮肤温度下降可能是低体温的先兆,辐射保暖台及暖箱中的早产儿以测量腹部皮温为宜。美国妇产科学会和儿科学会推荐,维持皮肤温度 36～36.5℃,核心温度 36～37.5℃。外周(足心)与中心温度(腹部、腋温、零热流)之差不超过 0.5～1℃,超过 2℃可能有寒冷应激或败血症。有研究提出零热流体温监测技术。零热流指将体温探头置于某皮肤区域时该处无热量散失,热流从身体中心到外周呈梯度下降,则此处皮肤温度近于核心体温,通常将体温探头置于肩胛与不导热的床垫之间进行监测。

(2)维持适中温度及湿度:适中温度是指维持人体正常体温且机体氧耗及代谢率最低的环境温度,超过此温度＋2℃都会影响早产儿的代谢和体温。Sauer 等通过对极低出生体重儿的研究发现体温的正常波动并未引起代谢的异常改变,建议将适中温度界定为:使机体在安静状态下核心体温保持 36.7～37.3℃,且核心体温及皮肤平均温度每小时变化分别低于 0.2℃及 0.3℃时的环境温度。胎龄越小则适中温度越高,随着日龄的增加适中温度逐渐降低。此外,湿度过低会使蒸发散热增加而影响保暖效果,将早产儿置于湿度大于 60％的环境中可以减少蒸发散热。环境控制旨在维持正常体温,减少寒冷应激,从而降低能量消耗。

3）预防措施

暖箱保暖：在早产儿到达 NICU 前预热暖箱或辐射保暖台，注意箱温室温差不应超过 7℃，当室温低于箱温 7℃时预调箱温应增高 10℃。温暖的暖箱或辐射台有利于减少传导散热及辐射散热：①辐射保暖台：由于辐射保暖台使早产儿体温以对流及辐射的方式散热，不显性水分丧失增加 50%，用塑料薄膜遮盖体表不仅减少热量散失，还可以使经皮水分丢失减少 30%。②双壁暖箱：双壁暖箱比单壁暖箱能产生更高温箱内壁温度，减少热量散失和不显性水分丢失，有效达到中性温度的环境。③单壁暖箱：常用暖箱箱壁由单层有机玻璃制成，室温和周围的流动空气常常干扰暖箱温度的稳定性，辐射和对流散热比例较高。单壁暖箱内体重低于 1500g 早产儿可着单衣，并在暖箱外覆盖防辐射罩予以保暖。④伺服控制式暖箱：手动调控暖箱温度无法及时获取体温反馈，尽可能采用根据皮肤温度调节箱温的伺服控制式暖箱，伺服控制可以更有效地维持极低出生体重儿的适中温度。放置伺服传感器时应避开棕色脂肪分布区域，例如，肩胛下区、腹股沟、腋窝、颈部大血管周围，可将传感器置于右上腹部，预定希望该部皮肤达到的温度值，暖箱加热装置根据传感器所测皮温与预定值的差值情况而供热。维持某皮肤温度值的作用温度＝箱温×0.4＋箱内壁温度×0.6，箱内壁温度＝（室温＋箱内温度）÷2。

袋鼠式护理：对病情稳定的早产儿可予以袋鼠式护理，出生后直接送入母亲怀抱中进行皮肤与皮肤的接触，可以减少辐射散热和传导散热，有利于维持适中环境温度。袋鼠式护理的时间应≥1 小时/次。袋鼠式护理保暖效果可靠、简便易行，不受环境条件的影响，较恒温保暖法升温快，比使用传统暖箱更能降低早产儿低体温的发生风险。值得注意的是，有研究表明，胎龄小于 28 周早产儿在生后 1 周进行袋鼠式保暖会增加热量散失，故应至少延迟 2 周方可实施。

"鸟巢"护理：在传统暖箱内放置绒布制作的椭圆形"鸟巢"，形成改良的"鸟巢"暖箱，减少暖箱开启时空气对流，从而降低暖箱温度下降幅度。研究发现，使用"鸟巢"15 天后，早产儿的奶量和体重增加、减少体温差、体温波动小，硬肿症发生率也低于对照组。

缩短操作时间：各种医疗护理操作应尽量集中，使暖箱开放时间限制在最短时间内。例如，在实施脐静脉插管操作过程中密切监测体温，采取相应措施进行保暖；在早产儿身下放置保暖垫或使用辐射热灯。

控制呼吸机温度：上呼吸道受到冷刺激时可降低中性体温，加热湿化的氧气可减少因蒸发引起的热量散失及不显性失水，有效保持体温。机械通气治疗时注意吸入氧气要加温加湿，确定呼吸机加热器中溶液容量及温度符合要求，温度维持在 35～38℃。

控制静脉输液液体温度：在进行静脉输液治疗前，可将注有药液的注射器或输液袋放置于暖箱内预热。在实施换血治疗时，应将血液预热至 37℃。研究发现，经脐静脉导管输注未经加热液体时，婴儿腹部温度可出现明显下降。

沐浴的保暖护理：生后 6 小时内不宜沐浴以免发生低体温，体温低于中性温度时暂缓沐浴。沐浴前应测量体温，控制皮温在 36.7～37.3℃，沐浴时间少于 5 分钟。床上擦浴、淋浴和盆浴是早产儿常用的沐浴法，有研究显示，擦浴和淋浴较盆浴显著增加蒸发散热。早产儿不应常规沐浴,有建议每隔4天沐浴1次,病情稳定后进行盆浴。近年来,国外有学者采用襁褓式沐浴模拟子宫环境以减少不良刺激,以被单包裹婴儿身体进行盆浴,维持屈曲的中线体位,初始水温37.8～38.3℃,沐浴时间不超过8分钟。乳化膏是一种不含防腐剂的水溶性凡士林润滑膏,美国妇产科学会和儿科学会建议,每6小时涂抹身体1次可减少经皮肤散失的水分,尤其针对体重低于750g的早产儿。

保暖链联合保暖:将现代保暖设备组成保暖链,以减少护理各环节环境温度的波动。保暖链中的现代保暖设备包括箱温控制型婴儿暖箱、辐射保暖台、转运暖箱、开放式远红外线暖器、自制开放灯泡取暖床、电子暖衣柜、婴儿床等。婴儿沐浴后穿,上预热的衣物,放入预热后的暖箱。在婴儿出暖箱的过渡期,在自制开放式灯泡取暖床内观察1天,体温正常则转至婴儿床。通过此方法可保持婴儿体温稳定,住院期间无体温过低发生。

(二)呼吸管理

1.呼吸系统特点及常见并发症

(1)呼吸窘迫综合征(RDS):导致极低和超低出生体重儿死亡的主要疾病。极低和超低出生体重儿胸壁薄,呼吸肌发育差,小支气管的软骨少,肺Ⅱ型上皮细胞发育不成熟,肺泡表面活性物质生成和释放不足,肋间肌和膈肌较弱,故功能残气量低,肺顺应性差,容易发生呼吸窘迫综合征,尤其是胎龄小于28周的早产儿RDS发生率为50%～60%。

(2)呼吸暂停:呼吸中枢的组织结构及神经元之间的联系不完善,神经冲动传出较弱,任何细微的干扰均可发生呼吸调节障碍。呼吸系统解剖结构发育未完善,肺泡通气量、潮气量较小,肺代偿能力较差,肺牵张反射弱,当呼吸负荷增加时不能有效延长呼气时间。极低出生体重儿呼吸暂停发生率为20%～30%,而超低出生体重儿高达90%。生后7天内易发呼吸暂停,夜间多发,高峰见于生后24小时内,频发性呼吸暂停每天逾40次。呼吸暂停主要为原发性,继发性病因中以呼吸系统疾病占首位。

(3)肺部感染:肺发育不成熟,血浆中IgG水平低,免疫功能差,咳嗽反射弱,兼之分娩过程中吸入羊水,实施气管插管及吸痰等侵入性操作,易发生肺部感染。有研究报道,体重低于1500g早产儿吸入性肺炎发生率可达20%,呼吸机相关性肺炎可达50%。

(4)支气管肺发育不良(BPD):极低和超低出生体重儿的肺发育处于管道形成期结束和囊泡期开始,尚未进入肺泡期,对外界刺激非常敏感,暴露于高体积分数氧气压伤或容积伤、炎症等致病因素下,易出现肺发育迟滞。小胎龄、低体重是发生BPD的最主要危险因素。研究显示,极低和超低出生体重儿BPD发生率分别为10%和40%,近2/3的BPD患儿为出生胎龄小于28周的超低出生体重儿。

2.治疗与护理

1)呼吸监测

密切观察病情变化、反应能力、肤色、胸廓运动和肺功能监测结果等。安置呼吸监护仪,设定呼吸报警界值和心率报警界值,记录呼吸参数和监护数据。

2)气道管理

主要包括胸部物理治疗和吸痰。不应常规实施胸部物理治疗,要求在仔细全面的评估后采取个性化措施。对于痰液增多且黏稠者,可给予超声雾化吸入或低流量氧气雾化吸入治疗。震颤法仅适用于经吸痰无法清除呼吸道分泌物时,可用小号面罩进行震颤叩击排痰。体位支持对早产儿肺功能具有重要影响,与仰卧位相比,俯卧位头部抬高15°可以改善肺功能并减少呼吸暂停的发生。进行气道吸痰时注意选择合适的吸痰管型号、吸引压力、插管深度及吸痰时间,文献推荐早产儿使用60~80mmHg负压吸引,负压吸引时间为10~15秒,连续吸引的次数不宜超过3次,不宜在吸痰管回撤过程中旋转吸痰管,对于机械通气的患儿可采用密闭式吸痰以保证通气支持的连续性。

3)呼吸支持

(1)氧疗:当临床出现呼吸窘迫的表现,吸入空气时动脉氧分压低于50mmHg或经皮氧饱和度低于85%,则应给予氧气吸入。治疗的目标是维持SpO_2 90%~95%(不超过95%),或动脉氧分压50~70mmHg。近年有研究提出氧浓度过低会增加早期死亡风险,故氧浓度目标值不应低于90%。对于早期呼吸支持、治疗呼吸暂停或轻度肺疾患早产儿而言,高浓度(>2L/min)鼻塞吸氧与nCPAP同样安全、有效,且可减少气管插管的应用。直接输氧至暖箱内氧浓度不应大于30%。以加温湿化的氧气吸入为宜(温度31~34℃),应使用测氧仪监测吸入氧浓度。

(2)持续气道正压呼吸:对轻症或早期NRDS、湿肺、呼吸暂停等可使用双鼻塞CPAP,鼻塞宜短,压力4~6cmH_2O,流量3~5L/min,及时应用CPAP可以减少机械通气的使用。任何有RDS风险的患儿均应在出生后立即使用CPAP。对胎龄小于30周、暂不需机械通气的患儿,临床应用CPAP至能彻底除外RDS为止。近年研发的新型气泡式CPAP(bubble CPAP)压力调节准确、方便,具有高频通气的功效,使患儿胸壁发生随机共振。气泡式CPAP有更高的拔管成功率,减少使用CPAP的使用时间并降低慢性肺疾病的发病率。当病情好转,逐渐降低压力,每2~4小时1次,每次2cmH_2O,当CPAP为2~3cmH_2O时即可停止CPAP,改用低流量给氧直至停氧。

(3)机械通气:如应用nCPAP后病情无明显改善,$PaCO_2$≥55mmHg或迅速上升、PO_2<50mmHg、FiO_2≥0.5而SaO_2<90%、出现严重的呼吸暂停,则可使用机械通气。通常根据患儿病因、临床特点及病理生理改变及自主呼吸等选择通气模式,常用通气模式有A/C、SIMV、PSV、PRVC等,有研究建议对极低出生体重儿采用由患儿触发的容量控制通气模式。若常频通气效果不理想可采用高频通气,HFOV的指征为常频通气FiO_2≥0.6平均气道压力(MAP)≥15cmH_2O、胸片提示气漏以及不能纠正的持续性高碳酸血症等。肺保护通气策略:尽可能利用患儿的自主呼吸和采用自主或部分辅助通气模式、低容量通气、低压力通气、允许性高碳酸血症、最佳PEEP,维持$PO_2$50~70mmHg,在pH>7.2的情况下允许PCO_2在45~60mmHg。此外,尽量缩短机械通气的时间,加强呼吸机的温湿化管理,避免呼吸道分泌物干稠及气道黏膜纤毛功能受损。

4)药物治疗

(1)NRDS治疗:联合预防(产前孕母予以激素、产后早产儿予以PS)可降低RDS发生风险。早期给予PS是治疗RDS成败的关键:①对已患有或有RDS高危因素者应使用天然型PS。②胎龄<26周、FiO_2>0.30或胎龄>26周、FiO_2>0.40,应给予PS治疗。③初始剂量猪肺PS制剂200mg/kg治疗RDS的效果优于猪肺PS制剂100mg/kg或牛肺PS制剂。④如果RDS继续进展(表现为持续需氧或需要机械通气),需考虑使用第二剂甚至第三剂PS。⑤欧洲早产儿呼吸窘迫综合征管理指南(2010)推荐,通过气管导管进行弹丸式注入PS可以获得较好的体内分布,采用INSURE模式即气管内插管-注入PS-拔管后应用CPAP可减少机械通气应用及降低BPD发生率。也有研究提出改良PS注入法配合nCPAP可有效减少机械通气的应用及IVH、BPD等并发症,如LISA及MIST。

此类方法无须气管插管,在直视下将小型号导管(如5F婴儿胃管、16G血管导管等)插入声门下,经导管注入PS。

(2)呼吸暂停:患儿头部置于中线位置,避免颈部过度屈曲或伸展,呼吸暂停发作时首先予以弹足底、托背等物理刺激,必要时置于俯卧位。频繁发作者可给予氨茶碱、枸橼酸咖啡因、多沙普仑或纳洛酮等兴奋呼吸中枢。

(3)支气管肺发育不良(BPD):予以地塞米松治疗以降低平均氧需求;缩短用氧及机械通气时间,3~5天撤机为宜;根据药敏结果选用抗生素抗感染;生后最初数天限制液体入量,减少细胞外液容积,达到液体负平衡。生后1~2天液体摄入量50~60mL/kg,3~5天80~100mL/kg,1周后120~150mL/kg;酌情应用小剂量利尿剂;iNO用于防治BPD的临床证据尚不充分,考虑到潜在的不良反应,临床上应慎重使用iNO,对于胎龄<34周早产儿不应早期常规给予iNO。

(三)循环管理

1.循环系统特点及常见并发症

(1)动脉导管未闭(PDA):正常足月儿生后24~48小时动脉导管呈功能性关闭,由于早产影响了动脉导管收缩机制的成熟过程而导致早产儿的动脉导管常常不能关闭或功能性关闭后又重新开放。胎龄越小,动脉导管收缩机制越不成熟,PDA发生率也越高,极低出生体重儿PDA发生率为40%~50%,而ELBWI的PDA发生率高达70%。PDA常发生于生后1~3天,可闻及心脏杂音。动脉导管延迟闭锁使血流动力学明显改变,从而引起心衰、肺出血等。

(2)低血压:由于PDA导致左向右分流,极低和超低出生体重儿的心肌收缩力较弱,代偿能力有限,导致低血压和血压波动较大。文献报道,极低出生体重儿低血压发生率为20%~40%。

(3)早产儿持续肺动脉高压(PPHP):早产儿容易发生高碳酸血症、低氧血症、代谢性酸中毒、心功能不全及低体温,引起肺小动脉痉挛而导致PPHP。研究报道,体重小于1500g早产儿持续肺动脉高压发生率可达28%。

2.治疗与护理

(1)循环监测:密切观察心率、心律、肢端循环、尿量、血压及毛细血管再充盈时间等。关于低血压的界定尚存争议,有文献认为低血压是指平均动脉压低于胎龄或生后数周内平均动压低于出生胎龄,例如,若出生胎龄 24 周,则平均动脉压不应低于 24mmHg,也有研究提出不应仅关注血压值,而应通过对心血管稳定状况的综合评估来判断。

(2)限制液体量及速度:限制液体量的同时保证满足生理需要,可有效降低 PDA 及 BPD 的发生,一般每天 80~100mL/kg。补液过快可使 PDA 发生率为 30%~50%。

(3)手术治疗:胎龄小、低出生体重早产儿其动脉导管平滑肌过少,药物治疗的作用有限,且药物不良反应可能加重 PDA 引起的重要脏器灌注所致的严重并发症。当用药禁忌或药物使用 2 个疗程关闭失败并严重影响心肺功能时需及时进行外科手术结扎 PDA。

(4)药物治疗:①PDA:应用前列腺素合成抑制药物治疗 PDA,例如吲哚美辛或布洛芬。②PPHP:关于 PPHP 吸入 NO 的疗效和安全性尚存争议。③低血压:对于无明显循环血量减少的超低出生体重儿不主张扩容,可应用血管活性药物,常用多巴胺及多巴酚丁胺。

(四)贫血管理

1.血液系统特点及常见并发症

极低和超低出生体重儿贫血是临床常见疾病,出生后几周均有血红蛋白下降,出生体重越低,贫血出现越早且更严重、持续时间越长。有资料显示,超过 60% 的极低和超低出生体重儿需要输血治疗。贫血程度在出生后 4~8 周达最低值。机体代谢对氧的需求量低,贫血可能是极低出生体重儿对低氧消耗的一种生理性反应。此外,红细胞生成素(EPO)水平低下,胎龄越小、体重越轻,则 EPO 浓度越低。早产儿贫血时 EPO 产生不足,而非红系祖细胞对 EPO 反应异常,是导致极低出生体重儿贫血的最主要因素。早产儿生长发育较快,若体质量增长 10% 以上即有可能发生稀释性贫血。

2.治疗与护理

(1)减少医源性贫血:如果婴儿分娩后无须复苏至少延迟 60s 进行脐带结扎,并使婴儿体位低于母亲以增加胎盘.胎儿输血。做到合理采血,采血或输液、穿刺后予以有效按压,每天记录采血量。

(2)营养支持:静脉补充葡萄糖、氨基酸、脂肪乳、电解质、微量元素及多种维生素等,并尽早建立肠内营养。

(3)药物治疗:早期应用 EPO 可减少输血量及输血次数,疗程 4 周。补充 EPO 的同时予以铁剂以避免铁和转铁蛋白含量下降。维生素 E 1mg/d,口服维生素 B_{12}。

(4)输血:最佳替代原则是缺什么补什么,尽量避免输全血。血红蛋白为 70~80g/L 并出现以下情况时予以输血治疗:①胎龄<30 周,进食易疲劳;②呼吸>50 次/min,心率>160 次/min;③每天体重增加<25g。输血量为 15mL/kg,输血时间持续 2~3 小时。

(五)黄疸管理

1.胆红素代谢特点及常见并发症

(1)高胆红素血症及胆红素脑病:血清胆红素来源于血红蛋白及胆红素肠肝循环。首先,极低和超低出生体重儿的红细胞寿命短(平均 40 天),喂养不足致胆红素肠肝循环增加,导致体内胆红素积聚。其次,肝脏功能发育不成熟,清蛋白值较低,细胞外液与胆红素结合能力及转运能力低下;肝脏配体蛋白、结合酶及毛细胆管排泄胆红素能力生后发育缓慢,肝脏处置胆红素能力低下,即使情况稳定的极低出生体重儿也要1～2周或更长时间才能将胆红素从血浆中廓清。血脑屏障功能发育不完善,易出现酸中毒、缺氧等发生胆红素脑病的高危因素,胎龄25～32周早产儿胆红素脑病发生率可达25%,多见于生后6～10天。传统观念认为血清胆红素超过20mg/dL容易发生胆红素脑病,但有报道显示极低出生体重儿和超低出生体重儿血清胆红素低于20mg/dL亦可发生,称为低胆红素核黄疸。与足月儿相比,极低和超低出生体重儿的总胆红素峰值更高、持续时间更长,几乎所有婴儿都会发生病理性黄疸,出院后因黄疸再次入院机会也有增高。

(2)肠外营养相关性胆汁淤积(PNAC):PNAC发病机制尚未阐明,可能与多种因素导致的胆汁酸分泌受抑制,胆管内胆汁流速降低和胆汁成分改变有关。极低和超低出生体重儿肝细胞膜转运器及肝酶系统未发育成熟,胆囊收缩素分泌不足使胆汁流动缓慢,同时,肠道缺少食物刺激,肠道细菌过度生长,刺激肝脏库普弗细胞释放细胞因子使肝细胞及胆管受损。持续禁食容易出现细菌移位致内毒素血症,损害肝细胞或抑制肝细胞膜的Na^+-K^+-ATP酶活性,从而抑制肝细胞对胆酸的摄取和转运。内毒素可能在损伤线粒体致生物氧化作用障碍、诱发肝细胞凋亡,参与炎性作用和免疫反应引发肝脏病理性损伤的过程中起重要作用。兼之氨基酸用量、脂肪乳用量等累积用量的增加可导致结合胆红素升高,使极低和超低出生体重儿更易发生胆汁淤积,PNAC发生率为11.6%～20.9%,胎龄越小、体重越低、肠外营养时间越长,则胆汁淤积发生率越高。

2.治疗与护理

黄疸治疗方案要考虑4个因素,即胆红素值、出生体重、日龄及有无其他核黄疸的高危因素,重点在于防止核黄疸的发生。

(1)光疗:光疗是目前治疗黄疸的主要手段。建议对胎龄30周以下的极低出生体重儿实施预防性光疗。"考虑光疗"是指在该日龄的血清胆红素水平,可以根据临床病史、病程和体检做出判断,权衡利弊,选择光疗或严密监测胆红素。出生后7天内(尤其是生后3天内)接近但尚未达到干预标准者,应严密监测胆红素水平。光疗方法可采用蓝光箱、蓝光毯及LED光疗仪等,以蓝光最好(主峰波长425～475nm),分为连续和间歇照射,前者为24小时连续照射,后者是照10～12小时,间歇14～12小时,照射时间视病情而定。光疗期间严密观察并发症,常见并发症包括发热、腹泻、皮疹、核黄素缺乏、青铜症及低血钙等。每12～24小时监测1次血清胆红素值,对溶血病及血清胆红素浓度接近换血者,应每4～6小时测定血清胆红素和血细胞比容。光疗结束后至少追踪24小时以排除黄疸复现。光疗失败是指光疗4～6小时后,血清胆红素仍上升0.5mg/(dL·h)。如达到上述标准可视为光疗失败,准备换血。灯管连续使用2000～2500小时需更换新灯管。光疗箱要预热,待灯下温度达300℃时才放患儿入内,用黑色不透光的布类遮盖双眼和生殖器。由于光疗时不显性失水增加,光疗时液体入量需增加15%～20%。

(2)换血疗法:通常用于黄疸严重、危及生命的新生儿,如血清结合胆红素超过20mg/dL

则需采用换血疗法。换血指征：①产前确诊为新生儿溶血病，出生时有贫血（脐血红蛋白＜120g/L）、水肿、肝大、心力衰竭者；②早产儿体重 1500g 者血清胆红素＞256μmol/L，体重1200g 者血清胆红素＞205μmol/L；③有核黄疸早期症状者。换血是新生儿重症黄疸唯一有效的治疗方法，换血时注意血液选择，目前主要为成分血。注意监测血压、电解质、血小板，换血总量为 80mL×体重(kg)×2，总量 400～600mL，每次抽输血量 3～5mL/kg，输注速度为每小时 100mL/kg，大约在 2 小时内完成，减少动脉血压波动，最后可用鱼精蛋白对抗等量肝素，必要时输注血小板，防止颅内出血的发生。换血途径有经脐静脉换血、脐静脉和脐动脉同步换血及周围血管同步换血。换血部位：出生后＜1 周采用脐静脉换血，出生后≥1 周采用大隐静脉换血。换血后处理：①继续光疗，每 4 小时测心率、呼吸，注意黄疸程度及嗜睡、拒食、烦躁、抽搐、拥抱反射等情况，黄疸减轻即可解除；②使用抗生素 3 天以预防感染；③每 1～3 天检测1 次血常规，每天监测 1 次胆红素，出院后每 2 周复查 1 次红细胞和血红蛋白直至生后 2 个月。

（3）药物治疗：对高胆红素血症的药物治疗包括肝酶诱导剂、防止胆红素重吸收药物、清蛋白、锡卟啉、免疫球蛋白等，也可给予微生态制剂以减少肠肝循环。熊去氧胆酸作为一种利胆药对 PNAC 有明显疗效。为了减少胆汁淤积的发生，生后 1～2 周早期微量喂养的同时经静脉营养补充热量不足，静脉营养热量≤209～251kJ/(kg·d)，氨基酸≤3g/(kg·d)，选用小儿专用氨基酸溶液。

（4）基础护理：观察神经行为、皮肤黄染等情况；维持体液平衡，光疗时增加水分摄入量20%，每天测体重判断经皮水分丢失量；做好皮肤护理及体温管理。尽早开始肠道喂养并适时给予灌肠促使胎便排尽，在增加肠道菌群的同时减少胆红素经肠肝循环重吸收。

（六）血糖管理

1.糖代谢特点及常见并发症

（1）低血糖症：肝糖原的贮备主要发生在胎儿最后 4～8 周，胎儿棕色脂肪的分化从胎龄26～30 周开始，一直延续到生后 2～3 周。极低和超低出生体重儿体内糖原储存量低而能量代谢率高。脑细胞能量代谢活跃，对糖原的需求量大，但由于机体神经系统发育不完善，特别是对肾上腺素反应不活跃，易发生低血糖症，低血糖发生率为 1.5%～5.5%。

（2）高血糖症：生成胰岛素的功能低下，胰岛 β 细胞将胰岛素原转换为胰岛素的功能存在缺陷。不能抑制肝脏合成糖原以应对静脉输注葡萄糖。胰岛素敏感组织较少（肌肉、脂肪组织等），使得糖原摄取减少。此外，体内缺乏 Staub-Traugott 效应（即重复输入葡萄糖后血糖水平递降和葡萄糖的消失率加快），葡萄糖清除率低下，生后第 1 天葡萄糖清除率最低。超低出生体重儿甚至不能耐受 5～6mg/(kg·min)的输注速度。研究报道，极低出生体重儿高血糖发生率为 25%～75%，超低出生体重儿高血糖发生率为 45%～80%，多发生在生后 2～7 天，峰值多见于生后第 2 天。

2.治疗与护理

（1）血糖监测：出生后进行实时(real-time)持续监测血糖，每天 3～4 次，直至血糖稳定。

（2）低血糖症防治：①早期喂养，对可能发生低血糖症者，于生后 1 小时即开始喂养 10%

葡萄糖,生后 2～3 小时开始喂奶;②静脉滴注葡萄糖,起始速度为 4～6mg/(kg·min)为宜。血糖<2.6mmol/L 应予以 10％葡萄糖 6～8mg/(kg·min),血糖<1.7mmol/L 应给予 10％葡萄糖 8～10mg/(kg·min),对反复发生或顽固性低血糖症须进行病因治疗。

(3)高血糖症防治:①控制葡萄糖滴入速度,起始速度以 2～3mg/(kg·min)为宜,根据血糖水平调整葡萄糖输注量和速度;②稀释药物采用 5％葡萄糖液;③不主张早期使用胰岛素治疗以预防高血糖。如血糖持续超过 15mmol/L 可应用胰岛素,开始剂量每小时 0.1U/kg 静脉滴注维持,根据血糖结果调节剂量。

(七)水、电解质管理

1.水电解质平衡的特点及常见并发症

(1)体液组成变化:足月儿总体液量占体重的 75％,大约 50％为细胞内液,而胎龄 25～30 周早产儿的总体液量占体重的 85％～90％,大约 60％的水分为细胞外液。胎儿在宫内处于体液和电解质超负荷状态,生后早期出现细胞外液容积减少和排出过多电解质。出生后 24～48 小时开始出现多尿,于 72～96 小时停止。生后 1 周摄入过多的液体及钠可阻碍细胞外液容积的正常缩减,诱发 NEC、PDA、BPD 等并发症,导致早产儿出现神经发育不良结局。在体液摄入适当时,生后 8～10 天平均体重下降 10％～15％。

(2)不显性失水增多:体表面积相对较大,皮肤角质甚薄,从皮肤散发的水分近乎物理性蒸发的状态,生后早期不显性失水为 50～150mL/(kg·d)。循环血量占体重的 10％性脱水。在 100％加湿的情况下,日龄 1～6 天的新生儿的不显性失水仅 20mL/(kg·d)。不显性失水与胎龄周数及出生后的日龄数密切相关,随着皮肤的成熟、角质层的增生迅速形成,不显性失水逐渐减少,环境湿度及输液量随之降低。

(3)肾功能不成熟:肾小球滤过率(GFR)极其低下,出生第 2 天内多数早产儿的 GFR 处于 10mL/(min·1.73m²)以下,对水分的调节能力极弱。未成熟儿被称为肾盐消耗者,尿中排出的钠量较多,自胎儿期钠排泄率就很高,呈高钠尿状态。

低钠血症:有早发性和晚发性两种。早发性低钠血症称为稀释性低钠血症,主要是由于出生后 0～1 天抗利尿激素分泌不足。晚发性低钠血症则在出生后 1～2 个月后发生,由于尿中钠排泄过多或长期使用利尿剂引起,纯母乳喂养者更易发生。

高钠血症:高钠血症多数是由于高渗性脱水引起,大量的不显性失水而又未能及时输液的情况下容易发生。生后 2～4 天可因低渗尿过多而引起高渗性脱水。随着皮肤的成熟,在出生后急速生长的过程中,高钠血症发生率逐渐下降。补钠或纠酸不当亦可以引起高钠血症的发生。

低钙血症:由于以胎盘来源的供给中止后,早产儿本身的甲状旁腺功能低下,出生后降钙素值上升所致。

高钾血症:生后 3 天内肾小管对钾的排泄能力低,可呈非少尿性高钾血症,在生后 24 小时达到高峰。以后肾小管排钾能力增强,但肾小管滤过率低,尿排出少,钾排出亦少,血钾仍可增高。研究报道,与胎龄相符的极低出生体重儿高钾血症发生率为 40％,尤其要注意胎龄 24～26周的超低出生体重儿。

代谢性酸中毒:可分为三类。①由缺氧造成的酸中毒,随着呼吸循环的改善而改善;②晚发性代谢性酸中毒,由于人工喂养所造成的蛋白质负荷增加,可在出生后1周发生代谢性酸中毒,出生后4周前后症状多见自然改善;③非蛋白质负荷下发生的代谢性酸中毒,以适于胎龄儿多见,出生后逐渐发生,日龄4~6天时血液pH小于7.25,原因是肾脏对酸的处理功能不足。胎龄越小的极低出生体重儿对尿素的排泄率越低,尿素排泄不良是造成代谢性酸中毒的主要原因之一。

极低出生体重儿生后肾脏、液体和电解质具有一定的适应性调节功能。

2.治疗与护理

(1)监测水、电解质:密切监测尿量及体重变化,动态监测电解质情况。极低出生体重儿每24小时监测1次电解质,超低出生体重儿每12小时监测1次。

(2)高加湿环境:生后早期使用高加湿环境及婴儿体表覆盖塑料膜可使不显性失水减少30%~60%。合理设置暖箱温湿度,注意机械通气吸入气体的湿化和加温。

(3)合理补液:生后1周内维持水电解质负平衡,生理性体重下降控制在出生体重的10%~15%,每天生理性体重丢失维持在1%~2%为宜。每天维持液体的需要量应根据:①每天丢失量包括显性和不显性失水;②并发症的病情和代谢情况;③细胞外液容积;④体重变化;⑤每天尿量。出生后待细胞外液容积减少后给予5%葡萄糖,补液时注意防止发生肺水肿和肺外水肿。生后第1天液体需要量为100~105mL/kg,以后每天增加10~20mL/kg,直至最大量150mL/kg。光疗时液体摄入量应在原有基础上增加20mL/kg。如需长期用氧、合并BPD者,液体宜控制为100mL/(kg·d)。为防止输液过多增加PDA和NEC发生风险,液量应低于120mL/(kg·d)。若体重下降>10%~15%,或每天下降2%~5%,尿量<0.5mL/(kg·h)超过8小时,需增加液体量。如果营养状态良好,不应反复输注胶体性液体,必要时可输全血,提高胶体渗透压。

(4)补充电解质:生后最初1~2天内钠的摄入应限制在1mmol/(kg·d),等液体平衡后钠的需要量不应超过3~4mmol/(kg·d),维持血钠133~142mmol/L。血钾补充应在排尿后开始,一般生后第3天开始补钾1~2mmol/(kg·d),维持血钾4~5mmol/L。血清钙<1.75mmol/L或游离钙<0.62~0.75mmol/kg时补钙治疗,予以10%葡萄糖酸钙1~2mL/kg(相当于元素钙9~18mg/kg)。早期预防性补钙,维持游离钙水平>0.9mmol/L,有助于防止非少尿性高钾血症。

(八)脑损伤管理

1.中枢神经系统特点及常见并发症

(1)颅内出血:常见脑室周围-脑室内出血(PIVH),发生率在25%~70%。80%PIVH发生在生后72小时内,50%PIVH出现于生后24小时,生后1周时PIVH发生率为90%。早产儿侧脑室室管膜下存在脆弱易受损的胚胎生发层基质,孕24~32周时室管膜下胚胎生发层组织细胞处于活跃分裂阶段,易为血流动力学的突然变化所损伤,对缺氧、高碳酸血症、低碳酸血症及酸中毒敏感,容易发生坏死、崩解而致室管膜下出血。胎龄越小、体重越低,此部位发育越不完善,PIVH发生风险越大。

(2)脑室周围白质软化(PVL):PVL发生率为25%~75%,与早产儿的脑血管发育特点有直接关系。脑室周围白质血供来源于大脑中或前、后动脉的长、短穿支和基底核穿支动脉的支配,脑室周围区域系动脉终末供血区。胎龄 24～28 周,短穿支较少,长穿支的侧支发育不全,长短穿支较少汇合,致使脑室周围成为脑血流分布的最少部位。一旦全身血压降低,这些部位易遭受缺血性损伤而导致 PVL 发生。此外,脑血流自主调节功能不完善及少突胶质细胞前体的特殊易损伤性也与 PVL 发生密切相关。

2.治疗与护理

(1)神经系统监测:密切观察意识状态改变及神经行为。出生体重＜1500g 者在生后 3～4 天进行床旁头颅 B 超检查,生后第 7 天和 30 天进行复查,以后还要定期随访,必要时行头颅 MRI 检查和神经行为测定。

(2)支持性治疗:维持适当的通气、组织灌注及酸碱平衡;控制惊厥发作;治疗凝血功能障碍。

(3)药物治疗:生后常规给予 1 次维生素 K_1 1mg 静脉滴注。限制液体入量,输液不可过多过快,不用高渗药物,尽量避免应用多巴胺类血管活性药物。PVL 尚无有效的治疗方法,重在预防。

(4)基础护理:提出绿色婴儿的概念,让婴儿自己生长发育。主张轻柔护理,尽量营造宫内环境,减少外界不良刺激,促进神经行为的稳定性,减少缺氧和损伤。尤其注意生后 4 小时内保持婴儿舒适.安静,尽量减少干预的条件下维持正常生命体征。

(九)感染管理

1.免疫系统特点及常见并发症

感染源主要来自宫内、分娩过程及出生后。极低和超低出生体重儿缺乏来自母体的抗体,细胞免疫及体液免疫均不成熟。皮肤屏障功能于胎龄 32～34 周逐渐发育成熟,黏膜的屏障功能有赖于分泌型 IgA 提供的保护层。

早产儿的皮肤及黏膜屏障功能低下,生后 2～3 天开始出现皮肤细菌定植。早产儿医院感染发生率较高,以耐药菌和条件致病菌多见。有研究表明,体重低于 1500g 早产儿生后 1 个月内发生感染的风险比足月儿高 20 倍。其中,医院感染以接触感染和各种置管相关感染为主。国外研究报道,极低和超低出生体重儿血行感染发生率可达 50%。出生体重低于 1500g 者早发型败血症发生率(EOS)为 1.5%～2.4%,主要为 G 菌感染,EOS 增加早产儿死亡及神经系统并发症的发生风险。迟发型败血症(出生 3 天以后)发生率超过 11%,大约半数为凝固酶阴性葡萄球菌感染,18% 为 G^+ 菌感染,12% 为真菌感染。胎龄越小、体重越低,迟发型败血症发生风险越高。

2.治疗与护理

(1)感染监测:密切观察感染征象,必要时进行相关实验检查,例如外周白细胞计数和分类、血小板、血培养、CRP 及 PCT 等。

(2)对发生感染者应尽可能获得细菌学资料,根据病原特点和药敏结果选用抗生素治疗。

(3)减少医源性血流感染风险:尽可能减少皮肤穿刺及侵袭性操作,以保持皮肤完整性;加强手卫生管理,接触患儿前应洗手;置入侵入性导管时严格执行无菌技术;做好静脉导管维护,尽量缩短置管天数。

（4）基础护理：以预防为主，严格落实消毒隔离制度。做好病室空气、物品及设备的消毒工作，定期进行细菌学检测；加强日常护理，如皮肤护理、口腔护理及脐部管理等。

（十）营养管理

1.消化系统特点及常见并发症

（1）喂养困难：胎儿在第 11 周时出现吞咽动作，13 周时有吸吮动作，32 周前形成吸吮形态，但吸吮吞咽-呼吸不协调，直到 40 周左右吸吮功能达到成熟。极低和超低出生体重儿通常由于生后缺乏经口喂养能力而需要经胃肠管饲法喂养。

（2）喂养不耐受：胎儿肠管在 28 周已分化，30 周胎龄时出现功能性小肠蠕动，34 周左右已有系统性肠蠕动，β半乳糖苷酶等在 34 周时虽不充分，但给予肠内营养后即可活化。极低和超低出生体重儿的胃肠道分泌、消化、吸收、动力和免疫功能都不成熟，消化酶含量少且活性低，胃排空延迟，因此，通过胃肠喂养往往不易耐受。胎龄越小、体重越轻，喂养不耐受发生率越高，极低出生体重儿喂养不耐受高达 69.2%，多在肠道喂养后第 1 周内，以胃潴留和腹胀多见。

（3）胃食管反流：胎儿 5 周时可见食管神经节，24 周时完成到直肠的迁移。极低和超低出生体重儿的食管呈漏斗状，弹力组织和肌层不够发达，食管下端贲门括约肌发育不成熟，胃肠收缩幅度及传播速度均降低。此外，28 周时，食管下段括约肌的静息压力仅有 4mmHg，足月时才达到成人值 18mmHg。虽然极低出生体重儿容易发生胃食管反流，但其临床表现复杂且缺乏特异性。

（4）坏死性小肠结肠炎（NEC）：早产儿胃肠道发育不成熟，容易受到各种危险因素的攻击。胃肠黏膜损伤、细菌感染及肠道喂养是 3 个最重要的高危因素。有报道显示，极低出生体重儿 NEC 发病率为 12%，其中有 30% 的婴儿发生死亡。

2.宫外生长发育迟滞

极低和超低出生体重儿容易发生宫外生长发育迟缓（EUGR）。EUGR 的概念是相对于宫内生长发育迟缓（IUGR）而言，指出生后的体重、身高或头围低于同胎龄的第 10 个百分位。美国国家儿童健康和人类发育研究所（NICHD）12 个新生儿研究中心在 20 世纪 90 年代对 1600 例出生体重 500～1500g 的早产儿进行生长监测，按胎龄分为 24～25 周、26～27 周、28～29 周三组，到胎龄 32 周时，所有三组早产儿的体重均降至第 10 个百分位以下，与第 50 个百分位相比，体重欠缺 35%～41%，提示早产儿普遍存在由于出生后营养供给不足而导致体重增长不足的问题。我国 10 家医院 696 例住院两周以上单胎早产儿的调查发现，极低出生体重儿以体重评价，出生时 IUGR 占 50.8%，而出院时 EUGR 达 82.9%，EUGR 发生率随胎龄和出生体重的下降而上升。出生体重低、开奶时间延迟、热量达标的日龄偏晚等均是导致早产儿住院期间生长速度慢的独立危险因素，营养摄入不足是 EUGR 的重要因素。值得注意的是，既往强调早产儿住院期间的营养而忽略出院后喂养，因此不能填补早产儿生后早期营养的累积缺失，难以满足其追赶性生长的需求，早产儿出院后营养强化日益受到关注。

3.治疗与护理

（1）营养监测：观察胃肠道症状及体征，做好各项营养指标的监测。

（2）肠内营养：①生后 3～4 小时若情况稳定可经鼻胃管喂养，先喂 1～2 次 5％糖水，以后每隔 1 小时喂 1 次母乳。提倡生后第 1 天早期微量喂养[10～20mL/（kg·d）]。对有严重窒息者应适当延迟（出生 24～72 小时后）开奶时间。②开始喂养前确认婴儿已排胎便，如胎便排出少或有排便困难，需用液体石蜡或甘油 2mL 注入肛内，1 天 2 次，连用 3～4 天或至胎便排尽为止。③尽量采用早产儿母亲自身母乳而非配方乳，如果无法获得母乳则以捐赠母乳替代。④如果评估婴儿可以增加奶量，第 1 周奶量增加速度为 10～20mL/（kg·d）。当奶量为 90～100mL/（kg·d），可将能量密度增加至 100kJ/30mL 并增加奶量。若能耐受 100kJ/30mL，则每天增加密度 8kJ/30mL 直至 126～134kJ/30mL。当喂养量达到 100mL/（kg·d）时可予以母乳强化剂。⑤经口喂养适用于吸吮、吞咽功能较好者。胃管喂养适用于吸吮、吞咽功能不协调者，包括间歇胃管法和持续胃管滴注法。⑥采用非营养性吸吮、口腔按摩等以促进吸吮吞咽功能成熟。喂奶时予以体位支持、下颌支持及间歇喂养。⑦出院后合理的营养可以促进早产儿出院后的生长发育，例如使用母乳加强化剂或出院后配方奶喂养。

（3）肠外营养：营养目标是达到宫内生长速率，即 15～20g/（kg·d）。生后数天主要依赖肠外营养，肠外营养是生后最初 1～2 周的主要能量来源。在生后尽早开始肠外营养，通常在生后 24 小时内。周围静脉营养主要通过外周静脉输注部分营养液，中心静脉营养可经 PICC 输入，适合需要静脉营养 2 周以上的早产儿，能量摄入开始为 126～209kJ/（kg·d），以后增加 42kJ/（kg·d），直至 460～544kJ/（kg·d），糖、脂肪、蛋白质需要量按比例分配，同时补充维生素、微量元素等，奶量达 120mL/kg 时可停止静脉营养。

（十一）筛查/监测

1.视力筛查

关于早产儿视网膜病变（ROP）的病因尚未阐明，可能与早产、低出生体重、高浓度吸氧有密切关系。视网膜发育不成熟是 ROP 发生的根本原因，在高危因素作用下，视网膜血管收缩、阻塞使视网膜血管发育停止，造成视网膜缺氧。视网膜缺氧可继发血管生长因子大量产生，从而刺激新生血管形成，导致 ROP 发生。胎龄越小，体重越轻，ROP 发生率越高。氧疗时间越长、氧浓度越高、动脉血氧分压越高，ROP 发生率越高、病情越重。有研究报道，VLBWI 的 ROP 发生率为 25.4％～47.3％，ELBWI 的 ROP 发生率为 73.3％。建立 ROP 筛查制度，生后 3～4 周或相应胎龄 32 周进行首次检查，每 2 周进行复筛直至相应胎龄 42 周。ROP 患儿每 1～2 周检查 1 次。

2.听力筛查

极低和超低出生体重儿的听力障碍发生率可达 11％，其原因是未成熟儿脑受诸多围生期不利因素影响。出院前采用耳声发射检查听力初筛，通过者一般随访至 3 岁，未通过者于生后 42 天采用脑干诱发电位检查及耳声发射检查联合复筛，对失聪或听力障碍早期诊断并尽早干预。

3.遗传代谢疾病筛查

遗传代谢疾病包括氨基酸，有机酸、脂肪酸等先天性代谢缺陷。目前在我国每年 2000 多万出生婴儿中有 40 万～50 万的儿童患有遗传代谢疾病。通过筛查可以及早发现先天性遗传疾病并进行及时治疗。筛查时间为出生 72 小时后、7 天之内并充分哺乳(吃足 6 次奶),对于各种原因(早产儿、低体重儿、提前出院者等)未采血者,最迟不宜超过出生后 20 天。目前我国新生儿筛查项目从原来的先天性甲状腺功能低下及苯丙酮尿症两项扩展到 27 种遗传代谢性疾病筛查。

4.免疫接种

当出生后体重大于 2500g 时应开始 0～6 岁儿童免疫接种计划。如果母亲患有乙肝,早产儿分娩后即可给予乙肝疫苗和乙肝免疫球蛋白。

(十二)发育支持护理

新生儿重症监护能提高极低出生体重儿存活率,但对于减少致残率的作用并不显著,较多患儿在生长发育、神经发育方面明显滞后。早产儿需要类似母亲子宫的环境,同时需要连续调适自己的体位与环境,使自己适应环境刺激,取得平衡以利发育。发育支持护理通过改善 NICU 环境和照护方式,保障早产儿及其家人的身心健康。发育支持护理措施主要包括减少光线及噪声的影响、减少侵袭性操作、建立 24 小时照护计划、合理摆放体位、抚触、鼓励父母参与护理等。

(十三)出院后干预与追踪

随着医学科学技术发展和医疗条件的改善,早产儿存活率明显提高,但出生体重小于 1500g 的早产儿中有 5%～15% 长大后遗留有严重的神经系统缺陷,主要表现为脑瘫。ELBWI 的脑瘫发生率为 5%～19%,37%ELBWI 的 IQ 低于 70。50% 的 VLBWI 及 60%～70% 的 ELBWI 存在学习及行为问题,如智能低下、学习困难.注意及行为缺陷等,给个人、家庭和社会带来极大的痛苦和负担,故对其进行早期干预促进智能发育极为重要。

1.出院标准

①能自行经口喂养 30～40mL/次;②体重增长 10～30g/d,体重达 2000g;③近期内无呼吸暂停及心动过缓;④已停止用药及吸氧一段时间;⑤无黄疸;⑥相应胎龄为 35～36 周。

2.门诊随访

出院后第 1 年的前半年应每 1～2 个月随访 1 次,后半年 2～3 个月随访 1 次,以后仍需半年随访 1 次,主要通过临床、家庭访视或电话随访等方法。随访的重点是神经系统发育、智力测试、生长发育、营养评估、行为测试、视力听力筛查等,必要时进行头颅超声或 CT、脑电图检查。

3.神经行为评估

20 项新生儿行为神经测定可评估脑损伤新生儿的神经行为发育。自发性全身运动评估(GMs)可提示脑功能障碍。对发育水平的评价可采用 Bayley 婴儿发育量表,Gesell 婴儿发育量表、婴儿智力发育量表(CDCC)。

4.早期干预

(1)早期干预模式:包括在医院内对婴儿进行干预、在家中通过指导家长间接对婴儿进行干预、医院和家庭相结合。儿童健康和发展方案(IHDP)提出如下服务模式:①家访:为父母提供感情和社会支持,宣传关于儿童健康和发育知识,指导家长使用有序的生长发育课程,帮助父母提高解读婴儿信息方面的能力。②儿童发展中心:在儿童发展中心的1天护理中促进护理者与儿童之间相互交流,提高儿童的智力、行为以及社会发展。主要内容包括观察、实施和评估,观察的目的是决定什么样的干预活动适合特殊的儿童。通过实施后由儿童发展中心的老师进行评估,衡量儿童现在的功能水平,预测以后应实施的方案。③父母讨论会:为父母提供更多信息,相互借鉴经验,与其他父母交流儿童抚养与发育有关的话题。

(2)早期干预的方法:根据围生儿初始评估分数以及家庭环境来决定。根据不同年龄和发育的程度制订0~3岁早期教育教学大纲:①新生儿期:对视、听、触、嗅觉进行刺激,尤其强调视、听刺激,在早期筛查出有听力或视力缺陷的高危儿,及时进行早期干预使患儿的身体机能得到最大恢复。②婴儿期:在进一步视、听、触刺激的基础上加强小儿各部位的协调,通过与家庭成员的交流来发展直觉辨别能力、交流能力、精细动作和大动作的能力,这个时期更强调家庭的作用。

第七章　儿科护理

第一节　发热的护理

正常小儿的体温有个体差异,并随外界环境因素的变化而有一定范围的波动,一般一日24 小时内以清晨 2～6 时体温最低,下午 5～7 时最高。腋下体温一般在 36～37℃,肛温高一点,为 36.5～37.5℃,舌下温度则较肛温低 0.3～0.5℃,个体略有差异。进食、运动、哭闹、衣被过厚、环境温度过高均可使体温略为升高;饥饿、少动、保暖条件不佳又往往使体温过低。新生儿、婴幼儿和体弱儿的体温更容易受外界因素影响。因此,测量体温应在休息半小时后、饭后1 小时、安静时为好。

发热即体温的异常升高。当腋下体温波动在 37.5～38℃ 时临床上称为低热。体温在 39～40℃ 称为高热,超过 40℃ 称为超高热。连续发烧超过 2 周称为长期发热。由于小儿正常体温稍有波动,因此腋下体温在 37～37.5℃ 是否属于低热,将根据具体情况进行分析。

一、病因

(一)感染性疾病

细菌、病毒、支原体、立克次体、螺旋体、寄生虫等任何病原体感染所引起的疾病都可伴有发热。常见发热的有败血症、呼吸道感染、尿路感染、伤寒、结核等,急性发热以上呼吸道感染最多见,其中多数为病毒性感冒。长期低热以结核病、慢性尿路感染、慢性鼻窦炎等常见。

(二)非感染性疾病

非感染性疾病所致的发热可见于大量组织破坏或坏死(白血病、恶性肿瘤、严重组织损伤如大手术后、大面积烧伤)、结缔组织病、变态反应(如某些药物反应、血清病等)、产热过多或散热过少(前者如惊厥持续状态、甲状腺功能亢进,后者如外胚叶发育不全)、体温调节失常(颅脑损伤)和中暑等。

二、发病机理

发热是机体防御疾病的反应,有其有利的一面,但年龄小、体质弱的患儿在严重感染时可不发热,说明防御功能不良,预后往往不良。发热高、持续时间久往往对机体产生下列不良影响。

(1)高热使代谢率增快、耗氧量亦增多。体温每增高 1℃,基础代谢增高 13%。

(2)高热时,为了散热心搏加快,体温每升高 1℃,心搏增快 15 次/min。同时表皮血管扩张,故心血管负担加大。

(3)高热可使大脑皮层过度兴奋,产生烦躁、惊厥;也可发生大脑皮层抑制,引起昏睡、昏迷,多见于婴幼儿。

（4）高热时消化道分泌减少，消化酶活力降低，胃肠蠕动减慢，故常伴有食欲减退，腹胀、便秘等。

（5）持续高热反而使机体防御机能降低，对康复不利。

三、诊断检查

发热的病因繁多，疾病诊断难易不一。急性发热若已持续 2～3 天，症状和体征一般已比较明显，诊断常不困难。发热的早期有时缺乏阳性体征，一时不易明确诊断。对发病时间短（指发病在 10 小时以内者）除了密切观察病情发展和进行必要的实验室检查外，应仔细观察神经精神状态和心血管功能，以便及早发现早期的暴发型疾病，如中毒性痢疾、流脑败血症、休克型肺炎等，做到及时抢救，减少误诊。

发热早期只伴有轻度上呼吸道感染症状时，还应根据季节特点、传染病流行情况和患儿特点，警惕急性传染病的可能性，减少漏诊。

长期发热而其他临床表现不明显者仍以感染性疾病为多见，如肠道病毒感染、传染性单核细胞增多症、链球菌感染后综合征、泌尿道感染、结核病、沙门氏菌属感染等。其次为结缔组织病，如风湿热、少年性全身性风湿性关节炎；血液病，如白血病；恶性肿瘤，如霍奇金病；以及其他一些少见病，应根据需要进行有关的实验室检查以作辅助诊断。

四、护理

（一）常见护理诊断

1.体温过高

体温过高与原发疾病有关。

2.有体液不足的危险

体液不足与发热不显性失水增加及摄入不足有关。

3.潜在合并症

（1）感染性休克：与原发疾病有关。

（2）高热惊厥：与体温过高及小儿神经系统发育未成熟有关。

（二）护理措施

1.病情观察

定时测量和精确地记录体温，一般每 4 小时 1 次，以便观察患儿热型。超高热或有高热惊厥趋势等情况时需每 1～2 小时测量 1 次。退热处置后应观察有无体温骤降，大量出汗，软弱无力等现象，当有虚脱表现时应予保暖、饮温开水、严重者需静脉补充液体。应用退热措施后 1 小时内应重复测量体温。

此外，需要随时注意有无新的症状或体征出现，如神志改变、皮疹、呕吐、腹泻、淋巴结肿大等。诊断尚未明确者更应密切观察。

2.一般护理

患儿需卧床休息，室内环境安静、温度适中，通风良好，衣被不可过厚。小婴儿不要包裹太紧以利散热。要保持皮肤清洁、避免汗腺阻塞，要勤擦浴，更换内衣和被单。保证充足水分摄入，选择清淡、易消化的流质或半流质饮食，如入量不足，必要时给予静脉输液。加强口腔护理。

五、降温措施

当体温在 38.5℃左右或以上时需给予对症治疗。若患儿有高热惊厥史者则应提早给予处理。可采用物理降温或药物降温。

(1)物理降温。比较安全有效。常用的方法有：①头部冷湿敷或枕冰袋，冷敷是将小毛巾放入盛有凉水的面盆内，浸湿透后，略拧干，以不滴水为宜，敷在小儿前额或大血管走行处，每10～15分钟更换1次，注意避免冷水将患儿的衣被弄湿和水流入身体其他部位；枕冰袋是将碎冰块装入冰袋内，去除有尖锐棱角的冰块，再加入少量凉水，驱除空气，盖紧盖子，擦干袋子后，装入套中置于头部或颈部两侧大血管流经处，可降低体温，减少脑细胞耗氧量。②酒精擦浴：对婴幼儿降温效果较好，但要注意酒精擦浴只减低皮肤表面温度，而肛温仍可很高，所以高热惊厥者，还应该给予降温药和镇静药为宜。③温湿大毛巾包裹躯干部，包括腋下和腹股沟部，此法舒服且降温效果好。④温水浴，水温比患儿体温低1℃，应用清水。盆浴时间很短，操作要敏捷，适用于温暖和炎热季节，或者室温在22～24℃的任何季节，降温效果好。⑤冷盐水灌肠，适用于降温和需检查大便的患儿。⑥大血管区放置冰袋配合冬眠疗法。

(2)药物降温。常用的方法有：①25％安乃近溶液滴鼻，此法简便而有效，适用于5个月到1岁的婴儿，每次1～2滴，滴入鼻腔，一般1小时以内即可降低体温。②阿苯片（每片含阿司匹林0.1g和苯巴比妥0.01g）为常用的退热剂，剂量按阿司匹林计算为每次5～10mg/kg，年龄小选择小剂量。体温上升可重复使用，间隔不短于4小时。退热不要求降得太快，一般从高热降至中、低热即可，以免发生多汗、肢体厥冷等虚脱现象。3～4个月小婴儿一般不用或慎用阿司匹林。③对乙酰氨基酚（扑热息痛）有解热镇痛作用，对胃肠道的刺激作用小，无肝功能损害和抗凝等不良反应，故现在使用较多，剂量同阿司匹林。

六、病因治疗

针对不同病因，按医嘱采取不同治疗，细菌性感染采用敏感抗生素、病毒性感染可给予抗病毒制剂或中药治疗，注意观察药物疗效和不良反应。

第二节　婴儿哭闹的护理

一切刺激和精神上的冲动都可引起婴幼儿的哭闹，在婴儿会说话前以哭闹表达要求或表示痛苦或不高兴。哭闹次数较多，并不完全属于病态，有时不哭反而不正常，如新生儿不哭、少哭或哭声不响可能是有病，但有些婴幼儿患病时临床表现不明显，哭闹成为主要的或早期的症状。

一、哭闹的原因

(一)非疾病原因

包括情绪变化、饥饿、口渴、睡眠不足、断奶；外界不良刺激，如过热、过冷、尿布潮湿、衣服过紧、被褥过重、蚊虫叮咬等。

(二)疾病原因

任何疾病凡能引起小儿不适或疼痛都可以引起哭闹,以腹痛最为常见;其次为中枢神经系统疾病,如新生儿颅内出血;炎症或损伤引起的疼痛和不适,如中耳炎、口腔炎、臀部糜烂等均可引起哭闹。

二、护理

(一)常见护理诊断

婴儿行为改变:哭闹与饥渴、冷热或疼痛、感染、损伤等有关。

(二)护理措施

主要通过耐心、细致地观察找出小儿哭闹的原因,应注意以下几点。

1.哭的声调

新生儿尖调哭声称为脑性尖叫,提示颅脑损伤,如颅内出血、新生儿化脓性脑膜炎等。哭声低沉而粗见于甲状腺功能低下。

哭声时高时低为要挟性哭闹。哭声弱或呈呻吟者病情多严重。

2.哭闹持续时间

非疾病性原因引起的哭闹多时间短暂,去除原因或分散其注意力后立即停止并活泼如常。疾病所致者哭闹为持续性或反复性。

3.哭闹特点和伴随表现

(1)非疾病哭闹:哭闹非疾病引起,可见于下列情况:①因饥饿而哭闹,表现为吸吮觅食、啃拳等。要睡觉时哭声低且较烦躁,双眼时睁时闭,经过哄拍,哭声断断续续变轻而入睡。要大便而哭闹常常憋气、使劲和满面涨红。②因刺痛或叮咬可引起阵发性号啕大哭,间隙时嬉戏如常。应裸露小儿,仔细检查全身皮肤和所着衣服,以发现哭闹的原因。③小儿熟睡时突然发生大声哭闹,有的可因外来巨响震醒害怕,有的不一定能找出原因,此时可将小儿抱起或陪伴给予安慰,不久即可恢复正常。多次夜间大声啼哭时,应注意有无白天过度兴奋或晚餐进食过多。④2岁以上幼儿要挟性哭闹时,常哭而无泪,双眼半睁半闭,窥测成人举动,这时只要注意其安全,对其哭闹暂不理睬。平时则应加强教养,不要无原则地溺爱,纠正其不良习惯。⑤新生儿可黑白颠倒,白天觉多,夜间少睡,无人理睬则不停地哭闹,应改变其睡眠习惯。

(2)疾病所致的哭闹:哭闹由疾病引起,可见于下列情况:①婴儿阵发性腹痛,这是由于肠道功能紊乱所致,好发于1~3个月的婴儿。可能与喂养不当等因素有关。有时患儿大声哭闹,面色潮红、口周苍白、双手紧捏、两腿屈曲,临床表现十分引人注意。一般持续数分钟或数十分钟。排便或肛门排气后缓解。此症状可反复发生,应注意合理喂养。②肠套叠,好发于4~10个月婴儿。剧烈而持久的哭闹为其早期症状,伴频繁呕吐。发病6~12小时出现血便。腹部可触及包块。早期应予细致观察,可疑病例应进行肛门指检看有无果酱样大便,X射线空气灌肠既能确定诊断又是治疗。③嵌闭疝,对哭闹原因不明者要检查有无腹股沟疝,如有疝嵌顿应及早纳。④外耳道疖肿或在中耳炎穿孔前患儿常因耳痛哭闹,不断摇头,不让接触患耳。⑤鼻内分泌物堵塞鼻腔时,因呼吸不畅,特别是在吃奶时和在夜间引起烦躁哭闹,哭声断续和张嘴呼吸。⑥其他如蛲虫症多于夜间哭闹,肛周可见蛲虫。

对临床症状不明显而啼哭,且给予适当的护理后仍无好转的患儿,尤需密切观察病情,并关注其表情、动作与哭闹的声调、时间和特点等。并应及早与医师取得联系,以便及早诊断和处理。

第三节　呕吐的护理

呕吐是由于食管、胃或肠道呈逆蠕动,并伴随腹肌痉挛性收缩,迫使胃内容物从口和鼻腔涌出所致。呕吐是小儿常见症状之一,若反复发作可能是严重疾病的表现,应积极寻找原因。

一、病因和发病机理

不同病因引起呕吐的机理不同。

(一)消化道梗阻

如先天性肠道狭窄或闭锁、肠套叠或各种原因引起的肠梗阻。

(二)消化道感染性疾病

胃炎、肠炎、阑尾炎等,由于炎症刺激而引起反射性呕吐。

(三)消化道以外疾病

如全身感染性疾病和代谢障碍,可引起消化道功能异常而引起呕吐。

(四)中枢神经系统疾病

由于颅内压增高而引起喷射性呕吐。

(五)中毒

各种中毒也可引起呕吐。

二、治疗与诊断

新生儿由于吞入较多羊水,生后即可发生呕吐,常无其他表现,可用2%苏打水洗胃。人工喂养的新生儿较母乳喂养更容易因喂养不当而出现呕吐,应注意调查其喂养情况。生后若迟迟不排胎便且伴呕吐,轻则胎粪黏稠阻塞肠道,灌肠排便后呕吐即止,重者可能有消化道畸形,可进行X射线检查。

幽门肥大性狭窄常从新生儿晚期开始出现喷射性呕吐,大便次数减少,每次喂奶后在上腹部可观察到从左肋下向右上腹移动的蠕动波,呕吐物为奶汁或乳凝块,无胆汁。在右上腹腹直肌外侧可能摸到似橄榄大小的硬块。

婴儿期:喂养不当是呕吐的主要原因。肠套叠在此年龄期也是较常见的急腹症,表现为腹痛并伴有阵发性剧烈哭闹,面色苍白,频繁呕吐,便血及腹部可触及包块,若怀疑此病应请外科医生会诊。小婴儿由于贲门松弛,哺乳后部分乳汁反流入口腔称为溢乳,小儿无任何其他表现,体重增长如常,需与呕吐区别。

儿童期:消化道疾病或消化道外疾病均可引起呕吐,一般原发疾病的表现明显不难确诊。再发性呕吐好发于学龄儿童,女孩较男孩多见,有反复发作趋势,发作诱因与精神因素有关,严重者需补液。

三、护理

(一)常见护理诊断

1.有窒息的危险

窒息与呕吐时大量胃内容物涌出引起误吸有关。

2.有体液不足的危险

体液不足与呕吐胃肠道损失增加及摄入不足有关。

3.营养失调——低于机体需要量

营养失调与摄入营养量不足有关。

(二)护理措施

1.观察病情

注意呕吐的性质是喷射性、持续性还是间歇性;呕吐物的性质,是否含有血液、胆汁或粪便;呕吐时是否伴有发热、腹痛、腹泻、头痛、惊厥等症状;有无精神状态的改变、前囟饱满、颈项强直等;腹部有无肠型、包块、压痛、肠鸣音亢进或减弱。若是新生儿还需观察是否已排胎便。

2.预防窒息

新生儿和幼婴呕吐时,要使患儿保持侧卧位以免误吸。未成熟儿和体弱儿可因呕吐物吸入而窒息死亡,应多加注意,及时清理口腔呕吐物,保持呼吸道通畅。

3.呕吐护理

任何内科疾病引起的呕吐都可采用少量多次哺喂,必要时可在奶中加米粉以增加稠度,减少呕吐,呕吐引起脱水者应静脉补液。由于胃扭转引起的呕吐,患儿应经常保持半坐卧位或直立位,经过一定时间,呕吐可自行缓解。

四、指导家长正确喂养

喂哺时应防止吞咽过快、吞入过多气体,乳温应适中,奶头孔大小合适,喂奶时奶头充满乳液,以免小儿吞入气体引起呕吐,喂奶完毕,应抱起小儿,轻拍背部,使其排出吞入的空气。耐心喂养,保证营养需要。

第四节　腹痛的护理

腹痛是小儿常见症状之一,多数为内科疾病,但少数为外科急腹症,两者的处理完全不同,因此,鉴别诊断十分重要,对临床表现作动态观察有利于做出正确诊断。

一、病因

(一)器质性疾病

1.腹腔内疾病

腹腔内疾病主要见于胃肠道疾病,包括寄生虫病、细菌和病毒感染。亦可见于阑尾炎、溃疡病、胃肠道梗阻。腹内其他脏器的炎症如肠系膜淋巴结炎、腹膜炎、胆囊炎、胰腺炎。也见于各种原因所致的内脏破裂。还可见于泌尿道感染、尿路结石。较大女孩的卵巢囊肿扭转可引起剧烈阵发性疼痛。

2.腹膜外疾病

腹膜外疾病可见于大叶性肺炎、胸膜炎、心包炎、过敏性紫癜、腹型癫痫等。

(二)功能性腹痛

由于肠管蠕动异常或肠管壁痉挛引起的腹痛,如婴儿阵发性腹痛和功能性再发性腹痛(肠痉挛症)。前者与饮食不当有关,表现为夜间阵发性哭闹。后者多见于儿童,有周期性发作,其发病原因与精神因素和自主神经功能紊乱有关。

二、发病机理

腹痛是一种主观感觉,一般认为腹痛的发生和传导机理可分为内脏性和感应性两类。

(一)内脏性腹痛

内脏中存在着痛觉纤维。空腔器官平滑肌强烈收缩,使肠腔内张力增加,引起管腔膨胀或血管痉挛与阻塞,造成局部缺血,这些刺激作用于内脏感受器,其冲动经交感神经,通过内脏神经,经相应脊髓节段传至中枢神经系统而产生腹痛感觉。此种疼痛为绞痛或钝痛,不伴皮肤感觉过敏或腹肌痉挛。疼痛部位多在腹部中线附近,范围较广泛,且定位差。此种腹痛见于器官痉挛或梗阻,亦见于溃疡病。

(二)感应性腹痛

此种腹痛常与上述疼痛同时存在或相继发生,当内脏病变使痛觉神经纤维受刺激,发生冲动,传入相应的脊髓节段,引起此节段的脊神经支配的皮肤部位发生体表感应性腹痛。例如阑尾病变的体表感应区是右下腹;小肠的体表感应区在脐周;胃的体表感应区在上腹部;肝胆的体表感应区在右上腹和右肩胛;肾和输尿管的体表感应区在腰和腹股沟部。此种疼痛比较尖锐,伴皮肤过敏和腹肌痉挛,定位较明确,常位于腹部两侧。

此外,腹外病变也可引起感应性腹痛,例如腹膜炎可引起前腹壁疼痛,应注意识别。

三、诊断检查

(一)急腹症的特点

急腹症是指腹腔内器质性疾病并急需外科手术治疗。表现为严重的腹痛,同时存在明确的压痛和肌紧张。压痛局限于某一部位可能是阑尾炎、胆囊炎;全腹压痛、肌紧张并伴有腹胀可能是腹膜炎;腹痛伴有腹胀、肠型、反复呕吐、便秘者可能是肠梗阻。如果腹痛患儿经数小时以上的观察,始终无上述表现,多可除外急腹症。

(二)复发性腹痛

腹痛发作呈慢性反复性,疼痛程度不一。其中功能性者多见,如肠痉挛症、腹型癫痫、肠蛔虫症等。少数为溃疡病、溃疡性结肠炎、肠系膜淋巴结核等。

四、治疗原则

急腹症应转外科手术治疗;复发性腹痛应内科保守治疗,根据不同原因,采取不同疗法。肠痉挛可用解痉药,有炎症可用抗感染治疗,腹型癫痫要抗癫痫治疗,肠道寄生虫要给予驱虫治疗,肠系膜淋巴结核给予抗结核治疗。

五、护理

(一)常见护理诊断

1.疼痛:腹痛

腹痛与腹部特定疾病有关。

2.有体液不足的危险

体液不足与腹痛影响进食有关。

(二)护理措施

1.密切观察病情

腹痛的临床表现较为复杂,又因患儿不能准确地描述自己的症状,所以需要依靠医护人员细致、全面和反复地观察病情,注意以下方向。

(1)疼痛部位:器质性疾病常见特定的固定部位,一般在脐周以外,但亦并非固定不变,例如急性阑尾炎早期是上腹痛,以后固定于右下腹,但小儿急性阑尾炎疼痛部位很不典型,容易误诊。非器质性疾病的腹痛往往在脐周或含糊不清。

(2)严重程度:腹痛可轻可重,轻者诉说疼痛,较重者有痛苦表情,辗转不安或哭闹,严重者翻滚、面色苍白、冷汗淋漓、痛苦不堪。胆道蛔虫、过敏性紫癜、尿路结石、急性阑尾炎、胰腺炎等常引起剧烈腹痛。

(3)疼痛性质:可分为持续性钝痛、阵发性绞痛和持续性疼痛伴有阵发性加重。

(4)伴随症状:这是进行诊断时的重要依据,应仔细观察。①呕吐:肠梗阻时,腹痛同时常出现频繁呕吐、呕吐量较多。呕吐发生时间的早晚与梗阻部位高低有关。内科疾病引起的呕吐常发生在疾病早期。②大便次数、性状和排气情况:腹泻引起腹痛,大便性状是诊断重要依据,护士要观察粪便肉眼性状,包括大便量、水分含量、所含不消化食物残渣、脓血、黏液、坏死脱落组织和异常气味等。婴幼儿腹泻时大便呈蛋花汤样;痢疾时为脓血便;肠套叠时呈果酱样大便;出血性坏死性小肠炎时可见带有脱落组织的血便,溃疡病伴出血时大便呈柏油样等。腹痛后无排便、排气,伴频繁呕吐则很可能是肠梗阻。③黄疸:腹痛过程中出现黄疸则以肝胆系统疾病的可能性大。④其他:注意是否伴有咳嗽、发热、尿路刺激症状、关节痛和皮疹等。

2.一般护理

腹痛患儿均较痛苦,要仔细照顾,尤其症状持续较久或反复发作者更要体贴入微。对食欲差、消耗较多、吐泻较重的患儿应设法保证入量,怀疑急腹症者应禁食、静脉输液。

3.针对病因进行处理

尽早做出准确诊断并做及时治疗。诊断不明者不宜给镇痛解痉药物,以免掩盖症状和延误诊断,而且腹部亦不宜放热水袋。诊断明确后去除病因,腹痛多可较快缓解,除症状特别严重者,一般不需对症治疗。必须注意,内科疾病的腹痛在一定条件下可转变为外科疾病,如溃疡病穿孔、蛔虫团块致完全性肠梗阻和急性出血性坏死性肠炎等。故对患儿要求做到密切观察,以利于及时确诊和治疗,对高度疑为外科急腹症者应转外科手术探查。

第五节　厌食的护理

健康的小儿应该有良好的食欲,食欲缺乏即对进食不感兴趣,常见于急、慢性疾病,但并非都意味着器质性疾病的存在。有时厌食表现非常突出,但常无其他临床表现,与精神因素或喂养不当有关,目前在独生子女中比较常见。饮食中缺少微量元素锌、咽痛、牙痛、口腔溃疡、牙龈疾病均可引起厌食或拒食。

一、病因

(一)器质性疾病

各种疾病常伴有不同程度的食欲缺乏,但并不引起特殊注意,下列疾病或情况时,食欲缺乏、哭闹成为突出的临床表现。

(1)新生儿期的各种感染常以拒食为前驱症状。

(2)婴幼儿营养不良性贫血时食欲缺乏常为突出的症状。

(3)年长儿患传染性肝炎时食欲缺乏可能是唯一的症状,且持续时间较长。

(4)食欲缺乏可能是消化系统疾病的症状之一。

(二)精神因素

生活条件良好,独生子女溺爱,精神因素常是引起较长时间内食欲缺乏的主要原因。

1.强迫进食

担心小儿生长发育不够健壮,劝说、哄骗、威胁甚至打骂,强迫小儿进食,影响其情绪而造成食欲缺乏,甚至形成条件反射性拒食。

2.其他精神因素

小儿突然进入陌生环境,如进托儿机构或住院、入学后学习负担过重、情绪紧张等因素均可使食欲减退。

(三)喂养不当或不良的饮食习惯

喂养不当或不良的饮食习惯均可降低食欲,进食过多的冷饮和甜食,如巧克力、奶油蛋糕等,造成正餐无食欲。

(四)药物

很多药物影响食欲,如抗生素,抗癌药物,过量的维生素 A、D 等。

二、发病机理

食欲是高级神经活动现象之一。当食欲旺盛时,胃酸分泌增加,胃肌张力加强,这为充分消化食物准备了条件。胃液的分泌和胃肌张力,通过迷走神经和内脏神经,刺激大脑皮层和下丘脑而起到调节作用。疾病或精神因素可使大脑皮层和下丘脑发生抑制,使消化液分泌减少,胃肌张力减低而导致食欲缺乏。

三、诊断检查

首先要确定有无器质性疾病,如怀疑有器质性疾病则应注意有关伴随的临床症状,进行必要的实验室检查。若怀疑精神因素时应了解喂养的全过程以便发现问题。注意部分患儿兼有两种因素。

食欲缺乏与畏惧或拒绝进食不同,虽均有进食量减少,但后者食欲正常,只是因为进食时口腔或舌部疼痛,咀嚼时牙痛或吞咽时咽痛等,以致不愿进食,应予区别。

四、治疗原则

食欲缺乏需去除病因,加强心理治疗才能使症状缓解消失。

五、护理

(一)常见护理诊断

营养失调,低于机体需要量:与食欲差致摄入不足有关。

(二)护理措施

(1)指导家长进一步了解小儿正常生长发育规律,不要强迫小儿进食。

(2)指导家长科学喂养,供给小儿合理膳食,改变不合理饮食习惯。

(3)精神性厌食的护理。

在调查了解患儿厌食原因的基础上,取得患儿和家长的信任及合作,解除思想顾虑,并向他们解释病因和症状。鼓励患儿逐渐增加食量,并辅以暗示治疗。如确已有较严重的营养不良存在,可在取得患儿合作的前提下采用短期鼻饲,待情况好转再鼓励进食。必要时指导家长正确抚育和教养小儿,帮助患儿具体安排学习和生活等。

第六节　口腔炎的护理

口腔炎是指口腔黏膜的炎症,可由微生物(细菌、病毒、真菌和螺旋体)引起,亦可因局部受理化刺激引起。本病在小儿时期较为多见,尤其是婴幼儿期更常见。可单独发病或继发于急性感染、腹泻、营养不良、维生素B、维生素C缺乏等全身性疾病。食具消毒不严、口腔不卫生或由于各种疾病导致机体抵抗力下降等因素均会导致口腔炎的发生。如病变仅局限于舌、齿龈、口角亦可称为舌炎、齿龈炎或口角炎。治疗原则以清洗口腔及局部涂药为主,严重者可全身用药。

一、护理评估

(一)健康史

1.鹅口疮(雪口病)

鹅口疮为白色念珠菌感染所致的口炎。多见于新生儿、营养不良、腹泻、长期应用广谱抗生素或激素的患儿。使用污染的奶具、哺乳时奶头不洁均可导致感染,新生儿也可在出生时经产道感染。

2.疱疹性口炎

疱疹性口炎亦称疱疹性齿龈口炎,为单纯疱疹病毒感染所致,传染性强,多见于1~3岁小儿。终年可发生,常在集体托幼机构引起小流行。

3.溃疡性口炎

溃疡性口炎是由链球菌、金黄色葡萄球菌、肺炎链球菌、绿脓杆菌或大肠埃希菌等感染引起的口腔炎症。多见于婴幼儿。常发生于急性感染、长期腹泻等抵抗力下降时,口腔不洁利于细菌繁殖而致病。

(二)身体状况

1.鹅口疮

临床特征是口腔黏膜上出现白色乳凝块样小点或小片状物,略高于黏膜表面。最常见于颊黏膜,其次是舌、齿龈、上腭。初起时呈点状和小片状,可逐渐融合成片,不易拭去,强行擦拭剥离后,局部黏膜潮红,并可伴渗血。患处不痛、不流涎,一般无全身症状,不影响吃奶。重症可累及食管、肠道、喉、气管、肺等,出现呕吐、吞咽困难、声音嘶哑或呼吸困难。诊断困难时,取白膜涂片,加10%氢氧化钠1滴,镜检可见真菌的菌丝和孢子。

2.疱疹性口炎

起病时发热,体温为38~40℃,常有上呼吸道感染症状。齿龈红肿,触之易出血,继而在齿龈、舌、唇内、颊黏膜处出现散在或成簇的黄白色小水疱,直径2~3mm,迅速破溃后形成浅溃疡,上面覆盖黄白色纤维渗出物,绕以红晕,有时累及上腭及咽部。口角及唇周皮肤亦常发生疱疹。局部疼痛、拒食、流涎、烦躁、颌下淋巴结肿大。病程1~2周。本病应与由柯萨奇病毒引起的疱疹性咽峡炎鉴别。后者疱疹主要在咽部和软腭,有时见于舌,但不累及齿龈和颊黏膜,颌下淋巴结不肿大,多发生于夏秋季。

3.溃疡性口炎

溃疡性口炎多见于婴幼儿,口腔各部位均可发生,常见于舌、唇内及颊黏膜处,可蔓延到唇及咽喉部。初起时口腔黏膜充血水肿,随后形成大小不等的糜烂或溃疡,上有纤维素性渗出物形成的假膜,常呈灰白色,边界清楚,易拭去,露出溢血的创面,但不久又被假膜覆盖,涂片染色可见大量细菌。局部疼痛、流涎、拒食、烦躁,常有发热,可达39℃,局部淋巴结肿大。白细胞总数和中性粒细胞增多。全身症状轻者一周左右体温恢复正常,溃疡逐渐痊愈;严重者可出现脱水和酸中毒。

(三)心理-社会资料

口炎常由于抵抗力下降、口腔不洁而致病。疱疹性口炎为自限性疾病,但传染性强,终年可发生,并可在托幼机构引起小流行。应注意评估托幼机构有无采取措施预防口腔炎的发生及流行,家长对该病的病因、护理方法的了解程度,有无顾虑;患儿对住院、治疗有无恐惧心理等。

二、实验室检查

血常规检查,溃疡性口炎可有白细胞和中性粒细胞增高,结合口腔涂片检查可明确是念珠菌感染还是细菌感染。

三、护理诊断

(一)口腔黏膜改变

口腔黏膜改变与护理不当、理化因素刺激、抵抗力低下及病原体感染有关。

(二)疼痛

疼痛与口腔黏膜炎症和破损有关。

(三)体温过高

体温过高与感染有关。

(四)知识缺乏(家长)

缺乏口腔预防及护理知识。

四、护理目标

(1)患儿口腔黏膜破损逐渐愈合。

(2)患儿口腔疼痛减轻,逐渐消失。

(3)患儿体温恢复正常。

五、护理措施

(一)促进口腔黏膜愈合

1.口腔护理

鼓励患儿多饮水,进食后漱口,保持口腔黏膜湿润和清洁。用3%过氧化氢溶液或0.1%依沙吖啶溶液清洗溃疡面,较大儿童可用含漱剂。清除分泌物及腐败组织,可减少继发感染,利于溃疡愈合。碱性环境可抑制白色念珠菌生长,鹅口疮患儿宜用2%的碳酸氢钠溶液清洗。清洗口腔每天2～4次,以餐后1小时左右为宜,动作应轻、快、准,以免引起呕吐。对流涎者,及时清除流出物,保持皮肤干燥、清洁,避免引起皮肤湿疹及糜烂。

2.正确涂药

涂药前先清洗口腔,然后用无菌纱布或干棉球放在颊黏膜腮腺管口处或舌系带两侧,以隔断唾液;再用干棉球将病变部黏膜表面吸干净后方能涂药;涂药后嘱患儿闭口10min,然后取出隔离唾液的纱布或棉球,勿立即漱口、饮水或进食;小婴儿不配合时可直接涂药;在清洁口腔及局部涂药时应注意手法,用棉签在溃疡面上滚动式涂药,切不可摩擦,以免扩大创面或疼痛加重,具体方法如下。

(1)鹅口疮患儿局部可用制霉菌素10万U/次,加水1～2mL涂患处,每天3～4次;也可用2%碳酸氢钠溶液于哺乳前后清洁口腔;局部可涂以1%甲紫。

(2)疱疹性口腔炎患儿局部可涂碘苷抑制病毒,亦可喷洒西瓜霜、锡类散、冰硼散等;预防继发感染可涂2.5%～5%金霉素鱼肝油。

(3)溃疡性口腔炎患儿要及时控制感染,选择有效抗生素,做好口腔护理,局部可涂金霉素鱼肝油,也可用西瓜霜、冰硼散、锡类散等。

(二)口痛护理

以高热量、高蛋白、含丰富维生素的温凉流质或半流质饮食为宜,避免酸、辣、热、粗、硬等刺激性食物,以减轻疼痛。对由于口腔黏膜糜烂、溃疡引起疼痛影响进食者,可按医嘱在进食前局部涂2%利多卡因。对不能进食者,应给予肠道外营养,以确保能量与水分供给。患儿使用的食具应煮沸消毒或高压灭菌消毒。

(三)监测体温

大多数口炎都有不同程度的体温升高,热度不等,由于体温增高会造成机体消耗增加,同时体温过高还可诱发惊厥等。故应把患儿的体温控制在 38.5℃以下，如体温超过 38.5℃（腋温）应松解衣服，必要时给物理降温或解热药物。同时做好皮肤护理。

六、健康教育

教会家长做好口腔炎的家庭护理和预防工作尤为重要：①给家长讲解口炎发生的原因，示教清洁口腔及局部涂药的方法，为患儿做口腔护理前后要洗手。②对患儿的食具、玩具、用具定期煮沸消毒或高压灭菌消毒。鹅口疮患儿使用过的乳瓶及乳头，应放于 5‰碳酸氢钠溶液浸泡 30 分钟后再煮沸消毒。疱疹性口炎具有较强的传染性，应注意隔离，以防传染。③教育孩子养成良好的卫生习惯，不吮指，爱刷牙，年长儿进食后漱口，避免粗暴摩伤口腔。④培养小儿良好的生活习惯，食具专用，不偏食、挑食，进食不狼吞虎咽，饭前便后要洗手。

第七节　腹泻病的护理

小儿腹泻或称腹泻病，是一组多病原、多因素引起的以大便性状改变和大便次数增多为特点的临床综合征，是儿科常见病。6 个月～2 岁婴幼儿多见，一岁内占半数，是造成小儿营养不良、生长发育障碍的主要原因之一。严重者可造成水与电解质紊乱，一年四季均可发病，但夏秋季发病率高。本病为我国儿童保健重点防治的"四病"之一。

临床上根据腹泻的病因可分为感染性腹泻和非感染性腹泻；根据病程可分为急性腹泻（病程在 2 周以内，最多见）、迁延性腹泻（病程在 2 周至 2 个月）和慢性腹泻（病程在 2 个月以上，多与营养不良和急性期未彻底治疗有关）。根据病情分为轻型腹泻及重型腹泻。

感染性腹泻时，病原微生物多随污染的食物、日用品、手或水进入消化道，当机体防御功能下降，大量病原微生物侵入并产生毒素，可引起腹泻。加产毒性大肠埃希菌主要通过其产生的肠毒素促使水及电解质向肠腔内转移，肠道分泌增加导致水样腹泻，侵袭性大肠埃希菌、空肠弯曲菌、鼠伤寒沙门氏菌以及金黄色葡萄球菌等，可侵入肠黏膜组织，产生广泛的炎性反应，出现血便或黏冻状大便；轮状病毒侵袭肠绒毛的上皮细胞，使之变性坏死，绒毛变短脱落，引起水、电解质吸收减少，导致腹泻。同时，继发的双糖酶分泌不足使食物中糖类消化不全而积滞在肠腔内，并被细菌分解成小分子的短链有机酸，使肠液的渗透压增高，进一步造成水和电解质的丧失。

非感染性腹泻多因进食过量或食物成分不恰当引起，消化、吸收不良的食物积滞于小肠上部，使肠内的酸度减低，肠道下部细菌上移并繁殖，产生内源性感染，使消化功能更加紊乱。加之食物分解后腐败性毒性产物刺激肠道，使肠蠕动增加，引起腹泻、脱水、电解质紊乱及中毒症状。

小儿腹泻的治疗主要是调整饮食、控制感染、纠正水和电解质紊乱及对症治疗。

一、护理评估

（一）健康史

婴幼儿易患腹泻与下列因素有关。

1.易感因素

(1)消化系统特点:婴幼儿消化系统发育尚未成熟,胃酸和消化酶分泌不足,消化酶的活性低,不能适应食物质和量的较大变化;生长发育快,所需营养物质相对较多,胃肠道负担重,因此在受到不良因素影响时,易发生消化道功能紊乱。

(2)机体防御功能差:婴幼儿血清免疫球蛋白和胃肠道分泌型 IgA 水平及胃内酸度偏低,新生儿出生后尚未建立正常肠道菌群或因使用抗生素等引起肠道菌群失调时,使正常肠道菌群对入侵致病微生物的拮抗作用丧失,均可致肠道感染。

(3)人工喂养:由于不能从母乳中获取 SIgA、乳铁蛋白等体液因子、巨噬细胞和粒细胞等有很强抗肠道感染作用的成分。动物乳中上述成分在加热处理过程中易被破坏,且人工喂养的食物和食具极易受污染,故人工喂养儿肠道感染发生率明显高于母乳喂养儿。

2.感染因素

肠道内感染的诱因多是食物污染、饮食不卫生、长期应用广谱抗生素或糖皮质激素致肠道菌群失调或机体免疫力低下继发感染等,感染的病原主要是以下几方面。

(1)病毒:寒冷季节的婴幼儿腹泻80%由病毒感染引起,以轮状病毒引起的秋冬季腹泻最常见,其次有柯萨奇病毒、埃可病毒、腺病毒等。

(2)细菌感染(不包括法定传染病):以致病性大肠埃希菌、产毒性大肠埃希菌、侵袭性大肠埃希菌及出血性大肠埃希菌为主,其次为空肠弯曲菌、耶尔森菌、鼠伤寒沙门氏菌等。

(3)其他:真菌和寄生虫也可引起肠炎,如白色念珠菌、蓝氏贾第鞭毛虫和阿米巴原虫等。

3.非感染因素

(1)饮食因素:①喂养不当可引起腹泻,多为人工喂养儿,常因喂养不定时,饮食量不当,或未经食物过渡突然断乳,过早喂给大量淀粉或脂肪类食物,突然改变食物品种或骤然断乳等。②过敏性腹泻,如对牛奶或大豆(豆浆)过敏而引起的腹泻。③原发性或继发性双糖酶缺乏或活性降低,肠道对糖的消化吸收不良而引起的腹泻。

(2)气候因素所致腹泻:腹部受凉使肠蠕动增加;天气过热使消化液分泌减少,由于口渴又吃奶过多,可能诱发消化功能紊乱而致腹泻。

(3)症状性腹泻:如患中耳炎、上呼吸道感染、肺炎或急性传染病时,可由于发热和病原体毒素的内在作用,导致消化功能紊乱性腹泻。

(二)身体状况

1.轻型腹泻

多由饮食因素及肠道外感染因素引起;或因肠道内毒素或非侵袭细菌感染引起。起病可急可缓,以胃肠道症状为主,主要表现为食欲缺乏,偶有恶心、呕吐或溢乳。

大便次数增多及性状改变,每天大便多在 10 次以下,呈黄色或黄绿色、稀糊状、有酸味、常见白色或黄白色奶瓣(皂块)和泡沫,可混有少量黏液,大便镜检可见大量脂肪球和少量白细胞。排便前常因腹痛而哭闹不安,便后恢复安静。一般无脱水及全身中毒症状,多在数日内痊愈。

2.重型腹泻

多由肠道内感染所致,或由轻型腹泻发展而来,除有较重的胃肠道症状外,还有较明显的脱水、电解质紊乱和全身中毒症状。

(1)胃肠道症状:食欲低下,常有呕吐,有时甚至进水即吐,严重者可吐咖啡色液体。腹泻频繁,每天大便10次以上,多者可达数十次,多为黄色水样或蛋花汤样便,量多,可有少量黏液,粪便镜检可见脂肪球及少量白细胞。由于频繁大便刺激,肛周皮肤可发红或糜烂。

(2)全身中毒症状:发热或体温不升、烦躁不安、精神萎靡、嗜睡甚至昏迷、惊厥。

(3)水、电解质及酸碱平衡紊乱症状:

脱水:由于吐泻丢失体液及摄入不足,使体液总量减少,导致轻度、中度和重度脱水。营养不良患儿因皮下脂肪少,皮肤弹性较差,容易把脱水程度估计过高;肥胖小儿皮下脂肪多,脱水程度常易估计过低,临床上应予注意,不能单凭皮肤弹性来判断,应综合考虑。由于腹泻时水和电解质两者丧失的比例不同,根据血清钠离子的变化特点将脱水按性质分为等渗性脱水、低渗性脱水和高渗性脱水。临床上以等渗性脱水最常见,其次是低渗性脱水。由于决定细胞外液渗透压的主要成分是钠,故通常用血钠浓度判定细胞外液的渗透压情况。①等渗性脱水,血清钠浓度为130～150mmol/L,临床表现为一般脱水症状,为腹泻患儿最常见的脱水类型。②低渗性脱水,血清钠＜130mmol/L,细胞外液呈低渗状态,水分渗入细胞内造成细胞外液容量减少,其脱水症状比其他两种类型严重,容易发生休克。③高渗性脱水,血清钠＞150mmol/L,细胞外液呈高渗状态,水从细胞内向细胞外转移,使细胞内脱水,而细胞外液容量却得到部分补偿。故在失水量相等的情况下,其脱水征比其他两种类型轻,循环障碍症状不明显。由于细胞内脱水,患儿呈现黏膜和皮肤干燥、烦渴、高热、烦躁不安、肌张力增高甚至惊厥。

代谢性酸中毒:由于吐泻丢失大量碱性物质;进食少,摄入热量不足,机体得不到足够的热能供给致使体内脂肪分解增加,产生大量酮体;血容量减少,血液浓缩,循环缓慢,组织缺氧致乳酸堆积;肾血流量不足,尿量减少,酸性代谢产物堆积体内。因此在腹泻时,绝大多数患儿都存在不同程度的代谢性酸中毒,且脱水越重酸中毒也越重。根据血[HCO$_3^-$]的测定结果不同,将酸中毒分为三度:轻度(13～18mmol/L)、中度(9～13mmol/L)及重度(＜9mmol/L)。轻度酸中毒的症状不明显,多通过血气分析发现并做出诊断。中度酸中毒即可出现精神萎靡或烦躁不安,呼吸深长,口唇樱红色等典型症状。重度酸中毒则表现为症状、体征进一步加重,恶心、呕吐、心率加快、昏睡或昏迷。若pH在7.20以下时,心率转慢,心排出量减少,导致血压偏低,心力衰竭,甚至出现室颤。新生儿及小婴儿因呼吸代偿功能较差,常可仅出现精神萎靡、拒乳、面色苍白等一般表现,而呼吸改变并不典型。酸中毒时实验室检查可出现血浆[HCO$_3^-$]和pH降低,血浆游离钙增高。由于[H$^+$]进入细胞与[K$^+$]进行交换,导致细胞内液的[K$^+$]降低和细胞外液的[K$^+$]增高。

低钾血症:由于呕吐和腹泻丢失大量钾盐;进食少而致钾摄入量不足;肾保钾功能比保钠差,在缺钾时仍有一定量的钾继续排出。上述因素使腹泻患儿都有不同程度缺钾,尤其是久泻以及营养不良的患儿。但在脱水未纠正前,由于血液浓缩,酸中毒时钾由细胞内向细胞外转移以及尿少而致钾排出量减少等原因,钾总量虽减少,而血清钾浓度多正常。当输入不含钾的溶液时,随着血液被稀释,脱水,酸中毒被纠正,排尿后钾排出增加以及腹泻继续失钾等因素,使血钾迅速下降。当血清钾低于3.5mmol/L时表现为:①神经肌肉:神经肌肉兴奋性减低,出现平滑肌、骨骼肌及心肌功能障碍,如全身肌肉乏力,重者出现呼吸麻痹或麻痹性肠梗阻、胃扩张;腱反射腹壁反射减弱或消失。②心血管:循环系统出现心率增快、心律不齐;心肌收缩无力、心音低钝、血压降低、心脏扩大,甚至心力衰竭;心电图显示 ST 段降低、T 波低平、倒置或双向、出现∪波,PR 间期和 QT 间期延长等。③肾损害:低钠使肾脏的浓缩功能下降,出现多尿,重者有碱中毒症状。

低钙和低镁血症:由于进食少,吸收不良,加上腹泻或呕吐,丢失钙、镁,可使体内钙镁减少,尤其是腹泻较久,活动性佝偻病和营养不良患儿更多见。但在脱水和酸中毒时,由于血液浓缩,患儿可不出现相应的症状。

当脱水和酸中毒纠正后,易表现钙、磷缺乏症状。低血钙可表现为手足抽搐、惊厥,用钙治疗无效时应考虑有低镁血症可能。

3.几种常见肠炎的临床表现特点

(1)轮状病毒肠炎:多见于秋冬季,以秋季流行为主,故又称秋季腹泻。常见于 6～24 个月婴幼儿。潜伏期 1～3 天,起病急,常伴发热和上呼吸道感染症状,病初即出现呕吐,大便每天10 次以上,量多,呈黄色或淡黄色,水样或蛋花汤样,无腥臭味,镜下无或偶见白细胞。常出现脱水和酸中毒症状。本病为自限性疾病,数日后呕吐渐停,腹泻减轻,3～8 天自行恢复。

(2)大肠埃希菌肠炎:以 5—8 月气温较高季节多见,可在新生儿室、托儿所甚至病房流行。营养不良儿、人工喂养儿更易发病。致病性大肠埃希菌和产毒性大肠埃希菌肠炎大便呈蛋花汤样或水样、混有黏液,常伴呕吐,严重者可伴发热、脱水、电解质紊乱和酸中毒;侵袭性大肠埃希菌肠炎可排出痢疾样黏液脓血便,常伴恶心、呕吐、腹痛和里急后重,可出现严重的全身中毒症状,甚至休克。出血性大肠埃希菌肠炎开始为黄色水样便,后转为血水便,有特殊臭味,伴腹痛,大便镜检有大量红细胞,一般无白细胞。

二、护理诊断及合作性问题

(一)腹泻

腹泻与喂养不当、感染导致胃肠道功能紊乱有关。

(二)体液不足

体液不足与腹泻、呕吐丢失体液过多和摄入不足有关。

(三)体温过高

体温过高与肠道感染有关。

(四)潜在并发症

皮肤黏膜完整性受损,酸中毒,低血钾,低血钙,低血镁。

(五)知识缺乏

知识缺乏与患儿家长缺乏合理的喂养知识、卫生知识以及腹泻患儿的护理知识有关。

三、护理目标

(1)患儿腹泻、呕吐次数逐渐减少至停止,大便次数、性状恢复正常。

(2)患儿脱水、电解质紊乱纠正,体重恢复正常,尿量正常。

(3)患儿体温逐渐恢复正常。

(4)住院期间患儿无红臀发生。

(5)家长能了解小儿腹泻的病况、预防措施和喂养知识,能协助医护人员合理地护理患儿。

四、护理措施

(一)控制腹泻,防止继续失水

1.调整饮食

腹泻和腹泻的恢复期间,给予适宜的营养对促进恢复,减少体重下降和生长停滞的程度,缩短腹泻后康复时间,预防营养不良非常重要。故腹泻脱水患儿除严重呕吐者暂禁食4～6小时(不禁水)外,均应继续进食。

母乳喂养儿继续哺乳,暂停辅食;人工喂养者,可喂以等量米汤或稀释的牛奶或其他代乳品,腹泻次数减少后,给予半流质,如粥、面条等,少量多餐,随着病情好转,逐渐过渡到正常饮食。病毒性肠炎多有双糖酶缺乏,不宜用蔗糖,对可疑病例暂停乳类喂养,改为豆制代乳品或发酵乳,以减轻腹泻,缩短病程。对少数严重病例口服营养物质不能耐受者,应加强支持疗法,必要时全静脉营养。

2.严格消毒隔离制度

对感染性腹泻患儿应施行床边隔离,食具、衣物、尿布应专用,对传染性较强的腹泻患儿最好用一次性尿布,用后焚烧。护理患儿前后认真洗手,防止交叉感染。

3.控制感染

感染是引起腹泻的主要原因,黏液、脓血便患者多为细菌感染,应根据临床特点,针对病原选用抗生素,再根据大便细菌培养和药敏试验结果进行调整。大肠埃希菌、空肠弯曲菌、耶尔森菌、鼠伤寒沙门氏菌所致感染,常选用庆大霉素、阿米卡星、氨西林、红霉素、诺氟沙星、复方新诺明等。

金黄色葡萄球菌肠炎、真菌性肠炎应立即停用原使用的抗生素,根据症状可选用万古霉素、新青霉素、利福平、甲硝唑或抗霉菌药物治疗。病毒性肠炎以饮食疗法和支持疗法为主,一般不用抗生素。

4.微生态疗法

有助于恢复肠道正常菌群的生态平衡,抑制病原定植和侵袭,控制腹泻。常用双歧杆菌、嗜乳酸杆菌、粪链球菌、需氧芽孢杆菌、蜡样芽孢杆菌制剂。

5.观察排便情况

观察记录大便次数、颜色、气味、性状、量,及时送检,采集标本时注意应采集黏液脓血部分。做好动态比较,根据大便常规检查结果,调整治疗和输液方案。

(二)静脉补液

纠正水、电解质紊乱及酸碱失衡,脱水往往是小儿急性腹泻死亡的主要原因,合理的液体疗法是降低病死率的关键。根据病情可选择口服或静脉补液。

(三)发热的护理

密切观察患儿体温变化,体温过高应给予头枕冰袋、温水或乙醇擦浴等物理降温措施或遵医嘱给予药物降温。鼓励患儿多饮水,为患儿擦干汗,及时更衣,做好口腔护理及皮肤护理。

第八节　急性坏死性小肠炎的护理

急性坏死性肠炎系小肠急性出血性坏死性炎症。起病急,以腹痛、腹胀、呕吐、腹泻、便血为主要表现特征。病情发展迅速,常出现感染性休克,严重威胁患儿的生命。本病多见于3～9岁小儿,如发生在婴幼儿期,则症状较为严重。全年均可发病,以夏秋季节多见。

病因尚未完全明确,似与肠道非特异性感染及机体过敏反应有关。目前新生儿坏死性小肠结肠炎的发病有增加趋势,其致病因素主要为肠道内细菌的作用,其次与缺氧缺血,红细胞增多症等所致肠黏膜缺氧、缺血性损伤以及与肠道中所含的碳水化合物等酶解物产生的发酵、产酸、产汽作用等有关。多发生于空肠和回肠部位,受累肠管扩张,呈暗红色或紫红色,与正常肠段分界清楚,肠管多积气,有血性内容物,肠壁增厚,黏膜表面有散在性坏死灶,脱落后形成浅表性溃疡,严重者可引起肠穿孔。

治疗要点:禁食、胃肠减压、减轻消化道负担并促其功能恢复;补充液体,维持营养,纠正水电解质紊乱;控制感染;如出现肠穿孔、大量出血时等,应即时手术治疗。

一、护理评估

(一)健康史

引起本病原因尚未明确,可能与以下因素有关。

(1)肠内存在某些细菌及其产生的毒素,其中以C型产气荚膜梭状杆菌B毒素可能性较大。实验中将此菌菌液注入豚鼠小肠,可使其肠道发生出血性病变而死亡。

(2)患儿胰蛋白酶活性降低,上述B毒素可被肠内胰蛋白酶水解而失去致病作用。长期蛋白质营养不良或经常食用玉米、甘薯等含丰富胰蛋白酶抑制物的食物,均可使肠内胰蛋白酶活性显著降低,致使患儿易发病。

(二)身体状况

1.一般症状

起病急,主要症状为腹痛、呕吐、腹胀、腹泻、便血和毒血症等。常以腹痛开始,逐渐加重,呈持续性钝痛伴不同程度阵发性加剧,早期以上腹部及脐周疼痛明显,之后常涉及全腹。早期腹痛部位常与病变部位和范围相符。发病不久即开始腹泻,便血次数不定,每天2～3次至数十次。初为黄色稀便,少量黏液,无脓,无里急后重,以后转为血便,呈暗红色糊状,或呈赤豆样血水便,有时可见灰白色坏死物质,有特殊腥味,血量多少不一。腹痛同时伴有恶心呕吐,开始吐出胃内容物及黄色胆汁,以后呈咖啡样物,或有蛔虫。由于大量的液体和血液渗入肠腔和腹腔,可导致脱水,血容量减少,电解质紊乱及酸中毒等。

2.全身症状

发病早期即可出现不同程度的毒血症症状,如寒战、高热、疲倦、嗜睡、面色发灰、食欲缺乏等。病情轻重不一,重者病情发展迅速,常与起病后1～3天病情突然恶化,出现严重中毒症状或休克。可伴发弥散性血管内凝血和败血症,少数病例可在血便出现前即发生中毒性休克。

3.腹部体征

早期或轻症病儿腹部稍胀,柔软,可有轻压痛,但无固定性压痛点,以后腹胀加重,可出现固定性压痛,早期由于炎症刺激引起肠痉挛,肠鸣音亢进。

晚期肠壁肌层坏死出血,肠管运动功能障碍引起肠麻痹,肠鸣音逐渐减弱或消失;当肠管坏死累及浆膜或肠穿孔时,出现局部性或弥散性腹膜炎症状,可表现为腹胀、腹肌紧张、压痛和反跳痛等。

4.婴幼儿坏死性肠炎的特点

症状多不典型,易误诊。病初是烦躁、呕吐、腹胀、蛋花样腹泻,伴明显的中毒症状,并易发生广泛性肠坏死,腹膜炎和中毒性休克。

(三)心理-社会资料

急性坏死性小肠炎,婴幼儿病情较重,年龄越小,病死率越高。家长缺乏儿童卫生保健常识,忽视及时就诊而延误治疗;重症病儿的表现可引起家长情绪紧张;疾病恢复期要严格控制食物的质与量,既要维持肠道的正常功能,又不能增加肠道的负担。

二、实验室及其他检查

1.血液检查

白细胞总数和中性粒细胞增多,并有核左移,常有中毒颗粒出现。

2.大便检查

外观呈红色糊状、赤豆汤样或血水便,有腥臭味;隐血试验呈强阳性。镜下可见大量的红细胞和白细胞。可见较多的革兰阳性粗短杆菌,厌氧菌培养多数分离出产气肠杆菌。

3.X射线检查

X射线检查可见小肠呈局限性扩张充气,肠间隙增宽,黏膜皱襞变粗或见病变肠管僵直,肠腔内有多个液平面。

部分病例呈机械性肠梗阻表现,也有呈麻痹型胀气者,有时可见到由于大段肠管坏死形成的一堆致密阴影,尤以新生儿和婴幼儿多见。

三、护理诊断及合作性问题

(一)腹痛

腹痛与肠壁组织坏死有关。

(二)腹泻

腹泻与肠道炎症有关。

(三)体液不足

体液不足与体液丢失过多及补充不足有关。

(四)潜在并发症

中毒性休克、腹膜炎、机械性肠梗阻。

四、护理目标

(1)腹胀、腹泻、腹痛症状缓解,粪便的性状趋于正常。

(2)水和电解质纠正已达到生理平衡状态,尿量恢复正常。

(3)饮食逐渐恢复正常。

五、护理措施

(一)缓解腹胀、腹痛,控制腹泻

(1)立即禁食,7～14天,至腹胀消失,大便隐血转阴,临床症状好转后试行进食,由流质开始,逐渐过渡到正常饮食。新生儿患儿恢复喂养应从水开始,再用稀释的奶,以后逐渐增加奶量和浓度。在禁食和调整饮食期间继续观察腹部和大便情况,发现异常及时和医生联系。

(2)遵医嘱给予抗生素控制感染。

(3)腹胀明显者应立即行胃肠减压并做好胃肠减压的护理,观察腹胀消退情况及引流物色、质、量,做好口腔护理。

(4)安排舒适的环境,给予抚慰等支持性护理活动。

(二)补充体液、维持营养

禁食期间应静脉补液,以保证患儿液体与营养的需要,维持水电解质平衡,准确记录24h出入量。

(三)密切观察病情

(1)仔细观察、记录大便的次数、性质、颜色及量,了解大便变化过程。及时正确留取大便标本送检。每次便后用温水洗净臀部并涂油膏,减少大便对皮肤的刺激,保持臀部皮肤清洁卫生。

(2)观察呕吐情况,患儿子以右侧卧位或将其头转向一侧,如患儿呕吐,及时清除呕吐物,记录呕吐时间以及呕吐物的色、质和量。

(3)密切观察生命体征,若病儿出现脉搏细速、血压下降、末梢循环衰竭等,提示中毒性休克,应立即通知医生组织抢救。

(4)观察腹痛、腹胀等情况,若病儿出现肠穿孔、腹膜炎等,立即与医生取得联系,或提前做好手术治疗的准备。

六、健康教育

帮助家长掌握有关饮食控制、皮肤和口腔卫生等护理知识,并使患儿和家长对病情有一定的了解,在治疗和护理中,取得他们的理解、配合和支持。

第九节　先天性心脏病的护理

先天性心脏病是指胎儿时期心脏血管发育异常导致的畸形,是小儿最常见的心脏病。其发病率约为活产婴儿的0.7%,而在早产儿中的发生率为成熟儿的2～3倍。先天性心脏病的病因尚未完全明确。胎儿时期任何因素影响了心脏胚胎发育,使心脏的某一部分发育停顿或异常,即可造成先天性畸形,如遗传、宫内感染、药物影响、孕母接触大剂量放射线等。总之,先天性心血管畸形可能是胎儿周围环境因素与遗传因素相互作用所致。

一、分类

先天性心脏病的种类很多,临床根据血流动力学改变,即在心脏左、右两侧及大血管之间

有无异常通道和分流,临床有无青紫,可将先天性心脏病分为三类。

(一)左向右分流型(潜伏青紫型)

是临床最常见的类型。左、右心或大血管间有异常通道和血液分流。在正常情况下,由于体循环压力高于肺循环,血液自左向右分流,一般无青紫。当哭闹、屏气或任何病理情况下使肺动脉压力或右心室压力增高并超过体循环或左心室,则可使血液自右向左分流,临床出现暂时性青紫,故又称潜伏青紫型。当病情发展严重,由于肺血管的变化,使肺循环阻力进行性增高、产生肺动脉高压,导致肺循环压力持续高于体循环,临床出现持续青紫,称为艾森曼格综合征。常见的有空间隔缺损、房间隔缺损、动脉导管未闭。

(二)右向左分流型(青紫型)

这是临床病情重、病死率高的类型。左、右心或大血管间有异常通道和血液分流。某些原因(如右心室流出道狭窄)致使右心压力增高并超过左心,使血液经常从右向左分流,或因大动脉起源异常,使大量静脉血流入体循环。均可出现持续性青紫。常见的有法洛四联征、大动脉错位等。

(三)无分流型(无青紫型)

左、右心或大血管间无异常通道和血液分流,故不出现青紫。常见的有肺动脉狭窄、主动脉缩窄、右位心等。

本病内科治疗的目的在于维持患儿正常生活,使之能安全到达手术年龄,主要是建立合理的生活制度,加强营养,控制感染,对症治疗和防止并发症。由于心脏外科的进展,常见的先天性心脏病目前均能手术根治,若分流量不大,通常于4~6岁进行手术较适宜;但分流量大、症状明显或并发心力衰竭者,可不受年龄限制。房、室间隔缺损,在低温麻醉体外循环下做缺损修补术;动脉导管未闭者行单纯结扎或切断缝合术;法洛四联征患儿,若重度发绀、肺血管发育不良,应在新生儿期先做姑息性分流术,1岁以后完整的矫正手术是最佳选择。近年来,采用心导管介入(如弹簧、蘑菇伞、双伞堵塞等)治疗先天性心脏病已取得很大进展,该方法治疗先天性心脏病不需开胸,且疗效确切、安全、恢复快、并发症少,目前以动脉导管未闭堵闭术最成熟。

近三十多年来,由于心导管检查、心血管造影术、超声心动图和磁共振等的应用,以及在低温麻醉和体外循环下心脏直视手术的发展,术后监护技术的提高,使临床上对复杂的先天性心脏病的诊断和治疗状况发生了很大变化。许多常见的先天性心脏病得到准确诊断,大多数可以得到根治;部分新生儿时期的复杂畸形,如大动脉错位和主动脉缩窄等,亦可及时确诊并予以手术治疗,因此,先天性心脏病的预后已大为改善。

二、护理评估

(一)健康史

先天性心脏病的病因研究近年来有了重大进展。

1.内在因素

主要与遗传有关,可为染色体异常或多基因突变引起。同一家庭中可有数人同患某一种先天性心脏病也说明其与遗传因素有关。

2.外在因素

主要是宫内感染,特别是孕母在妊娠2~8周时感染风疹病毒、流行性感冒病毒、流行性腮腺炎病毒和柯萨奇病毒等是导致胎儿发生心血管畸形的重要因素。其他如孕妇接触过量放射线和服用某些药物(抗癌药、甲苯磺丁脲、抗癫痫药物等),孕妇患代谢紊乱性疾病(糖尿病、高钙血症等或能造成宫内缺氧的慢性疾病),妊娠早期吸食毒品、酗酒等,均可能与发病有关。

(二)身体状况

不同类型的先天性心脏病临床表现各不相同。

1.室间隔缺损

室间隔缺损是先天性心脏病中最常见的类型,在我国几乎占小儿先天性心脏病的一半。临床表现取决于缺损的大小和心室间压差。小型缺损可无明显症状,仅活动后稍感疲乏,生长发育一般不受影响。缺损较大时体循环血流量减少,影响生长发育,在新生儿后期及婴儿期即可出现症状,如喂养困难、吸吮时气急、体重不增,患儿多消瘦、乏力、多汗;因肺循环充血易患肺部感染和心力衰竭;有时因扩张的肺动脉压迫喉返神经,引起声音嘶哑。

体检心界增大,心尖冲动弥散,胸骨左缘第3、4肋间可闻及Ⅲ~Ⅳ级响亮粗糙的全收缩期杂音,向四周广泛传导,并可在杂音最响处触及收缩期震颤,肺动脉瓣第二音增强。缺损很大且伴有肺动脉高压者(多见于儿童或青少年期),右心室压力也显著升高,此时右心室肥大较显著,左向右分流减少,当出现右向左分流时,患儿呈持续青紫,并逐渐加重,即艾森曼格综合征,此时心脏杂音较轻而肺动脉第二音显著亢进。室间隔缺损易并发支气管炎、支气管肺炎、充血性心力衰竭、肺水肿和感染性心内膜炎。

2.房间隔缺损

房间隔缺损占先天性心脏病发病总数的5%~10%,女性较多见。由于小儿时期症状多较轻,不少患者到成年时才被发现。房间隔缺损的症状因缺损大小而有区别。轻者可以全无症状,仅在体检时发现心脏杂音。分流量大的因体循环血流量不足而影响生长发育,患儿体格较小、消瘦、面色苍白、乏力多汗和活动后气促,并因肺循环充血而易反复呼吸道感染。当哭闹、患肺炎或心力衰竭时,右心房压力可超过左心房,出现暂时性右向左分流而呈现青紫。

体检时可见心前区隆起,心尖冲动弥散,心浊音界扩大,大多数病例于胸骨左缘第2~3肋间可闻及喷射性收缩期杂音,肺动脉瓣区第二音亢进和固定分裂(分裂不受呼吸影响)。左向右分流量较大时,可在胸骨左缘下方听到舒张期杂音。房间隔缺损易并发支气管炎、支气管肺炎,重者可并发充血性心力衰竭。

3.动脉导管未闭

动脉导管未闭亦为小儿先天性心脏病常见的类型之一,占先天性心脏病发病总数的15%~20%,女性较多见。

临床症状决定于动脉导管的粗细。导管口径较细者,临床可无症状,仅在体检时偶然发现心脏杂音;导管粗大者分流量大,出现气急、咳嗽、乏力、多汗、心悸等,偶尔扩大的肺动脉压迫喉返神经而引起声音嘶哑。

体检患儿多消瘦,可有轻度胸廓畸形,于胸骨左缘第2肋间闻及粗糙响亮的连续性机器样杂音,占据整个收缩期和舒张期,于收缩期末最响,杂音向左锁骨下、颈部和背部传导,最响处可扪及震颤,以收缩期明显,肺动脉瓣区第二音增强,但多数被杂音淹没而不易识别。婴幼儿期因肺动脉压力较高,主、肺动脉压力差在舒张期不显著,因而往往仅听到收缩期杂音。此外,合并肺动脉高压或心力衰竭时,多仅有收缩期杂音。由于动脉舒张压降低,脉压增宽,可出现周围血管体征,如轻压指甲床可见毛细血管搏动、水冲脉等,脉压显著增宽时,可闻股动脉枪击声,有显著肺动脉高压者,出现下半身青紫和杵状趾。

动脉导管未闭的常见并发症为支气管肺炎、感染性心内膜炎,分流量大者早期并发充血性心力衰竭。

4.法洛四联征

法洛四联征是存活婴儿中最常见的青紫型先天性心脏病,其发病率占各类先天性心脏病的 10%～15%。法洛四联征由以下四种畸形组成:①肺动脉狭窄。②室间隔缺损。③主动脉骑跨。④右心室肥厚。

以上四种畸形中以肺动脉狭窄最重要,对患儿的病理生理和临床表现有重要影响。

法洛四联征临床症状的严重程度与肺动脉狭窄程度成正比,主要表现为青紫,大多数患儿于生后或 1 岁内出现发绀,多见于毛细血管丰富的浅表部位,如唇、指(趾)甲床、球结合膜等。因血氧含量下降,活动耐力差,稍一活动如啼哭、情绪激动、体力劳动、寒冷等,即可出现气急及青紫加重。患儿多有蹲踞症状,每于行走、游戏时,常主动蹲下片刻;踞时下肢屈曲,使静脉回心血量减少,减轻了心脏负荷,同时下肢动脉受压,体循环阻力增加,使右向左分流量减少,从而缺氧症状暂时得以缓解;不会行走的小婴儿,常喜欢大人抱起,双下肢呈屈曲状。由于患儿长期缺氧,致使指(趾)端毛细血管扩张增生,局部软组织和骨组织也增生肥大,表现为指(趾)端膨大如鼓槌状。年长儿常诉头痛、头昏,与脑缺氧有关;婴儿有时在吃奶或哭闹后出现阵发性呼吸困难,严重者可引起突然昏厥、抽搐,甚至死亡。此外,由于长期缺氧,红细胞代偿性增加,血液黏稠度高,血流缓慢,易引起脑血栓。若为细菌性血栓,则易形成脑脓肿。

患儿体格发育多落后,重者智能发育也落后。心前区可稍隆起,胸骨左缘第 2～4 肋间可闻及Ⅱ～Ⅲ级粗糙喷射性收缩期杂音,其响度取决于肺动脉狭窄程度。肺动脉第二音减弱或消失。发绀持续 6 个月以上出现杵状指(趾)。

法洛四联征常见并发症为脑血栓、脑脓肿及感染性心内膜炎。

5.肺动脉瓣狭窄

按狭窄部位的不同,可分为肺动脉瓣狭窄、漏斗部狭窄和肺动脉分支狭窄,其中以肺动脉瓣狭窄最常见。其发病率占先天性心脏病总数的 10%～20%。

患儿早期可无症状。狭窄程度越重,症状也越明显,主要有劳累后气急、乏力、心悸。少数发生水肿、昏厥,甚至心力衰竭。

患儿在出现心力衰竭以前发育尚可。体检可见心前区隆起,左侧胸骨旁可触及右室的抬举搏动,肺动脉瓣区可扪及收缩期震颤,胸骨左缘上部可闻及响亮的喷射性收缩期杂音,向周围传导。大多数患儿肺动脉第二音有不同程度的减轻。如右心室代偿失调而扩大,则于三尖瓣区可闻及收缩期吹风样杂音,同时可有颈静脉怒张,肝大,下肢水肿等右心衰竭表现。

(三)心理-社会资料

心脏畸形小儿的娩出,带给双亲的是无限的忧虑和日益沉重的压力,由于对疾病知识的缺乏,伴随着小儿喂养困难、发育迟缓、活动受限、体弱多病,以及检查和治疗复杂、手术费用的高昂、风险较大、预后难以预测等,家长往往表现出紧张、焦虑、恐惧、悲观的心理。随着年龄的增长,患儿因生长发育落后,不能按时入托、入学,正常活动、游戏、学习受到不同程度的限制和影响,会出现抑郁、焦虑、自卑、恐惧等心理。个别家长的弃婴行为,会影响患儿的身心发育,引起诸多社会问题。

三、护理诊断及合作性问题

(一)活动无耐力

活动无耐力与先天性心脏病体循环血量减少或血氧饱和度下降有关。

(二)营养失调——低于机体需要量

营养失调与喂养困难、食欲低下有关。

(三)生长发育改变

生长发育改变与体循环血量减少或血氧下降影响生长发育有关。

(四)潜在并发症

呼吸道感染、感染性心内膜炎、心力衰竭、昏厥、脑血栓等。

(五)焦虑或恐惧

焦虑或恐惧与疾病的威胁和对手术的担忧有关。

(六)知识缺乏

知识缺乏与患儿家长缺乏疾病的有关护理、治疗和预防知识有关。

四、护理目标

(1)患儿能进行适当的活动,学会掌握活动量,无心悸、气促等表现。

(2)患儿获得充足的营养和能量,满足生长发育的需要。

(3)患儿生长发育状况改善。

(4)患儿家长熟悉本病的知识,获得心理支持,焦虑或恐惧减轻。

(5)家长能说出先天性心脏病患儿的家庭护理要点和预防,更好地配合诊治工作。

五、护理措施

(一)活动无耐力的护理

根据不同类型的先天性心脏病,制订合理的生活制度。

(1)保持环境安静,限制活动。重症应卧床休息,减少耗氧,每天测脉搏或心率2~4次。应多拥抱患儿,减少哭闹,保持患儿舒适,减少不良刺激。护理操作集中进行,避免引起情绪激动和烦躁。

(2)患儿要动静适度,减轻心脏负担。①除重症患儿需要卧床休息外,应在医护人员或家长监护下进行适当的活动。②游戏能使患儿生活趋于正常,减少烦躁不安。③休息和活动相互交替配合可以减少过多的能量消耗,又能增强对活动的耐受力。④在医护人员的监护指导下,进行中等强度的运动锻炼是安全的,而且对心脏病患儿的血流动力学会产生积极影响。在活动和游戏期间,护士应注意对患儿耐受程度的评估,方法是活动前先测量生体征,包括脉搏(速率、节律)、血压、呼吸(速率、节律、费力程度),活动后即刻测量生命体征,患儿休息3分钟后再测生命体征,若血压、呼吸恢复至活动前水平,脉率增快每分钟不超过6次,则说明活动适度,若患儿出现苍白、精神恍惚、发绀、眩晕、胸闷、心悸等症状时,要及时记录其程度,立即停止活动,卧床休息,抬高床头,并通知医生。

(3)法洛四联征患儿在游戏或走路时,常出现蹲踞现象,是机体耐受力低的表现,是患儿为缓解缺氧所采取的一种被动体位和自体保护性动作。当患儿蹲踞时,不要强行拉起,应让患儿自然蹲踞和起立,可劝其休息。

(二)供给充足的营养和能量

由于心排出量减少、胃肠黏膜淤血,组织缺氧,消化功能降低,致使患儿食欲低下。小婴儿因活动无耐力、气促影响吸吮动作,使吮乳速度减慢并易呕吐,造成喂养困难、摄入减少。因此,喂乳前最好先吸氧,斜抱位间歇喂乳,每次喂乳时间适当延长,耐心喂哺,必要时可将乳瓶乳头上的孔加大,以减少吸吮阻力,或用滴管滴入,避免呛咳和呼吸困难。应供给婴儿和年长儿高蛋白、高维生素、易消化的食物,要少量多餐,勿进食过饱。婴儿每天进食的能量应保证418kJ/kg,年长儿每天应保证 293~335kJ/kg;应调剂食谱,注意食物的色、香、味,鼓励患儿进食,保证营养需要,以增强体质。心力衰竭时有水、钠潴留者,应根据病情采用无盐或低盐饮食。

(三)加强护理,促进生长发育

为患儿提供良好的生活环境,空气新鲜,温度维持在 18~20℃,湿度 55%~65%,新生儿应注意保暖,儿童穿着衣服冷暖要适中。制订相应的饮食和生活制度,监测体温、脉搏、呼吸、血压、心律、心脏杂音的变化,保持情绪稳定,促进生长发育。

(四)注意观察病情,防止发生并发症

1.预防感染

先天性心脏病患儿,除严重心力衰竭者,均需按时接受预防接种,预防各种传染病;应避免到公共场所、人群集中的地方,以免交叉感染;应与感染患儿分室居住,避免接触感染患者;按气温改变随时增减衣物,避免着凉,预防感冒,防止肺部感染;在接受小手术(如拔牙、扁桃体切除术)时,术前、术后均应按医嘱给足量抗生素,严格执行无菌技术操作;仔细观察患儿口腔黏膜有无充血和破损,每天进行 2 次口腔护理。一旦发生感染应积极应用抗生素治疗,发生感染性心内膜炎时应选用有杀菌作用的抗生素,疗程 4~6 周。

2.预防充血性心力衰竭

患儿饮食少量多餐,适当限制盐的摄入,给予适量的蔬菜类粗纤维食品,以保持大便通畅,必要时可给予开塞露通便,以免加重心脏负担;严格控制输液速度和量;密切观察病情,如有无面色苍白、烦躁不安、呼吸困难、端坐呼吸、吐泡沫样痰、水肿、肝大等心力衰竭的表现,一旦出现上述表现,立即置患儿于半卧位,给予吸氧,及时与医生取得联系,并按心力衰竭护理。

3.预防脑血栓

法洛四联征患儿血液黏稠度高,夏天、发热、出汗、吐泻时,体液量减少,加重血液浓缩,易形成血栓,尤其是脑血栓,因此要注意供给充足的液体,必要时可静脉输液。

4.预防昏厥和抽搐的发生

法洛四联征患儿因活动、哭闹、便秘等可引起缺氧发作,出现阵发性呼吸困难,甚至昏厥、抽搐,应限制患儿活动量,重症卧床休息,间歇吸氧,一旦缺氧发作,应将患儿置于胸膝卧位,给予吸氧,并与医生合作,给予吗啡及普萘洛尔抢救治疗。

5.用药护理

洋地黄类药物是治疗本病的常用药物,应用时必须仔细复核剂量,注意给药方法,密切观察药物疗效及其不良反应。①每次应用洋地黄前应测脉搏,必要时听心率,若婴幼儿脉率每分钟少于 90 次,年长儿每分钟少于 70 次或脉律不齐时,暂停用药,并与医生联系考虑是否继续用药。②注意按时按量服药。为了保证洋地黄剂量准确,应单独服用,勿与其他药物混合。如患儿服药后呕吐,要与医生联系,决定补服或用其他途径给药。③洋地黄有效的指标:气促改善,心率减慢,肝脏缩小,尿量增加,患儿安静,情绪好转。④洋地黄的毒性反应:食欲减退、恶心、呕吐等消化系统表现;心动过缓或过速、期前收缩、房室传导阻滞等心律失常表现;视力模糊、黄视、嗜睡、昏迷等神经系统表现。⑤钙剂与洋地黄有协同作用,应避免同时使用;低血钾时可促使洋地黄中毒,应适当补充钾盐。

(五)减轻焦虑或恐惧

重症先天性心脏病患儿,对疾病缺乏认识,正常活动受到限制,生长发育落后于同龄儿童,又面临手术,容易产生焦虑、自卑、恐惧心理。因此应给予患儿良好的休息环境,使患儿感觉舒适,以减轻精神负担;医护人员态度要和蔼可亲,对患儿体贴关心,建立良好的护理关系,取得患儿及家长的信任;应鼓励患儿进行适当的游戏和活动;要重视对患儿进行必要的心理咨询,细致了解并让患儿说出焦虑、恐惧的原因,有针对性地向患儿及家长进行卫生知识宣传,解释病情和检查、治疗经过,特别要宣传心脏外科手术的进展,技术的提高,同类疾病治愈的病例,使患儿及家长克服焦虑、紧张、悲观、恐惧等不正常心理现象,增强治愈信心,积极配合检查、治疗。

六、健康教育

(1)向患儿及家长介绍先天性心脏病发生的原因、主要表现、护理要点以及手术适宜年龄,特别要宣传心脏外科手术的进展,增强患儿及家长治愈疾病的信心。

(2)指导家长合理安排患儿饮食,耐心喂养。可给予高蛋白、高维生素、高能量的食物,以满足生长发育的需要,同时要强调多食含膳食纤维较多的蔬菜、水果等,以保证大便通畅,一般若 2d 不排便,应给予开塞露通便。

(3)建立合理的生活制度,使患儿劳逸结合;教会家长评估患儿活动耐受力的方法和限制活动的指征;学会观察心力衰竭和脑缺氧的表现,以便及时就诊。

(4)强调预防感染的重要性,加强护理,按时预防接种,按医嘱合理用药。

(5)鼓励患儿与正常儿童接触,建立正常的社会行为方式。教会年长患儿自我监测脉搏的方法。定期带患儿到医院复查,调整心功能到最好状态,使患儿能安全到达手术年龄,安度手术关。

(6)虽然引起先天性心脏病的原因尚未完全明确,但加强孕妇的保健,特别是在妊娠早期适量补充叶酸,积极预防风疹、流感等病毒性疾病以及避免与发病有关的高危因素接触,对预防先天性心脏病具有积极意义。目前在妊娠早、中期通过胎儿超声心动图、染色体及基因诊断等方法,可对先天性心脏病进行早期诊断和早期干预。

第十节 注意力缺陷多动症的护理

注意力缺陷多动症是表现与年龄相称的活动过多、注意力不集中、任性、易冲动、参与事情的能力差,但智力基本正常等为主要特征的行为障碍。14 岁以下的儿童患病率为 7%～9%,约 50% 的患儿＜4 岁起病,男：女为 4∶1～6∶1。本病有 1/3 以上的患儿伴有学习困难及心理异常。

发病机制不明,可能与该病患儿全脑葡萄糖代谢率减低,尤其是运动前回、前额皮质,而前额皮质与注意力形成有关。另外临床和动物实验证明神经递质代谢异常与该病发生也有关。

本病的治疗除心理治疗和教育外,唯一有效的药物为神经兴奋药,如哌甲酯、苯丙胺、匹莫林。用药从小剂量开始,6 岁以下和青春期以后原则上不用药。

一、护理评估

(一)健康史

本病由多种因素引起。遗传因素在本病发生中有相当大的作用。此外还与妊娠及分娩期脑轻微损伤、精神发育损害或延迟、神经递质及有关酶改变、中枢神经系统的病毒感染、营养不良及不良社会与家庭环境、其他心理障碍有关。

由于引起本病的原因较多,因此对于在妊娠与分娩期及生后所有可造成中枢神经系统损伤的因素应进行详细的了解。

(二)身体状况

本症的两大主要症状是注意力缺陷和活动过度。两者多同时存在。

1.注意力缺陷

注意力缺陷是本症必备表现之一,患儿注意力短暂,易随环境转移,在玩和学习时往往心不在焉。

做事有始无终,对各方面的刺激都起反应。听课不专心,常把作业记错或漏掉。

2.活动过度

患儿从小表现兴奋多动,好跑动,爬高爬低,不得安宁。上课时小动作不断,摇椅转身,离位走动,叫喊讲话,扰乱课堂秩序,在家翻箱倒柜,干扰别人的活动,引人厌烦。

3.其他表现

患儿任性冲动,情绪不稳定,缺乏克制力,伴有学习困难;神经发育障碍或延迟。表现为精神协调动作笨拙,语言发育延迟,智力偏低。

多动具有发育特点,学龄前及学龄儿童显著,随小儿年龄增长而日趋好转,少儿期多无症状,但注意力不集中可持续存在。对于 7 岁前起病,根据其父母、老师对小儿行为的评估,病程持续超过半年者可考虑本病,但应与某些器质性或功能性精神病等鉴别。

(三)心理-社会资料

由于患儿智力发育障碍,表现为一定的学习和生活困难,作为家长往往不能正确认识或接受疾病的事实。不能给予患儿正确的帮助和引导,表现强烈的急躁情绪或面对现实不满。

二、护理诊断及合作性问题

(一)思维过程改变

思维过程改变与神经发育延迟或损伤、遗传有关。

(二)焦虑(家长)

焦虑(家长)与患儿学习成绩不良、行为动作反常、失控有关。

三、护理目标

(1)情绪稳定,行为正常。

(2)能接受一定的社会教育,掌握起码的交际和生活技能。

四、护理措施

(一)指导用药

对需要用药物治疗的患儿,指导好用药的方法、疗效及不良反应的观察。神经兴奋药仅能改善患儿注意力,而对多动、冲动等无多大影响。该类药物有引起淡漠、社会退缩、刻板动作、食欲减退、影响发育等不良反应,用药中应予注意。抗精神病药、安眠药对本症无效。有时还会使症状恶化,不宜应用。

(二)心理护理

需家长、教师、医务人员密切配合进行。针对患儿的临床表现特点,尽可能寻觅、除去病因,减少对患儿的不良刺激,发现优点予以表扬以提高其自尊心。鼓励患儿积极参加文娱、体育活动。使其过多的精力得以释放,并可培养其注意力。为患儿制订简单可行的规矩,培养一心不二用,如吃饭时不看书。做作业时不玩玩具等。对于一些攻击和破坏性行为不可袒护,要严加制止,但应注意方法。加强家庭与学校的联系,共同教育,持之以恒。

第十一节　先天性甲状腺功能减低症的护理

先天性甲状腺功能减低症是由于甲状腺激素合成或分泌不足引起,以往称为呆小病或克汀病,是小儿最常见的内分泌疾病,可分为散发性和地方性两种。前者系因先天性甲状腺发育不良或甲状腺激素合成途径中酶缺陷所造成,国内发病率为 1/7000;后者多见于甲状腺肿流行的山区,系由于该地区饮食中缺碘所致,随着碘化食盐在我国的广泛使用,其发病率明显下降。

甲状腺的主要功能是合成甲状腺素(T_4)和三碘甲腺原氨酸(T_3)。甲状腺激素的主要原料为碘和酪氨酸,碘离子被摄取进入甲状腺滤泡上皮细胞后,经过甲状腺过氧化氢酶氧化为活性碘,经碘化酶作用并与酪氨酸结合成一碘酪氨酸(MIT)及二碘酪氨酸(DIT),再在缩合酶的作用下合成具有生物活性的 T_3 与 T_4。甲状腺激素的释放先由溶酶体将甲状腺球蛋白分解,使 T_3、T_4 分离再释放入血。释入血中的 T_3、T_4 主要与血浆中甲状腺结合球蛋白(TBG)相结合;仅少量游离的 T_3 与 T_4 发挥生理作用。甲状腺激素的合成与释放受下丘脑分泌的促甲状腺激素释放激素(TRH)和垂体分泌的促甲状腺激素(TSH)控制,而血清 T_4 则可通过负反馈作用降低垂体对 TRH 的反应性,减少 TSH 的分泌。

甲状腺激素的主要生理作用是:加速细胞内氧化进程,促进新陈代谢,增高基础代谢率;促进蛋白质合成,增加酶活性;提高糖的吸收和利用;加速脂肪分解、氧化;促进细胞、组织的分化、成熟;促进钙、磷在骨质中的合成代谢和骨、软骨生长;促进肌肉、循环、消化系统的功能;更重要的是促进中枢神经系统的生长发育(特别是胎儿期缺乏甲状腺素将造成脑组织严重损害)。因此,当甲状腺功能不足时,可引起代谢障碍、生理功能低下、生长发育迟缓、智能障碍等。

因此,不论何种原因引起者,均应尽早开始甲状腺素的替代治疗(也是本病的唯一治疗方法),先天性者需终生治疗,以维持正常生理功能。常用药物有甲状腺素干粉片和左甲状腺素钠,开始剂量应根据病情轻重及年龄大小而不同,并根据患儿的发育状况随时调整剂量。甲状腺素干粉片的小剂量为 5～10mg/d,每 1～2 周增加 1 次剂量,直至临床症状改善、血清 T_4 和 TSH 正常,即作为维持量使用,为每天 4～8mg/kg。一般在出生 2 个月内即开始治疗者,不致遗留神经系统损害,因此治疗开始时间越早越好。

一、护理评估

(一)健康史

1.甲状腺不发育或发育不良

甲状腺不发育或发育不良是造成先天性甲状腺功能低下的最主要原因,患儿甲状腺在宫内阶段即因不明原因而发育不全或形成异位甲状腺。这类发育不全的甲状腺部分或完全丧失了分泌功能,大多数患儿在出生时即存在甲状腺激素缺乏,仅少数可在出生后数年始出现不足症状。这种甲状腺发育不全可能与遗传素质和免疫介导机制有关。

2.腺激素合成途径缺陷

引起先天性甲状腺功能低下的第二位原因。这种缺陷可发生在碘的转运和氧化,碘与酪氨酸结合,甲状腺球蛋白的合成和水解,甲状腺素的脱碘等任一过程中。大多为常染色体隐性遗传病。

3.其他因素

(1)因垂体分泌的促甲状腺激素(TSH)障碍而造成甲状腺功能低下,常见于特发性垂体功能低下或下丘脑、垂体发育缺陷。TSH 缺乏常与 GH、黄体生成素(LH)等其他垂体激素缺乏并存。

(2)母亲在妊娠期应用抗甲状腺药物,该药可通过胎盘抑制胎儿甲状腺激素的合成。

(3)或由于甲状腺细胞质膜上的 GSa 蛋白缺陷,使 cAMP 生成障碍而对 TSH 不反应。

(4)或是由于末梢组织对 T_4、T_3 不反应所致,与 β-甲状腺受体缺陷有关。

(5)而孕妇饮食中缺碘,致使胎儿在胚胎期即因碘缺乏而导致甲状腺功能低下,也可造成不可逆的神经系统损害。

了解家族中是否有类似疾病,询问母孕期饮食习惯及是否服用过抗甲状腺药物,患儿是否有智力低下及体格发育较同龄儿落后,精神、食欲、活动情况如何,是否有喂养困难。

(二)身体状况

甲状腺功能减低症的症状出现早晚及轻重程度与患儿残留的甲状腺组织多少及功能有

关。无甲状腺组织的患儿,在婴儿早期即可出现症状。有少量腺体者多于 6 个月后症状始明显,偶亦有数年之后始出现症状者。

1.新生儿症状

生理性黄疸时间延长达 2 周,同时伴有反应迟钝、喂养困难、哭声低、腹胀、便秘、声音嘶哑、脐疝;患儿体温低、末梢循环差、四肢凉、皮肤出现斑纹或硬肿现象等。

2.典型病例

(1)特殊面容:头大,颈短,皮肤苍黄、干燥,毛发稀少,面部黏液水肿,眼睑水肿,眼距宽,眼裂小,鼻梁宽平,舌大而宽厚,常伸出口外,腹部膨隆,常有脐疝。

(2)生长发育落后:身材矮小,躯干长而四肢短,上部量与下部量之比>1.5,囟门关闭迟,出牙迟。

(3)生理功能低下:精神、食欲差,不善活动,安静少哭,嗜睡,低体温,怕冷,脉搏及呼吸均缓慢,心音低钝,腹胀,便秘,第二性征出现晚等。

(4)智力低下:动作发育迟缓,智力低下,表情呆板淡漠等。

3.地方性甲状腺功能减低症

因胎儿期缺碘而不能合成足量的甲状腺激素,以至影响神经系统的发育。临床表现有两种。

(1)"神经性"综合征:以共济失调、痉挛性瘫痪、聋哑和智力低下为特征,但身材正常且甲状腺功能正常或仅轻度减低。

(2)黏液水肿性综合征:以显著的生长发育和性发育落后、黏液水肿、智能低下为特征,血清 T_4 降低、TSH 增高。这两组症状有时会交叉重叠。

(三)心理-社会资料

本病是小儿内分泌系统常见病,严重影响小儿的生长发育,尤其是智能的发育。注意了解家长是否掌握与本病有关的知识,特别是服药方法和不良反应观察,提高家长对本病的认识,严防因知识缺乏而忽视病情,延误治疗或不能终身接受治疗。

二、护理诊断及合作性问题

(一)体温过低

体温过低与代谢率低有关。

(二)营养失调——低于机体需要量

营养失调与喂养困难、食欲差有关。

(三)便秘

便秘与肌张力低下、活动量少有关。

(四)生长发育的改变

生长发育的改变与甲状腺素合成不足有关。

三、护理目标

(1)患儿体温保持正常。

(2)患儿营养均衡,体重增加。

(3)患儿大便通畅。

(4)患儿能掌握基本生活技能,无意外伤害发生。

四、护理措施

(一)保暖

注意室内温度,适时增减衣服,避免受凉,重视皮肤护理。

(二)保证营养供给

指导喂养方法,供给高蛋白、高维生素、富含钙及铁剂的易消化食物。对吸吮困难、吞咽缓慢者要耐心喂养,提供充足的进餐时间,必要时用滴管喂或鼻饲,以保证生长发育所需。

(三)保持大便通畅

指导防治便秘的措施:提供充足液体入量;多吃水果、蔬菜;适当增加活动量;每天顺肠蠕动方向按摩数次;养成定时排便的习惯;必要时采用缓泻剂、软化剂或灌肠。

(四)加强行为训练,提高自理能力

通过各种方法加强智力、行为训练,以促进生长发育,使其掌握基本生活技能。加强患儿日常生活护理,防止意外伤害发生。

五、健康教育

1.指导用药

使家长及患儿了解终生用药的必要性,以坚持长期服药治疗,并掌握药物服用方法及疗效观察。甲状腺制剂作用缓慢,用药1周左右方达最佳效力,故服药后要密切观察患儿食欲、活动量及排便情况,定期测体温、脉搏、体重及身高。用药剂量随小儿年龄增长而逐渐增加。如药量过小,疗效不佳,患儿身高及骨骼生长迟缓;药量过大时,可引起烦躁、多汗、消瘦、腹痛和腹泻等症状。药物发生不良反应时,轻者有发热、多汗、体重减轻、神经兴奋性增高;重者有呕吐、腹泻、脱水、高热,甚至痉挛及心力衰竭。服药期间应定期监测血清 T_3、T_4 和 TSH 的变化,随时调整剂量。

2.宣传新生儿筛查的重要性

本病在遗传、代谢性疾病中发病率最高。早期诊断至为重要,生后 1~2 个月即开始治疗者,可避免严重神经系统损害。

第十二节　风湿热的护理

风湿热是 A 组乙型溶血性链球菌感染后发生的结缔组织免疫性炎性病变。临床表现为发热,多伴有心肌炎、关节炎,还可见舞蹈病、皮下小结及环形红斑。心脏损害最为严重且多见,慢性反复发作可使 2/3 的患儿形成风湿性心脏瓣膜病。好发年龄为 6~15 岁。冬春季节和潮湿、寒冷地区发病率高。

一、病因及发病机制

风湿热是 A 组乙型溶血性链球菌咽峡炎后的自身免疫性疾病,风湿热的发病机制与 A 组乙型溶血性链球菌的特殊结构成分和细胞外产物有关:①由于链球菌抗原的分子模拟,抗链球

菌抗体可与人体组织产生免疫交叉反应导致器官损害。②链球菌抗原与抗链球菌抗体形成循环免疫复合物,沉积于关节滑膜、心肌、心瓣膜后激活补体成分,产生炎症病变。③细胞免疫损伤。④遗传机制。

二、病理

病变累及全身结缔组织,基本病变为炎症和具有特征性的"风湿小体"(Aschoff 小体)。病理过程可分为渗出、增生和硬化三期,仅各期病变可同时存在。

风湿热的渗出期可见变性、水肿、淋巴细胞和浆细胞浸润等渗出性炎症反应,主要累及心脏、关节滑膜及周围组织、皮肤等结缔组织。持续 2~3 个月后进入增生期,风湿小体或风湿性肉芽肿的形成是其特点,病变主要局限于心肌和心内膜。增生期 3~4 个月,是诊断风湿热的病理依据。硬化期炎性细胞减少,风湿小体中央变性和坏死物质被吸收,纤维组织增生和瘢痕形成,造成二尖瓣、主动脉瓣的狭窄和关闭不全。

三、临床表现

半数病例在发病前 1~4 周有上呼吸道感染史。关节炎呈急性起病,心肌炎及舞蹈病初发时多呈缓慢过程。风湿热临床表现轻重不一,取决于疾病侵犯的部位和程度。

(一)一般表现

发热、不适、疲倦、面色苍白、食欲差、鼻出血、多汗和腹痛等症状。

(二)主要表现

1.心脏炎

心脏炎是本病最严重的表现,小儿风湿热以心脏炎起病占 40%~50%,年龄愈小,心脏受累的机会愈多,以心肌炎及心内膜炎多见,亦可发生全心炎。

(1)心肌炎:轻者可无症状。常见心率增快与体温升高不成比例,心尖区第一心音减弱,可出现期前收缩、心动过速等心律失常。心尖部可闻及Ⅱ~Ⅲ收缩期杂音,为相对性二尖瓣关闭不全及狭窄的表现。

(2)心内膜炎:主要侵犯二尖瓣,其次为主动脉瓣。二尖瓣关闭不全表现为心尖部全收缩期杂音,向腋下传导,左侧卧位听诊明显,有时可闻及二尖瓣相对狭窄所致舒张期杂音,约20%发生主动脉瓣关闭不全,在胸骨左缘第 3 肋间可闻及舒张期叹气样杂音。多次复发可造成心瓣膜永久性瘢痕形成,导致风湿性心瓣膜病。

(3)心包炎:心前区疼痛、心动过速、呼吸困难,有 5%~10%病例心底部听到心包摩擦音;少数积液量多时心前区搏动消失,心音遥远,有颈静脉怒张、肝大等心脏压塞表现。

2.关节炎

年长儿多见,以游走性和多发性为特点,主要累及膝、踝、肘、腕等大关节,局部出现红、肿、热、痛,以疼痛和功能障碍为主。经治疗关节功能可恢复,不留强直或畸形。轻症患儿仅有关节酸痛而无局部红肿表现。

3.舞蹈病

女童多见,以四肢和面部肌肉为主的轻重程度不等的、不自主、不协调、无目的的快速运动,呈现皱眉、挤眼、努嘴、伸舌等奇异面容和颜面肌肉抽动、耸肩等动作,在兴奋或注意力集中时加剧,入睡后消失。轻症可在数周内消失,病重者即使治疗也要持续 3~4 个月。

4.皮下结节

好发于肘、腕、膝、踝等关节伸侧的骨质隆起或肌腱附着处,为粟米到豌豆大小、可活动无压痛的硬结,常在起病数周后才出现,经 2～4 周自然消失。

5.环形红斑、结节性或多形性红斑

以环形红斑最常见,一般在风湿热后期出现,多分布于躯干及四肢屈侧,呈环形或半环形,如钱币大小,色淡红或暗红,边缘可轻度隆起,环内肤色正常。多于数小时或 1～2 天内消失,反复出现,不留痕迹。

四、实验室和其他检查

(一)血常规

轻度贫血,周围血白细胞总数和中性粒细胞增多、伴核左移现象。

(二)风湿热活动期实验室指标

血沉增快、C 反应蛋白和黏蛋白增高。

(三)抗链球菌抗体测定

抗链球菌溶血素"O"(ASO)、抗链球菌激酶(ASK)和抗透明质酸酶(AH)增高,说明近期有过链球菌感染,提示风湿热可能。

五、风湿热的诊断

急性风湿热初次发作,大多在 3 个月内恢复,仅有严重的心脏炎者风湿活动持续超过 6 个月。复发常在再次感染链球菌后出现,初次发病后复发率为 75%。风湿热的预后主要取决于是否发展为慢性风湿性心瓣膜病,初发时心脏明显受损,多次复发及并发心力衰竭者常发展为慢性风湿性心瓣膜病,预后不佳。而单纯性关节炎、舞蹈病者大多能自然痊愈。因此,风湿热的早期诊断、及时有效治疗与防止复发特别重要。目前临床广泛采用 Jones 的诊断标准来诊断风湿热。

在确定链球菌感染证据的前提下,有两项主要表现或一项主要表现伴两项次要表现即可做出诊断。但做出完整诊断要注意三点:除外其他疾病;有无心脏炎以决定治疗与预后;是否处于风湿活动。

六、治疗要点

(一)一般治疗

卧床休息,加强营养,补充维生素 A、C 等。

(二)清除链球菌感染

应用大剂量青霉素静脉滴注 2 周左右,以彻底清除链球菌感染。青霉素过敏者可改用红霉素等。

(三)抗风湿治疗

心脏炎时宜早期使用肾上腺皮质激素,停用激素之前用阿司匹林治疗量接替,以防激素停药反跳;无心脏炎患儿可用阿司匹林抗感染。

(四)对症治疗

有充血性心力衰竭时可予利尿剂、洋地黄制剂和血管扩张剂,及时纠正电解质紊乱;舞蹈病可用苯巴比妥、安定等镇静剂。

七、护理诊断

(一)心排出量减少

心排出量减少与心脏受损有关。

(二)疼痛

疼痛与关节受累有关。

(三)焦虑

焦虑与疾病的威胁有关。

(四)潜在并发症

药物治疗不良反应。

(五)体温过高

体温过高与感染有关。

八、护理措施

(一)防止发生严重的心功能损害

1.观察病情

注意患儿面色、呼吸、心率、心律及心音的变化,如有烦躁不安、面色苍白、多汗、气急等心力衰竭的表现,详细记录,及时处理。

2.限制活动

根据病情限制活动量。急性期卧床休息2周,有心脏炎时轻者绝对卧床4周,重者6～12周,至急性症状完全消失,血沉接近正常时方可下床活动,伴心力衰竭者待心功能恢复后再卧床3～4周。活动量应据心率、心音、呼吸、有无疲劳而调节。一般恢复至正常活动量所需时间为:无心脏受累者1个月,轻度心脏受累者2～3个月,严重心脏炎伴心力衰竭者6个月。

3.加强饮食管理

给予易消化、高蛋白、高维生素食品,少量多餐,有心力衰竭者适当限制盐和水,详细记录出、入水量,并保持大便通畅。

4.药物治疗

遵医嘱抗风湿治疗,有心力衰竭者加用洋地黄制剂,同时配合吸氧、利尿,维持水、电解质平衡等治疗。

5.生活护理

做好一切生活护理。

(二)减轻关节疼痛

关节痛时,可让患儿保持舒适的体位,避免痛肢受压,移动肢体时动作轻柔,用热水袋热敷局部关节止痛,并做好皮肤护理。

(三)心理护理

关心爱护患儿,耐心解释各项检查、治疗、护理措施的意义,争取合作。及时解除患儿的各种不适感,如发热、出汗、疼痛等,增强其战胜疾病的信心。

(四)正确用药,观察药物作用

服药期间应注意观察药物的不良反应,如阿司匹林可引起胃肠道反应、肝功能损害和出血,饭后服用或同服氢氧化铝可减少对胃的刺激,加用维生素 K_1,可防止出血;泼尼松可引起消化道溃疡、肾上腺皮质功能不全、精神症状、血压增高、电解质紊乱、抑制免疫等,应密切观察;心肌炎时对洋地黄敏感且易出现中毒,服药期间应注意有无恶心、呕吐、心律不齐、心动过缓等不良反应,并应注意补钾。

(五)降低体温

观察体温变化,注意热型。高热时采用物理降温并遵医嘱抗风湿治疗。

九、健康教育

向患儿及家长讲解疾病的有关知识和护理要点,使家长学会病情观察、预防感染和防止复发的各种措施,合理安排患儿的日常生活,防止受凉,改善居住条件,避免寒冷潮湿,避免去公共场所,不参加剧烈的活动以免过劳,定期门诊复查。

第十三节　儿童类风湿性关节炎的护理

儿童类风湿病(JRD)是一种全身性结缔组织病,多见于 16 岁以下的儿童。临床主要表现为长期不规则发热、皮疹、淋巴结肿大,还可伴有肝、脾、胸膜和心包等内脏损害,且迟早会出现关节炎症状。经治疗多能缓解,有自愈倾向。若反复发作可致关节畸形和功能丧失。年龄越小全身症状越重,年长儿常以关节症状为主。JRD 在小儿结缔组织疾病中占第二位,男女发病之比为 3 : 1。

一、病因及发病机制

病因不清,一般认为与感染(病毒、支原体或其他病原等持续感染)、自身免疫、遗传(HLA-B27 阳性率高)及寒冷、潮湿、疲劳、营养不良、外伤、精神因素等有关。发病机制中有一系列复杂的免疫过程参与,导致了组织损伤。

二、病理

早期病变关节呈非特异性水肿,充血,纤维蛋白渗出、淋巴细胞和浆细胞浸润,反复发作后滑膜组织坏死或纤维组织增厚呈绒毛状向关节腔突起,附着于软骨上并向软骨延伸形成血管,从而破坏关节软骨;淋巴样细胞也在滑膜中聚集,且局部有大量的活化 T 细胞,致炎症细胞因子大量增加;反复连续的炎症侵蚀关节软骨,致关节面粘连融合,并被纤维性或骨性结缔组织所代替,导致关节僵直、变形;受累关节周围可以发生肌腱炎、肌炎、骨质疏松、骨膜炎;淋巴结呈特异性滤泡增生和生发中心增多,分泌免疫球蛋白及类风湿因子的浆细胞增多。胸膜、心包膜及腹膜可见纤维性浆膜炎;皮疹部位毛细血管有炎症细胞浸润,皮下小结中心为坏死组织、纤维素和免疫复合物以及增生的纤维细胞、肉芽肿;眼部病变可见虹膜睫状体炎及肉芽肿样浸润。

三、临床表现

本病临床表现各型极为不同,根据关节症状与全身症状分为三型。

(一)全身型(still 病)

全身型约占 JRD 的 20%,多见于 2～4 岁幼儿。以全身症状起病,发热和皮疹为典型症状,发热呈弛张热,常高达 40℃,可持续数周或数月,能自行缓解但易复发。发热期常伴一过性多形性皮疹,以胸部和四肢近端多见,随体温升降而时隐时现。关节症状较轻,部分病例后期出现多发性大关节炎症状。胸膜、心包或心肌可受累。肝、脾、淋巴结常有不同程度肿大。

(二)多关节型

多关节型约占 30%,多见于学龄儿童。起病缓慢,全身症状轻,仅有低热、食欲缺乏、消瘦、乏力、贫血。其特征是进行性多发性关节炎,随后伴关节破坏。关节炎可由一侧发展到对侧,由指、趾等小关节发展到膝、踝、肘等大关节;先呈游走性,后固定对称。发作时产生肿痛与活动受限、晨僵是本型的特点。反复发作者关节发生畸形和强直,并常固定于屈曲位置。可有轻度肝、脾和淋巴结肿大,约 1/4 的患儿类风湿因子阳性,最终有一半以上的患儿有严重关节炎。

(三)少关节型

少关节型约占 50%,多见于较大儿童。全身症状较轻,有低热或无热;常侵犯单个或 4 个以内的关节,以膝、踝、肘大关节为主,多无严重的关节活动障碍。少数患儿伴虹腹睫状体炎,有的可出现髋及骶髂关节受累,甚至发展为强直性脊柱炎。

四、实验室和其他检查

(一)血液检查

在活动期可有轻度或中度贫血,多数患儿白细胞数增高,以中性粒细胞增高为主;血沉加快,C 反应蛋白、黏蛋白大多增高。

(二)免疫检测

IgG、IgM、IgA 均增高,部分病例类风湿因子和抗核抗体可为阳性。

(三)X 射线检查

早期可见关节附近软组织肿胀;晚期可见骨质稀疏和破坏,关节腔窄,关节面融合,骨膜反应和关节半脱位。

五、治疗要点

本病治疗原则为减轻或消除症状,维持正常生活,保持关节功能,防止关节畸形。

(一)一般治疗

急性期应卧床休息,合理饮食,病情好转后适当活动。有关节变形、肌肉萎缩、活动受限等病变时应配合理疗、热敷、红外线照射、按摩,必要时做矫形手术。

(二)药物治疗

应用抗感染药物,根据药物作用长短分为快作用(非甾类抗感染药)类、慢作用(病情缓解药)类、类固醇激素和免疫抑制剂等。

1.非甾类抗感染药(NSAID)

用于早期 JRD 改善临床症状。临床上可选用萘普生、布洛芬、吲哚美辛(消炎痛)、双氯芬酸(扶他林)、吡罗昔康(炎痛喜康)等。

2. 病情缓解药(DMARD)或慢作用的抗风湿药

如 NSAID 类治疗 3～6 个月无效,加用青霉胺、氨甲蝶呤等。

3. 类固醇激素

伴有心肌和眼部病变者,宜早用激素,常用泼尼松。

4. 免疫抑制剂

免疫抑制剂适用于上述药物均无效或有严重反应者,或伴有严重合并症的重症 JRD。常用硫唑嘌呤与环磷酰胺,可单独使用或与激素联合应用,应注意不良反应。

六、护理诊断

(一)体温过高

体温过高与非化脓性炎症损害有关。

(二)躯体移动障碍

躯体移动障碍与慢性非化脓性滑膜炎有关。

(三)焦虑

焦虑与疾病对健康的威胁有关。

(四)潜在并发症

药物不良反应。

七、护理措施

(一)降低体温

监测体温变化,注意热型。观察有无皮疹、眼部受损及心功能不全表现,有无脱水体征。高热时采用物理降温法(有皮疹者忌用乙醇擦浴),及时擦干汗液,更换衣服,保持皮肤清洁,防止受凉。保证患儿摄入充足水分及热量,并给予高热量、高蛋白、高维生素、易消化饮食。遵医嘱使用抗感染药物进行病因治疗。

(二)减轻关节疼痛,维护关节功能

(1)急性期卧床休息,注意患儿体位。注意观察关节炎症状,如有无晨僵、疼痛、肿胀、热感、运动障碍及畸形,可用夹板、沙袋固定患肢于舒适位以减轻关节疼痛,用被架保护患肢不受压。教给患儿用放松、分散注意力的方法控制疼痛或局部湿热敷止痛。

(2)急性期过后尽早开始关节的康复治疗,指导家长帮助患儿做被动关节运动和按摩,经常变换体位,缓解病理过程,保证关节功能,减少致残率。鼓励患儿在日常生活活动中尽量独立,并提供帮助独立的设备。设计出允许范围内的游戏,将治疗性的运动融入游戏中,如游泳、抛球、骑脚踏车、踢球、捻黏土等,以恢复关节功能,防止畸形。若运动后关节疼痛肿胀加重可暂时停止运动。对关节畸形的患儿,注意防止外伤。

(三)药物不良反应的观察

非甾类抗感染药常见不良反应有胃肠道反应,此外对凝血功能、肝、肾和中枢神经系统也有影响。故长期用药应每 2～3 个月检查血常规和肝、肾功能。

八、健康教育

关心患儿,多与患儿及家长沟通,了解病情,并予精神安慰,提高战胜疾病的信心。指导患儿及家长对受损关节的功能锻炼,帮助患儿克服因慢性病或残疾造成的自卑心理。不要过度

保护患儿,多让患儿置身于现实生活中,并且多尝试新的活动,奖赏其独立性;鼓励患儿参加正常的活动和学习,使其身心健康发展。

第十四节　过敏性紫癜的护理

过敏性紫癜是一种以小血管炎为主要病理改变的全身性血管炎综合征。非血小板减少性皮肤紫癜、关节肿痛、腹痛、便血及尿血、蛋白尿等综合表现是本病的重要特征。各种年龄均有发病,多见于 2～8 岁儿童,男女发病比例为 2∶1。四季均有发病,但冬春季多见。病程有时迁延反复,但预后大多良好。

一、病因及发病机制

病因不清,本病可能与遗传、免疫反应有关。致敏原可为病原体(细菌、病毒或寄生虫)、药物(抗生素、磺胺药、异烟肼、水杨酸、苯巴比妥等)、食物(鱼、虾、蛋、奶等)或花粉、昆虫叮咬等。机体对这些因素产生不恰当的免疫应答,形成免疫复合物沉积于小血管,引起皮肤、胃、肠、关节等的广泛性毛细血管炎,导致水肿和出血。

二、病理

全身性白细胞碎裂性小血管炎是本病基础病变,皮肤小血管周围有多形核细胞、淋巴细胞、嗜酸性细胞浸润。皮损处毛细血管壁及肾小球血管壁上有大量 IgA 沉积和少量补体及其他免疫反应物沉积。胃肠道、关节滑膜、肾脏、中枢神经系统均可见毛细血管、小动脉、小静脉炎症及局部水肿和纤维细胞肿胀,血管壁灶性坏死,纤维沉积。肾小球可见广泛 IgA 免疫复合物及少量 IgG、IgM、C_3 沉积,系膜基质和系膜细胞增生,病变轻者为轻度系膜增生、微小病变、局灶性肾炎,重者为弥散增生性肾炎伴新月体形成。

三、临床表现

多见于学龄儿童及青年,多为急性起病,始发症状以皮肤紫癜为主。约半数患儿有腹痛或关节肿痛。病前 1～3 周常有上呼吸道感染史。

(一)皮肤紫癜

紫癜多见于下肢伸侧及臀部,部分累及上肢、躯干、面部。大小不等、形态不一、高出皮肤、压之不褪色,在膝、踝、肘等关节处呈现对称性分布,分批出现,呈紫红色。重症可融合成大疱致出血性坏死。常伴有神经血管性水肿,易见于头皮、眼睑、口唇、耳、手足背、四肢、会阴等处。

(二)关节肿痛

1/2～2/3 的患儿有关节肿痛,单发或多发,呈游离性,活动障碍,以膝、踝等大关节多见。关节积液为浆液性,而非出血性。多数关节症状在几天后就消失,不留畸形,但可以在疾病活动时复发。

(三)胃肠道症状

约 2/3 的患儿有以脐周或下腹部绞痛样腹痛伴呕吐为主,为肠壁水肿、痉挛所致。半数人有大便隐血试验阳性或肉眼血便,患儿常因急性腹痛、便血起病而误诊为急腹症,甚至错行开腹手术。偶有肠套叠、肠梗阻、肠穿孔等并发症。

(四)肾脏症状

30％～60％的患儿有肾脏病变表现，称为紫癜性肾炎。多在病程 1～8 周出现肾炎综合征或单纯性血尿、蛋白尿表现。也有先于皮疹出现尿异常者。多数人肾损害较轻。肾外症状少。个别重症患儿表现肾病综合征症候。约 6％的患儿进展为慢性肾炎，极少数因急性肾衰竭死于尿毒症。

(五)其他表现

偶有惊厥、失语、昏迷以及肢体麻痹。急性期也可能出现肝脾肿大；个别患儿有肌肉内出血、鼻出血、牙龈出血，可出现类风湿结节、心肌炎、心包炎、喉头水肿、哮喘、肺出血、眼球病变及睾丸肿胀等病变。

四、实验室和其他检查

约半数患儿的毛细血管脆性试验阳性。外周血白细胞数正常或轻度增高，可伴嗜酸性粒细胞增高。血小板计数、出血和凝血时间、血块退缩试验和骨髓检查均正常。尿液检查可有血尿、蛋白尿、管型尿。大便潜血试验可呈阳性反应。血清 IgA 浓度往往增高，IgG、IgM 水平升高或正常。

五、治疗要点

本病无特效治疗。控制感染，对症处理和积极寻找并避免过敏原。

(一)去除诱因

尽可能查明诱因以去除或避免过敏原，如慢性咽喉炎、龋齿、寄生虫感染、结核病灶等应予彻底清除。注意发现引起过敏的食物和药物。

(二)对症治疗

有出血者应卧床休息，消化道症状明显者应予软食或禁食，大出血者分次输血。卡巴克洛可增加毛细血管对损伤的抵抗力。大剂量维生素 C(2～5g/d)、抗组织胺药及钙剂等可减轻过敏反应强度，恢复毛细血管壁完整性，缓解患儿腹痛症状。

(三)皮质激素与免疫抑制剂

皮质激素能有效缓解免疫损伤，解除肠道痉挛，减轻肠壁水肿，故对腹型紫癜最有效。但不能阻止病变发生或缩短病程，也不能防止复发。肾病或急进性肾炎者可用甲泼尼龙冲击治疗，或联合用环磷酰胺以抑制严重免疫损伤。

(四)抗凝治疗

可选用肝素、潘生丁、尿激酶等。

六、护理诊断

(一)皮肤完整性受损

皮肤完整性受损与变态反应性血管炎有关。

(二)疼痛

疼痛与关节和肠道变态反应性炎症有关。

(三)潜在并发症

消化道出血、紫癜性肾炎。

七、护理措施

(一)促进皮肤恢复正常功能

观察皮疹的形态、颜色、数量、分布,是否反复出现,详细记录皮疹变化情况。保持皮肤清洁,防擦伤和小儿抓伤,如有破溃及时处理,防出血和感染;衣着宽松、柔软,保持清洁、干燥。避免接触可能的各种致敏原,同时遵医嘱使用脱敏药等。

(二)减轻或消除关节肿痛与腹痛

保持患肢功能位置,协助患儿选取舒适体位:膝下放一小平枕,使膝关节处于伸展位;根据病情使用热敷或冷敷,教会患儿利用放松、娱乐等方法减轻疼痛。做好日常生活护理;患儿腹痛时应卧床休息,尽量守护在床边。遵医嘱使用肾上腺皮质激素,以缓解关节痛和解除痉挛性腹痛。

(三)密切观察病情

观察有无腹痛、便血等情况,同时注意腹部体征。消化道出血者应卧床休息,限制饮食,给予无渣流食,出血量多时要考虑输血并禁食,经静脉补充营养。观察尿色、尿量、尿液性状及尿比重的改变,定时做尿常规检查,若有血尿和蛋白尿,提示紫癜性肾炎,按肾炎护理。

八、健康教育

过敏性紫癜可反复发作和并发肾损害,给患儿和家长带来不安和痛苦,故应针对具体情况予以解释,帮助其树立战胜疾病的信心。做好出院指导,有肾脏及消化道症状者宜在症状消失后 3 个月复学;同时教会患儿和家长继续观察病情,合理调配饮食,定期来院复查,及早发现肾脏并发症。

第十五节　水痘的护理

水痘是由水痘-带状疱疹病毒引起的急性、具有高度传染性的出疹性疾病,临床特征是轻度全身症状和分批出现斑丘疹、疱疹、结痂并存,皮疹呈向心性分布。

一、病因与发病机制

水痘-带状疱疹为同一种病毒,属 α 疱疹病毒亚科,呈圆形,核心为双 DNA,外层为针状脂蛋白囊膜,只有一个血清型。该病毒在外界生存力弱,不耐高温,不耐酸,不能在痂皮中存活。人是该病毒的唯一已知的自然宿主。

病毒经上呼吸道侵入机体,在局部皮肤、黏膜细胞及淋巴结内复制,而后进入血流,形成第 1 次病毒血症。病毒随血流和淋巴液侵入单核-巨噬细胞系统再次增生后释放入血流,形成第 2 次病毒血症,病毒散布全身各组织器官而发病。临床上水痘皮疹分批出现与病毒间歇性播散有关。发病后 2~5 天特异性抗体出现,病毒血症消失,症状随之缓解。水痘的皮肤病变仅限于去皮的棘状细胞层,呈退行性变和水肿。细胞液化后形成单房性水疱,疱液含有大量病毒。随后由于疱疹内炎症细胞和组织残片增多,疱液变浊,病毒数量减少,结痂。由于病变浅表,愈后不留瘢痕。

二、流行病学

水痘患儿是唯一的传染源,病毒存在于皮肤黏膜组织、疱疹液及血液中,可通过鼻咽分泌物排出,经飞沫传播和直接传播。出疹前一天至疱疹完全结痂时均有极强的传染性。任何年龄均可发病,高峰为6~9岁,6个月以下婴儿少见(如孕妇产前感染水痘,可经过胎盘传给胎儿,出现先天性感染)。感染水痘后可获持久免疫,但可发生带状疱疹。本病全年均可发病,但以冬春季多见。

三、临床表现

(一)临床分期

1.潜伏期

水痘潜伏期7~21天,平均14天左右。

2.前驱

症状或仅有轻微症状,如低热、不适、厌食、头痛、咽痛、咳嗽等上呼吸道感染症状,持续1~2天进入出疹期。

3.出疹期

(1)皮疹形态:分批出现的红色斑疹或斑丘疹,迅速发展为清亮、卵圆形、露珠状小水疱,3~5mm,周围有红晕,经24~48小时,水疱内存物变混浊,继发感染可形成脓疱,中央凹陷,然后破溃,从中心开始干缩,迅速结痂,因此在疾病高峰期,丘疹、新旧水疱和结痂同时存在为水痘的重要特征。

(2)皮疹分布:皮疹分布呈向心性分布,开始为躯干,以后至面部、头皮、四肢远端较少,瘙痒较重,部分小儿可发生在口腔、咽喉、结膜、生殖器等处,破溃后形成溃疡,常有疼痛。

(二)并发症

1.皮肤继发感染

皮肤继发感染最常见,如脓疱疮、蜂窝织炎等,多为继发于金黄葡萄球菌或β溶血性链球菌A族细菌感染。

2.水痘肺炎

水痘肺炎儿童不常见,临床症状发展迅速,X射线改变常持续6~12周,偶有死亡报道。

3.水痘脑炎

水痘脑炎发生于出疹后3~8天,症状与病毒性脑炎相似。

四、实验室和其他检查

血常规检查大部分正常,偶有轻度白细胞增加。使用单抗免疫荧光法检测病毒抗原,敏感性高于传统培养法。取新鲜疱疹刮片,用瑞氏染色找到多核巨细胞和核内包涵体,可供快速诊断。病毒DNA检测,即用聚合酶链反应检测患儿呼吸道上皮细胞和外周血白细胞中的特异病毒DNA,此病毒分离简便,是早期诊断方法。

五、治疗要点

主要是对症处理,供给足够水分和易消化的食物。避免因抓伤而继发感染,皮肤瘙痒可用止痒剂,如用含0.25%冰片的炉甘石洗剂或5%碳酸氢钠溶液局部涂擦。对免疫功能受损或正在应用糖皮质激素的患儿,应将糖皮质激素减量至生理量并尽快停药。使用抗病毒的药物,首选阿昔洛韦,应用越早越好。若有条件早期使用丙种球蛋白,可中和病毒,减轻症状和缩短疗程。并发肺炎、皮肤继发感染时应给抗生素治疗,并发脑炎应给予相应的特殊处理。

六、护理评估

(一)健康史

询问所在地区有无水痘流行,近 2～3 周有无水痘接触史和预防接种史,糖皮质激素和免疫抑制剂等药物应用史。

(二)身体状况

注意有无上呼吸道感染的表现,评估皮疹情况,如询问出疹顺序,观察皮疹特点、发展过程、有无继发感染。

(三)社会-心理因素

水痘为自限性疾病,10 天左右自愈,预后良好,很少发生并发症。但有免疫缺陷的患儿或应用免疫抑制剂、糖皮质激素的患儿感染水痘后病情较重,预后不良。水痘传染性较强,可在托幼机构中引起流行,注意评估家长及保育人员在水痘预防、护理和消毒隔离方面的知识水平。

七、护理诊断

(一)皮肤完整性受损

皮肤完整性受损与水痘病毒感染和继发细菌感染有关。

(二)有传播感染的可能

有传播感染的可能与呼吸道及疱疹排出病毒有关。

(三)潜在并发症

肺炎、脑炎、心肌炎等。

八、护理措施

(一)恢复皮肤完整性

(1)保持室内空气新鲜及恒定的温度与湿度。患儿衣着宽松,衣被不宜过厚,要利于散热,以免造成患儿不适,增加痒感。勤换内衣,消毒水洗浴,减少继发感染。剪短指甲,婴幼儿可戴手套,以免抓伤皮肤、继发感染或留下瘢痕。

(2)患儿因皮肤瘙痒吵闹时,可用镇静剂、抗组胺类药物,局部可用炉甘石洗剂。若疱疹破溃,局部可用 1% 甲紫或抗生素软膏,防止感染。

(二)病情观察

密切观察病情,注意患儿精神、体温、食欲等,及时发现并发症,并予以相应的治疗及护理。

(三)预防感染的传播

采取呼吸道隔离至疱疹结痂或出疹后 7 天,保持室内空气新鲜,集体机构可采用紫外线消毒。避免接触水痘患儿,对于高危人群的接触者,可应用丙种球蛋白或带状疱疹免疫球蛋白减轻发病后症状。

(四)家庭护理

无并发症时可在家中隔离治疗,指导家长观察病情,做好皮肤护理,提醒家长病程中禁用肾上腺皮质激素。

第十六节 流行性腮腺炎的护理

流行性腮腺炎是儿童期一种常见的由腮腺炎病毒引起的急性、全身性病变,以腮腺非化脓性肿痛为主要特征,其他唾液腺亦可累及。

一、病因与发病机制

腮腺炎病毒属副黏液病毒科,基因组为单股副链 RNA 病毒,该病毒仅有 1 个血清型,自然界中人是本病毒唯一宿主。腮腺炎病毒在外界抵抗力弱,福尔马林或紫外线均能将其杀灭,加热至 $55 \sim 60$℃ 20 分钟或乙醇中 $2 \sim 3$ 分钟失去感染性,但耐低温。腮腺炎病毒经口鼻侵入机体后,在上呼吸道上皮细胞内繁殖,引起局部炎症和免疫反应,如淋巴细胞浸润、血管通透性增加及 IgA 分泌等。然后侵入血液,引起病毒血症,播散入不同器官,如腮腺、舌下腺、颌下腺、生殖腺、中枢神经系统等;病理改变是腮腺非化脓性炎症,包括间质水肿、点状出血、淋巴细胞浸润和腺泡坏死等。因腮腺导管阻塞,

唾液淀粉酶排出受阻而血和尿中淀粉酶增高,睾丸、胰腺等亦可发生非化脓性炎症改变。

二、流行病学

流行性腮腺炎呈全球性分布,四季均有流行,以冬春季节多见。早期患者和隐性感染者为传染源,患儿在腮腺肿大前 7 天至腮腺肿大后 9 天可从唾液中排出病毒,隐性感染者排毒时间与患儿一样。病毒通过直接接触、飞沫、唾液污染物传播。人群对本病普遍易感,感染后具有持久免疫。

三、临床表现

(一)临床分期

1.潜伏期

潜伏期 $12 \sim 25$ 天,平均 18 天。

2.前驱期

一般较轻,可有发热、头痛、肌病(特别是颈部)、厌食、不适和呕吐。病儿可诉"耳痛",咀嚼时加剧。此期很短,数小时至 $1 \sim 2$ 天。

3.腮腺肿胀期

腮腺逐渐肿大,以耳垂为中心,向前、后、下扩大,边缘不清,表面皮肤不红,触之有弹性感,有疼痛及触痛,张口和咀嚼特别是吃酸性食物时疼痛加重,腮腺导管开口红肿,通常一侧腮腺先肿大,数日内对侧肿大。腮腺肿大 $1 \sim 3$ 天达高峰,$4 \sim 5$ 天后腮腺逐渐缩小,整个过程 $6 \sim 10$ 天。此期患儿仍可有中度发热。颌下腺、舌下腺、颈淋巴结可同时受累。

(二)并发症

1.神经系统并发症

腮腺炎病毒是嗜神经组织病毒,脑膜脑炎是腮腺炎最常见的并发症。常发生于腮腺炎后 $3 \sim 10$ 天,表现为发热、头痛、呕吐、颈项强直,少数患儿可发生惊厥。预后良好,偶见死亡及神经系统后遗症者。

2.生殖系统

睾丸炎是男孩常见的并发症,青春前期少见,症状出现在腮腺炎肿胀 4～8 天,临床症状为发热、寒战、头痛、恶心、下腹痛,睾丸肿痛和变硬,邻近皮肤水肿、发红,大多数病例有附睾受累。病程 3～7 天。7% 的青春后期女性患者可并发卵巢炎,有发热、呕吐、下腹疼痛及压痛,但不影响日后生育功能。

四、实验室和其他检查

血常规检查白细胞数大多正常或稍增高,分类可见淋巴细胞相对增多。血清和尿淀粉酶测定,血清及尿淀粉酶活力与腮腺肿胀程度平行,一般 2 周左右恢复正常。约 90% 的患儿血、尿淀粉酶轻至中度增高。

病原免疫学检查,患者唾液、脑脊液、尿或血中可分离出病毒。特异性抗体检测,特异性 IgM 阳性提示近期感染。

五、治疗要点

本病为自限性疾病,主要为对症处理。急性期避免刺激性食物,多饮水,给予营养丰富的流质和半流质饮食。早期可试用利巴韦林 15mg/(kg·d) 静脉滴注,疗程 5～7 天,并发脑膜脑炎者给予镇静、降颅压等治疗,并发睾丸炎时应局部冰敷并用阴囊托将睾丸抬高以减轻疼痛,可用肾上腺皮质激素进行治疗 3～7 天。

六、护理评估

(一)健康史

询问本地区有无流行性腮腺炎流行及发病前有无与腮腺炎患儿接触史和疫苗接种史。

(二)身体状况

评估腮腺肿痛特点,其疼痛与进食和咀嚼是否有关,局部皮肤是否发红、感觉过敏,有无胀痛和压痛,腮腺导管开口处有无红肿,压之有无脓性分泌物等。腮腺炎可伴多腺体受累,注意检查颌下腺、睾丸有无肿大,有无神经系统体征和发热情况。

(三)社会-心理因素

流行性腮腺炎是儿童时期最常见的传染病,好发于学龄儿童。本病预后良好,伴有脑炎、肾炎、心肌炎者偶有死亡,应积极预防。应注意评估家长对疼痛的认识及护理能力。目前部分地区在小儿生后 14 个月常规给予减毒腮腺炎活疫苗或麻疹、风疹、腮腺炎三联疫苗(MMR),99% 可产生抗体,已获满意效果。

七、护理诊断

(一)疼痛

疼痛与腮腺非化脓性炎症有关。

(二)体温过高

体温过高与病毒感染有关。

(三)潜在并发症

脑膜脑炎、睾丸炎。

(四)有传播感染的可能

有传播感染的可能与病毒排出体外有关。

八、护理措施

(一)减轻疼痛

给予患儿半流质、软食,保证充足营养及液量供给。避免酸、辣刺激性食物。保持口腔清洁,防止继发感染。腮腺局部可予冷敷或中药涂敷,或采用氦氖激光局部照射减轻局部症状。

(二)降低体温

注意休息,多饮水,高热患儿给予物理降温,如头部冷敷、温水或酒精擦浴或小剂量退热剂应用,注意监测体温。

(三)病情观察

密切观察患儿体温变化,有无呕吐、头痛、烦躁、颈项强直等神经系统症状与体征。注意观察睾丸有无肿大、触痛,邻近皮肤水肿、发红。并发睾丸炎可给予局部冰敷并用阴囊托将睾丸抬高以减轻疼痛,或遵医嘱采用药物治疗。

(四)预防感染传播

流行性腮腺炎患儿应隔离至腮腺肿胀完全消退为止。对其呼吸道的分泌物及其污染物应进行消毒。保持室内空气新鲜,集体机构可采用紫外线消毒。对易感儿童接种腮腺炎减毒活疫苗或流行期间给予腮腺炎高价免疫球蛋白。

九、健康教育

流行性腮腺炎患儿无并发症时可在家隔离治疗,指导家长做好隔离、用药、饮食、退热及局部护理和病情观察,若有异常情况出现须及时就诊。

参考文献

[1]杨虹秀.呼吸内科常见病护理[M].长春:吉林科学技术出版社,2019.

[2]刘爱杰,张芙蓉,景莉,等.实用常见疾病护理[M].青岛:中国海洋大学出版社,2020.

[3]韩惠青.实用临床疾病护理常规[M].哈尔滨:黑龙江科学技术出版社,2020.

[4]张凤英.实用护理学常规[M].昆明:云南科技出版社,2020.

[5]秦燕辉.常见疾病临床护理实践[M].天津:天津科学技术出版社,2020.

[6]张翠华,张婷,王静,等.现代常见疾病护理精要[M].青岛:中国海洋大学出版社,2020.

[7]吴小玲,朱淑平,祝雪毅,等.临床护理基础及专科护理[M].长春:吉林科学技术出版社,2018.

[8]高晓燕.实用护理学新进展[M].西安:陕西科学技术出版社,2020.

[9]崔海燕.常见疾病临床护理[M].北京:科学技术文献出版社,2020.

[10]叶秋莲.临床常见疾病的护理与预防[M].南昌:江西科学技术出版社,2020.

[11]安翠莲.现代护理思维实践[M].北京:科学技术文献出版社,2020.

[12]聂红梅.临床实用护理常规[M].长春:吉林科学技术出版社,2020.

[13]张薇薇.综合护理实践与技术新思维[M].北京:中国纺织出版社有限公司,2020.

[14]孙丽博.现代临床护理精要[M].北京:中国纺织出版社有限公司,2020.

[15]魏丽萍.实用内科护理实践[M].哈尔滨:黑龙江科学技术出版社,2020.

[16]侯晶岩.实用内分泌与糖尿病护理实践[M].长春:吉林科学技术出版社,2018.

[17]陈素清,齐慧,崔桂华,等.现代实用护理技术[M].青岛:中国海洋大学出版社,2021

[18]夏侯洪文.现代临床护理基础[M].北京:科学技术文献出版社,2020.

[19]张俊红.现代临床护理学[M].天津:天津科学技术出版社,2020.